JN271440

身体作業療法
クイックリファレンス

編集

札幌医科大学教授
坪田 貞子

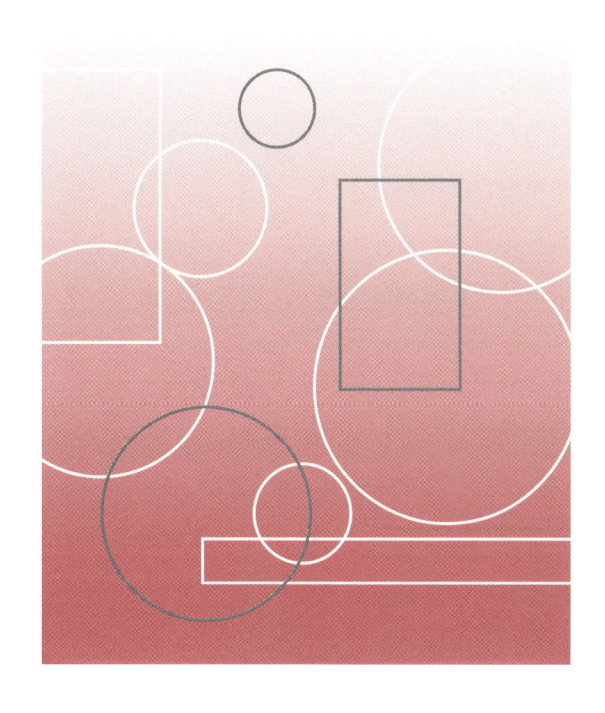

文光堂

■編集

坪田貞子　　札幌医科大学大学院保健医療学研究科教授

■執筆者一覧（執筆順）

坪田貞子	札幌医科大学大学院保健医療学研究科教授
阿部正之	北斗病院リハビリテーション部作業療法科科長
深川明世	労働者健康福祉機構東京労災病院リハビリテーション科技師長
渕　雅子	誠愛リハビリテーション病院リハビリテーション部部長
柳沢嘉奈	北海道総合在宅ケア事業団札幌豊平訪問看護ステーション
坂上真理	札幌医科大学大学院保健医療学研究科准教授
太田久晶	札幌医科大学附属病院リハビリテーション部
加藤正巳	札幌医科大学附属病院リハビリテーション部
竹田里江	札幌医科大学大学院保健医療学研究科
市川聡子	国立病院機構相模原病院リハビリテーション科
南雲浩隆	東京都立神経病院，国際医療福祉大学大学院リハビリ学分野博士課程
神先美紀	国立病院機構山形病院診療部リハビリテーション科作業療法士長
田中栄一	国立病院機構八雲病院リハビリテーション科
田中勇次郎	東京都立多摩療育園医療科主任
大庭潤平	神戸学院大学総合リハビリテーション学部医療リハビリテーション学科講師
小渡　充	労働者健康福祉機構北海道中央労災病院せき損センターリハビリテーション科主任作業療法士
渡邊政男	小郡第一総合病院リハビリテーション科科長
奥村修也	聖隷浜松病院リハビリテーション部課長
田崎和幸	愛野記念病院リハビリテーション部
櫛辺　勇	兵庫医療大学リハビリテーション学部作業療法学科講師
片平詠子	札幌整形循環器病院作業療法主任
越後　歩	札幌徳洲会病院北海道整形外科外傷センター作業療法部門主任
對馬祥子	弘前大学医学部附属病院リハビリテーション部主任作業療法士
三崎一彦	専門学校日本福祉リハビリテーション学院作業療法学科

はじめに

　2001年のICFの概念は，障がい者を生活者としてとらえ，平等な社会参加など人権を中心に据えた医療のあり方を明確に規定しました．これに伴い，身体障害作業療法における「医学的リハビリテーション」の比重が多すぎて作業療法士としてのアイデンティティーが希薄なのではないかという意見もあると聞きますが，急性期・回復期における可能な限りの障害の軽減や予防は社会参加の基盤となります．一方，心身の障害（後遺症・先天的・後天的）の結果，社会的なhandicapを負った人々への社会参加を促すための介入がいわゆる「社会的リハビリテーション」と考えれば，私たちはこの「医学的リハビリテーション」と「社会的リハビリテーション」両者の橋渡しができる専門職であります．私自身，身体障害作業療法領域での長い臨床経験から，このことができる最適な仕事と実感しています．

　現在，大学で教鞭をとって感じることは，大学教育と臨床教育のつながりの希薄さです．学生からは，臨床現場に即した治療理論と技法を学びたいという意見を聞くことがあります．無論，彼らは作業療法の理念や基本原則の重要性は充分理解しているのですが，その理念や原則と臨床における実践のつながりがみえにくく，アイデンティティー・クライシスを感じているようです．このことは彼らの作業療法に対するmotivationともつながっているようです．そこで，学生が臨床実習で，あるいは卒後間もない作業療法士が利用できる作業療法実践の指標となる冊子があればと考えました．ただし，現在，そのような指標となるすぐれた専門書は，いくつか既刊されており再版を重ねています．

　今回は，できる限り具体的な実践を，なぜ，そのようなことが必要なのかということを，病態と関連づけてクイック・リファレンスという利用しやすい形にしました．クイック・リファレンスとは，知りたいことを簡単にみることができる簡便な冊子で，必要な個所から拾い読みが可能で，臨床現場でガイド役として利用することができます．ただ，より詳細な基礎知識や最新の知見を得たい方は，解剖学・生理学および疾患学などほかの成書・引用文献などとの併読をお勧めいたします．また，本書は一般化された指針で，臨床にはそれぞれの個別性があり，利用に際してはICFの概念を用いてください．執筆者には，現在，臨床の第1線で活躍中の作業療法士の先生方を中心に依頼しました．本書が臨床あるいは教育の現場で教科書，または副読本として幅広く利用されることを願っています．

　最後に，本書にご執筆いただきました皆様に謝意を表します．

平成20年6月

札幌医科大学　　坪田貞子

目　　　次

序　身体障害における作業療法：急性期から在宅まで　…（坪田貞子）…1
1. 障害のとらえかた……………………………………………………………………2
2. 身体障害作業療法における評価と治療の基本な考え方…………………………2
3. 評価のポイント………………………………………………………………………4
4. 治療介入のポイント…………………………………………………………………5

1　脳血管障害：超急性期（ケアユニット）における作業療法
　………………………………………………………………………（阿部正之）…7
1. はじめにおさえておくべきこと……………………………………………………7
2. 介入前評価のポイントと実際………………………………………………………10
3. OT治療介入のすすめかた…………………………………………………………14
4. 介入後評価のポイントの実際………………………………………………………19
5. 急性期・回復期リハビリテーションスタッフへ伝達すべきこと………………20
6. まとめ…………………………………………………………………………………20

2　脳血管障害：急性期における作業療法　………………（深川明世）…21
1. はじめにおさえておくべきこと……………………………………………………21
2. 介入前評価のポイントと実際－意識障害がある患者にどのような評価を行うか？
　………………………………………………………………………………………23
3. 作業療法介入のすすめかた…………………………………………………………24
4. 介入後評価のポイントと実際………………………………………………………36
5. 患者，家族への指導・援助を行う…………………………………………………37
6. まとめ…………………………………………………………………………………37

3　脳血管障害：回復期における機能・認知障害へのアプローチ
　………………………………………………………………………（渕　雅子）…39
1. はじめにおさえておくべきこと……………………………………………………39
2. 介入前評価のポイントと実際………………………………………………………40
3. 作業療法介入のすすめかた…………………………………………………………45
4. 介入後評価のポイントと実際………………………………………………………49
5. 患者，家族をどう指導していくか？………………………………………………50
6. まとめ…………………………………………………………………………………51

4 脳血管障害に対する在宅に向けての介入　　（柳沢嘉奈）…53

1. はじめにおさえておくべきこと …53
2. 介入前評価のポイントと実際 …53
3. 作業療法介入のすすめかた …54
4. 介入後評価のポイントと実際 …56
5. 患者，家族をどう指導するか？ …58
6. まとめ …58

5 介護老人保健施設における作業療法　　（坂上真理）…59

1. はじめにおさえておくべきこと：入所した利用者に対して行うべきこと …59
2. 介入前評価のポイントと実際 …60
3. 作業療法介入のすすめかた …63
4. 介入後評価のポイントと実際 …68
5. 利用者，家族をどう指導するか？ …69
6. まとめ …69

6 視覚性認知障害とその関連症状　　（太田久晶）…70

1. はじめにおさえておくべきこと …70
2. 介入前評価のポイントと実際 …76
3. 作業療法介入のすすめかた …77
4. 介入後評価のポイントと実際 …79
5. 患者，家族をどう指導するか？ …79
6. まとめ …80

7 失行症に対する作業療法　　（加藤正巳）…81

1. はじめにおさえておくべきこと …81
2. 介入前評価のポイントと実際 …83
3. 作業療法介入のすすめかた …85
4. 介入後評価のポイントと実際 …88
5. 患者，家族をどう指導するか？ …88
6. まとめ …88

8 認知症に対する作業療法　　（竹田里江）…91

1. はじめにおさえておくべきこと …91
2. 介入前評価のポイントと実際 …91
3. 作業療法介入のすすめかた …94

- 4 介入後評価のポイントと実際 ……………………………………………………100
- 5 患者，家族をどう指導するか？ …………………………………………………101
- 6 まとめ ……………………………………………………………………………101

9 リウマチ：急性期における作業療法 （市川聡子）… 103
- 1 はじめにおさえておくべきこと …………………………………………………103
- 2 介入前評価のポイントと実際 ……………………………………………………106
- 3 作業療法介入のすすめかた ………………………………………………………110
- 4 介入後評価のポイントと実際 ……………………………………………………115
- 5 患者，家族をどう指導するか？ …………………………………………………115
- 6 まとめ ……………………………………………………………………………116

10 リウマチ：慢性期における作業療法 （市川聡子）… 117
- 1 はじめにおさえておくべきこと …………………………………………………117
- 2 介入前評価のポイントと実際 ……………………………………………………117
- 3 作業療法介入のすすめかた ………………………………………………………119
- 4 介入後評価のポイントと実際 ……………………………………………………125
- 5 患者，家族をどう指導するか？ …………………………………………………126
- 6 まとめ ……………………………………………………………………………126

11 ALS；筋萎縮性側索硬化症に対する作業療法 （南雲浩隆）… 127
- 1 はじめにおさえておくべきこと …………………………………………………127
- 2 介入前評価のポイントと実際 ……………………………………………………131
- 3 作業療法介入のすすめかた ………………………………………………………132
- 4 介入後評価のポイントと実際 ……………………………………………………144
- 5 患者，家族をどう指導するか？ …………………………………………………145
- 6 まとめ ……………………………………………………………………………145

12 パーキンソン病に対する作業療法 （神先美紀）… 146
- 1 はじめにおさえておくべきこと …………………………………………………146
- 2 介入前評価のポイントと実際 ……………………………………………………149
- 3 作業療法介入のすすめかた ………………………………………………………152
- 4 介入後評価のポイントと実際 ……………………………………………………158
- 5 患者，家族をどう指導するか？ …………………………………………………158
- 6 まとめ ……………………………………………………………………………159

13 筋ジストロフィーに対する作業療法 ……（田中栄一）… 161
- 1 はじめにおさえておくべきこと ……………………………………………………161
- 2 介入前評価のポイントと実際 ………………………………………………………162
- 3 デュシェンヌ型筋ジストロフィーへの作業療法介入のすすめかた ……………165
- 4 介入後評価のポイントと実際 ………………………………………………………172
- 5 患者，家族をどう指導するか？ ……………………………………………………172
- 6 まとめ …………………………………………………………………………………174

14 脊髄小脳変性症に対する作業療法 ……（田中勇次郎）… 175
- 1 はじめにおさえておくべきこと ……………………………………………………175
- 2 介入前評価のポイントと実際 ………………………………………………………178
- 3 作業療法介入のすすめかた …………………………………………………………180
- 4 介入後評価のポイントと実際 ………………………………………………………181
- 5 患者，家族をどう指導するか？ ……………………………………………………183
- 6 まとめ …………………………………………………………………………………183

15 上肢切断（肩・上腕・前腕）に対する作業療法 …（大庭潤平）… 185
- 1 はじめにおさえておくべきこと ……………………………………………………185
- 2 介入前評価のポイントと実際 ………………………………………………………188
- 3 作業療法介入のすすめかた－評価と義手にチェックアウト ……………………190
- 4 作業療法介入のすすめかた－能動義手の操作訓練を行う場合 …………………197
- 5 筋電（電動）義手について …………………………………………………………202
- 6 介入後評価のポイントと実際 ………………………………………………………203
- 7 切断者および家族への指導・支援 …………………………………………………205
- 8 まとめ …………………………………………………………………………………205

16 頸髄損傷に対する作業療法 ……（小渡 充）… 207
- 1 はじめにおさえておくべきこと ……………………………………………………207
- 2 介入前評価のポイントと実際 ………………………………………………………207
- 3 作業療法介入のすすめかた …………………………………………………………209
- 4 身体機能以外の評価（症状）と対処法 ……………………………………………210
- 5 脊髄完全麻痺のADL …………………………………………………………………213
- 6 まとめ …………………………………………………………………………………217

17 腕神経叢麻痺（機能再建術前後）に対する作業療法 ……（渡邊政男）… 219
- 1 はじめにおさえておくべきこと ……………………………………………………219
- 2 介入前評価のポイントと実際 ………………………………………………………220

- 3 術前作業療法介入のすすめかた……………………………………221
- 4 機能再建術後の作業療法介入のすすめかた………………………222
- 5 まとめ……………………………………………………………………247

18 末梢神経損傷に対する作業療法 （奥村修也）… 248
- 1 はじめにおさえておくべきこと………………………………………248
- 2 介入前評価のポイントと実際…………………………………………252
- 3 作業療法介入のすすめかた……………………………………………255
- 4 介入後評価のポイントと実際…………………………………………263
- 5 患者, 家族をどう指導するか？………………………………………263
- 6 まとめ……………………………………………………………………264

19 末梢神経損傷後の知覚再教育 （奥村修也）… 265
- 1 はじめにおさえておくべきこと………………………………………265
- 2 介入前評価のポイントと実際…………………………………………266
- 3 作業療法介入のすすめかた……………………………………………269
- 4 介入後評価のポイントと実際…………………………………………272
- 5 患者, 家族をどう指導するか？………………………………………272
- 6 まとめ……………………………………………………………………273

20 屈筋腱修復（縫合）後の作業療法─早期運動療法アプローチ （坪田貞子）… 274
- 1 はじめにおさえておくべきこと………………………………………274
- 2 介入前評価のポイントと実際…………………………………………276
- 3 屈筋修復後の作業療法介入のすすめかた……………………………277
- 4 介入後評価のポイントと実際…………………………………………283
- 5 患者, 家族をどう指導するか？………………………………………283
- 6 まとめ……………………………………………………………………284

21 伸筋腱修復（縫合）後の作業療法（以下ハンドセラピー） （坪田貞子）… 285
- 1 はじめにおさえておくべきこと………………………………………285
- 2 介入前評価のポイントと実際…………………………………………286
- 3 作業療法（ハンドセラピー）介入のすすめかた……………………287
- 4 介入後評価のポイントと実際…………………………………………292
- 5 患者, 家族をどう指導するか？………………………………………292
- 6 まとめ……………………………………………………………………293

22 骨折に対する作業療法 ……………………………………（田﨑和幸）… 294

Ⅰ. 橈骨遠位端骨折の作業療法 …………………………………………………295
1. はじめにおさえておくべきこと ………………………………………………295
2. 介入前評価のポイントと実際 …………………………………………………296
3. 作業療法介入のすすめかた ……………………………………………………297
4. 介入後評価のポイントと実際 …………………………………………………299
5. まとめ ……………………………………………………………………………300

Ⅱ. 手根骨骨折の作業療法 ………………………………………………………301
1. はじめにおさえておくべきこと ………………………………………………301
2. まとめ ……………………………………………………………………………302

Ⅲ. 中手骨骨折の作業療法 ………………………………………………………302
1. はじめにおさえておくべきこと ………………………………………………302
2. 介入前・後評価のポイントと実際 ……………………………………………304
3. 作業療法介入のすすめかた ……………………………………………………304

Ⅳ. 基節骨骨折の作業療法 ………………………………………………………306
1. はじめにおさえておくべきこと ………………………………………………306
2. 介入前・後評価のポイントと実際 ……………………………………………306
3. 作業療法介入のすすめかた ……………………………………………………306

Ⅴ. 中節骨骨折の作業療法 ………………………………………………………307
1. はじめにおさえておくべきこと ………………………………………………307
2. 介入前・後評価のポイントと実際 ……………………………………………308
3. 作業療法介入のすすめかた ……………………………………………………308

Ⅵ. 末節骨骨折の作業療法 ………………………………………………………309
1. はじめにおさえておくべきこと ………………………………………………309
2. 介入前・後評価のポイントと実際 ……………………………………………309
3. 作業療法介入のすすめかた ……………………………………………………309

Ⅶ. 手指骨骨折のまとめ …………………………………………………………311

Ⅷ. 総まとめ ………………………………………………………………………311

23 変形性肘関節症に対する作業療法（保存的療法）…（櫛辺 勇）… 312

1. はじめにおさえておくべきこと ………………………………………………312
2. 介入前評価のポイントと実際 …………………………………………………314
3. 作業療法介入のすすめかた ……………………………………………………316
4. 介入後評価のポイントと実際 …………………………………………………317

- 5 患者，家族をどう指導するか？……………………………………………………318
- 6 まとめ………………………………………………………………………………318

24 変形性肘関節症に対する術後作業療法（観血的治療）
　　　　　　　　　　　　　　　　　　　　　　　　　　　　（櫛辺　勇）…320
- 1 はじめにおさえておくべきこと……………………………………………………320
- 2 介入前評価のポイントと実際………………………………………………………320
- 3 術後の作業療法介入のすすめかた…………………………………………………321
- 4 介入後評価のポイントと実際………………………………………………………325
- 5 患者，家族をどう指導するか？……………………………………………………326
- 6 まとめ………………………………………………………………………………326

25 腱板断裂後の作業療法―外科後　　　　　　　　　　　（片平詠子）…328
- 1 はじめにおさえておくべきこと……………………………………………………328
- 2 介入前評価のポイントと実際………………………………………………………329
- 3 肩腱板断裂に対する作業療法介入のすすめかた…………………………………330
- 4 介入後評価のポイントと実際………………………………………………………333
- 5 患者への指導をどのように行うか？………………………………………………334
- 6 まとめ………………………………………………………………………………334

26 手根管症候群に対する作業療法　　　　　　　　　　　（越後　歩）…335
- 1 はじめにおさえておくべきこと……………………………………………………335
- 2 介入前評価のポイントと実際………………………………………………………337
- 3 作業療法介入のすすめかた…………………………………………………………339
- 4 術後療法のポイント…………………………………………………………………341
- 5 患者，家族をどう指導するか？……………………………………………………344
- 6 まとめ………………………………………………………………………………344

27 腱鞘炎に対する作業療法　　　　　　　　　　　　　　（對馬祥子）…346
- 1 はじめにおさえておくべきこと……………………………………………………346
- 2 介入前評価のポイントと実際………………………………………………………350
- 3 作業療法介入のすすめかた…………………………………………………………352
- 4 介入後評価のポイントと実際………………………………………………………356
- 5 患者，家族をどう指導するか？……………………………………………………357
- 6 まとめ………………………………………………………………………………357

28 手の熱傷に対する作業療法 ……………………………………（對馬祥子）… 358
1. はじめにおさえておくべきこと…………………………………………………358
2. 介入前評価のポイントと実際……………………………………………………361
3. 作業療法介入のすすめかた………………………………………………………363
4. 介入後評価のポイントと実際……………………………………………………371
5. 患者，家族をどう指導するか？…………………………………………………371
6. まとめ………………………………………………………………………………371

29 上肢の反射性交感神経性ジストロフィーに対する作業療法
　　　　　　　　　　　　　　　　　　　　　　　　　　　　（三崎一彦）… 372
1. はじめにおさえておくべきこと…………………………………………………372
2. 介入前評価のポイントと実際……………………………………………………373
3. 作業療法介入のすすめかた………………………………………………………374
4. 介入後評価のポイントと実際……………………………………………………377
5. 患者および家族への指導・援助…………………………………………………377
6. まとめ………………………………………………………………………………378

索　　引 ……………………………………………………………………………379

序 身体障害における作業療法：急性期から在宅まで

> **View Point**
> - 身体障害作業療法では，骨・筋系疾患，末梢神経障害，中枢神経障害，循環・呼吸器障害・代謝障害・悪性腫瘍，神経難病疾患など対象となる疾患は広範に及ぶ．
> - 全人間的なアプローチはその前提となるが，身体作業療法では，特に急性期・維持期・在宅と続く経時的な推移は，多くの場合，個々の対象者の抱える医学的な問題を理解した上で，作業療法介入が適応されなければならない．
> - 一方で，在宅だから医学的な問題よりは QOL が重要だという主張を聞くことがあるが，身体的な傷害を抱えながら在宅している人々に，これらの問題を無視して QOL は語れない．「疼痛の軽減」が「QOL」に繋がるように，高齢化に伴って医学的な問題を抱えて在宅している高齢者，ターミナルケアなど，医学的な理解なしに，介入プログラムや作業遂行能力を改善することはできない．
> - 対象者の診断基準に従って，基本的な医学的問題を十分理解しておくことは，作業療法介入をしていく上では避けて通れない．
> - 対象者の評価には ICF に沿って行うことが重要である．この評価は，単に心身に障害を評価するものではなく，結果として起こる生活障害，人権侵害，生命の尊厳など社会的問題をも評価することを求めている．
> - これら「社会的リハビリテーション」の介入には，チーム連携と作業療法士の専門である生活障害が彼らの社会参加や人権にどうかかわっているかという達観点から行われなければならない．ただ，急性期・回復期の作業療法の介入には「医学的リハビリテーション」介入の比重が高いのも否めない．この時期に可及的速やかに且つ，効果的な介入は，発症後の機能障害を最小限にし，その後に予想される生活障害を最小限にできる．
> - 「医学的リハビリテーション」の関与が最優先される急性期では作業療法介入の果たす役割を充分理解した上で，適切な介入計画と治療技法を用いることが必要となる．
> - そして，その後の回復期から在宅までそれぞれの時期に必要とされる「医学的・社会的リハビリテーション」を駆使した作業療法介入について，共通の認識を持って，切れ目なくすすめられることが最終的には対象者の QOL に貢献できる（図1）．

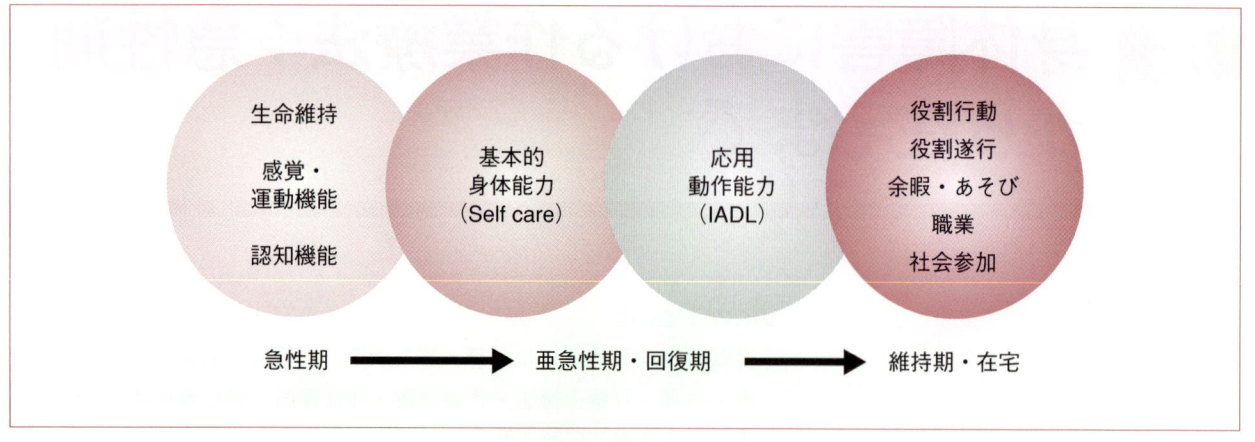

図1 身体作業療法における介入の範囲

1 傷害のとらえかた

- 人は社会的，文化的そして，生命体として存在しているが，傷害という概念は，このような広範な観点からみていく必要がある（**図2**）．その枠組みとして国際傷害分類（ICF）は，対象者を包括的に評価することができる国際的な共通概念である．
- 多くの人々はそれぞれの生活史を持ち，社会的な存在として何らかの役割を得て，社会集団のひとりとして生活している．しかし，一度，疾病や外傷などの結果，社会生活を継続していく上で，大きな問題となることが多い．
- つまり，身体傷害作業療法では，何らかの身体障害を抱えた結果，人としての社会生活が破壊され，深刻な問題をもつ．また，疾患や障害そのものが人の差別や偏見とつながることもある．機能障害を取り除けば，個人的あるいは社会的な問題を生じない対象者もいる反面，些細と思える機能障害が深刻化，あるいは顕在化する場合もある．
- 傷害の軽重に目を奪われることなく，対象者を包括的にとらえることが，身体障害作業療法では必要である（**図2**）．

2 身体障害作業療法における評価と治療の基本的な考え方

- ここでいう身体障害作業療法とは，急性期，回復期などを医療機関で行う作業療法とその後に続く，維持期・在宅生活へ向けての作業療法をいう（**図1**）．
- 在院期間の短縮に伴って，作業療法の介入は，迅速かつ適切で効果的な評価と介入が求められる．この急性期の患者の多くは，何らかの疾病とそれに伴う機能傷害を持つおそれがあり，その結果，社会的不利を受ける可能性があるということが前提である．また，対象者のライ

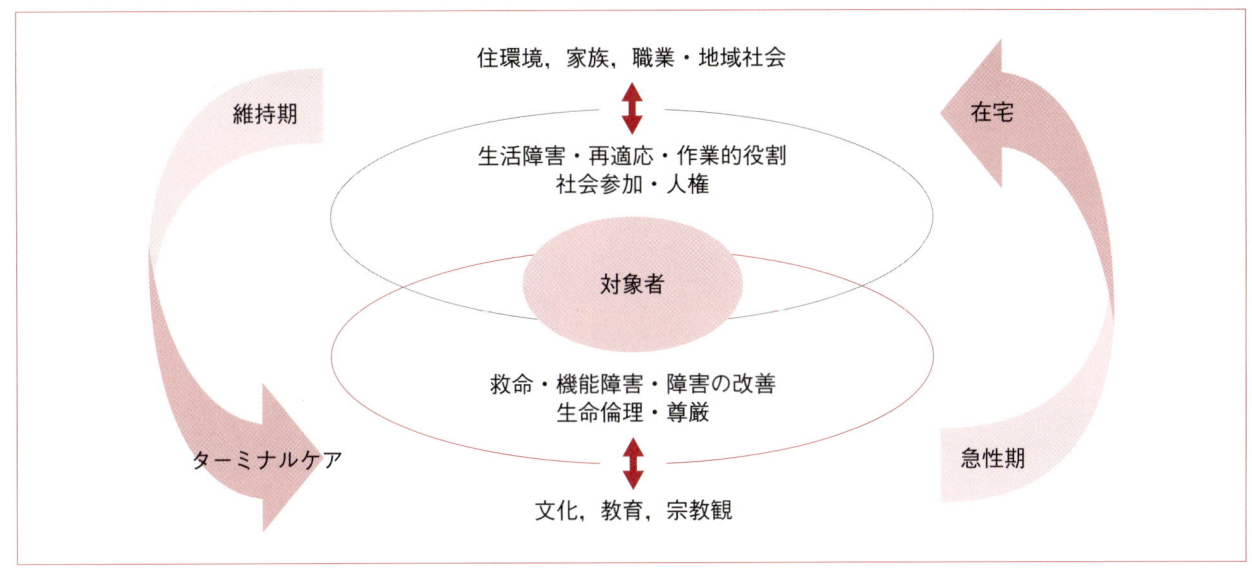

図2 身体作業療法における傷害像のとらえかた

フサイクルやライフスタイルという視点も考慮されるべきである．
- 作業療法における評価は面接からはじめられる．患者との最初の出会いは，対象者と治療者関係を築くための第1歩で，重要な意味を持つ．受容的かつ真摯な態度で患者の訴えを聞き，治療介入の手がかりとする．また，評価には客観的評価と主観的な評価がある．前者は事実の積み重ねが基本で，正しい評価技術はその基盤である．一方の主観的評価（QOL，VAS）は自己の症状や状況を，対象者が本人の自覚に基づいて評価するもので，個々の患者の状況を把握する上で貴重な評価となる．その上で，対象者を総合的に評価・分析し，治療介入の計画に用いられるべきである（図3）．
- 特に，急性期では，作業療法介入を適切に選択または変更させるためには，治療しながら評価し，評価しながら治療するというプロセスが，効果的な治療介入には不可欠であり，評価と治療は常に相互に関連させる．
- このためには，急性期のような緊急性があって，しかも評価方法の選択も限られているような場合には，トップダウン方式で行う．この方法は初心者にとってはむずかしいので，経験を積んだセラピストから学ぶことが必要である．
- これと反対に，ボトムアップ方式は，順序よく詳細に評価できるので，対象者の問題点を見落とさずにみつけることができる．学生の臨床実習や新人作業療法士が最初に経験する評価法に適している．
- ただし，臨床では常に，作業療法介入のための計画と実行が，整合性のとれた形で継続されていることが必要であり，この2つの評価方法

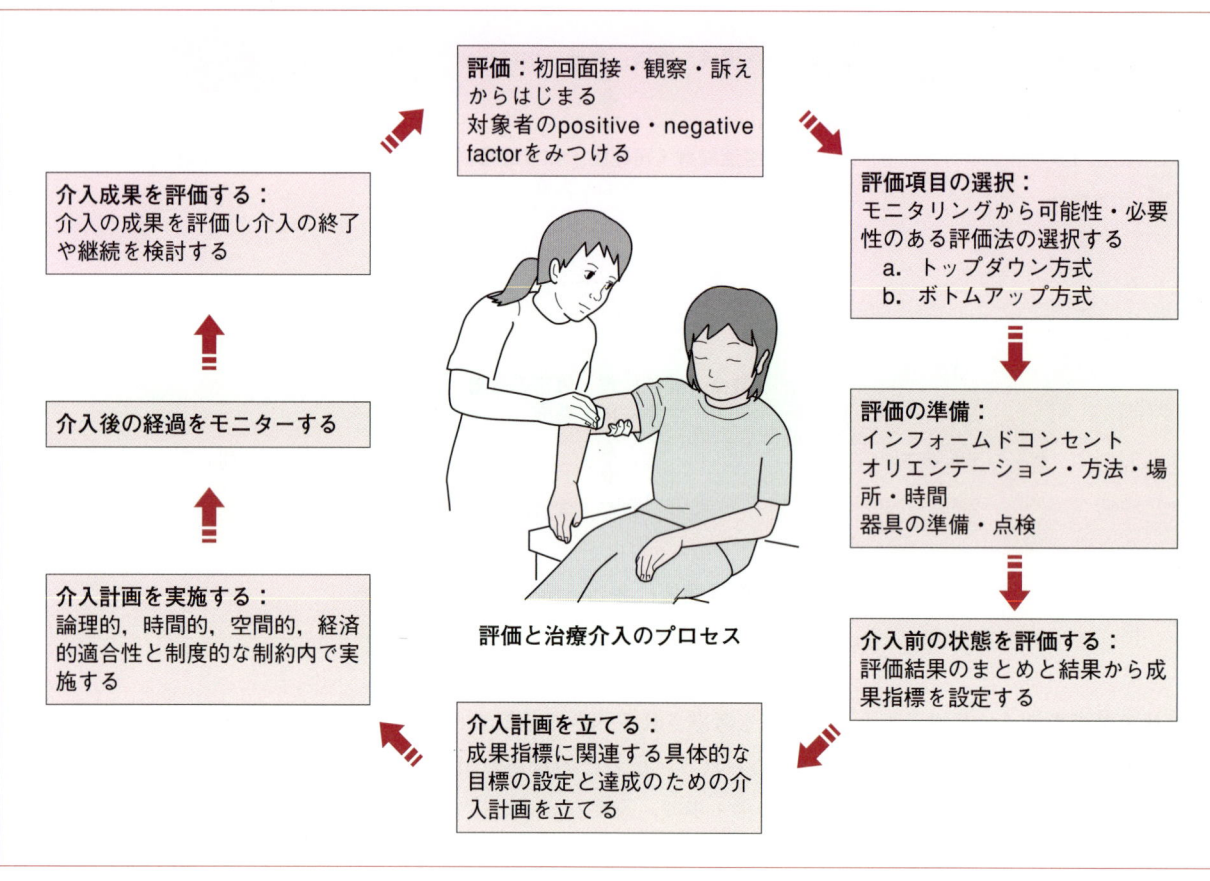

図3 評価と治療介入のプロセス

評価：初回面接・観察・訴えからはじまる
対象者のpositive・negative factorをみつける

評価項目の選択：
モニタリングから可能性・必要性のある評価法の選択する
a. トップダウン方式
b. ボトムアップ方式

評価の準備：
インフォームドコンセント
オリエンテーション・方法・場所・時間
器具の準備・点検

介入前の状態を評価する：
評価結果のまとめと結果から成果指標を設定する

介入計画を立てる：
成果指標に関連する具体的な目標の設定と達成のための介入計画を立てる

介入計画を実施する：
論理的，時間的，空間的，経済的適合性と制度的な制約内で実施する

介入後の経過をモニターする

介入成果を評価する：
介入の成果を評価し介入の終了や継続を検討する

評価と治療介入のプロセス

は相互に用いられるべきであろう．

□ この上で，汎化した介入群と，個別性の高い介入とに分けて臨床経験を蓄積していけば，臨床における作業療法のEBOTとしても活用できる．

□ 臨床実践という観点から，評価と治療について，そのポイントを以下にあげる．

3 評価のポイント

A. 面接で考慮されるべきポイント

1）面接では，患者を尊重する態度・気持ちを基本に，患者のペースにあわせて行う．

2）相槌など傾聴する姿勢が，患者の気持ちや訴えを，自然に引き出せる．
　　治療者・患者間の信頼性が確立されれば，患者は本音を話せるので，最小限必要な情報以外は，すぐに収集しようと思わないこと．

3）対面形式の面接は，ややもすると対象者の緊張を増すことがあり，

むしろ，作業療法介入時に自然に患者が述べるエピソードから，患者の本音を得ることが多い．
4）患者（家族）の気持ち・考えを正確に理解することが治療の第Ⅰ歩である．
5）面接場面，特にベッドサイドで行う場合は，プライバシーの保護に配慮する．
6）ケースによっては，家族や他職種と一緒に面接することが効果的なことがあり，問題点をチームで共有できる．

B. 評価の際に考慮されるべきポイント

1）評価の目的，方法を手短に，わかりやすく説明する．
2）適切なタイミングで，言葉かけなど，対象者の反応・疲労を確認しながら実施する．
3）急性期のベッドサイドでは，トップダウン方式の評価が必要で，優先すべき評価法を選択・実行し，その評価結果から治療介入に必要な情報を得ることができる．
4）回復期以降の，急性期のような時間的制約が差し迫られていない場合は，ボトムアップ方式の評価が，患者全体の問題点を正確に把握できる．
5）作業療法の評価結果をまとめて，わかりやすく患者（家族）に説明する．患者にとって好ましくない情報を伝えることもあるが，患者と問題点を共有しながら，同時に作業療法に対する動機づけをおこなうことが必要である．
6）初診時のOT評価終了後，患者（家族）に作業療法プログラムの説明，長期，短期ゴールおよびOTに関する予後予測を説明できること．可能であれば複数（2名）で説明を行うほうがよい．また，伝えたことは正確にメモして記録に残すこと．

4 治療介入のポイント

1）他部門情報の収集と分析を行う．
2）医学的情報の収集と分析．原因となる疾患と合併症の理解をする．
3）患者本人・家族からの情報収集・今後の生活プランを前提にする．
4）リスク管理上の禁忌と問題点の把握を行う．
5）他職種との連携（クリティカルパスの共有）をはかる．
6）作業療法介入の効果に対する他職種メンバーの理解（conference）を得る．
7）患者（家族）の作業療法介入にたいする受け入れと介入への理解を知る．
8）患者の一般的な身体能力（General conditioning）の把握を行う．

9) 治療介入時間，量，課題の量と適正化をはかる．
10) ホームエクササイズの時間，量，課題の量と適正化と予測を行う．
11) 作業療法士自身が使うことができる治療技術能力と介入計画の整合性を確認する．つまり，担当作業療法士が持っている治療技術（精度・確かさ）や治療環境を認識し，できることとできないことを区別し現実的な介入プログラムを準備する．
12) ICFの評価を適応し，生活障害の項目と量・頻度など，個々の対象者の持つ作業的役割，遂行能力の傷害を評価し，介入プログラムに反映させる．

（坪田貞子）

1 脳血管障害：超急性期（ケアユニット）における作業療法

> **View Point　超急性期の介入で考慮すべきことは何か？**
> - 意識障害やバイタルサインが安定しないケースへの対処が必要となる．
> - 平面への適応状態を観察し，今後の姿勢筋緊張の変化，姿勢・運動パターンを予測する．
> - 問題となる運動機能障害，高次脳機能障害などの早期把握を行い，急性期リハビリテーション，回復期リハビリテーションへの円滑な移行を行う．

1 はじめにおさえておくべきこと

- 超急性期の脳血管障害における治療，患者管理を理解する．

☐ 超急性期の一般的治療には，呼吸・循環の管理（酸素吸入，人工呼吸器），安静度の管理，栄養の管理（IVH：intravenous hyperalimentation 中心静脈栄養法，経管栄養），排泄の管理（バルーンカテーテル留置）などがあげられ，開始時は一般的に経口摂取禁止であり，輸液により体液補正を行ない，点滴治療や留置カテーテルを実施していることが多い．

☐ 各種の手術後のドレナージや酸素吸入，および気管切開と多くの管や点滴をつけながらの訓練となることもあり，それらの治療目的を熟知し，治療経過とともに適切な安静度に応じ[1]リハビリテーションをすすめることが大切である．

☐ 脳損傷患者においては，脳血管の自動調節能（auto-regulation）が障害され，血圧下降により脳血流も減少する．これは中等度程度の脳損傷例にて約3週間持続するとされ，軽症例でも1週間以内の超急性期においては必ずあるといわれており，介入の際には注意が必要である．

☐ 発症から2週間以内は，最もバイタルサインの変化が著しく，脳浮腫や神経症状の増悪，再発の危険性が高い．

☐ 血圧管理基準は病態によって異なる．

①脳梗塞：脳の虚血を考慮し，高めにコントロールされていることが多い．脳梗塞急性期では，収縮期血圧220mmHg以上または平均血圧130mmHg以上の極度の高血圧が持続する場合や，大動脈解離・急性心筋梗塞・心不全・腎不全などを合併している場合に限り，慎重な降圧療法が奨励されている．血栓溶解法を予定する患者では，収縮期血圧180mmHg以上，または拡張期血圧105mmHg以上の場合に降圧療法が推奨されている[2]．

②脳出血：再出血を防止するため低めにコントロールされている．収縮期180mmHgをはるかにこえる場合は，15％を目安に降圧が行われる．

③クモ膜下出血：手術前は再破裂予防のため低めのコントロールとなっている．また手術後はスパズム予防のため拡張期150～160mmHg程度の高めのコントロールが行われる．

☐ いずれの場合も，脳損傷の程度，合併症などにより患者個々に管理されるので，医師，看護スタッフより情報収集することが必要である．

メモ　スパズム

・クモ膜下に出血すると，その血液が脳の血管を刺激し血管攣縮を起こすことである．発症後2週間ぐらいまでの時期に起こりやすく，意識障害や，麻痺をきたす[3]．

- OTオーダー後，評価前に情報収集を行う．

☐ カルテより，診断名，既往歴，発症からの経過，利手，画像情報，手術の有無，術式などの確認を行う．

メモ　おさえておきたいMRI撮像方法とその特徴

・正常脳のT1強調像とT2強調像の画像（図1）と信号強度の特徴（表1）．
・FLAIR（fluid-attenuated inversion recovery）法：脳脊髄液の信号を抑制したT2強調像であり，皮質や脳室周囲上衣下など脳脊髄液に接する小さな高信号病変の診断に威力を発揮する．
・拡散強調画像DWI（diffusion weighted image）：従来のT2強調像などのMRIでは診断困難であった発症数時間以内の脳梗塞を描出可能な撮像方法である（図2）．

☐ CT，MRIにより損傷部位，状態を確認する．偏位の状態，脳浮腫，脳室拡大がないかなどを確認する．
①脳出血の例（図3）．
②脳梗塞の例（図4）．

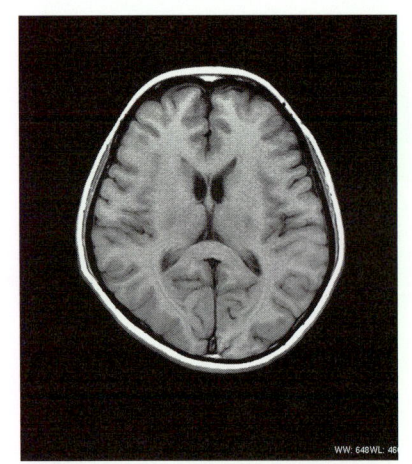

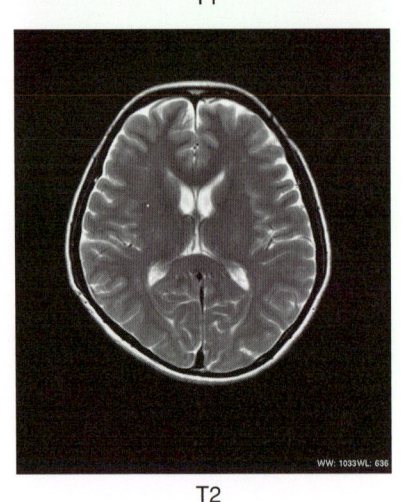

図1　T1，T2画像の比較

表1 T1強調像，T2強調像の信号強度（文献4より引用，一部改変）

	T1強調像	T2強調像
白い	脂肪 高タンパク溶液 亜急性期血腫 常磁性体	水 多くの病変 亜急性期血腫
黒い	水 多くの病変 空気，骨 はやい血流	急性期，慢性期血腫 石灰化 空気，骨 鉄 はやい血流

表2 損傷部位により出現する可能性のある高次脳機能障害の例

	左半球	右半球
前頭葉	保続，遂行機能障害など	
側頭葉	失語など	
側頭葉内側	記憶障害など	
頭頂葉	失行など	半側無視など
後頭葉	視覚失認，相貌失認など	

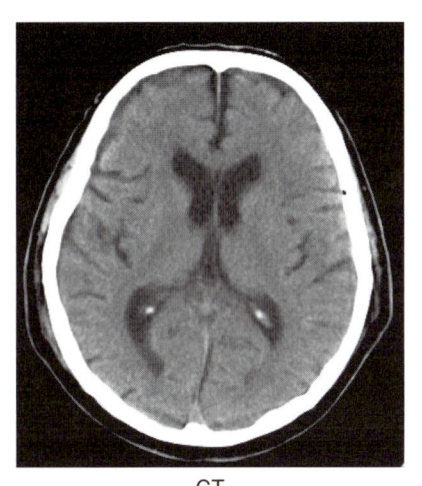

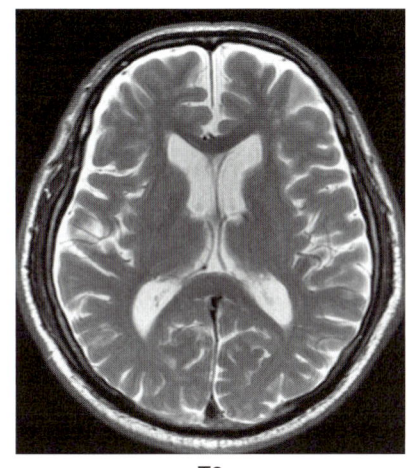

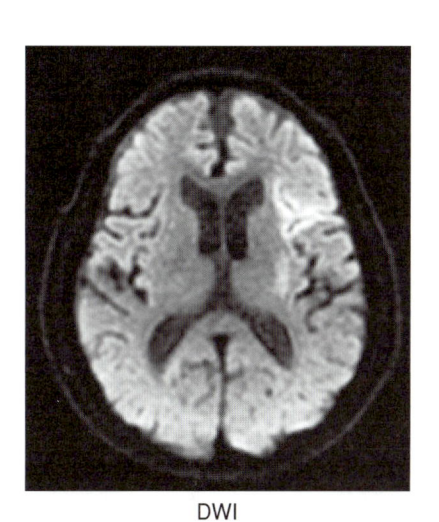

図2 左中大脳動脈閉塞症（脳塞栓症）発症1時間後のCT，T2，DWIの比較

DWIでは梗塞巣が撮像されている

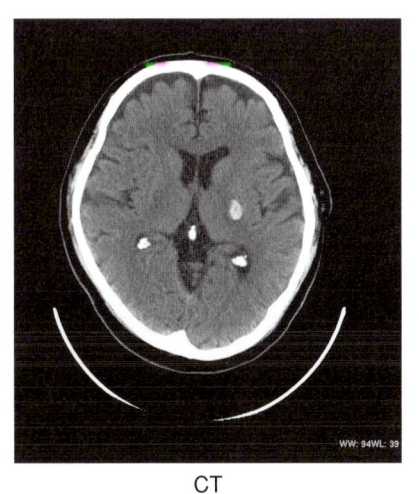

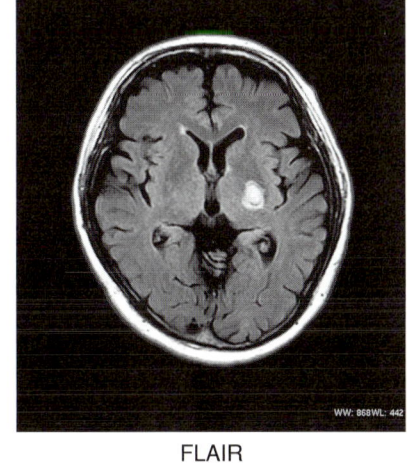

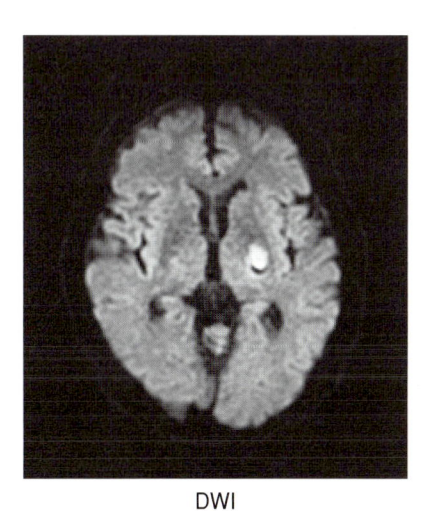

図3 脳出血

左被殻出血発症当日のCT，FLAIR，DWI

図4 脳梗塞
右中大脳動脈梗塞発症当日のCT，FLAIR，DWI

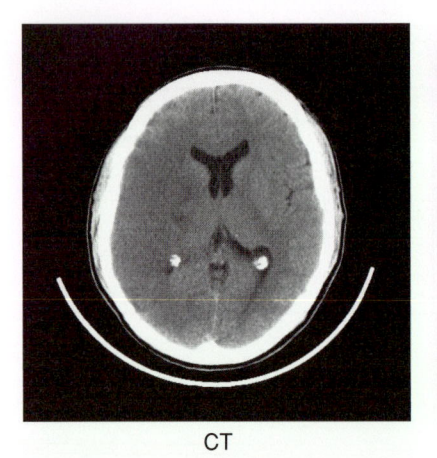

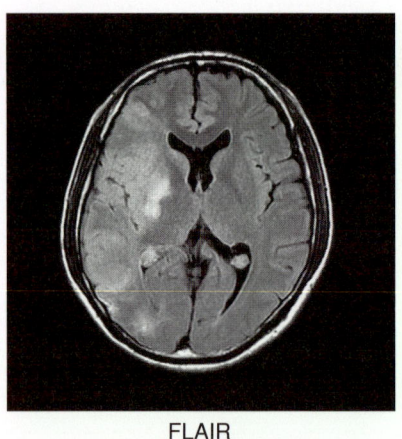

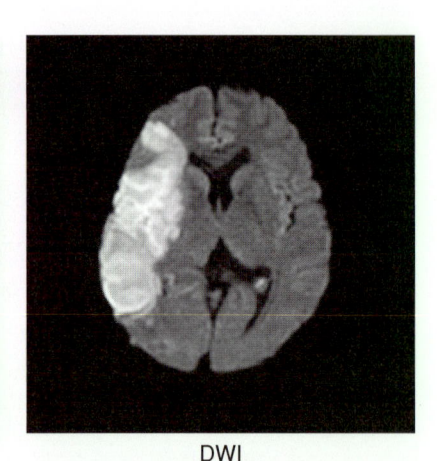

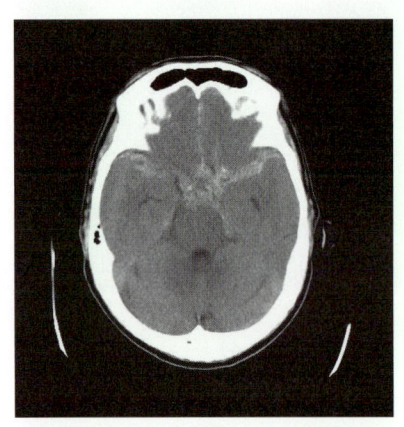

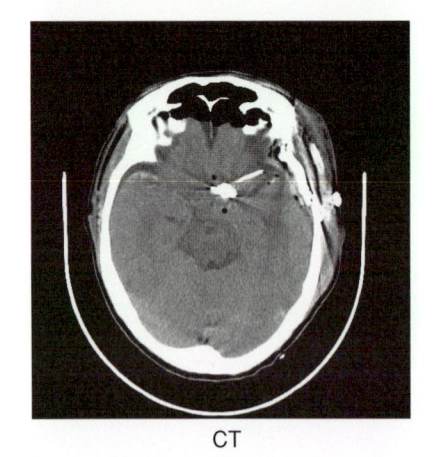

図5 クモ膜下出血
上は術前のCT，下は前交通動脈瘤クリッピング術後のCT

③クモ膜下出血の例（**図5**）．

☐ CT，MRIなどの画像診断情報により，その損傷部位と患者の示す臨床症状を結びつけ病態像の把握を行う（**表2**）．

☐ リハビリ上問題となる合併症は，循環器疾患，呼吸器疾患，肝機能障害，腎機能障害，糖尿病などがあるが，血液検査や尿検査などのデータ確認を行い，正常値でないものは把握する必要がある．

☐ 医師，看護師にバイタルのコントロール状態，安静度を確認する．

2 介入前評価のポイントと実際

- バイタル，意識レベル，反応，顔色，発汗，呼吸状態，異常行動などの確認を行う．

☐ 意識レベルをJapan coma scale（JCS）（**表3**），Glasgow coma scale（GCS）（**表4**）などで評価する．

☐ 38℃以上の発熱がないか確認する．

☐ 呼吸状態を確認する：正常成人で1分間の呼吸数は14回〜20回くらいであり，規則正しく適度な深さと長さがある．呼吸は，胸の上下運動をみて1分間はかる．同時に，呼吸間隔，呼吸の深さやはやさ，呼気と吸気のバランス，喘鳴（ぜいぜいする音）がないか，などを観察する．

☐ S_PO_2（経皮的動脈血酸素飽和度）を確認する：正常は約97％以上，95％前後でやや低下（個人差があるので人によっては正常で95％という人もいる），90％台の前半でかなり低下，90％を切ると呼吸不全という状態で，酸素吸入の適応となる．

表3 Japan coma scale（文献5より引用，一部改変）

Ⅰ．刺激しないでも覚醒している状態（1桁で表現） 　（delirium, confusion, senselessness） 　　1．大体意識清明だが，今ひとつはっきりしない 　　2．見当識障害がある 　　3．自分の名前，生年月日がいえない
Ⅱ．刺激すると覚醒する状態—刺激をやめると眠り込む—（2桁で表現） 　（stupor, lethargy, hypersomnia, somnolence, drowsiness） 　　10．普通のよびかけで容易に開眼する 　　　　（合目的な運動をするし言葉も出るが間違いが多い※） 　　20．大きな声または体をゆさぶることにより開眼する 　　　　（簡単な命令に応ずる．たとえば離握手※） 　　30．痛み刺激を加えつつよびかけを繰り返すと辛うじて開眼する
Ⅲ．刺激しても覚醒しない状態（3桁で表現） 　（deep coma, coma, semicoma） 　　100．痛み刺激に対し，はらいのけるような動作をする 　　200．痛み刺激で少し手足を動かしたり，顔をしかめる 　　300．痛み刺激に反応しない 　　　註 R：Restlessness，　：Incontinence 　　　　A：Akinetic mutism, apallic state 　　例：100 — Ⅰ；20 — RI

表4 Glasgow Coma Scale（文献5より引用，一部改変）

大分類	小分類	スコア
A：開眼 （eye opening）	自発的に（spontaneous）	E4
	言葉により（to speech）	3
	痛み刺激により（to pain）	2
	開眼しない（nil）	1
B：言葉による応答 （verbal response）	見当識あり（orientated）	V5
	錯乱状態（confused conversation）	4
	不適当な言葉（inappropriate words）	3
	理解できない声（incomprehensible sounds）	2
	発声がみられない（nil）	1
C：運動による最良の応答 （best motor response）	命令に従う（obeys）	M6
	痛み刺激部位に手足をもってくる（localises）	5
	四肢を屈曲する（flexes） 　　逃避（withdraws）	4
	異常屈曲（abnormal flexion）	3
	四肢伸展（extends）	2
	まったく動かさない（nil）	1

☐ 血圧を確認する：各疾患により個別にコントロールされている基準値
　血圧を必ず確認する．
☐ 心電図（ECG）をチェックする：脳血管障害患者ではもともと高血圧

表5 リハ訓練実施のための基準
（文献6より引用）

I．訓練を行わないほうがよい場合
1. 安静時脈拍数 120/分以上
2. 拡張期血圧 120 以上
3. 収縮期血圧 200 以上
4. 労作狭心症を現在有するもの
5. 新鮮心筋梗塞1ヵ月以内のもの
6. うっ血性心不全の所見の明らかなもの
7. 心房細動以外の著しい不整脈
8. 訓練前すでに動悸，息切れのあるもの

II．途中で訓練を中止する場合
1. 訓練中，中等度の呼吸困難，めまい，嘔気，狭心痛などが出現した場合
2. 訓練中，脈拍数 140/分をこえた場合
3. 訓練中，1分間 10 個以上の期外収縮が出現するか，または頻脈性不整脈（心房細動，上室性または心室性頻脈など）あるいは徐脈が出現した場合
4. 訓練中，収縮期血圧 40mmHg 以上または拡張期血圧 20mmHg 以上上昇した場合

III．次の場合は訓練を一時中止し，回復を待って再開する
1. 脈拍数が運動前の 30％をこえた場合，ただし2分間の安静で 10％以下にもどらぬ場合は，以後の訓練を中止するか，またはきわめて軽労作のものにきりかえる
2. 脈拍数が 120/分をこえた場合
3. 1分間に 10 回以下の期外収縮が出現した場合
4. 軽い動悸，息切れを訴えた場合

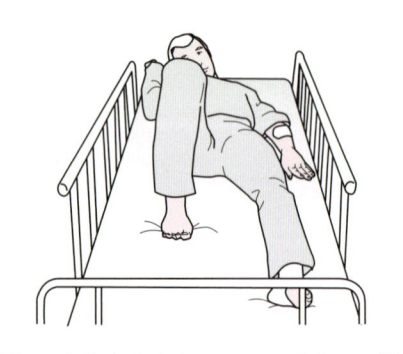

図6 左片麻痺患者における適応の一例

や不整脈などの心血管系の異常を有する率が高い．発症後は，自律神経系の調節が障害されることが多いのでリスクが高ければ，ECG モニタリング下で訓練を行う．脈拍 120/分以上，不整脈 10 回/分以上は注意を要する．

☐ 訓練開始，中止，継続の基準は土肥[6]の示す基準（表5）などが参考となる．

- 点滴，チューブ類の確認をする．

☐ 寝返りや，ギャッチアップなどを行う場合，またベッド上端座位や早期に離床を行える場合は，誤抜管を防止するため点滴やウロバックなどの位置を修正する．ウロバックは逆流による感染防止のため挿管位置より低い場所に設置する．

☐ ドレナージが行われている場合は，体位変換時や移動時などにドレーンチューブが屈曲，伸展していないか必ずチェックする．リハ前に医師，または看護師により一時閉鎖（クランプ）してもらい，終了後は必ず開放する．

☐ 外減圧術を行っている患者においては，創部の圧迫を避ける．

メモ　ドレナージ

・髄液排除による頭蓋内圧コントロール，術後のクモ膜下血腫の除去を目的としている．
硬膜下ドレナージ：ドレナージパックは頭部辺りにおいて圧はかけない．移動時や，座位時は廃液の逆流を防ぐため，ドレナージをクランプする．
硬膜外ドレナージ：硬膜下ドレナージに同様となる．
脳室ドレナージ：ドレナージの 0 点は外耳孔の位置で決められる．ベッドの高さやギャッチアップの高さは，むやみにかえず，かえた後は必ず看護師に連絡し 0 点をあわせる．座位や移動時は必ずドレナージをクランプする．

- 超急性期の脳血管障害における病態像を理解する．

☐ 超急性期における脳血管障害患者（片麻痺）では意識障害，半身の運動障害，固有受容感覚の障害，姿勢制御機能が正常に働かない状態での平面への適応（ベッド上臥位）を余儀なくされる（図6）．

☐ 患者は麻痺側の弛緩，感覚障害により支持面（ベッド）を感じられず，非麻痺側優位の適応となってしまうとともに，非麻痺側での内的結合を強め，さらに最大抵抗をつくることにより何とか身体の安定をつくり適応しようと努力する．このような反応は，意識レベルの低い患者でも認められる（図7）．

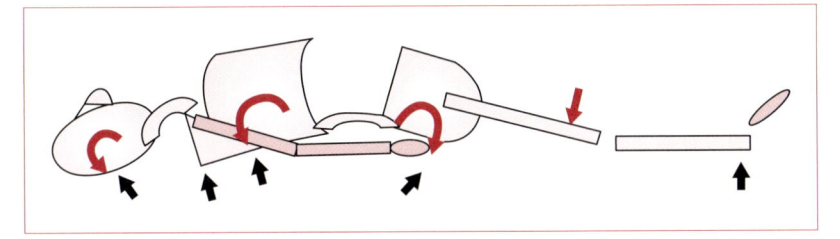

図7 仰臥位における定型的な不適応パターン（文献7より引用）
身体各部位を連結させながら押しつけて，それへのはね返りを求める．

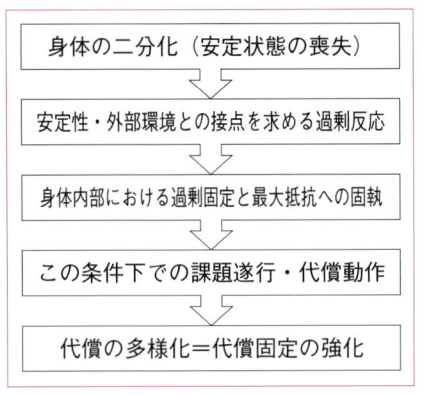

図8 定型的パターンの固定化
（文献7より引用，一部改変）

- [ ] 非麻痺側の過剰代償により，麻痺側には連合反応が出現し，非麻痺側指向の運動となり，ボディーイメージの非認識，注意の低下，麻痺側の無視傾向などを増強し片麻痺特有の定型的姿勢・運動パターンの基礎がつくられる可能性がある（図8）．
- [ ] 腹部前面筋の低緊張と腰背部の過剰固定，麻痺側股関節周囲および肩甲帯の不安定性などは多くの片麻痺患者に共通して認められる．

- 臥位姿勢の特徴を確認する．

- [ ] ①左右の対称性はどうであるか．
  ②ベッドと背面の適応状態はどうであるか．
  ③体幹に対する頭頸部，四肢のアライメントはどうであるか．

- 麻痺の状態を確認する．

- [ ] 超急性期においては，麻痺のレベルが時々刻々と変化するので頻回の確認が必要となる．

- 姿勢筋緊張の状態を確認する．

- [ ] 四肢の筋緊張はどうであるか．
- [ ] 非麻痺側，麻痺側共に筋緊張を確認する．両上肢，両下肢，上肢の近位，遠位，下肢の近位，遠位，頸部，体幹の筋緊張をセラピストが他動運動を行うときの重さ，可動域，抵抗感にて確認する．
- [ ] 非麻痺側の過剰筋緊張が麻痺側の連合反応を助長する要因になっていないかを確認する．

- 感覚障害を確認する．

- [ ] 意識状態が良好な場合は，表在感覚（触覚，痛覚，圧覚），深部感覚（位置，運動感覚）の状態を確認する．

- 疼痛の有無を確認する．

- [ ] 四肢の他動運動による疼痛の発生はないか確認する．
- [ ] 平面への不適応状態により，過剰筋緊張や，支持面への過度の押しつけ，また弛緩性麻痺の中での寝返りなどにより肩関節などが損傷し疼痛を発生していないか，またその可能性がないかを確認する．
- [ ] 麻痺側の浮腫，腫脹は超急性期では認められない場合が多いが，非麻痺側との温度差，皮膚色，発汗異常，可動性の低下などを観察し肩手症候群などへ移行しそうなものは，早期に把握する必要がある．

- 眼球運動，視野の確認をする．

- [ ] 追視課題を行い左右方向への向きにくさがないか確認しておく．視野に問題がないかも合わせて確認する．

- 高次脳機能障害の早期把握をする．

- [ ] 失行症，失語症：手指による簡単な動作模倣（グー，チョキ，パーなど），言語指示による動作（右手で左肩を触ってください）など簡単なもので大まかな確認を行う．
- [ ] 半側無視などの確認：観察により無視傾向が存在するか確認を行う．急性期患者においては，左側の無視傾向などが一過性に出現する場合も多く，状況の変化を把握しておく．

3 OT治療介入のすすめかた

- 仰臥位における非対称性の姿勢アライメントを修正していく．

- [ ] 臥位姿勢の特徴を確認するポイント①〜③により，姿勢の特徴をつかみ非対称性を修正しリラクゼーションを行う．

- 肩甲帯，肩関節へのアプローチを行う．

- [ ] 麻痺側の肩甲帯，肩関節は初期弛緩による低緊張状態により後方へ引かれていることが多い．
- [ ] 肩甲骨の内側縁を把持し，プロトラクションを促す．その場合，麻痺

側上腕，前腕部を落下しないように支持し，肩関節を90°屈曲程度に保持し誘導を行い低緊張の改善をはかる（図9）．

- [ ] 側臥位において低緊張状態である肩甲帯や肩関節は，上方回旋，肩関節内旋方向へ過剰に動きやすいので疼痛の原因をつくらないように注意して行う．
- [ ] 仰臥位にて肩甲帯を引き出し，三角筋，上腕三頭筋，前腕部分を支持し，肘関節の伸展活動を促す．肩関節は外旋位を保持する．

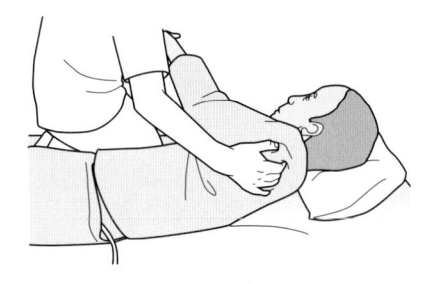

図9　肩甲帯，肩関節へのアプローチ

- 寝返りへのアプローチを行う．

- [ ] 非麻痺側への寝返りを行う際は，低緊張である，上肢，肩甲帯が後方へ残らないようにプロトラクションを促し，さらに胸郭部分と骨盤帯の連結を意識しつつ体軸内回旋を誘導する．
- [ ] 寝返りによる支持基底面の変化，視覚，頭頸部の立直りを促し，体性感覚，視覚，前庭系の協調性の改善を目指す（図10）．

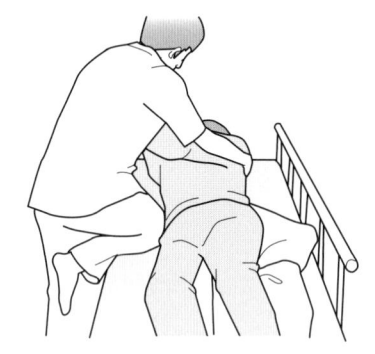

図10　寝返りへのアプローチ

- 下部体幹，股関節へのアプローチを行う．

- [ ] 下部体幹部分は低緊張を呈し胸郭部分が引きあがっていることも多い．股関節部分は屈曲，外転，外旋位となっていることが多い．
- [ ] 下肢は正中線方向へ向かうように股関節屈曲，内旋，内転方向へ誘導し下部体幹と骨盤帯の連結を促し低緊張を改善する（図11）．

- 下肢へのアプローチを行う．

- [ ] 麻痺側下肢の伸展運動が認められる場合，膝下に丸めたタオルを入れ，大腿四頭筋の収縮を促し膝の伸展活動を行う（図12）．

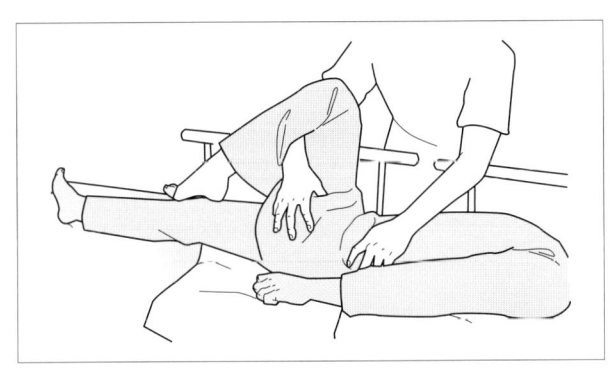

図11　下部体幹，股関節へのアプローチ

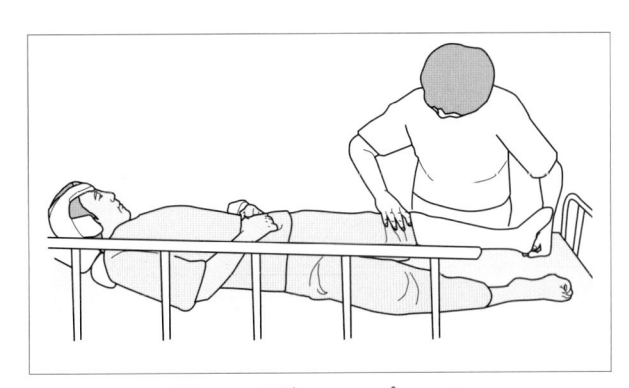

図12　下肢へのアプローチ

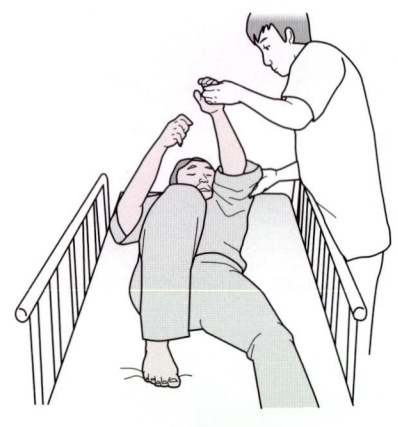

図13　両側統合課題

☐ 膝の伸展活動を行う際には，足関節の底屈と内反尖足，膝の過伸展に注意し随意性を促す．

- 両側統合課題を行う．

☐ セラピストは，患者の麻痺側上肢をさまざまな位置で保持し，非麻痺側の上肢で親指の位置を確認させる．
☐ はじめは開眼してもらい視覚にて上肢の位置を確認し正中部分で指を握り確認してもらう．
☐ 課題のやり方が十分理解されたところで，閉眼にて同様の課題を行う．
☐ セラピストは患者の肩関節，肘関節，手関節の位置をさまざまな位置に組み合わせることを意識して行う（図13）．

- 高次脳機能へのアプローチを行う．

☐ 高次脳機能障害の早期把握で用いた手指による簡単な動作模倣や言語指示による動作，簡単な暗算などを行い，脳の廃用を防ぐことが重要である．

- 筋，皮膚の粘弾性の確保を行う．

☐ 超急性期の患者においては，安静度の制限もありベッド上臥位で管理，治療されることを余儀なくされる．麻痺のため患者自ら姿勢変換が行えない場合も多い．ベッド接触面への特定部位の過度な押しつけなどにより圧分散が行えず，皮膚，筋の粘弾性が失われる場合がある．徒手的に皮膚，皮下組織に動きを加え固有感覚情報を入手しやすい状況をつくる．
☐ ポジショニングを行う前には，背抜きを行う．特にベッドとの接触面である背面は褥瘡予防のためしっかり行う．

メモ　背抜き[8]
・背抜きとは，ベッド挙上後やベッドを水平にもどした際に，シーツと接触した身体を離すことによって皮膚と深部組織のずれた状態を元にもどすことをいう．

- ポジショニングを行う．

☐ 正中方向：患者は弛緩性麻痺のため麻痺側肩甲帯，骨盤は後方へ引かれていることが多いためタオルなどを使って修正を行う．上肢が体幹

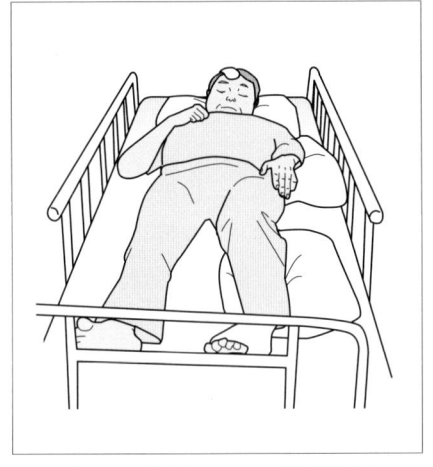

1. 脳血管障害：超急性期（ケアユニット）における作業療法　17

図14　ポジショニング（正中）

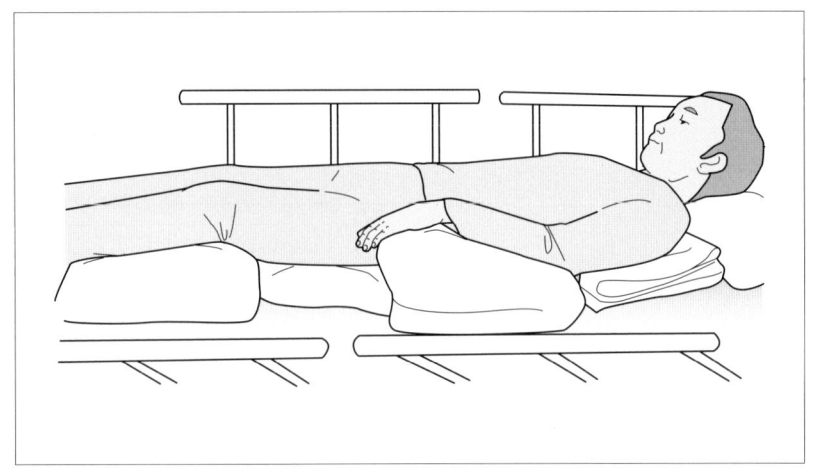

図15　ポジショニング（正中），左側面より

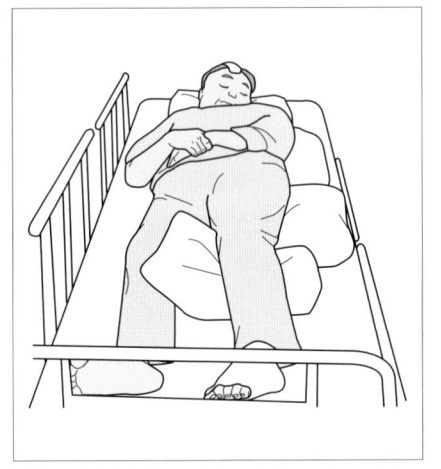

図16　ポジショニング（右向き）

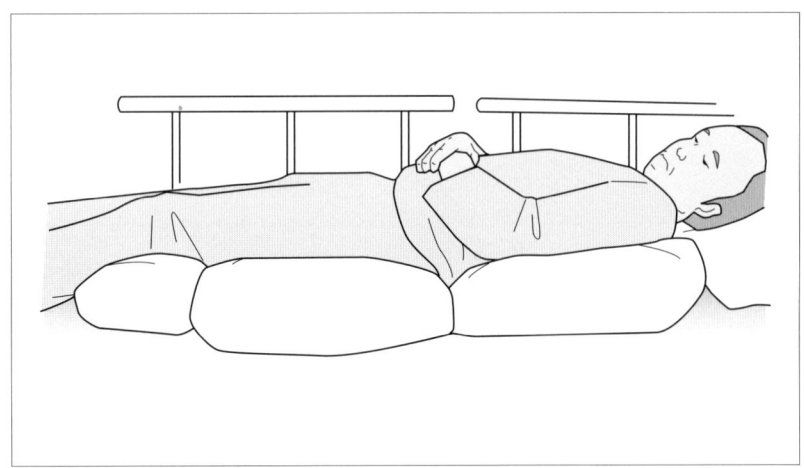

図17　ポジショニング（右向き）左側面より

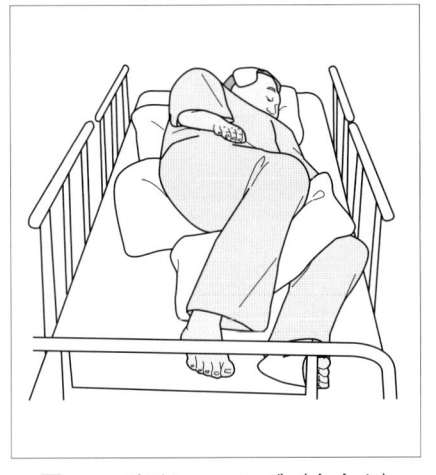

図18　ポジショニング（左向き）

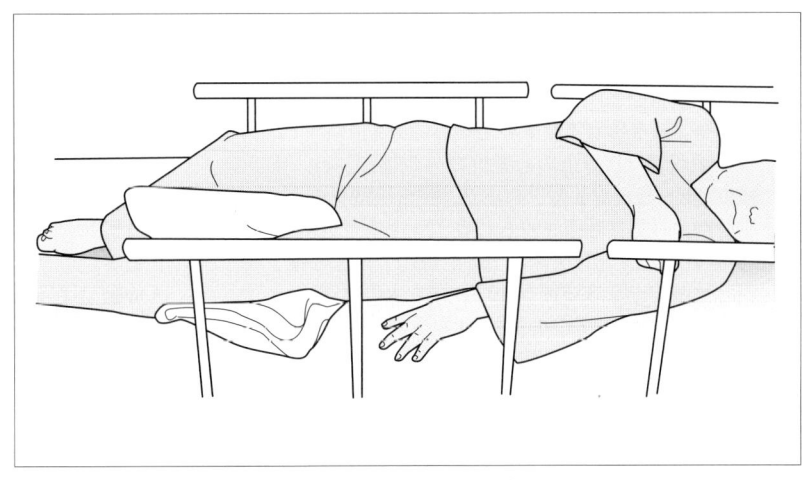

図19　ポジショニング（左向き）左側面より

後面にはさみ込まれたりしないように注意する（図14, 15）．

☐ 非麻痺側方向：麻痺側肩甲帯，体幹，骨盤帯部分に接触面を保持するようにタオルなどで支持を入れる・両下肢の間にはクッションを入れ安定をはかる（図16, 17）．

☐ 麻痺側方向：麻痺側の肩甲帯，肩関節をひき出し，内旋，内転が強まらないように注意する．非麻痺側肩甲帯，体幹，骨盤帯部分に接触面を保持するようにタオルなどで支持を入れる．両下肢の間にはクッションを入れ安定をはかる（図18, 19）．

- 離床の準備をどうすすめるか．

☐ ①意識障害が1桁レベルであること，
②麻痺の進行がないこと，
③バイタルサインが安定していること，が基本となる．

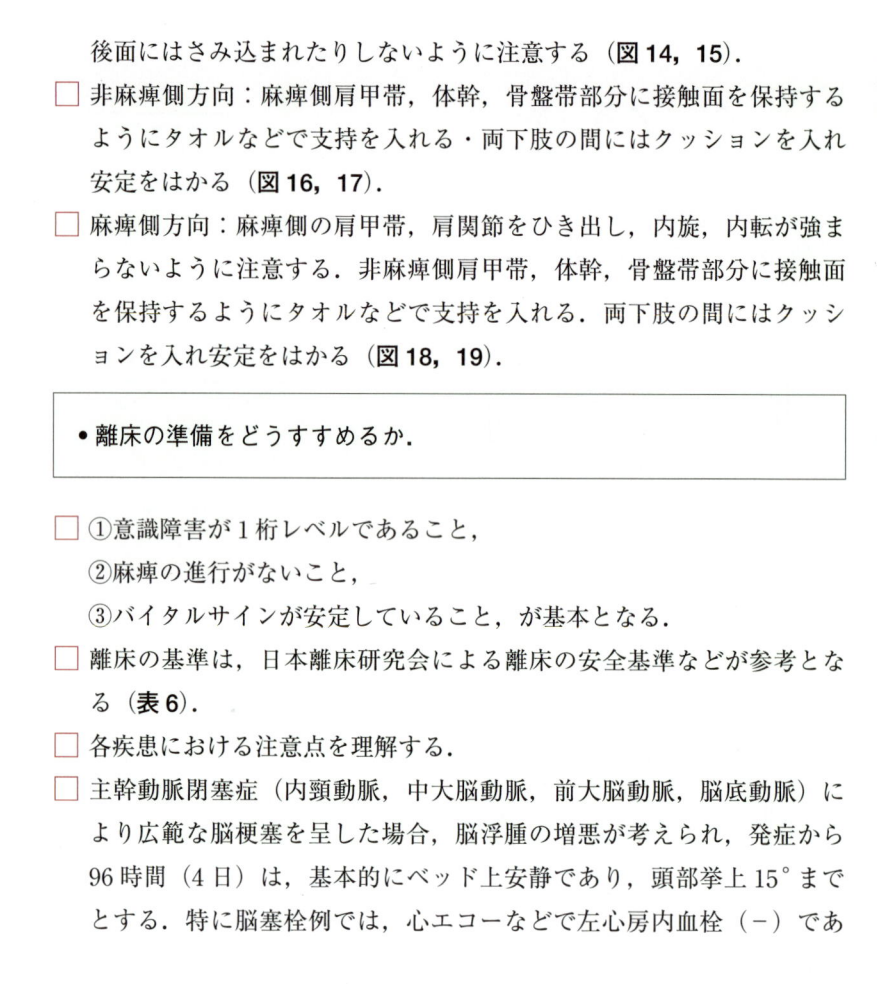

☐ 離床の基準は，日本離床研究会による離床の安全基準などが参考となる（表6）．

☐ 各疾患における注意点を理解する．

☐ 主幹動脈閉塞症（内頸動脈，中大脳動脈，前大脳動脈，脳底動脈）により広範な脳梗塞を呈した場合，脳浮腫の増悪が考えられ，発症から96時間（4日）は，基本的にベッド上安静であり，頭部挙上15°までとする．特に脳塞栓例では，心エコーなどで左心房内血栓（−）であ

表6　離床の開始基準と中止基準（文献9より引用，一部改変）

離床の開始基準 離床を行わないほうがよい場合	離床の中止基準 離床を中断し，再評価したほうがよい場合
・強い倦怠感を伴う 38.0°以上の発熱 ・安静時の心拍数が 50 回/分以下または 120 回/分以上 ・安静時の収縮期血圧が 80mmHg 以下（心原性ショックの状態） ・安静時の収縮期血圧が 200mmHg 以上または拡張期血圧 120mmHg 以上 ・安静時より危険な不整脈が出現している 　（Lown 分類 4B 以上の心室性期外収縮，ショートラン，RonT モービッツⅡ型ブロック，完全房室ブロック） ・安静時より異常呼吸がみられる 　（異常呼吸パターンを伴う 10 回/分以下の徐呼吸 　CO_2 ナルコーシスを伴う 40 回/分以上の頻呼吸） ・P／F 比（$PaO_2／FiO_2$）が 200 以下の重症呼吸不全 ・安静時の疼痛が VAS7 以上 ・麻痺など神経症状の進行がみられる ・意識障害の進行がみられる	・脈拍が 140 回/分をこえたとき（瞬間的にこえた場合は除く） ・収縮期血圧に 30 ± 10mmHg 以上の変動がみられないとき ・危険な不整脈が出現したとき 　（Lown 分類 4B 以上の心室性期外収縮，ショートラン，RonT モービッツⅡ型ブロック，完全房室ブロック） ・SpO_2 が 90％以下となったとき 　（瞬間的に低下した場合は除く） ・息切れ・倦怠感が修正ボルグスケールで 7 以上になったとき ・体動で疼痛が VAS7 以上に増強したとき

※心疾患を合併している場合は循環器理学療法の基準を参照のこと
※症例・病態によってはこの基準が該当しない場合があるので総合的に評価し離床をすすめること

り出血性梗塞がないことを確認し離床をすすめる．
- [ ] 血圧が維持されていても脳血流維持とは限らないので注意を要する（はじめにおさえておくべきこと参照）．5日目以降，段階的にギャッチアップを行う．
- [ ] 主幹動脈に病変がないと判断されたラクナ梗塞の場合，テント上病変では72時間（3日）までに麻痺の進行がないことを確認して離床を行う．しかし，拡散強調画像（DWI）にて梗塞が広範な症例やBAD（Branch Atheromatous Disease）型，高血糖のある症例では麻痺が進行することがあり注意を要する．

> **メモ** **BAD（Branch Atheromatous Disease）型**
> ・アテローム硬化による分岐動脈の入り口の狭窄あるいは閉塞によって生じた穿通動脈領域梗塞であり，梗塞部位的にはラクナ梗塞，病態的にはアテローム血栓性脳梗塞に位置し，臨床症状が進行することが多い[10]．

- [ ] ギャッチアップにおいて拡張期血圧30mmHg以上の上昇，20mmHg以上の血圧低下，脈拍数120／分以上を確認した場合は注意が必要である．
- [ ] 急性期のギャッチアップ時には，麻痺側上下肢，体幹部分は低緊張であることが多く，抗重力姿勢の保持が困難であり，左右非対称性の増強，ベッドからのずり落ち，あるいは過度の体幹の屈曲などがみられることがある．必要に応じクッションなどで姿勢の保持を行い非対称性の少ない姿勢を保持する．
- [ ] ギャッチ座位が可能であれば，言語聴覚士や看護師と協力して摂食・嚥下訓練への介入，髭剃りやタオルで顔を拭くなどの整容動作などを行い日常生活動作への介入を行う．
- [ ] 患者の重症度によって対応は異なるので，医師，看護スタッフと情報交換を密に行う．

4 介入後評価のポイントと実際

> - リハビリテーションにより，バイタル，意識レベル，反応の低下，顔色，発汗，呼吸状態，異常行動などに変化はなかったか．
> - 仰臥位における姿勢アライメント修正を確認する．

- [ ] バイタルサインに変化はないか．
- [ ] 臥位姿勢の修正により，介入前より非対称性の軽減がはかられているか．
- [ ] 支持面への接触は介入前より特定の部位が過度に押しつけることなく

- [ ] リラクゼーションされているか.
- [ ] 非麻痺側上肢，下肢，頭頸部，体幹の過緊張は介入前の他動運動抵抗より軽減されているか.
- [ ] 非麻痺側の過活動の軽減により麻痺側の連合反応が軽減されているか.
- [ ] 疼痛は軽減されているか.
- [ ] 呼吸は楽に行えているか.
- [ ] 介入前より皮膚，筋の粘弾性は確保されているか.

5 急性期・回復期リハビリテーションスタッフへ伝達すべきこと

- [ ] 超急性期での経過について，意識障害の回復過程，全身状態，安静度，バイタルのコントロール状況，合併症，高次脳機能障害の有無，身体機能状況などを伝達する.
- [ ] 患者個々の姿勢筋緊張の特徴をつかみ，今後予想される姿勢・運動パターン定型化についての情報を伝達し，急性期，回復期リハビリテーションの介入をより効率的なものとしていく.

6 まとめ

- [ ] 超急性期脳血管疾患では，厳重なリスク管理の元，医師，看護師と協力しリハビリテーションを展開する.
- [ ] 臥床による廃用症候群，合併症予防をすすめるとともに，脳血管疾患の回復過程における姿勢・運動の質的変化過程を早期から把握することが大切である.

文献

1) 河淵　緑：超早期の作業療法．OT ジャーナル 33：781-787，1999
2) 篠原幸人 他（編）：脳卒中ガイドライン 2004，協和企画，p5，2004
3) 大井静雄 編：脳神経外科ケアマニュアル，照林社，p175，2006
4) 青木茂樹 編著：よくわかる脳 MRI，秀潤社，p16，2000
5) 太田富雄：意識障害の分類．脳神経外科学（第5版），金芳堂，166-173，1989
6) 土肥　豊：リハビリテーション医のための循環器入門（1）―うっ血性心不全―．総合リハ 7：53-58，1979
7) 柏木正好：環境適応，青海社，13-14，2004
8) 高木良重 他：負荷管理．ナーシングトゥデイ，臨時増刊号 30-35，2007
9) 曷川　元 編著：Early Ambulation Mook1．新しい呼吸の考え方．実践！早期離床完全マニュアル，彗文社，p145，2006
10) 小林祥泰 監：脳卒中ナビゲーター．メディカルレビュー社，p152，2002

（阿部正之）

2 脳血管障害：急性期における作業療法

> **View Point　早期リハビリテーションに必要なことは何か？**
> - 救命の時期であり，十分なリスク管理を行いながら廃用予防と身体・精神機能の改善をはかり，早期離床につなげる．
> - 医療スタッフが連携して，安静度や機能回復に応じた感覚刺激の入力や促通法を取り入れ身体機能の改善をはかる．また残存能力を生かした ADL（activities of daily living；日常生活活動）訓練を行う．
> - 身体精神機能改善の予後予測とともに環境因子（家族・住環境など）を含めたリハゴールを設定し，継続したリハが行えるよう医療保険・介護保険などの病院・施設との連携をはかる．

1 はじめにおさえておくべきこと

- 評価を行う前に必要な情報収集を行う（表1）．

☐ 急性期は意識障害を伴うため，明確な聞き取り調査ができないことが多い．主治医に禁忌事項・注意事項を確認し，カルテから投薬や検査などの指示内容・検査結果・家族背景などの情報を得る．
☐ 検査や情報収集が重複しないよう，リハ部門共通の患者情報シートを作成（図1）．また，患者の疲労度を考慮し，短時間で記入できるようにする．

- 評価前に必要な他部門の情報と，作業療法場面で使用される評価法を理解する（表2）[1]．

表1　評価前に必要な情報

情報の種類	情報源	情報の内容
基礎情報	処方箋	氏名，年齢，性別，住所，主治医，診断名，発症年月日，手術日と手術内容，治療方針，処方内容，保険種類
医学的情報	病棟カルテ	医学的検査の内容と結果，画像診断，病状告知内容，看護方針，バイタルチェック，病棟ADLの状況，家族構成，職業
	リハカルテ	リハ処方，治療目標，検査評価指示，リハ実施上の禁忌事項

初回・中間・最終	CVAベッドサイド計画評価		
ID ―		指示日H 年 月 日	
患者様氏名		入院日H 年 月 日	
傷病名		発症日H 年 月 日	
担当記載者　　担当リハ医		記載日H 年 月 日	

〈既往・現病歴〉

〈意識レベル〉

〈リスク管理〉BP　　HR　　SPO2　N.P　他

〈Br-stage〉U/E　　F　　L/E

〈握力〉Rt　　kg　Lt　　kg

〈失調〉有・無・?

〈筋緊張〉

〈肩亜脱臼〉有・無・?

〈疼痛〉有・無　部位:

〈浮腫〉有・無　部位:

〈感覚〉表在　正常・鈍麻(軽・重)・脱失・?
　　　　深部　正常・鈍麻(軽・重)・脱失・?
　　　異常感覚　有・無・?　部位:

〈ROM・T〉

		Rt	Lt
肩関節	屈曲		
	外転		
	外旋		
	内旋		
肘関節	屈曲		
	伸展		
手関節	掌屈		
	背屈		
手指	制限	(強・弱・なし)	(強・弱・なし)
股関節	屈曲		
	伸展		
膝関節	屈曲		
	伸展		
足関節	底屈		
	背屈		

〈高次機能〉
　　失語　有・無・?
　　失認　有・無・?
　　失行　有・無・?
　　半側無視　有・無・?
　　MMSE　　点　23点↓軽度　19点↓中等度　9点↓重度

コミュニケーション　不可　YES―NOで可　簡単な会話可　N.P

〈基本動作〉
寝返り　　　　未実施　全介助　一部介助　監視　自立　手すり
起き上がり　　未実施　全介助　一部介助　監視　自立　手すり
端座位保持　　未実施　全介助　一部介助　監視　自立　静的　動的
　　ギャッジ座位　　　分　　未実施
　　ベッド端座位　　　分　　未実施
立ち上り(端座位)　未実施　全介助　一部介助　監視　自立　手すり
立位保持　　　未実施　全介助　一部介助　監視　自立　手すり

〈ADL〉B.I　　点　　FIM　　点

〈その他〉
嚥下障害　有・無
構音障害　有・無

[コメント]

〈社会情報〉
　職業　□
　家族構成　□

住居所有　□持ち家　□賃貸
住居形態　□一軒家　□アパート　□その他　□マンション　□都営・公団住宅
住居環境　□エレベーター
　　　　　□階段(手すり: あり　なし)
　　　　　□玄関(手すり: あり　なし)
　　　　　□トイレ(和式　洋式　手すり: あり　なし)
　　　　　□寝具(ベッド　布団)

介護者　□有　□無　□?
介護保険　□無　□要支援 1 2　□要介護 1 2 3 4 5　□申請中

PT 問題点	PT プログラム	OT 問題点	OT プログラム
STG		LTG	

図1　スクリーニングテスト（東京労災病院リハビリテーション科）

表2 評価前に必要な情報とOTが行う検査

情報の種類	情報源	情報・検査の内容
生活機能と機能障害	OT評価（面接・観察・検査測定）	①身体機能：生理機能（呼吸器・循環器），運動機能（筋力，握力，ピンチ力，可動域，感覚，知覚），神経筋機能（反射，片麻痺機能，運動失調，脳神経） ②精神機能：意識レベル，認知機能，高次脳，精神心理面 ③活動：ADL，APDL，コミュニケーション能力，対人関係など ④参加：家庭，職業，教育，余暇活動への参加など
環境因子	患者，家族，MSW，職場	①人的環境（家庭介護力，親族，近隣など） ②物的環境（家屋，公共交通機関など） ③社会政策（介護支援制度，生活保障など）
個人因子	患者，家族など	生活背景（個性，ライフスタイル，習慣，成育歴，教育歴など）

（岩崎テル子：作業療法評価学，岩崎テル子 編，医学書院，2005 より）

2 介入前評価のポイントと実際－意識障害がある患者にどのような評価を行うか？

- まずは臨床像の観察（質別評価）から行う．

☐ 意識障害の評価方法：脳血管疾患の場合，多くは Japan Coma Scale（JCS）を用いる（表3）[2]．評価法の原則は，最強の刺激を与え，得られる最もよい反応を評価時の意識レベルとしてあらわす．

☐ 意識障害があれば長期的リハが必要となる．ゴール設定のために環境因子の把握が重要である．

- 筋緊張，腱反射，病的反射などをみる．

☐ 筋緊張の異常：触診や他動運動時の抵抗から判断し，必ず両側の上下肢の筋緊張の違いを評価する．筋緊張亢進の状態により痙性・固縮か，筋緊張低下の弛緩であらわす．また，筋緊張の変化が運動機能の回復の判断にもつながるため，さまざまな肢位での評価，観察が重要である．

☐ 腱反射：腱反射は深部反射ともよばれ，腱や骨膜を刺激することで筋肉が急激に伸展する現象をいい，代表的なものに膝蓋腱反射がある．

☐ 病的反射とは成人ではみられない反射で，皮膚，筋，腱への刺激によって出現する．錐体路障害などでみられ，バビンスキー反射など多くの反射がある．

☐ 関節可動域（ROM）：可動域の検査とともに関節周囲の筋緊張もみる．発症時は弛緩性を呈し，可動域の制限を認めないが，訓練量の増加に伴い筋緊張が亢進し，肩関節を中心に各関節に制限をきたすことが多い．また高齢者は既往により，多関節に制限を認めることがあるため，カルテチェックと全身の評価が重要である．

表3 Japan Coma Scale（JCS）

Ⅰ．刺激しないでも覚醒している状態（1桁で表現）
1．だいたい意識清明だが，今ひとつはっきりしない
2．見当識障害がある
3．自分の名前，生年月日が言えない

Ⅱ．刺激すると覚醒するが刺激をやめると眠り込む（2桁で表現）
10．普通の呼びかけで容易に開眼する
20．大きな声または身体を揺さぶることにより開眼する
30．痛み刺激を加え呼びかけを繰り返すとかろうじて開眼する

Ⅲ．刺激をしても覚醒しない状態（3桁で表現）
100．痛み刺激に対し払いのけるような動作をする
200．痛み刺激に少し手足を動かしたり，顔をしかめたりする
300．痛み刺激に反応しない

（文献2より引用）

表4 ADLに関与する運動器系脳神経

	関与する脳神経
眼球運動障害	Ⅲ. 動眼神経 Ⅳ. 滑車神経 Ⅵ. 外転神経
表情筋麻痺	Ⅶ. 顔面神経
構音・嚥下障害	Ⅸ. 舌咽神経 Ⅹ. 迷走神経 Ⅶ. 舌下神経
首・肩の運動障害	Ⅺ. 副神経

表5 皮質脊髄路（錐体路）障害と皮質延髄路（錐体外路）障害にみられる異常反射

	皮質脊髄路 （錐体路） 障害	皮質延髄路 （錐体外路） 障害
筋緊張 （筋トーヌス）	痙縮 (spasticity)	固縮 (rigidity)
特徴	上肢では屈筋 下肢では伸筋	四肢, 体幹すべての筋
不随意運動	無	有
バビンスキー徴候	有	無
運動麻痺	有	無かあっても軽度

表6 中枢性麻痺と末梢性麻痺の違い

障害の相違点	中枢性麻痺	末梢性麻痺
障害部位	上位ニューロン	下位ニューロン
麻痺の種類	痙性麻痺	弛緩性麻痺
麻痺の出現側	反対側（視床交叉後は同側）	同側
筋萎縮の有無	無（廃用萎縮は起こる）	有
腱反射	亢進	減弱または消失
線維性筋攣縮	無	有

☐ 顔面や眼球の動きをみる：①顔の表情が左右非対称の場合，②眼球の偏位や眼球の動きに左右差を認める場合，③指の動きを追う（追視）眼球運動が遅い場合は脳神経損傷を疑う．詳細な検査を行い，CT，MRIの画像と照合する．ADLに大きく関与する運動器系脳神経を**表4**に示す．

- CTやMRI画像で器質的損傷部位を確認する．

☐ 臨床像と損傷部位は合致する．患者の臨床像の原因を把握するため，脳全体の萎縮，血流量などを含めた画像をみておく．

メモ 臨床家として必要な基礎知識：異常反射，麻痺，筋緊張とは？
- 運動機能にかかわる皮質脊髄路（錐体路）と皮質延髄路（錐体外路）障害にあらわれる異常反射を**表5**に示す．これら臨床症状により，障害部位を特定することができる．
- 中枢性麻痺と末梢性麻痺の違いを**表6**に示す．患者が急変した際に，生命にかかわる脳疾患か否かを判断することができる．
- 筋緊張（筋トーヌス）：安静時でも，骨格筋は常に収縮している．この安静時の緊張状態を筋緊張または筋トーヌスといい，さまざまな疾患の評価，検査に有用である．
- 筋緊張，病的反射や腱反射の観察は，患者に負担を与えない簡便な評価法である．しかし，反射の出方は対象者の年齢や損傷部位により異なる．多くの患者や健常者の身体に接し，異常と正常の違いを体験し，学習する．

3 作業療法介入のすすめかた

A. 臨床現場別作業療法介入のすすめかた

1. ベッドサイドでの介入プロトコル（発症〜1週間以内）

- さまざまな感覚刺激を少量・頻回に入力することで意識レベルの改善（JCS1桁レベル）をはかる．

☐ 重篤な脳出血の患者を除き，発症（入院）当日か翌日からリハは実施される．

☐ 意識レベルの改善を目的に，頻回にPT・OTが異なる時間帯にバイタルチェックしながらギャッジアップをすすめる．看護師と意識が鮮明な時間帯や変化などの情報を交換する．

☐ さまざまな感覚に刺激を入力する：好きな音楽を流す，話しかけるなどの聴覚．好きな花や香水で嗅覚を刺激したり，ROM訓練や血圧を測定しながら端座位にするなどの体性感覚を刺激する．また，これらの

刺激反応に対する質的評価を行う（図2a，b）．
☐ 感覚入力が保たれている健側から刺激を入力する．

> **メモ** 訓練に用いる感覚刺激とは何か？
> ・感覚は①特殊感覚 ②体性感覚 ③内臓感覚 に分けられる．訓練に用いられる感覚は①特殊感覚 ②体性感覚で，表7に示す．意識障害のあるときは，特殊感覚を刺激し，直接脳神経に刺激を与えるようにする．また体性感覚も利用し，多くの刺激を入力する．

表7 感覚の分類

①特殊感覚：脳神経に関係する器官からの感覚
　・嗅覚　・視覚　・味覚　・聴覚　・平衡感覚
②体性感覚
　・表在感覚：皮膚や粘膜などからの感覚
　　・触覚　・痛覚　・温度覚
　・深部感覚：筋肉・骨膜・関節などからの感覚
　　・位置覚　・関節覚　・運動覚　・圧覚
　・複合感覚：頭頂葉で表在感覚と深部感覚を統合し，知覚の認識と識別を行う感覚
　　・2点識別覚　・立体認知　・重量認知

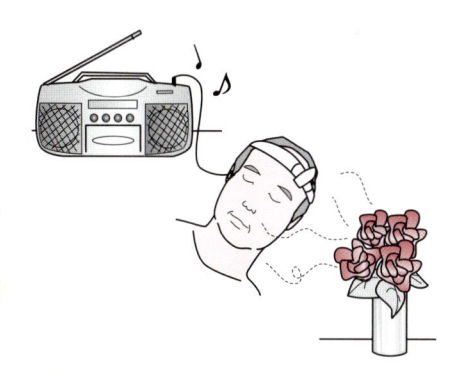

図2a 好きな音楽を流す（聴覚刺激）
好きな香りのする花を飾る（嗅覚刺激）

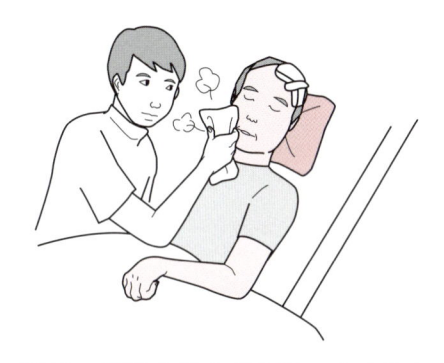

図2b 声をかけながら熱いタオルなどで顔を拭く（表在感覚）

・身体・精神機能の予後予測を行う．

☐ 意識レベルの改善とともに自発動作がみられるようになる．自発動作や指示動作の学習能力などから高次脳を含めた精神機能を判断し，身体機能の評価とを合わせて予後を予測し，ゴールを設定する．そのゴールを目標に適切なプログラムを作成し，実施する．

・補助手か実用手に回復すると予測される患側上肢の機能は何か？

☐ ①発症1〜2週間で肘の屈曲・伸展の共同運動パターンが認められる．②わずかに手指の屈伸がみられる．③手指の感覚障害がないか，あっても僅かである．④知的レベルが保たれている．⑤体幹の支持性があり，座位が安定している[3]．

・装具と杖を用いて歩行可能と予測される下肢機能は何か？

☐ 仰臥位での両側の膝立てを行い，患側下肢が外転することなく5分間程度保持することができる（図3）．

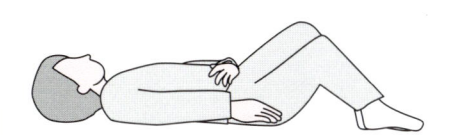

図3 歩行が将来可能と思われる患者の下肢能力

仰臥位で膝と膝を合わせ，屈曲位で保持するよう指示し，膝屈曲位保持が5分程度可能である．

> • 杖歩行か独歩可能と予測される下肢機能は何か？

☐ 仰臥位で，患側膝関節の屈伸や足関節の背屈ができる．

> • 高次脳機能障害の有無について判断する．

☐ 高次脳機能障害で最も多い半側空間無視の臨床像は，①患側からのよびかけに対し，顔を向けない．②患側方向に注視ができない，などである．急性期でみられる半側空間無視の多くは意識レベルの改善とともに徐々に改善する．

☐ そのほかの高次脳機能障害の多くは，意識レベルが改善してからさまざまな問題行動として表出する．知的レベルの検査とともに食事動作を含むさまざまな日常生活動作を観察する．また，STや看護師と情報交換しながら評価・判断する．

2. 病棟での介入プロトコル（発症から2〜3週間のセラピー）

☐ 意識レベルの改善に伴い基本動作を含めたADL動作の獲得をはかる．また，これらの治療・指導と平行して精神・身体機能の観察を行い，随時量的評価を行う．

☐ 一瞬にして自由に動かない自分の身体に患者は混乱し，どのように身体を動かしてよいか理解できない．まずは健側を動かし，健側の動きを理解してもらってから患側へアプローチする．

> • 病棟内ADLの自立のため役割分担をはかる．

☐ 医療の高度化と患者の高齢化に伴い，急性期病院では看護師は重症の患者の救命医療に重点がおかれる．全身状態などの情報交換を行いながら，主にリハスタッフが病棟を含め患者のADL自立にかかわる．

☐ 自立動作の獲得は，訓練へのモチベーションや知的レベルの向上につながる．また，自立動作を通して失行や半側無視などの高次脳機能障害が確認されるようになってくる．

☐ ADL動作は運動・感覚機能，精神・高次脳機能が関与する．耐久力の乏しい急性期には，OT・PT・STが専門的役割を担い，少量・頻回にアプローチしながら患者の問題点を抽出し，情報を交換する．

☐ 情報交換を行いながらリハゴールを設定し，各部門が専門的アプローチを実施し，ADLの自立度を高めていく．

> • 食事動作の指導・援助方法の役割分担をどのようにするか？

☐ 食事は最も自立度の高い ADL 動作であるが，意識障害のある患者では誤嚥などのリスクが伴う．意識レベルが改善し，嚥下障害が疑われる場合は，医師・ST がビデオ嚥下造影検査（VF）により嚥下機能を評価し，その結果に基づいて嚥下食を開始する．

☐ 嚥下食の開始に伴い，OT はスプーン・すくいやすい皿・滑り止めマット・テーブルの高さなどの食事環境を調整し，ST と協力して食事動作獲得の指導・援助を行う．PT は車いすや端座位で食事ができるよう座位バランスの獲得をはかる．看護師は嚥下食の変更や摂取量，便の状態を把握し，患者の自立をサポートし，医師・リハスタッフに経過や問題点を伝える．

メモ **VF とは？**

・VF とは video fluorography の略である．嚥下造影剤を使って実際の嚥下場面を造影し，食塊の動きにより口腔・咽頭・食道内の機能を評価する．誤嚥の有無の評価に有用である．

・嚥下訓練開始基準は

①意識が覚醒（意識レベル1桁）し，口を開ける，舌を出すなどの指示に従える．

②全身状態が安定している．痰が少ない．発熱がない．血圧が安定している．

である[4]．その状態を観察し，医師に嚥下訓練開始の指示をもらう．

・食事動作で重要なポイントはポジショニングとテーブルの高さである．目で食べ物を認知することが，食べる意欲につながる．また体幹が安定していないと，目と手の協調性は得られない．体幹が安定するポジショニングと食べ物を目で認知でき，食事しやすいテーブルの高さに設定する（図4）．

● 座位の安定には L 字型バー（介助バー）を利用する．

☐ バーに肘を乗せて握るように指導すると健側に体重がかかり，座位が安定しやすい（図5）．

● 洗面動作の介入をどのようにするか？

☐ 顔や口は多くの大脳皮質運動野領域を占めるため，顔を拭く，口をすすぐ動作刺激はよい覚醒刺激となる．食事動作の前後に行い，生活リズムを習慣づける．

☐ 顔を拭く，コップを持つ，歯を磨く動作は片手で可能である．その動作を観察することにより，半側無視失行などの高次脳機能，健側の巧緻性，顔面の感覚障害など，さまざまな評価ができる．

☐ 口腔は肺炎の予防，食事や言語能力の獲得においても，常に清潔にす

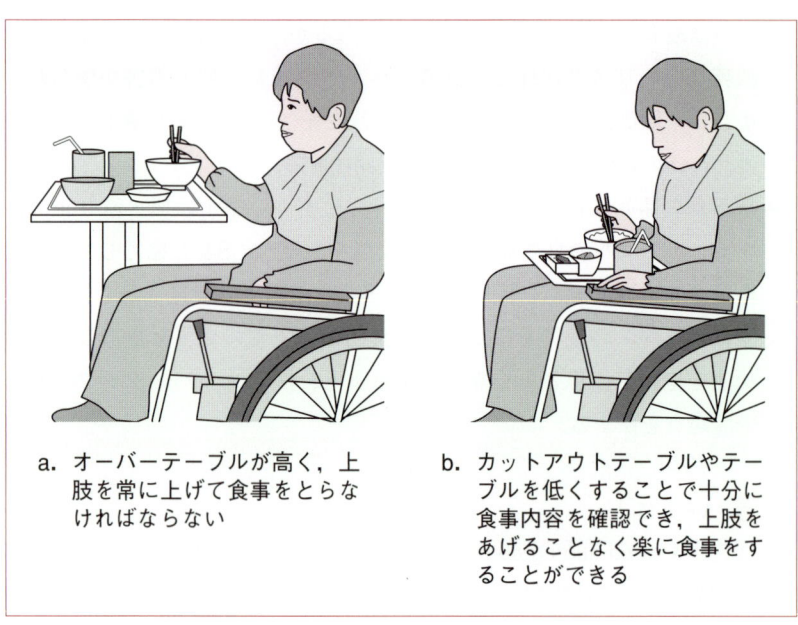

a. オーバーテーブルが高く，上肢を常に上げて食事をとらなければならない

b. カットアウトテーブルやテーブルを低くすることで十分に食事内容を確認でき，上肢をあげることなく楽に食事をすることができる

図4　食事動作へのアプローチ（食事動作に適した姿勢）

a. プッシャーやはじめて座位を行う場合，恐怖心で肘を突っぱるために患側に体重がかかり，座位は不安定となる

b. 肘を手すりにつけてバーを握るように指導すると，健側の体幹・下肢に体重がかかり，座位は安定しやすい

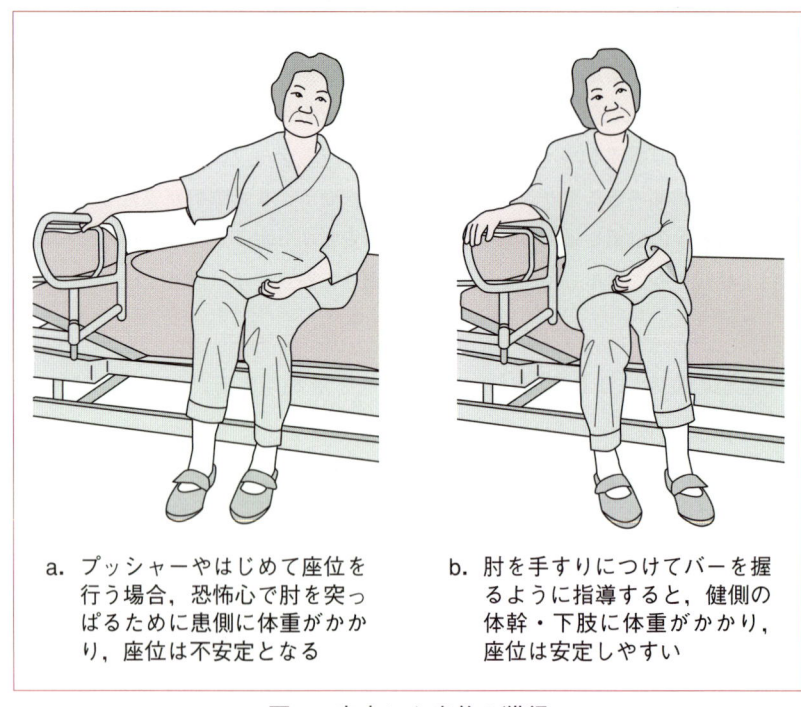

図5　安定した座位の獲得

ることが重要である．STや看護師と口腔ケアの用具を選択し，家族に口腔ケアの指導を行い，早期に介護への参加を促していく．

> ・床上ならびに移乗動作の指導の役割分担をどのようにするか．

- [ ] PT・OTで時間帯をかえ，頻回に床上動作を行う．PTは立ち上がりや車いす移乗を行い，OTは介助バーの設置やベッドの操作ボタンを健側に配置するなど，自力で端座位が行える環境調整を行う．
- [ ] 血圧が安定して医師の出棟許可が出たら，OTは衣服や靴の着脱の練習を行い，車いす移乗を指導し，患者を訓練室へ誘導する．病棟でのADL状況をPTに伝えPTの訓練プログラムの参考にする．

3. リハ室での介入プロトコル：リハ室での治療目的と効果は何か？（1週間～1ヵ月のセラピー）

> ・リハ室では訓練環境が整っているため，病室で行えない患者の特性（障害・性格・年齢・家庭での役割など）を生かした治療を変化に応じて実施する．

- [ ] 急性期病院では，安静治療を主にする患者も多く，静かで刺激は少ない．バイタルが安定した患者は，早期からリハ室での訓練を実施するとともに評価を行う．
- [ ] 患者の精神機能や身体機能に応じた道具やゲームを用いたさまざまな訓練指導が可能となる．また，訓練ごとに車いすから椅子へ頻回に移乗することにより，移乗動作の獲得や体幹筋の安定につながる．
- [ ] 歩行や立位動作が不十分な患者には，スタンディングテーブルを用いて下肢筋や体幹筋の筋力低下を予防する（図6）．
- [ ] ほかの患者との会話や訓練を通じて精神機能の賦活と訓練へのモチベーションを高めることができる．またほかの患者とのかかわり方の変化により精神機能の改善をみることもできる．

メモ 足底からの刺激
・作業は足底が床に着くように椅子で行う．車いすでの作業の場合はフットレストを上げ，足底を床に着ける．足底からの刺激は，体幹の支持性を高める．足が床に着かない場合は足台を用いる（図7）．

4. ADL・APDL（日常生活関連動作）拡大の介入プロトコル（2週間～2ヵ月のセラピー）

> ・患者の機能回復に応じて，病棟やADL室の設備を用いて訓練治療を行う．

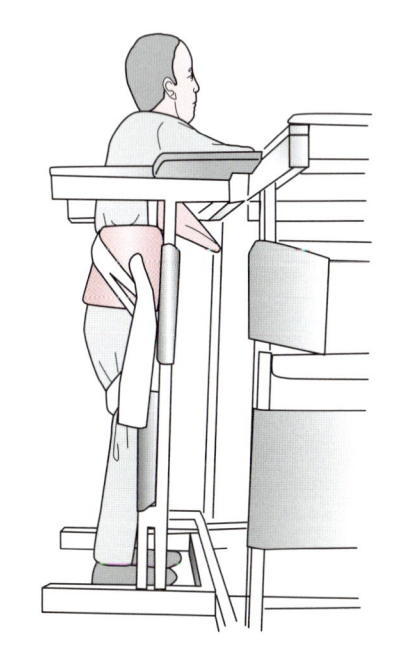

図6 立つことで，病前と同じ高さの目線となる．立位は精神機能の賦活を含めた多くの訓練効果がある．

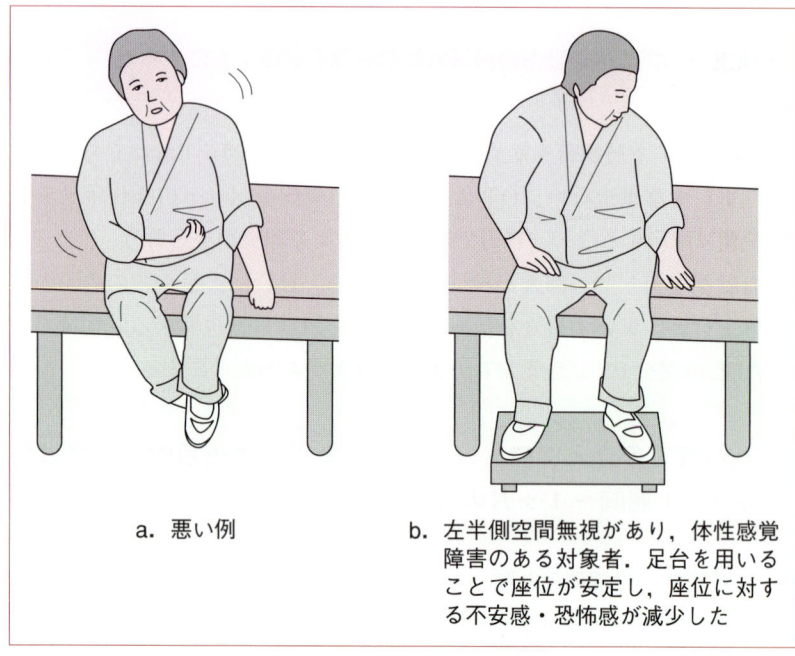

a. 悪い例　　b. 左半側空間無視があり，体性感覚障害のある対象者．足台を用いることで座位が安定し，座位に対する不安感・恐怖感が減少した

図7　対象者に適切な高さの調整を行う

☐ OT室での訓練と平行し，病棟でのベッド配置，介助バーの設置などを行い，病棟ADLの拡大を行う．

- 移動は安全を優先して，まずは車いす移動から訓練・指導をする．

☐ 急性期病院では，車いすへの移乗・車いす操作の自立が患者の病棟生活を拡大する．

☐ 車いすへの移乗動作や自走ができるように患者の体格に合わせた車いすを選び，訓練室から病棟への道順を記憶させる．エレベーターのボタンを押させる，曲がり角など患側への注意を促し，病棟までの動線のポイントを目（視覚）と言葉（聴覚）で確認させながら，車いすの操作方法を指導する．

☐ 医師の許可後，患者に時間管理を任せ，訓練時間に1人で来室してもらうようにする．看護師と治療計画を統一し，時間の管理や行動の拡大などをはかり，自主性を促して行く．

メモ　病院での患者の活動量

・病院では，安全な医療が最優先となる．また，リハ開始の患者にアクシデント・インシデント事故が多いため，訓練時間以外はベッドでの生活となりがちである．カンファレンスなどで看護部とリハスタッフが協働して病棟でのADL自立度の確認・介護方法の統一を行い，患者の活動量を高めるように工夫する．

- ADL・APDL の応用動作として立位・歩行訓練を行う．

□ PT で平行棒内歩行の訓練が開始されれば，OT は病棟でベッド柵やベッドテーブルなどを使ったトイレまでの伝わり歩行や，立位での洗面や歯ブラシ訓練を行う．見守りでの伝わり歩行が可能になれば，看護師と相談し，トイレ近くのベッドへ移動し，トイレで排便・排尿を行うようにする．

□ 立位が安定すれば，手すりに身体を預け，パンツのあげおろしの訓練を行う（図 8）．

□ 歩行が安定すれば，退院後の生活（買い物や銭湯などの動作）を想定し，肩からさげるバッグに実際に物を詰め，歩行練習を行う．

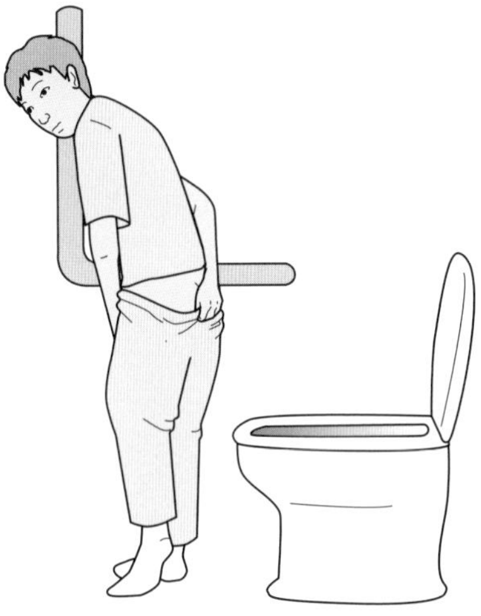

図 8 パンツの上げ下ろし練習
手すりに身体を預け，パンツの上げ下ろしの練習を行う．健側肩を手すりにつけ，身体を手すりに預ける．

- 入浴動作の介助指導のポイントは何か．

□ 伝わり歩行が安定し，医師より入浴が許可されると衣服の着脱・洗い場への移動・浴槽の出入り・洗体動作などのできる動作の確認を含めて入浴訓練を行う．入浴動作を確認し，介助方法を看護師や家族に指導する．

メモ 入浴

・入浴動作は裸で行うだけに，細心の注意が必要である．ポイントは，①浴槽の出入りと②湯船からの立ち上がりである．①は健側上肢で手すりを持ちながら，一度浴槽の縁に腰をおろす．患側の足を健側足に乗せて浴槽に入れ，浴槽に背中を滑らすようにして入る．②健側上肢で手すりか浴槽の縁を持ち，健側下肢をお尻の下に入れ，健側下肢に体重がかかるように前屈位になりながら立ち上がる（図 9）．

・浴槽では，浮力で患側下肢が浮きやすく，バランスをくずしやすい．湯量を少なくして身体を浴槽におろしてから湯量を追加する．

・浮力で患側上下肢は動きやすい．随意性のみられる患者には，患側上下肢の動きを認識させる．また，両手動作での自主トレの指導を行うと理解が得られやすい．

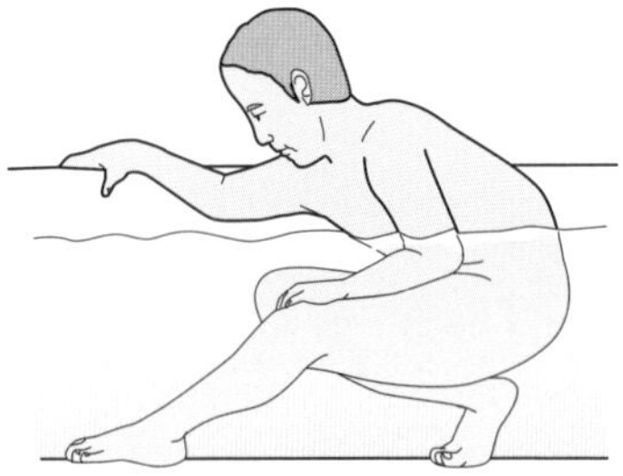

図 9 入浴動作（浴槽内での立ち上がり）
足底を浴槽床に着け，お尻を健側下肢に乗せる．健側下肢に体重がかかるように前屈位になりながら立ち上がる．

- 調理訓練室や和室を活用する．

□ 女性患者や 1 人暮らしの男性患者には，立位保持や伝わり歩行が可能となった時点で調理訓練を実施する．片手で使える道具の使用練習とともに，調理場面では手順や火の始末などの安全性を評価・確認する．これらを元に，家族指導や介護保険サービス利用の参考にする．

- □ 女性患者には，調理に必要な材料の選択や調理実習が知的向上と在宅生活への自信づけとなる．また，集団で患者の能力に応じた役割分担を行い，できあがった物を皆で試食するなどして，患者の潜在能力を引き出すとともに，集団生活から観察できる患者の能力・性格などの評価観察を行う．
- □ ほかの患者とのかかわりを観察することで，精神・心理機能面を評価し，在宅サービスや転院先への検討資料とする．
- □ 自宅が畳中心の患者には，和室を利用し，①上がり框での靴の着脱，②畳でのいざり動作，③テーブルやタンスを使った立ち上がり動作，④床からの立ち上がり動作，の治療指導を行う．これら動作が膝痛などで困難な場合はベッドの導入をすすめる．
- □ 高齢者には便利な福祉用具をすすめても，新しい物の受け入れを拒否する場合が多い．訓練室に台所や和室がある場合は実際に用具を使用し，便利さを知ってもらう．

B. 作業療法介入のテクニック
1. 患側上肢・手指への促通ーポイントとコツ

> • 患側が廃用手と予測されても，まずは患側上肢・手指の機能回復へのアプローチを行う．

- □ 上肢機能は下肢に比べて神経支配が広範囲で抗重力位での動作が必要なため，実用手になることは少ない．しかし，廃用手と予測されても患側上肢へアプローチを行い，患者の障害受容と患側管理の習慣づけを行う．
- □ 健側上肢の利き手交換も，「健側を使用することで患側への機能回復になる」ことを十分説明し，開始する．

> • 共同運動パターンを促通する．

- □ 仰臥位で，タッピングを用いて上肢の屈曲・伸展パターンを促通する．まずは健側を動かし，力の入れ方を認識させる．次に患側上肢を軽度屈曲させ，上腕二頭筋をタッピングしながら，「口に持ってくるように動かしてください」と指示しながら屈曲パターンを促通する．
- □ 肘関節を屈曲位にし，仰臥位の身体の上をすべらせるように三頭筋をタッピングしながら「腰の方へ手をのばしてください」と指示し，伸展パターンを促通する．OTは筋収縮を手指で触知しながら行う．
- □ 仰臥位での促通を座位でも行う．麻痺側上肢をスケートボードに乗せ，共同運動パターンを促通する[3]．オーバーヘッドフレームを用い上肢の

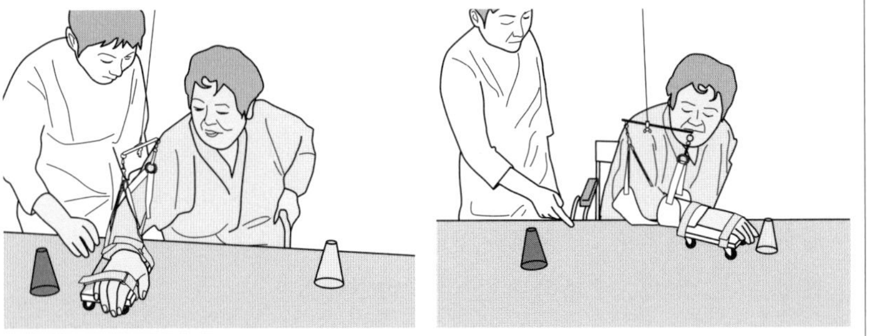

図10 座位での患側上肢の機能改善

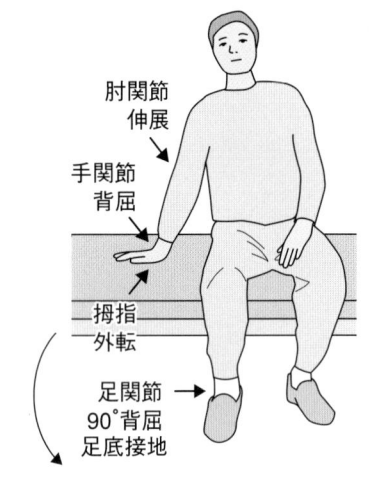

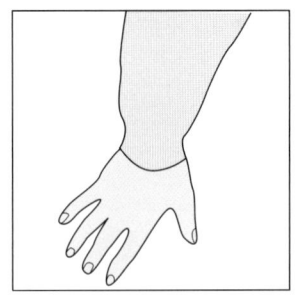

患者の片麻痺機能に応じてアプローチする．コーンなどを用いて自分で動かす方向，範囲を示すと患者は患側上肢を動かしやすい

重りを除き，コーンなどで動かす位置を示すと，患者は患側上肢を動かしやすくなる（図10）．テーブルの高さにより共同運動パターンの出現は異なる．患者の能力に合わせてテーブルの高さを調整する．

☐ さまざまな用具を用いて，患側上肢がコントロールできることを認識させることで，訓練への意欲・患側上肢の管理に結びつける．

・屈曲パターンを抑制し，伸展パターンを促通する．

☐ 脳の神経支配や筋の構造により，屈曲パターン（痙性）が先に出現することが多い．
☐ 歩行や移乗などの活動量の増加とともに屈曲パターンが優位となってくる．その際，患側上肢を肘伸展位・手関節背屈位にして上肢や手指の屈曲パターンを抑制する．肩を挙上し，肘の伸展した上肢・手指の抑制肢位を鏡で確認させ，患者自身でも行えるようにする（図11）．
☐ サンディングやワイピングを行い，上肢の伸展パターンを促通し，随意性を高める．両手動作や抵抗を負荷したほうが，より伸展パターンは促通される．

・手指の促通を行う．

☐ 手指の感覚と知的レベルが正常な場合は，図12のように鏡をおき，OTは患側手指を「握る，開く」と合図をしながら動かし，患者にも合図に合わせて健側の動きを鏡でみながら動かすように指導する．両手運動の連合反射を応用するとともに，鏡をみて両手を動かしていると錯覚させ，患側手指の運動を促通する．最低5分間以上行う．家族

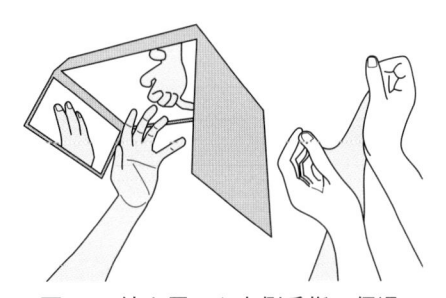

図11 患側上肢，手指の痙性の抑制肢位

肩関節軽度外転，後方伸展にして，患側上肢，手指の痙性を抑制する．そのとき，患側下肢の足底が床に接置し患側に十分体重がかかるようにする．

図12 鏡を用いた患側手指の促通

鏡で健側の動きを患側手の動きと思わせるよう鏡をおく．セラピストは「指を開いて，閉じて」と号令をかけながら，健側と同じ動きを患側手に行う．

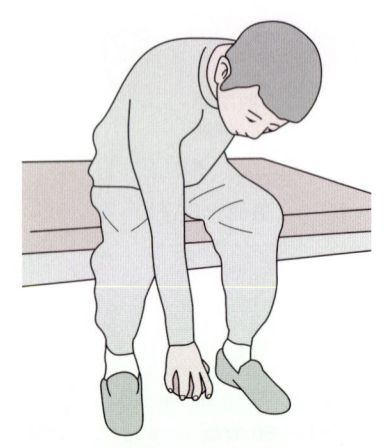

図13　上肢，手指の痙性抑制肢位
体幹を前屈し，上肢，手指の伸展を促通する．

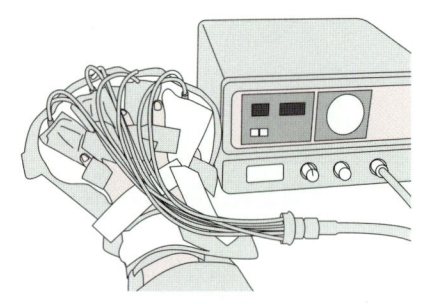

図14　空圧式手指関節可動域改善装置（ロムーバー）

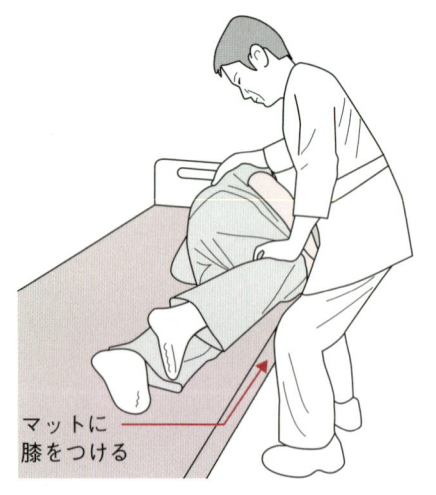

図15　腰を痛めない介助方法
膝をマットにあげたり，ベッドの端につけて支点をつくり，腰への負担を少なくする．支点をつくることで，より力を入れやすくなる．

- [ ] にも指導し，頻回に実施してもらう．
- [ ] 手指の動きが出現した際には，まずは肘伸展位の位置でお手玉を把持させる．お手玉はある程度の重みがあり，握りやすい大きさを用いる．
- [ ] 手指は，屈曲よりも伸展を重点に促通する．「お手玉を床に静かにおきましょう」と指導しながら手指が伸展しやすいように体幹を前屈し，肘伸展前腕回内位，手関節掌屈位にする（図13）[6]．手指の伸展を目で確認させながら，手指の動きを再学習させる．
- [ ] 空圧式手指関節可動域改善装置（ロムーバー：図14）があれば，これを用いて手指屈曲（痙性）の軽減をはかる．
- [ ] 随意性の出現とともに把持する物を大きい物から小さい物へ，素材もやわらかで，つかみやすい素材からかたいペグなどにかえる．物の移動位置も座位からテーブルへ，肩の挙上，肘の伸展を必要とする高さへと難易度を高める．
- [ ] 常に患者の身体・精神機能の回復に応じたプログラムを作成し，実施する．

> ・上肢機能の改善に伴い，上肢機能のステージに応じた検査を行う．

- [ ] 患側上肢や手指の改善に伴い，随時，片麻痺機能テストを実施する．廃用手・補助手レベルとなるBrステージⅢまでの上肢・手指は表在覚（触覚・痛覚・温度覚）と深部覚（運動覚・位置覚）を検査する．移動時に患側手を忘れる患者は感覚障害を有することが多い．感覚検査を行い，重度な感覚障害を認めた患者にはアームスリングの着用や患側管理を習慣づける．
- [ ] 手指の機能が実用手レベルのBrステージⅤ〜Ⅵと改善した場合は，簡易上肢機能検査（STEF）などの上肢の巧緻性テストを実施する．また，職業復帰がゴールの患者には，重量分別・素材や形態判別検査を行う．

2. ADL指導や介助方法のポイントとコツ

- [ ] 筋・骨格系の知識や「てこ」の原理を応用し，患者の能力を引き出しながら介助を行う．また，OTはベッドに膝を乗せる・ベッドに膝をつける，などして膝を支点にし，わずかな力で効率よい介助法を身につける（図15）．
- [ ] 患者が楽に動作が行えることも第一であるが，OTが腰などを痛めることのないよう，成書を参考にし，効率よい介護方法を体得する．

> ・起き上がり動作は，肘を支点にして上体を起こすよう指導する．

2. 脳血管障害：急性期における作業療法

図16 起き上がりの方法

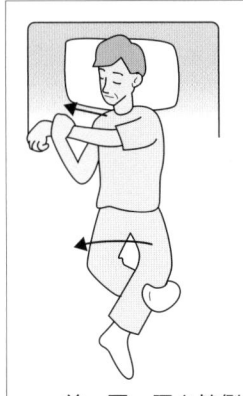

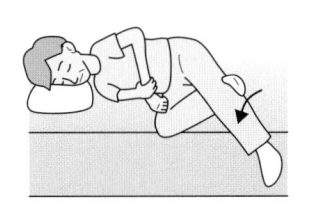

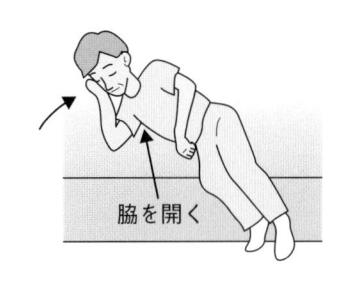

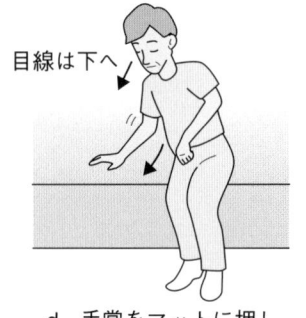

a. 首，肩，腰を健側方向に向くよう指導する
b. 足をベッドからおろす
c. 脇を開いて手掌を後頭部に当て，肘を支点にして頭を持ち上げる
d. 手掌をマットに押しつけながら肘をのばす．手を脇に近づけて座位となる

この動作のポイントは，脇を大きく開いて頭を起こし，肘をのばすときは手をみるようにすること

□ 健側手で①患側手をつかみ，健側に寝返る．②患側足を健側足の上に乗せ，ベッドの外に出す．③肩関節を外転し，手掌を後頭部に当て，肘を支点に手掌で頭を押しながら上体を起こす．④上体が起きたら，手掌をマットに着け，肘を伸ばしながら身体に近づける（図16）．

• 移乗動作は，患者の能力を生かした介助を行う．

□ 移乗動作に重度介助が必要な患者の場合は，移乗時の回転角度や動線が短くなるように車いすをおく（図17）．
□ 患者の身体機能に応じた介助を行う．
　①意識レベルが1桁で両側下肢に支持性がない場合は，OTの膝を患者の健側膝に当てて膝折れを防止し，健側を軸足にして患者のズボンに手をやり，骨盤を回転させて移乗する．
　②片麻痺患者の多くは，健側下肢の筋力は保たれている．健側上肢で介助バーや車いすのアームレストを持たせ，自力での移乗を指導する．健側下肢に体重がかかるように前屈位をとりながら立ち上がらせ，立位をとってから腰を回旋し，移乗する．
□ 後期高齢者は，骨粗鬆症や短期間の安静による廃用が加わり，わずかな刺激でも骨折をきたす．高齢で認知症があり，指示が入りにくい場合は，背中に敷いてあるバスタオルを持って起き上がりや移乗を行う．介助の力を分散するとともに，患者の恐怖感を軽減できる（図18）．

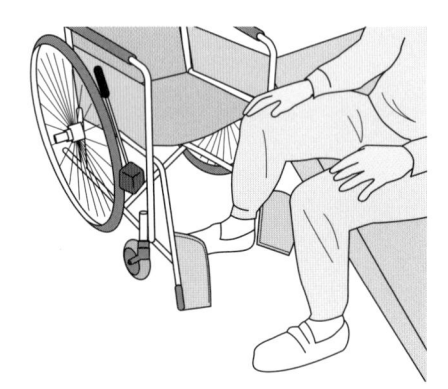

図17 移乗しやすい車いすの位置

フットレストの間に健側下肢がくるように車いすをおき，体幹を回旋するだけで移乗ができるようにする．

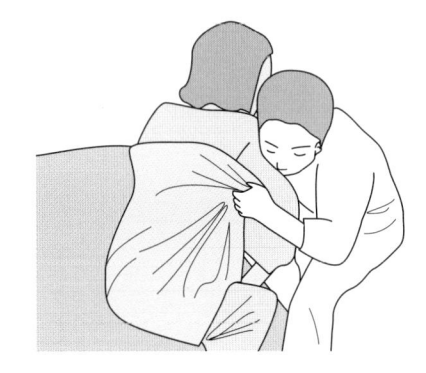

図18 高齢対象者の移乗動作

バスタオルを用いて，介助時の力が1個所にかからないようにする．背中の部分とお尻にかかる部分を両手で持ち，ハンモック状態にして移乗する．

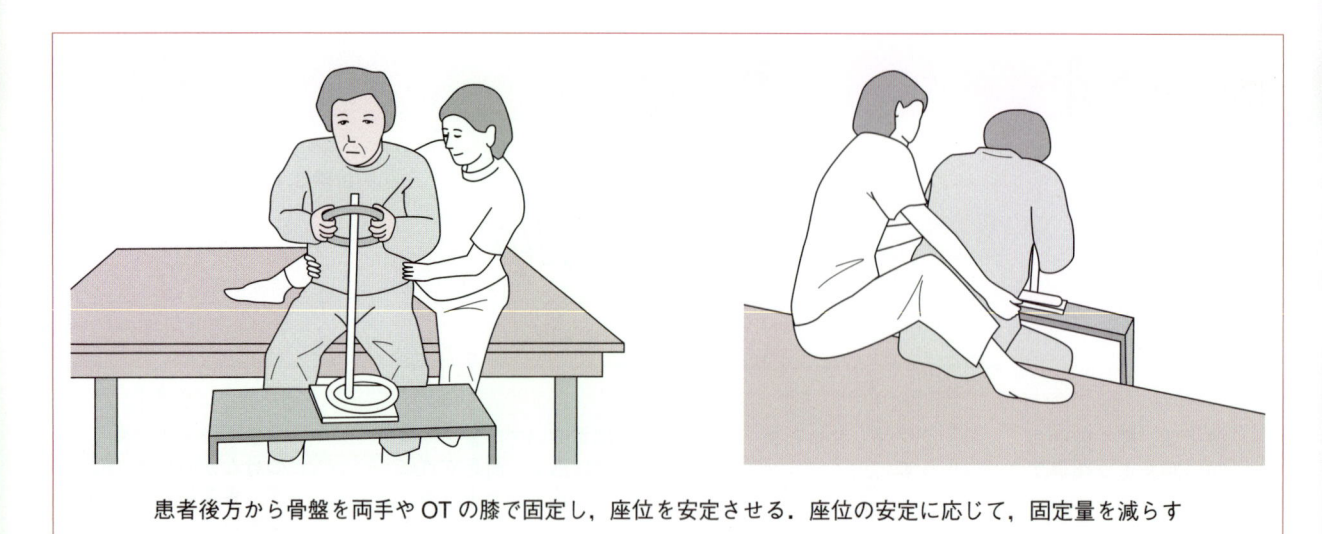

患者後方から骨盤を両手やOTの膝で固定し，座位を安定させる．座位の安定に応じて，固定量を減らす

図19　端座位の安定

- 座位の安定をはかるには骨盤を安定させる．

☐ 座位が不安定な患者の場合は，OTが患者の骨盤を固定することで体幹は安定する（図19）．頭の位置でも安定性は異なるので鏡を用いて座位姿勢を目で確認させ，座位の獲得をはかる．
☐ 患者の座位の獲得度に応じて，OTは介助量を少なくする．

4 介入後評価のポイントと実際

- 作業療法の効果をどのようにあらわすか．

☐ 医療技術職として，転帰とともに医療効果の判定が行えるよう，初期・中間・最終時の評価と実施したプログラム内容を記録する．
☐ 効果判定が行えるよう，定量化された評価表を使用する．またインターネットや専門誌より，常に新しい評価や治療法の情報を収集する[1]．
☐ 患者のADL動作や作業活動を観察し，日々の経過が質的変化（表情，心理・精神面）や量的変化（検査・測定）でわかるように記録する．
☐ 作業療法の特性として，量的変化で評価できない患者の質的変化をとらえ，記録することが重要である．日頃から文献や雑誌を読む習慣をつけ，表現力や文章能力を養う．

5 患者および家族への指導・援助を行う

- 環境因子を把握し,患者や家族のニーズに対応する.

☐ 病棟でも治療・指導が活かせるように,また自宅でも活用できるように自主トレーニングのパンフレットを作成する.
☐ 核家族化がすすみ,患者も高齢所帯,独身の子どもとの2人暮らし,単身者の増加が著しい.高齢者や勤めを持つ子どもは主たる介護者とはなりにくい.予後を予測し,介護保険の申請やそのほかの社会的資源の利用が必要な場合は早期にMSWに連絡をとる.
☐ 介護保険が未申請な場合は,介護保険の申請を行うよう家族に伝える.
☐ 患者の病状に応じた介助方法を指導する.
☐ 急性期病院では,患者が継続したリハが円滑に行われるよう,他病院・施設へのリハ報告書の作成が必要となる.簡潔な報告書の作成が行えるよう習慣づける.

メモ 連携が大事

・急性期病院である当院は,患者が自宅に退院する場合は,MSWがケアマネと日程調整を行い,OTかPT,患者家族,ケアマネが同席したうえで,退院前家庭訪問指導を行っている.自宅で実際に患者のADL状況をみることでケアマネと住宅改修や必要な介護保険サービスを検討するとともにヘルパーへの介助方法を指導している.当院で退院前家庭訪問指導を実施した際の実施報告書を示す(図20).
・急性期病院のDPC(Diagnosis Procedure Combination;診断群分類)の導入により入院期間の短縮化に伴い,医療連携・地域連携と他機関(医療保険や介護保険の病院・施設・事業所など)の連携が重要となる.他機関への報告書づくりも重要な役割である.

6 まとめ

☐ 急性期病院のリハスタッフの役割は,リスク管理を行いながら廃用を予防し,さまざまな刺激を用いて,身体・精神機能の改善をはかることである.
☐ 入院期間の短縮に伴い,患者の体力に応じ少量頻回に病棟ADL自立のチーム医療を行う.
☐ 急性期病院では患者の回復による変化は著しい.変化に応じた適切な治療・指導・援助とともに変化を評価し,治療・指導経過をカルテに記載し,OTの訓練効果を検証する.
☐ 患者の能力に応じたリハの継続が行えるよう,他病院,他施設との連携をはかる.

退院前家庭訪問実施報告書
平成　　年　　月

日	患者名	年齢	性別	疾患名	家族構成	CM参加	目的	実施時間	交通時間	使用機関	担当
1											
2											
3											

記入方法
1. 家族構成：以下の番号を記入する．（1：独居，2：夫婦二人暮らし，3：子供との二人暮らし，4：子供夫婦と同居，5：その他）
2. 実施時間：自宅に到着し，住宅調査を終了した時間を記入する．
3. 交通時間：病院から自宅に到着した片道の所用時間を記入する．
4. 使用機関：訪問を実施した際，使用した交通手段と患者様を同行した場合にはPを記入する．

※CMとはケアマネを表す．　　　　　　　　　　　　　　　　平成19年12月改正

図20　退院前家庭訪問実施報告書（東京労災病院リハビリテーション科）

引用文献
1) 岩崎テル子 編：標準作業療法学．作業療法評価学，医学書院，2005
2) 田崎義昭，斉藤佳雄 著，坂井文彦（改訂）：ベッドサイドの神経の診かた，改訂16版，南山堂，2004
3) 福井圀彦（他編著）：脳卒中最前線，第3版，医歯薬出版，169-172，2006
4) 二木 立，上田 敏：脳卒中の早期リハビリテーション—これからの考え方と進め方，第1版，医学書院，1987
5) Altsuiler EL, W : sdom SB, Stonel, et. al. : Rehabilitation of hewiparesis after stroke with a mirror LANCET353：2035-2036，1999

（深川明世）

3 脳血管障害：回復期における機能・認知障害へのアプローチ

> **View Point　回復期リハビリテーション（以下回復期リハ）とは**
> - 回復期リハとは，急性期（生命の危機状態）から脱し，症状の安定とともに，急性期治療後の残存する障害に対し，その機能障害の回復とそれに応じた日常生活，社会生活に適応を促す時期である[1〜3]．
> - この回復期リハを主として担うのは，回復期リハビリテーション病棟という専門病棟で，チームアプローチを中心として展開され，最大限の心身機能の回復と ADL（activities of daily living；日常生活活動）の向上を目指し，量・質ともに高いリハビリテーションの提供を行う．

1 はじめにおさえておくべきこと

- リスク管理に努めながらの回復期作業療法（回復期 OT）．

☐ 生命の危機状態を脱したとはいえ，回復期は亜急性期に位置づけられ，心身機能の変動が著明である．作業療法開始に当たっては，リスクに関する情報を十分理解し，全身状態をみながら漸進的に，段階的に評価，介入を行う．また，OT 中の変化に関しては医師，看護師に迅速に伝え，情報共有を行いながらすすめていく．
（ 2 急性期における作業療法の項参照）

- 機能改善と ADL 向上を結び付ける．

☐ 回復期 OT で最も重要なことは，機能改善の上で ADL 向上をはかるといったボトムアップ的介入のみならず，病棟で今必要とされている ADL，実現できそうな ADL を獲得させるトップダウン的介入も同時に行うことである．

- OT を展開する場面は訓練室だけではない．

- ☐ OT介入は，OT室，病棟，浴室，そのほかさまざまな生活空間で実施される．病棟での実際場面での介入は，急性期のリスク状態にある場合のベッドサイド介入とは異なり，積極的かつ，それぞれの場面への適応を促す．
- ☐ OT室で行う基本的な運動，動作の習得に対し，現実場面での介入は機能レベルをいかに活動に応用するか，また，逆に活動上の課題から，必要とされる機能を明確化し，集中して機能改善を行う手がかりにする．

2 介入前評価のポイントと実際

- ☐ 以下の評価手順にそって評価を行う．

A. まず全体像をつかむ

> ・急性期からの経過に関する情報を得る．

- ☐ 発症前後の様子／発症からの期間と経過のエピソード，どのような経過で今に至るのかを知り，現在の状況を理解するのに役だてる．

> ・病棟での生活を知る．

- ☐ 病棟スタッフから，どのようなADLを自分でしているか，または，どのようなADLをどの程度，どのように介助しているのか聞きとる．そして，身体的介護の量，頻度や精神機能面に関連する介護（目が離せない，指示がいる）など，看護師，介護士が手をとること，手をとらないことを具体的に把握する．

B. 全体像の評価の背景となる各機能の評価を行う

> ・観察や面接による評価で機能障害の見当をつける．

- ☐ 病棟スタッフからの聞きとりにより把握した病棟生活に対し，実際のADLの実行現場を観察し，介護の背景となる機能障害の見当をつける．
- ☐ 患者への聞きとりを行い，病棟スタッフからの聞きとりとの整合性をはかり，全体的理解力，コミュニケーション能力をみる．

> ・身体機能の評価により，ADL障害の背景を理解する．

- ☐ 運動機能，感覚機能，筋緊張，関節可動域，痛み，バランスなどについて，回復経過を追える検査を選び評価を行う．

- ☐ 運動機能はBrunnstrom Stageがよく用いられるが，上田による12段階式片麻痺機能テストも含め，上肢，手指，下肢の運動の回復を評価する．
- ☐ 包括的に評価するものとして，Fugl-Meyer評価法（FMA）や脳卒中機能評価法（SIAS）がある．FMAは上肢機能，下肢機能，バランス，感覚，関節可動域を得点化し，合計226点満点で評価される．SIASは運動機能，筋緊張，感覚，関節可動域・疼痛，体幹，高次脳機能，健側機能を得点化し，合計76点満点で評価される．（脳卒中最前線,医歯薬出版）

（**2**急性期における作業療法の項を参照）

- ●精神機能の評価として，高次脳機能障害，脳血管性痴呆や脳卒中後うつ症状の有無を評価する．

1. 高次脳機能障害

- ☐ スクリーニングテストを行い高次脳機能障害の大枠をつかむ．
- ☐ 全般的な知能検査としてMMSE（Mini-Mental State Examination；ミニメンタルステート検査）を実施する．MMSEは，認知症の鑑別診断テストとしてよく知られているが，知的機能の総合評価としても使用され，認知機能を評価する簡便で汎用されているスクリーニングテストである．30点満点中，24点をカットオフポイントとしている．
- ☐ 高次脳機能障害を，①基本となる精神機能の障害（知的機能の障害―上述―，記憶障害，注意障害，情動障害），②認知機能の障害（視空間失認・半側視空間無視，視覚失認，聴覚失認，触覚失認，身体失認），③動作・行為機能の障害（失行症，前頭葉性行為障害）④遂行機能障害の枠組みの中で，スクリーニングテストを実施する．遂行機能については，前頭葉評価バッテリー（FAB）を用いて簡便に評価することができる（表1）[4,5]．
- ☐ 標準化された検査を行い，精査するとともにスコア化して相対的評価，経時的評価として使用する．以下に主たるものを紹介する．標準高次視知覚検査[6]，行動性無視検査（BIT）[7]，標準高次動作性検査（SPTA）[8]，標準高次注意・意欲検査（CAT・CAS）[9]，リバーミード行動記憶検査[10]，ウエクスラー記憶検査[11]，遂行機能障害（BADS）[12]．

2. 脳血管性痴呆

- ☐ 老年期痴呆において，アルツハイマー型痴呆（ATD）と脳血管性痴呆（VD）に大別され，日本では圧倒的にVDが多い．脳卒中発作を示すことなく漸進性に変化を生じる場合と，大梗塞後の発症がある．物忘れに加え，初期には不眠や心気，抑うつを示すことが多い．MMSEにて評価を行う．

表1　FAB-F版1

検査日：　　　　　病棟：　　　　氏名：　　　　　　　　　年齢：

1. 類似性（概念化）課題

質問：これらの類似点は何ですか．
① バナナとりんご
② 机と椅子
③ チューリップ，バラとひなぎく

（点数化）　3つとも正答：3
　　　　　　2つ正答　：2
　　　　　　1つ正答　：1
　　　　　　正答なし：0

正解	被検者の解答	正誤
果物		正・誤
家具		正・誤
花		正・誤

　　点

2. 語彙の流暢性（精神の柔軟性）課題

質問：人の名前や固有名詞以外で『た』で始まる単語をできるだけたくさんいってください．
　（制限時間は60秒）

＊注1）開始5秒間に答えがない場合には「例えば『タワシ』です」という．
＊注2）開始10秒間に答えがない場合には「どんな言葉でもいいから『た』で始まる単語をいってください」といい刺激する．

（点数化）　9語以上：3
　　　　　　6－9語　：2
　　　　　　3－5語　：1
　　　　　　3語以下：0

　　点

3. 運動の連続性（プログラミング）課題

検査手順：被検者の前に座り，「私がすることをよくみてください」といい，左手で『こぶし（拳）』－『てがたな（刀）』－『てのひら（掌）』のルリアの連続動作を3回行う．「さあ，あなたの右手で今のと同じ連続動作をしてください．まずは私と一緒に，その後は1人でやってみましょう」といい，3回被検者と一緒に行った後で「ではあなた1人でしてください」という．

＊注）被検者が右片麻痺であれば検者，被検者とも反対の手で行う．

	1			2			3			4			5			6		
一緒に行う	拳	刀	掌	拳	刀	掌	拳	刀	掌									
1人で行う	拳	刀	掌	拳	刀	掌	拳	刀	掌	拳	刀	掌	拳	刀	掌	拳	刀	掌

（点数化）　6回の連続動作を正しく1人でできる：3
　　　　　　3回以上正しく1人でできる：2
　　　　　　1人ではできないが検者と一緒なら3回正しくできる：1
　　　　　　検者と一緒でも3回正しくできない：0

　　点

表1 FAB-F版2（つづき）

4. 矛盾した指示（干渉への感受性）課題

検査手順：「私が1回たたいたら、あなたは2回たたいてください」といい、指示が充分理解できたのを確認して、検者が1回示指で机をたたいた（1タップ）後に被検者に2回たたかせる（2タップ）試行を3回連続行う．次に、「私が2回たたいたら、あなたは1回たたいてください」といい、理解したのを確認し、検者が2タップした後に被検者に1タップさせる試行を3回連続行う．更に検者は以下の順番でタップし、被検者に、対応したタップをさせる．

問題	1	1	2	1	2	2	2	1	1	2
正誤										

（点数化）　全部正解：3
　　　　　　1－2回の誤り：2
　　　　　　3回以上の誤り：1
　　　　　　4回の連続した検者と同じ行動（誤り）をする：0

点

5. ゴー，ノーゴー（抑制コントロール）課題

検査手順：「私が1回たたいたら、あなたは2回たたいてください」といい、指示が充分理解できたのを確認して、検者が1回示指で机をたたいた（1タップ）後に被検者に2回たたかせる（2タップ）させる試行を3回連続行う．次に、「私が2回たたいたら、あなたはたたかないでください」といい、理解したのを確認し、検者が2タップした後に被検者がたたかない試行を3回連続行う．更に検者は以下の順番でタップし、被検者に、対応したタップをさせる．

問題	1	1	2	1	2	2	2	1	1	2
正誤										

（点数化）　全部正解：3
　　　　　　1－2回の誤り：2
　　　　　　3回以上の誤り：1
　　　　　　4回の連続した検者と同じ行動（誤り）をする：0

点

6. 把握行動（環境への自律性）課題

検査手順：検者は被検者の前に座り、「私の手を握らないでください」といい、被検者の膝の上に被検者の両方の手のひらを上にしておく．検者は何もいわず、また被検者をみずに自分の両手を被検者の手にそっと近づけ、両方の手のひらに触る．そして、被検者が検者の両手を握るかどうかをみる．もし、被検者が握ったら、「今度は握らないでくださいね」といい、検者はもう一度同じことを行う．

（点数化）　被検者は検者の手をまったく握らない：3
　　　　　　被検者がためらい、どうしたらいいかをたずねる：2
　　　　　　被検者はためらいなく検者の手を握る：1
　　　　　　検者が「手を握らないように」と指示した後も握る：0

点

合計点

点

（資料：誠愛リハビリテーション病院Fuchi&Hara　2004.12）

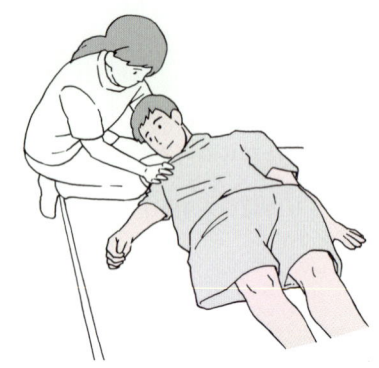

図1　麻痺側へ寝返る
肩甲骨に体重をのせ,支える.

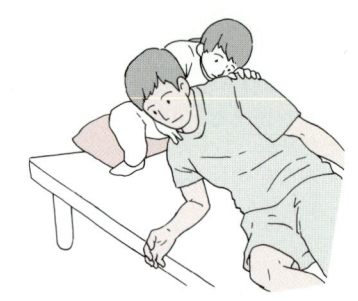

図2　麻痺側から起き上がる
麻痺側の前腕で支える.

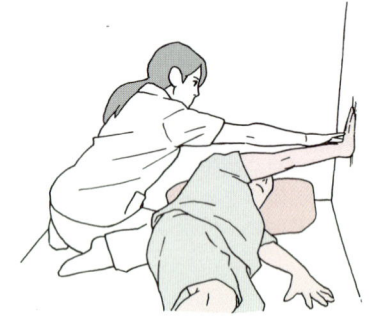

図3　麻痺側で壁を押す

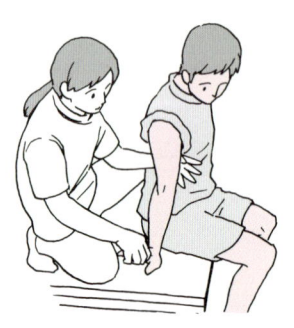

図4　麻痺側で支える

3. 脳卒中後うつ症状

□ 脳卒中でからだが不自由になったことに対する反応性のものではなく,脳血管障害による脳の病変自体がうつ状態を起こす可能性があることがわかっている.前頭葉深部白質との関連が取り上げられている.脳血管性うつ状態の診断テストとして,ZungのSelf-Rating Depression Scale（SDS）[13]や,やる気スコア（島根医科大版）[14]などが使われている.

- 身体機能や精神機能の統合された総合能力としての日常生活活動（ADL）,拡大ADL（IADL）の評価を行う.

□ ADLの評価は,BI（Barthel index；バーセル指数）やFIM（Functional Independence Measure；機能的自立度評価法）を用いることが一般的であるが,FIMは病棟で実際に"しているADL"との視点から,介護負担量を評価している[15].

□ セラピストが,できると判断した評価と実際に"しているADL"の違いがないかを検討する.

□ 介入すべき課題をみつけるために,患者自身では行っていない介護内容の評価とともに,患者自身で"しているADL"でも,実際にはどのように行っているかの質的評価を行い,介入計画に取り入れる.

C. 各機能,能力評価の結果から予後を予測し,目標の設定と介入計画を立てる

- 長期目標と短期目標を立て,介入計画を立案する.

□ 長期目標は,転帰先を見据え,そこでの具体的生活をイメージした最終的移動,ADL,IADL目標を立てる.

□ 短期目標は,長期目標を達成するために,積み重ねていくべき小目標を立てる.これは,大体1ヵ月単位で獲得できる具体的目標にするとよい.

□ 活動を阻害している機能障害を分析・解釈し,目標に沿ってOTとして実施すべき内容や手段,その設定や1日の流れなど,具体的介入計画を立てる.

□ 目標やその期間,介入計画については,カンファレンスの中でディスカッションにより整合性がはかられ,全スタッフの合意のもとですすめられるとともに,それぞれの役割分担を確認する.
（2 急性期作業療法の各種評価を参照）

3 作業療法介入のすすめかた
A. 最大限の機能回復を支援する
1. 上肢機能の回復をはかる

- 支持機能を臥位，端座位，テーブル座位で獲得する．

☐ 上肢機能の基本となる支持機能は，寝返りや，起き上がりなどの基本動作の中で獲得するチャンスがある（図1，2）．
☐ また，壁やマットなどさまざまな方向へ支持しながら，非麻痺側上肢のリーチ動作を助ける（図3〜5）．

- 到達機能（リーチ機能）を獲得する．

☐ 上肢の実用的な使用のためにリーチ動作が重要である．
☐ 支持を伴ったリーチ動作からまず行い（図6），段階的に空間でのリーチ動作に移行する（図7，8）．肩の痛みや代償運動につながるため，最も難しい空間でのリーチ動作から行うことは避ける．

- 操作機能を獲得する．

☐ まず肘の屈伸，前腕の回内外や指の伸展運動など，分離運動を促す（図9a，b）．
☐ 基本的物品操作として，積み木，ペグ，おはじきなど，粗大握りからピンチへと段階的に対象操作を学習させる（図10，11）．
☐ 実際の物品操作として，コップ，茶碗，CDケースなどなれ親しんだ物品を通して具体的な操作を学習させる（図12，13）．

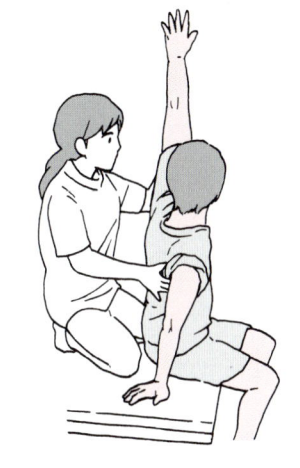

図5 麻痺側で支えながら非麻痺側をリーチする

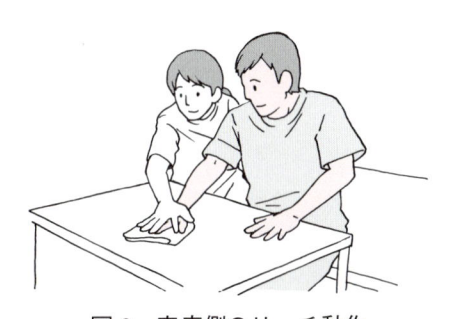

図6 麻痺側のリーチ動作

テーブルをタオルで拭く動作の中で，支持面上でのリーチ動作を促す．

にぎった棒を相手に手渡し，支点のあるリーチを促す

空間でのリーチ動作を促す

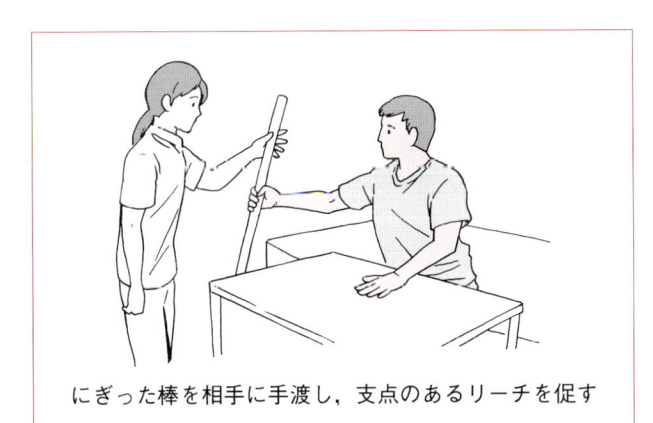

図7 棒へのリーチ

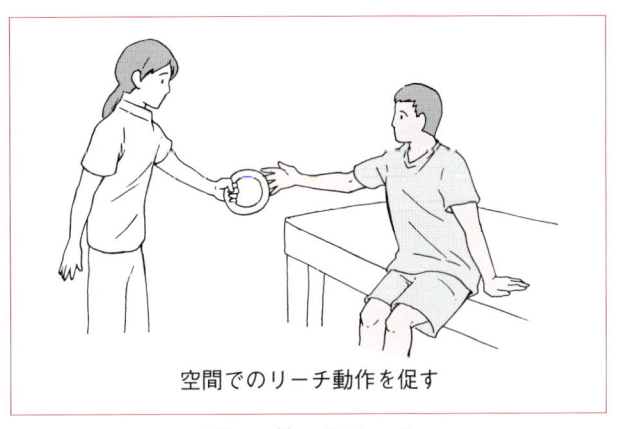

図8 輪へのリーチ

a. 前腕回内

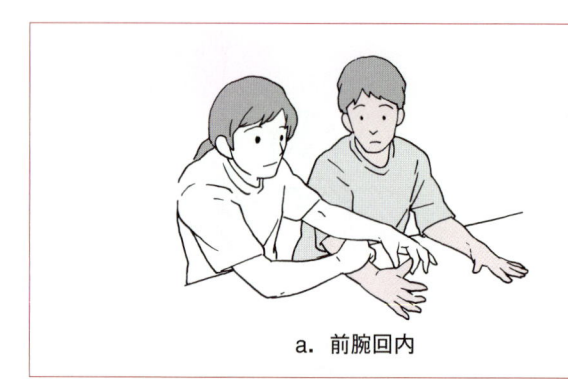

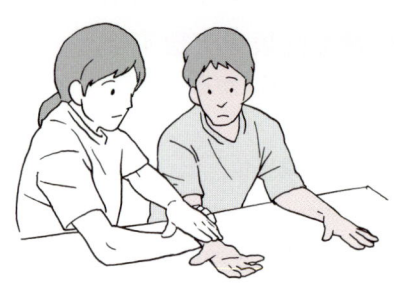

b. 前腕回外しながらの手指の伸展

図9　操作に必要な分離動作を促す

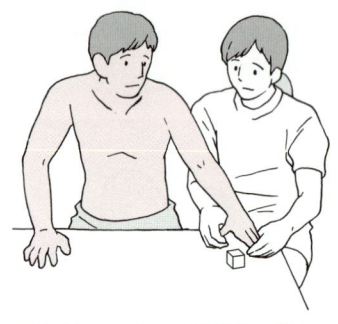

図10　つみ木の握り，離し

図11　ペグのつまみ，はなし

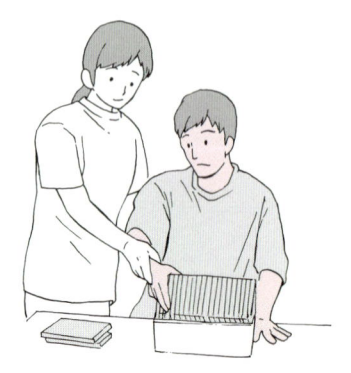

図12　CDケースの操作

2. 高次脳機能障害の回復をはかる

- 認知機能そのものの回復を促す．

☐ 評価にて抽出された機能障害に対し，特定の課題を反復的に行う．手がかりを与えればどうにかできる程度の課題を選ぶ．課題遂行に対する手がかりを順次かえながら課題の難度を変化させる[16]．

☐ 患者が誤りに気づけるようにすることと，どのようにすればできるかの具体的方法を教示する．

B. 具体的ADL，IADLを見据えた準備的介入を行う

- ADLの場面を想定した上肢機能の改善を行う．

☐ ADLにより麻痺側の緊張が高くなり，上肢が固くなることが多い（図14）．この場合テーブル上で支持をして緊張をゆるめ（図15），麻痺側に袖を通すことを想定した活動を行う（図16）．

☐ 麻痺側上肢をADLの中で使える手にするため，ADLでの手の動きを観察し，その動きを想定した模擬的操作の練習を行う（図17）．

- ADL動作を想定した高次脳機能障害の改善を行う．

☐ 半側身体失認により，麻痺側上肢への袖通しが困難な患者に対しては，袖通しを想定した活動の中で，模擬的動作の段階づけにより，自分の手に気づき，操作ができるように誘導する（図18～20）．また，麻痺側上肢の運動無視症状に対しては視覚刺激により，運動の拡大を促すことができる（図21a，b）．

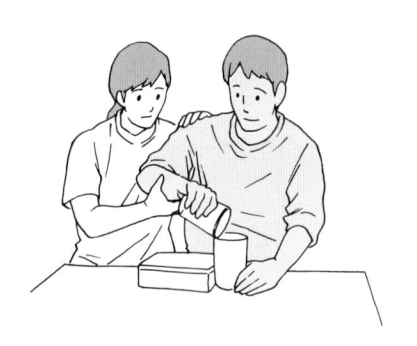

3. 脳血管障害：回復期における機能・認知障害へのアプローチ　47

図 13　コップのうつしかえ動作（両手動作）

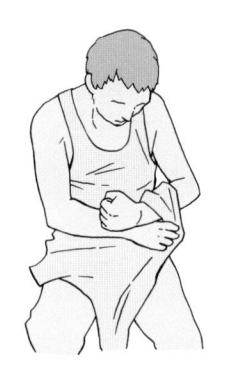

図 14　着衣動作
麻痺側上肢に袖を通そうとすればするほど屈筋の緊張が亢進している．

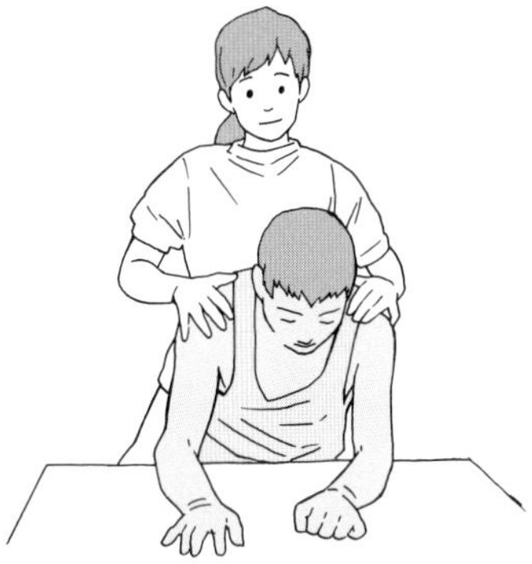

図 15　麻痺側上肢の緊張の軽減を行う
テーブル上で体重負荷しながら麻痺側への重心移動をおぼえる．

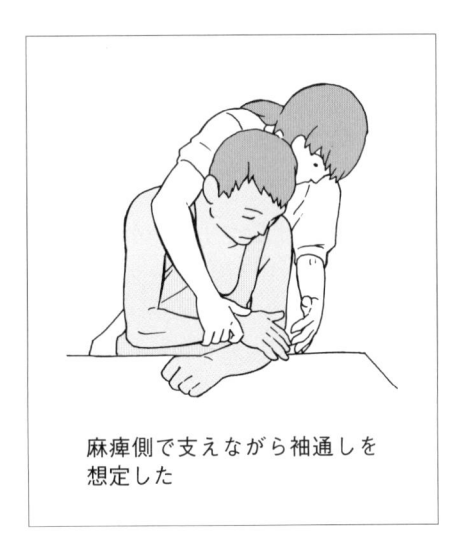

図 16　非麻痺側上肢操作の誘導
麻痺側で支えながら袖通しを想定した

図 17　上肢操作の誘導 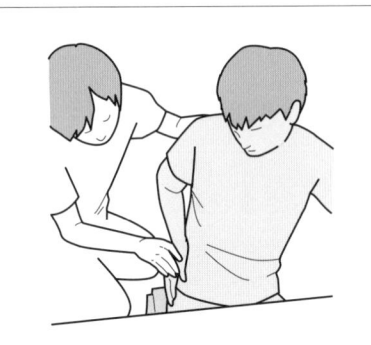
a. Tシャツの裾をズボンの中に入れる動作に必要な具体的手の動き（腰の位置に手の掌を合わせ保持する）を誘導する
b. aの介入後麻痺側（右手）が裾入れ可能となった

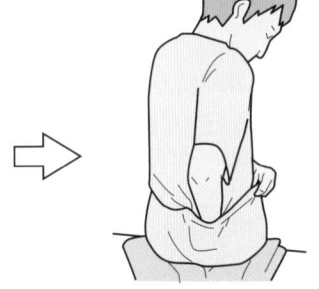

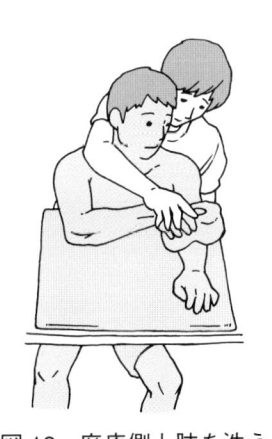

図 18　麻痺側上肢を洗う
半側身体失認に対し，麻痺側手の認識を向上させる．

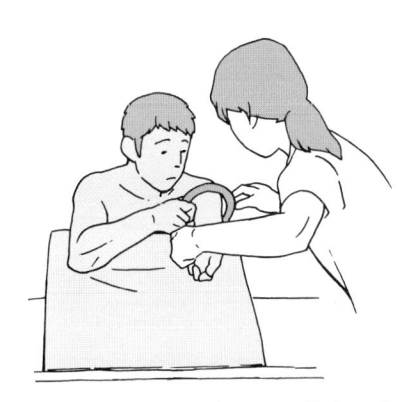

図 19　袖通しを想定した準備介入①
輪を麻痺側上肢に通す．

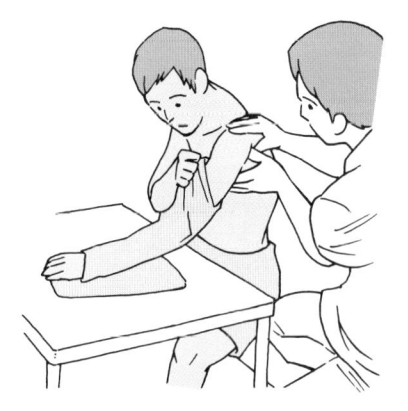

図 20　袖通しを想定した準備介入②（つづき）
ルーズソックスを麻痺側上肢に通す．

a. 左上肢の運動狭少がみられる

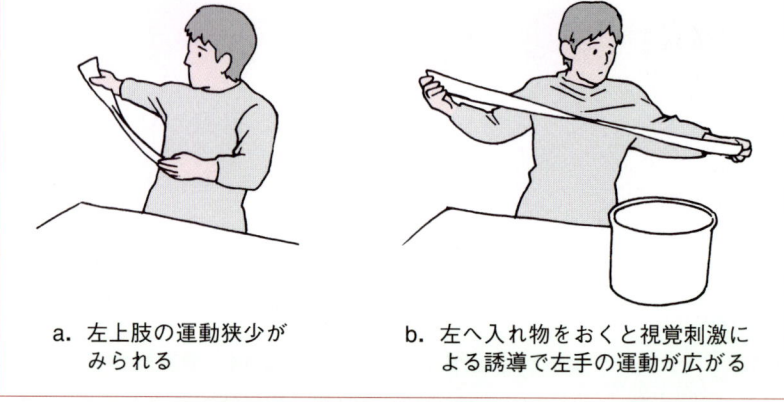

b. 左へ入れ物をおくと視覚刺激による誘導で左手の運動が広がる

図21　左上肢の運動無視への介入

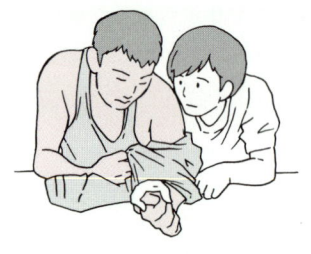

図22　麻痺側上肢の袖通し
左手をそでの中に通す動きを誘導し積極的に袖通しに参加させる．

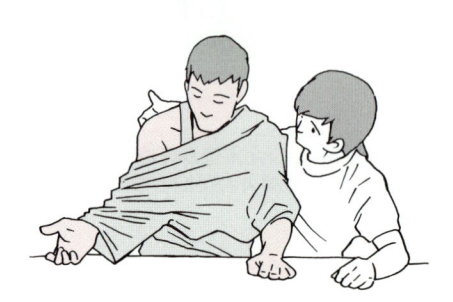

図23　麻痺側上肢との連合反応
非麻痺側手の動きのスピードを調節し，麻痺側上肢の連合反応の出現をコントロールする．

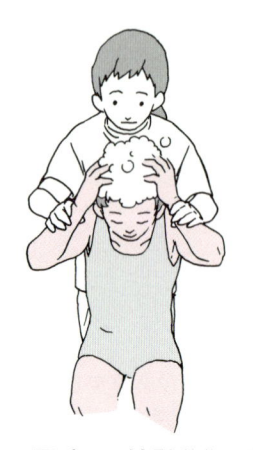

図24　両手での洗髪動作の誘導

C. 実際のADL，IADLへの直接介入を行う

- 機能回復につながるADL介入を心掛ける．

☐ さまざまなADL，IADLの活動に障害された上肢や手がかかわれるチャンスを探したり，活動中の問題に修正を加える（図22～24）．

- 高次脳機能障害への介入はADL，IADLの実際場面で行われることが多い．

☐ 実際の活動の中で観察される高次脳機能障害に対し，その中で誤った動作に修正を加えたり，正しい行為を想起させ，学習を促す（図25, 26）．
☐ 具体的場面で混乱させず，わかりやすい手掛かりを与えながら，活動を完結させる．
☐ 失敗経験をさせず，成功経験により自信をつけさせる．

D. 道具の工夫を含めた環境調整を行う

- 身体機能を補うために環境調整をする．

☐ 座位バランスや立ち上がり・トランスファー能力を補うために，ベッドへの手摺りの取り付けや角度調整，高さ調節ベッドの使用により適切な高さを設定する．
☐ 靴下や靴の素材がやわらかくすぐに足に引っ掛かり，弱い力でも引き上げられ履きやすい靴下・靴は，座位バランスが不安定，耐久性の低

い患者の自立を助ける．
- [ ] 食事を片手で行う際，滑り止め，特殊皿を利用してスムーズに行えるようにする．

> ・高次脳機能を補うために環境調整をする．

- [ ] 半側空間無視患者には，食器の数を減らしたり，1つの皿に盛り付けることにより，無視を軽減させる．ベッド回りの空間においては，道具を減らし，定位置を定めたり，わかりやすい位置づけの工夫をする．また気づきやすい空間へテレビ，身の回りの家具，物品を設置する．これらのことにより，無視そのものは軽減しないが，無視の生活への影響は減少できる．
- [ ] 洋服の前後，左右などの手掛かりがある洋服や，紛らわしい飾りやデザインの洋服は避けるなど，構造がわかりやすい洋服は，認知・行為の障害による着衣障害患者の自立を助ける．
- [ ] 記憶障害患者に対し，外的な記憶の補助手段としてメモや電子手帳を導入する．

> ・環境調整により機能障害を改善する．

- [ ] 左半側無視が強く，右ばかりを向いている患者に対し，右側からの視覚情報を調節できるような環境調整により，左側へ注意を向けることができる（図27a，b）．
- [ ] 自分のからだに対する認知の障害に対し，ポジショニングなどで修正することができる（図28a，b，c）．

4 介入後評価のポイントと実際

> ・短期目標，長期目標の期間と内容に合わせた評価を行う．

- [ ] 短期目標が設定した期間内に達成されたかを再評価し，未達成である場合はその原因を検討し計画の修正を行う．
- [ ] 短期目標は活動レベル（ADL・IADL）であるが，量的な評価のみでは成果があげられないことが多いので，できる限り詳細な設定条件や，質的評価に心掛ける．

> ・日々，介入前後で評価を行う．

- [ ] 介入計画に基づき，日々の具体的内容を記録に残すことと，その介入

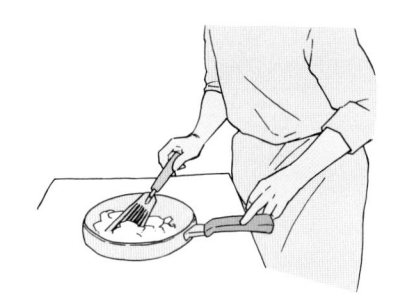

図25 フライパンを使った料理
麻痺側上肢でフライパンの柄を十分にぎれない．

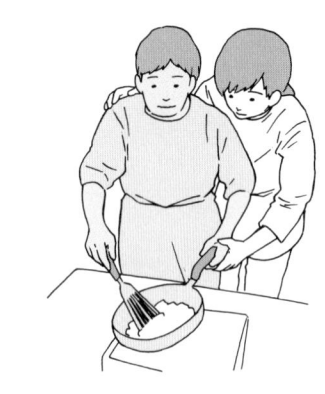

図26 フライパンを使った料理での誘導
麻痺側上肢，手の正しい運動と非麻痺側上肢との協調性の誘導．

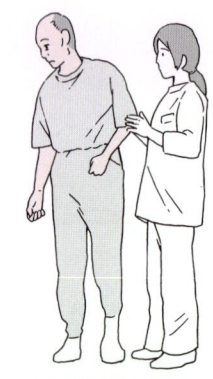

a. 右へ傾き立位保持ができない

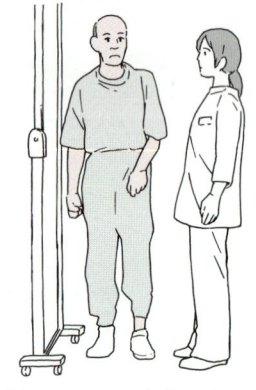

b. 右側についたてを立て右への注意をしゃ断すると、まっすぐ立てる

図27 立位バランスへの環境調整の影響

の前後での変化を明確にする．

☐ 変化を客観的，経時的に評価できる適切なスケールを選択する．これは身近なものを利用するとよい．

> • 機能障害の評価と活動障害（ADL・IADL）の評価は一貫して継続的に行う．

☐ OT 介入期間を通じてできるだけ定量的，標準化された評価を用いて，一定間隔ごとに継続して評価を行い，各患者の効果判定に利用する．
☐ 個々の患者のデータを蓄積し，長期的視野に立った作業療法全体の効果判定に貢献する．

メモ 量的評価と質的評価
・機能障害や活動の制限を評価する際，量的評価とは，Br.stage（ブルンストロームステージ），STEFF（簡易上肢機能検査），歩行スピードや FIM などの数値化できる評価に対し，質的評価とは，動作時の代償運動（つまみの際の肩の挙上など），歩容，食事中の姿勢など観察から得られる特性の変化を評価することである．

5 患者・家族をどう指導していくか？

> • リハの継続に関しては，患者・家族に進捗状況を説明し，理解，同意の上ですすめる．

☐ 予後予測に応じた入院中のリハ計画とそれに応じた進捗状況を，チー

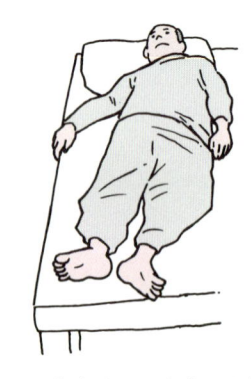

a. いつもとるマット上での臥位姿勢，右手でマットのふちを持ちまっすぐ寝られない

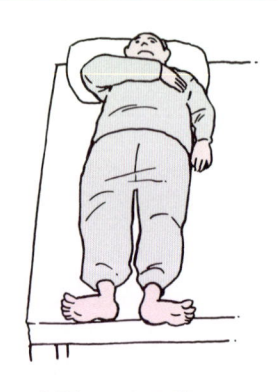

b. 水平マットに寝ているのに，マットが左に傾いていると感じる

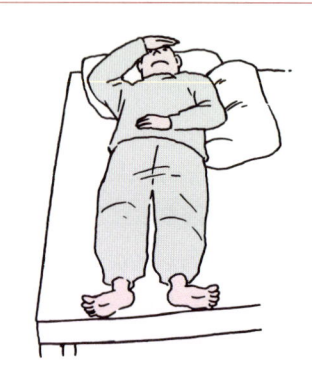

c. 麻痺側肩・上肢のポジショニングにより体がまっすぐと感じられる

図28 体の水平感覚へのポジショニングの影響

ム連携の下主治医が説明を行い，補足してOTの実際の内容の説明を担当が行う．
☐ 患者の障害を患者自身または家族が十分理解できるように，わかりやすい言葉で具体的に伝える．

> • 機能回復とADL向上は，OTがかかわる時間以外にも反復し，機能・能力を確実に定着させる．

☐ 最も重要で繰り返しが必要な機能訓練，ADLの実施方法などの内容を，患者が行うこと，家族が援助することをわかりやすく図示したパンフレットを作成し，それを使用して実際に再現できるかを確認し実行してもらう．また，変化に応じて修正を加える．

> • 元の家庭での生活にできるだけソフトランディングできるように援助する．

☐ 退院後の生活設計がスムーズに行えるように，患者・家族からの情報提供により，退院後の生活のシュミレーションに基づく介入や実際の指導のために家庭訪問を行う．
☐ 退院後の介護方法や，役割として担えることを提案し，家族の協力を得る．
☐ 外泊訓練を行い，シュミレーションした内容や環境調整の内容を確認する．
☐ 回復期病棟でのリハを終了しても，機能回復の可能性がある場合は，積極的なリハの継続を模索する．
☐ 患者，家族のニーズや，家庭，社会環境に応じた継続的リハが行えるように，他施設との連携をはかる．
☐ 特に高次脳機能障害に関する回復や社会への適応には，長い経過をたどることを配慮し，かかわる人，関連施設などと連携し，長期的フォロー体制が必要である．

6 まとめ

☐ 脳血管障害患者の回復期における作業療法は，多職種とのチームアプローチを基本としながら，最大限の機能回復とADL，IADLの獲得を目指し，最適な環境への適応をはかることにある．そのためにさまざまな機能と活動を詳細かつ正確に評価・解釈し，対象者や，家族のニーズに適合しながら，具体的な目標設定のもと介入をすすめる．
☐ 機能改善と実際生活での活動能力の向上との両方向から，対象者自身の適応能力を向上させることと，環境調整による適応の幅を拡大する

ことにより，家庭・社会生活をはやくとりもどすことを援助する．

文献

1) 脳卒中最前線　第3版，医歯薬出版
2) 栗原正紀：回復期リハビリテーションの現状と課題．理学療法 Vol.24　No.10，メディカルプレス
3) 後閑浩之：早期・回復期・維持期リハビリテーションというモデルが理学療法にとって意味するものは．理学療法 Vol.24　No.9，メディカルプレス
4) 渕　雅子：前頭葉評価バッテリ（FAB）の脳血管障害患者への使用経験（第1報）
5) 原　志保：前頭葉評価バッテリ（FAB）の脳血管障害患者への使用経験（第2報）
6) 標準高次視知覚検査（VPTA）
7) BIT，行動性無視検査，新興医学出版
8) 日本高次脳機能障害学会 編集：標準高次動作性検査
9) 標準注意検査法（CAT）・標準意欲評価法（CAS），新興医学出版
10) 日本版リバーミード行動記憶検査
11) 日本版ウエクスラー記憶検査，日本文化科学社
12) 遂標準高次動作性検査機能障害（BADS）
13) Zung WW：Aself-rating depression scale. Arch Gen Psychiatry 12：63-70, 1965
14) 岡田和悟，小林祥泰，青木　耕 他：やるきスコアを用いた脳卒中後の意欲低下の評価．脳卒中 20：323-348, 1998
15) 鎌倉矩子：ADL評価とそのアプローチ．PTジャーナル Vol.36　No.2, 医学書院

（渕　雅子）

4 脳血管障害に対する在宅に向けての介入

> **View Point　在宅で生活をおくるということについて**
> - 社会資源を利用しながら在宅で自立した生活を送る．社会資源を知る．
> - 医療だけでなく福祉スタッフとも連携して生活を支援していく．
> - 通所での作業療法の介入と訪問での介入には違いがあり，それぞれの役割を担う．訪問リハビリでは実際の場面での日常生活動作の指導を行うことができる．

1 はじめにおさえておくべきこと

- 介護保険制度を利用する場合，どんな資源があるかを知り，ケアマネージャー，その他の福祉サービスのスタッフと連携していく（表1）．

☐ 退院時の移動方法に合わせて，家屋改造を行っていく．介護保険の住宅改造制度などを利用し，ケアマネージャーと相談しながら利用者・家族に説明し，実施していく．

☐ 家族の介護負担や，単身の場合に対して安全に過ごせるようにサービスの導入を考えていく．ケアマネージャーが中心となってケアプランが作製されるので，リハビリの視点からどういったリハビリのサービスを提供すればよいのかケアマネージャーに向けても説明していく必要がある．

- 訪問リハビリでの作業療法の役割を理解する．

2 介入前評価のポイントと実際

- 入院時の情報を得る．

☐ 入院時のリハビリの評価について情報を得る．どのくらいの機能レベルに到達しているのかを知り，家屋改造，福祉用具の導入の参考にす

表1　在宅支援サービスの種類

医療保険	・往診，訪問診療 ・看護師による訪問看護 ・PT・OTによる訪問リハビリテーション
介護保険	・病院，老人保健施設，診療所からの訪問看護 （リハビリは訪問看護71，72） ・訪問介護 ・訪問入浴介護 ・福祉用具貸与 ・住宅改修
通所・通院	・外来診療，外来リハビリ ・通所リハビリ ・通所介護 ・療養通所介護 ・短期入所など

表2 収集しておいたらよい情報

- 現病歴および治療状況，既往歴（感染症についても）
- 生活歴および生活状況
- 服薬状況，保険の種類（介護保険，医療保険，医療助成など）
- 在宅での主治医，他科の通院状況
- 主たる介護者，家屋状況
- ADL，IADL，認知の状況
- ケアマネージャー，そのほかのサービス事業所

＊服薬状況によって易感染性であったり，乾癬・MRSA・肝炎など感染症に罹患している場合がある．在宅に'持ち込まない''持ち出さない'ための対策をとることは重要である．そのためにも感染症の情報をとっておく必要があり，患者・訪問者両方の感染を防ぐ対策をとることが求められる．

表3 IADLの評価について

項　目	内　容
洗　濯	洗濯を自分でするか，小さいものは自分で洗うなど
買い物	軽いものは自分で買ってくる，付き添いを要するなど
炊　事	材料があれば自分でつくる，つくってもらったものを温めるなど
掃　除	軽い掃除はする，茶碗を洗うなど
電　話	電話をかける，受ける，緊急時にかけられるかなど
金銭管理	銀行関連・請求の支払いをしている，日用品の購入程度など

＊IADLとは道具や手段を使う動作・活動を手段的日常生活活動（instrumental activities of daily living：IADL）といわれる．

る．
- ☐ 家庭で引き続き行ってほしいリハビリのメニューがあれば引き継ぐ．リハビリが途切れないようにリハビリ職の間で連携していく．
- ☐ どんな治療が行われ，どんな薬が処方されているのかを知る．訪問でリハビリを実施する場合バイタルを測定するが，どのようなことに留意すればよいか情報を得ておき，安全にリハビリを実施できるように病状観察は絶えず行っていく（**表2，3**）．

- 実際に動いてもらいながら評価をすすめていく．

- ☐ 実際に移動してもらいながら環境の調査をしていく．退院前の家屋改造が生かされているか，そうでないとしたら問題点を評価しながら修正していく（**図1**）．
- ☐ 暮らしながら評価は継続されていく．

3 作業療法介入のすすめかた

- 患者本人の希望，家族の希望を聴く．患者の思いに沿った目標を立てていく．

- ☐ 患者自身はどうなりたいのかという思いを知り，その思いに沿ったリハビリ目標を立て，それに対して作業療法で何が提供できるのかを考える（**図2**）．
- ☐ 家族がいる場合には介護負担のことも考慮し，何が自立していけば在

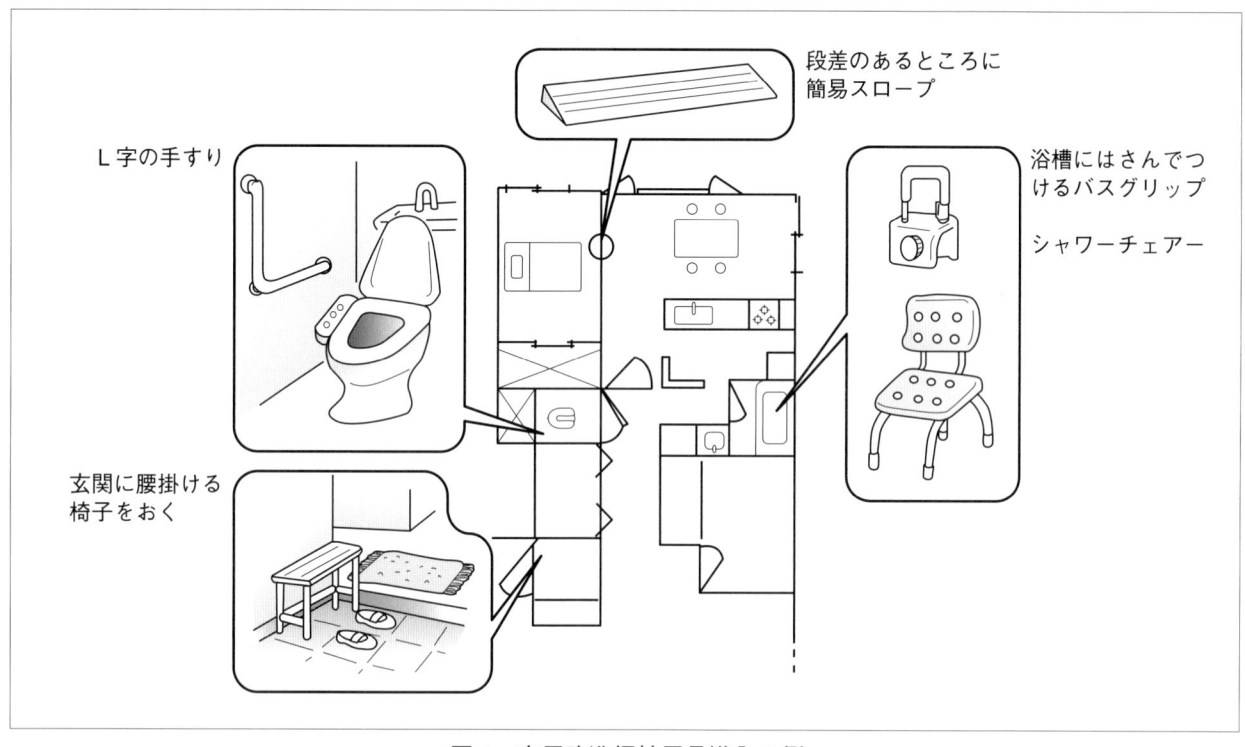

図1　家屋改造福祉用具導入の例

宅生活を継続できるのか評価し目標を立てる．

- 福祉用具の知識を持ち，使用するための機能評価を行いながら導入するかどうか，患者と話し合いながらすすめていく．

☐ 福祉用具の導入については患者またはその家族の生活スタイルを尊重して，慎重に行っていく．
☐ 持ち家か借家か，どこまで改造が可能かを伺い，場合によっては改造を必要としない福祉用具の導入など対応を考えていく（**図3**）．
☐ その家庭の生活へのこだわり，例えば「畳の部屋で寝起きしたい」「枕の位置がかわるのはいや」「共用部分に手すりをつけたくない」「家具の配置はかえたくない」など，サービス提供者側の提案と一致しない場合，既存のもので環境を整えていくことを考える．または，動作を獲得するためのリハビリメニューを立案しすすめていく．

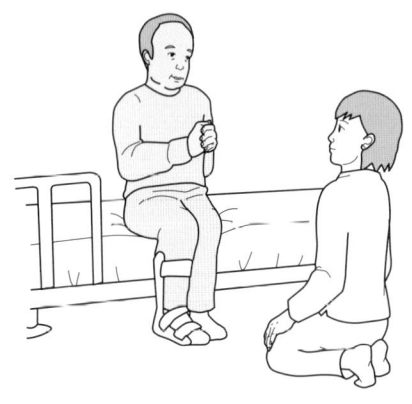

図2　一方的なアプローチにならないよう患者や家族の思いを傾聴する

- 日常で行ってもらうリハビリと，訪問時，または通所時に行うリハビリの2通りのリハビリメニューを立案する．

☐ 目標を達成するために必要な日々のリハビリを考える．入院時には毎

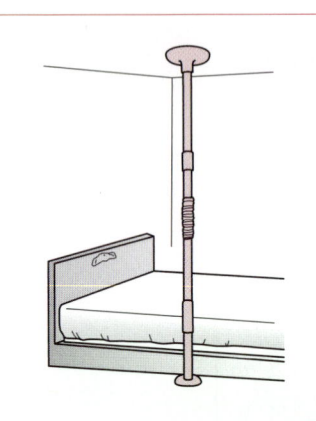

a. 今まで使用していた介護用でないベッドでも使用できる．天井と床につっぱって立てる縦の手すり．立ち上がるときに便利

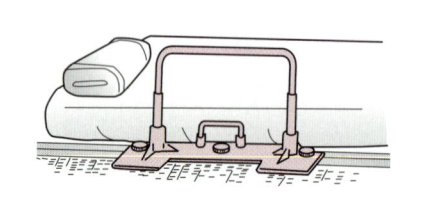

b. たたみで寝ているときにも使用できる手すり

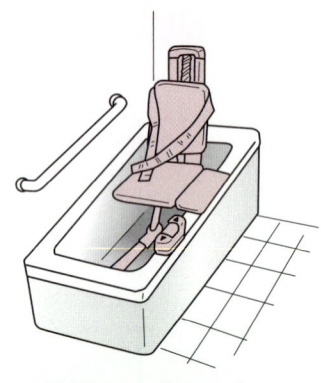

c. 浴槽の中で使えるバスリフト．浴槽をまたいだり中から立ち上がるのが困難なときも湯船につかることができる

図3　手すりやバスリフトの導入

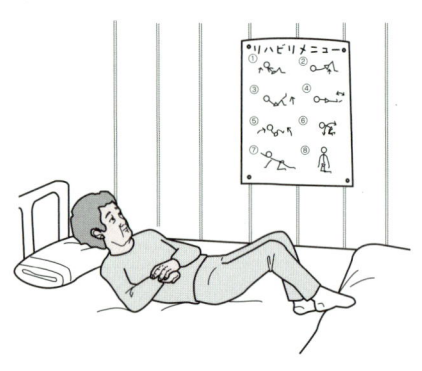

図4　負担の少ないプログラムやメニュー

日常で本人が実施可能なプログラムで負担が少なく継続して行える量を考えてメニューを組み立てる．

日行われていたリハビリだが，在宅になるとどうしても量的に少なくなってしまう．日常で行える自主訓練メニューを立案して行うことで，作業療法の介入が効果的になるように組み立てていく（図4）．

☐ 患者のモチベーション，家族の参加はどの程度なのかアセスメントし，無理強いすることなく，継続していける内容ですすめていく．

- 病状の観察を行い，再発作の予防につとめる．

☐ 生活の状況，服薬の状況など確認し，看護職やそのほかのスタッフと情報交換しながら状態の観察を行っていく．栄養指導などの必要を感じたときには，栄養士や言語聴覚士，保健師などと連携していく（表4）．

メモ　水分摂取について

・トイレに行く回数を減らしたくて家にいても，外出先でも水分を控える患者が少なくない．元々水分をとる（お茶を飲むなど）習慣がないなど水分摂取量が少なくなると，再発作の危険や脱水を起こす危険がある．特に運動後は発汗がみられることもあるので水分摂取を促していきたい．1日どのくらいの量を摂取すればよいのか，看護師，栄養士などに相談をしてみる．

4　介入後評価のポイントと実際

- 介入前と介入後の日常生活動作の評価を行い，効果をはかっていく．

表4　リスク管理

在宅でのリスク	観察事項・注意点
身体状況	・バイタルチェック（血圧，体温，脈，呼吸数，皮膚の状態・色，浮腫など）
生活状況	・睡眠，排尿・排便，食事，服薬，清潔の状態
環境整備	・床上の障害物，カーペット，ペットなど，ベッド回りの日用品のセッティング
居住空間の周辺	・緊急時の入室方法，鍵の施錠について確認
医療器具，処置	・胃瘻，透析，人工肛門など運動の姿勢・量を制限されるものについて
感染	・リハビリ実施前後での手洗いの励行，換気，手袋の使用など

☐ 在宅の場面では，評価と治療がほぼ同時に展開していく．また，体調のよいときばかりでなく体調の悪いときにもその状態に合わせたリハビリができるように注意深く観察する．

☐ 安全に生活を送ることができているか評価する．症状の悪化や転倒などの事故が起きていないか患者や家族，そのほかのスタッフから情報を得る．

☐ 関節可動域や筋力テストなどの評価も大切であるが，何がどれだけできるようになったのかという具体的な日常の動作の変化をとらえていく（表5）．

メモ　**機能的自立度評価法（FIM；Fanctional Independence Measure）**

・介護量の測定を目的として米国で開発された評価法で，全18項目を介護の

表5a　FIMの評価項目

評価項目		評価内容
セルフケア	食事	咀嚼，嚥下を含めた食事動作
	整容	口腔ケア，整髪，手洗い，洗顔など
	清拭	風呂，シャワー，などで首から下（背中以外）を洗う
	更衣・上半身	腰より上の更衣および義肢装具の装着
	更衣・下半身	腰より下の更衣および義肢装具の装着
	トイレ動作	衣服の着脱，排泄後の清潔，生理用具の使用
排泄	排尿管理	排尿の管理，器具や薬剤の使用を含む
	排便管理	排便の管理，器具や薬剤の使用を含む
移乗	ベッド・椅子・車いす	それぞれの間の移乗，起立動作を含む
	トイレ	便器へ（から）の移乗
	浴槽・シャワー	浴槽，シャワー室へ（から）の移乗
移動	歩行	屋内での歩行
	車いす	屋外での車いす移動
	主な移動手段	☐ 歩行　　☐ 車いす
	階段	12～14段の階段昇降
認知項目	理解	聴覚または視覚によるコミュニケーションの理解
	表出	言語的または非言語的表現
	社会的交流	他患，スタッフなどとの交流，社会的状況への順応
	問題解決	日常生活上での問題解決，適切な決断能力
	記憶	日常生活に必要な情報の記憶

表 5b　FIM の採点基準

採点基準	介助	
7：完全自立	不要	
6：修正自立	不要	時間がかかる，補助具が必要，安全性の配慮
5：監視・準備	必要	監視，指示，促し
4：最小介助	必要	90％以上自分で行う
		75％以上自分で行う
3：中等度介助	必要	50％以上75％未満自分で行う
2：最大介助	必要	25％以上50％未満自分で行う
1：全介助	必要	25％未満しか自分で行わない

度合いに応じて7段階で評価する．日本へ導入するにあたって慶應義塾大学医学部リハビリテーション科が中心となり社会文化的背景の違いを考慮した日本語版が1991年に出版された．

☐ 精神面では退院前と在宅においての変化はあったのか，その変化が日常生活にどのように影響を及ぼしたのかを考察する．
☐ 家族の介護状況，福祉サービスの状況の変化があったかも併せて評価し，患者の全体像をとらえ，また次の課題を探っていく．

5 患者，家族をどう指導するか？

- リハビリに何を求めているのかを知り，それに対してどう応えるか，双方向のやりとりができるようにつとめる．

☐ 作業療法はこういうものだという押しつけにならないように気をつける．在宅での主体は患者本人であり，その患者がどうしたいのかどうなりたいのかという気持ちを尊重する．気持ちがはっきりしないときは作業療法でできることを提案し，患者に選択してもらう．選択の幅を狭めることはせずに選択肢を増やしていく援助をする．
☐ わかりやすい言葉で病状や動作の説明をし，病状に応じた介助方法を伝え，介護負担の軽減をはかる．

6 まとめ

☐ 在宅生活を送ることができる環境要因として，患者の病状，介護の状況，福祉サービスの利用などが考えられる．それらを維持するために作業療法はどんな役割を担うのか，全体の中で考えることが大切である．そのためにもケアマネージャーをはじめとする他職種との連携が必要であり，協力を仰ぐことがリハビリの効果を高めることになる．

（柳沢嘉奈）

5 介護老人保健施設における作業療法

> **View Point　介護老人保健施設の作業療法に必要なことは何か？**
> - 介護老人保健施設（以下，老健）のOTでは，入所中に利用者ができることを増やしていきながら今後の生活の具体的なビジョンを協働で構築し，さらにその実現に向けて課題を解決していく．
> - このとき，原因疾患やその悪化，老化に伴って生じる恐れがあるリスクを管理する．
> - 入所中は多職種間で援助計画を共有しながら一貫性のあるアプローチを展開するとともに，退所後も継続した援助が行えるように担当介護支援専門員や退所後の支援機関との連携をはかる．

1 はじめにおさえておくべきこと：入所した利用者に対して行うべきこと

> - 利用者，家族の要望やニーズを理解し，入所中に解決すべき課題とその優先順位，介入スケジュールの目安をつける．

- ☐ 担当している介護支援専門員や施設相談員に，施設サービス利用に至るまでの経過と利用目的を確認する．
- ☐ 利用者や家族が施設退所後の生活拠点についてどのように考えているのか，今後の生活についてどの程度具体的なビジョンを持っているかを確認する．また，決まっていればおよその退所時期も確認する．在宅復帰を予定している場合は，同居予定の家族と実際に介護を行う家族の情報を得る．
- ☐ 退所後の生活拠点がはっきり決まっていない場合は，その理由を確認する．

> - 主治の医師からの診療情報と，以前実施されていたリハビリテーションの情報を得る．

- ☐ 主要な疾患名と合併症の有無を確認する．併せて，現病歴と既往歴，施設に入所する以前にリハビリテーションを受けたか否か，受けた場合にはその実施内容の確認を行う．診療情報やリハビリテーションの

添書内容から，現在の症状のコントロール状態，障害の回復段階や進行の程度などを把握し，障害の予後予測を行う．

2 介入前評価のポイントと実際

☐ リハビリテーション実施計画書項目（**表1**)[1]をもとに評価を行う．

> **メモ** リハビリテーションマネジメント
> ・平成18年度より，介護保険においてリハビリテーションマネジメントが導入された．多職種協動の推進をはかるため，リハビリテーションカンファレンス，リハビリテーション実施計画書の作成，利用者または家族への説明と同意を行う．リハビリテーション実施計画書は施設サービス計画（ケアプラン）との整合性が保たれることが重要である．

> ・利用者とその家族の要望を，できるだけ生活と関連づけて確認する．

☐ 利用者と家族は，現在どのような課題を抱えているのか，今度どのような生活を送りたいと考えているのかを，その理由と一緒に聞きとる．
☐ 生活と関連づけて表現できない，あるいは要望を十分に話すことができない利用者には，利用者の思いを受けとめて，現在の心理状態や心配ごと，不安な点を理解する糸口を表情やしぐさ，会話の中から探し出すようにする．

> **メモ** リロケーションエフェクト
> ・転居の経験が高齢者に及ぼす影響は，リロケーションエフェクトとして報告されている．影響の中には肯定的なものと否定的なものがあるが，外山は施設への入所によって空間の落差，時間の落差，規則の落差，言葉の落差，役割の喪失を経験すると述べている[2]．利用者の中には疾患や障害のショックに環境変化の経験が加わり不適応状態に陥る者も少なくはなく，OTは新しい環境になれるよう心理的なフォローを行うことが大切である．

> ・今後の基本動作やADL，IADLを予測する．

☐ 現在できていることとできないこと，今後の介入によって改善の見込みがある動作や活動は何かを評価する．
☐ 罹患している疾患や現在の活動量から，廃用症候群の悪化など今後危惧される変化を予測する．

> ・居室内で行われている基本動作やADL動作を安全性や効率性の点から評価する．

5. 介護老人保健施設における作業療法

表1 リハビリテーション実施計画書項目とアセスメントの留意点[1]

<実施計画書1>

分類	リハビリテーション実施計画書項目	留意点
健康状態	健康状態（原因疾患、発症・受傷日など）	特に生活機能低下の原因となった傷病を特定してください
		疾病管理の方針（投薬を含む）を把握してください
		症状のコントロール状態について把握しください
	合併疾患・コントロール状態	リスク管理上留意すべき合併疾患はありますか
		生活機能に影響する合併疾患はありますか
		治療や使用薬剤が生活機能に及ぼす影響（副作用など）について把握してください
		低栄養あるいは肥満や栄養の偏りの有無について把握してください
		合併疾患などについての本人・家族の理解を把握してください
	生活不活発病（廃用症候群）	生活不活発病の発生原因を特定してください
		現在の生活の活発さの程度を把握してください
		生活不活発病改善への方針を把握してください
		生活不活発病およびその原因についての本人・家族の理解を把握してください
心身機能	運動機能障害	麻痺（中枢性、末梢性）、筋力低下、不随意運動の有無について把握してください
	感覚機能障害	聴覚機能、視覚機能などの障害の程度を把握してください
	高次脳機能障害	失行・失認、失語の有無を把握してください
		記憶と認知の障害の有無を把握してください
		高次脳機能障害の日常生活・社会活動への影響を把握してください
	拘縮	部位と運動制限の程度を把握してください
	関節痛	部位と程度を把握してください
		痛みのコントロールの程度も把握してください
	その他	情動症状、うつ状態、循環・呼吸・消化機能障害、音声・発話機能の障害、排泄機能の障害・性機能の障害、褥瘡の有無を確認してください
		これらの障害が日常生活・社会活動制限の原因になっていないか確認してください
	認知症に関する評価	中核症状の重症度を把握してください
		周辺症状の有無を把握してください
		経緯を必ず確認してください（診断時期、受けてきた治療を含む）
日常生活・社会活動	トイレへの移動	個室内の移動、ドアの開閉が可能かどうか確認してください
	階段昇降	階段の傾斜や手すりの使用状況等にも注目してアセスメントしてください
	屋内移動	場所や床面の状況による違いにも注目してアセスメントしてください
	食事	食品の形態によって食事動作に差が出るか、箸やフォークの使用状況、瓶や缶あけが可能であるかについて把握してください
	排泄（昼）（夜）	トイレの様式による違いや立ち上がり動作や衣服の着脱についても注目してアセスメントしてください
	整容	洗面、整容、歯、ひげ、つめの手入れができるかどうかも把握してください。それらを行う姿勢が座位か、立位姿勢かについても把握してください
	更衣	衣服と履物の種類に着目して、着脱の実行状況を把握してください
		適切な衣服の選択かについても把握してください
	入浴	浴室での移動、浴槽への出入りが可能かどうか、体を洗えるかどうかについても把握してください
	コミュニケーション	周囲の人と意思の疎通が可能であるかどうか、困難である場合、とくに表出が困難か、理解が困難かについて把握してください。コミュニケーションの相手やその手段（手話、非手話）にも注目して把握してください
	家事	ゴミ捨て、植物の水やりなどについても把握してください
	外出	公共交通機関の利用、自動車の運転、自転車の運転が可能であるかどうか、把握してください
起居動作	寝返り 起き上がり 座位 立ち上がり 立位	それぞれの動作の実施環境による違いを把握してください
摂食・嚥下		口腔機能の状態を把握し、口腔衛生、摂食・嚥下機能に関する実地指導の必要性を判断してください

<実施計画書2>

リハビリテーション実施計画書項目	留意点
ご本人の希望	希望する背景や理由、その心理状況を把握してください。再アセスメントする際は前回との違いを明らかにしてください
ご家族の希望	利用者にどうなってほしいと家族が思っているのかを把握してください。その希望の根拠や心理状況を把握してください。再アセスメントの際は前回との違いを明らかにしてください

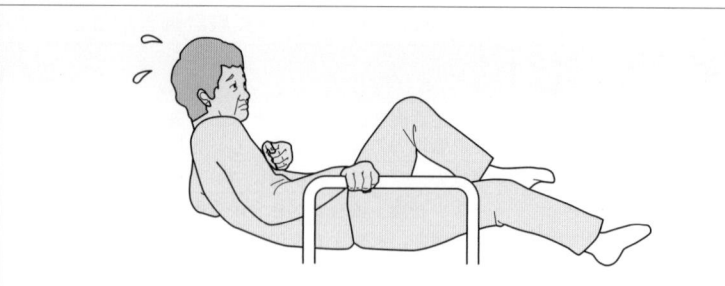

片麻痺がある場合，仰臥位からそのまま起き上がろうとすると，下肢の屈曲パターンと肩甲帯の後退によって健側に無理な力がかかり二次障害の原因になる．このような方法で行っている利用者には，健側を下にした側臥位をとり肘を支点にして上体を起こすように指導する

図1　過剰な努力をしながらの起き上がり動作

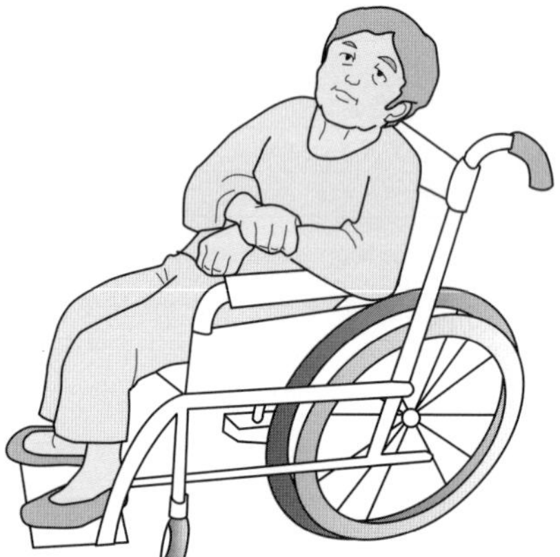

a．仙骨座り

骨盤が後傾し，腰椎が後弯している．仙骨部分に体重の圧迫と剪断力がかかり，血行障害のリスクが高い．

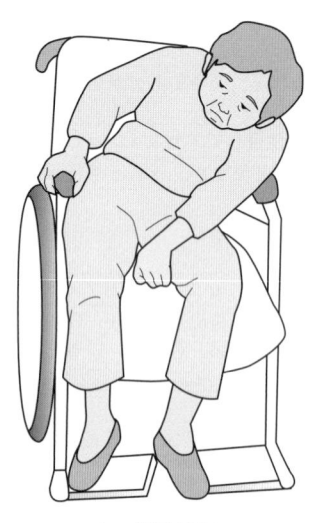

b．斜め座り

片麻痺者に多くみられ，骨盤が左右どちらかに傾いている．脊柱の側弯，座骨結節や大腿骨大転子部分の血行障害を起こしやすい．

図2　問題のある車いす姿勢

☐ 寝返り，起き上がり動作では，過剰に努力するなど，二次障害が懸念される方法で行っていないかを確認する（図1）
☐ ベッドの位置，トイレまでの移動距離，テーブルの高さ，使用されている食器など，居室内の環境因子を確認する．介護職員による介助方法も確認する．

- 車いすを使用している利用者に対しては，車いすの適合性を評価する．

☐ 車いすの座位姿勢を評価する（図2）．さらに，不良姿勢の原因として，下肢の可動域制限の有無，ハムストリングスの短縮の有無，円背の有無，座る位置，車いすと利用者の適合性（表2）を評価する．
☐ 車いすや歩行補助用具の利用者には，直進移動，方向転換，エレベーターの乗り降り，移動のスピードなど，日常生活場面での実用性も評価する．

- 利用者の1日の過ごし方や対人交流の状況から，活動量や作業のバランスを評価する．
- 利用者が望む暮らしを構築できるように，利用者自身にとって意味のある重要な作業や活動は何かを確認する．

☐ 現在の生活がどのような作業や活動から成り立ち，それぞれにどのような意味づけを行っているかを日課表（図3）やアセスメントツールなどを使って確認する．これらの作業の中で，重要と思う作業や楽しみにしている作業は何かを聞く．確認できるようであれば今後どのような作業を行っていきたいか，改善を望んでいることは何かなどを聞く．

表2 車いすの問題によって生じる身体への影響[3]

車いすの問題	身体への影響	将来的な問題
車いすが高すぎる	足が床につかない 自走が困難	落ち着きがなくなる 血行障害 下肢の浮腫 活動性の低下 痛み
背もたれの支持性が低い	体幹,胸部,腹部の圧迫 シートからずり落ちる 骨盤の後傾	背部や仙骨部の皮膚の損傷 消化,排泄,嚥下,咀嚼,呼吸の障害
車いすが重すぎる	車いす移動が困難 移動時に余計な労力が必要	活動性,社会性の低下 疲労
車いすの幅が広すぎる	骨盤が左右に移動する 車いすへ寄りかかる ハンドリムの操作が困難	血行障害 痛み 落ち着きがなくなる
座シートのたるみ	骨盤の傾き 脊柱の側彎 シートからずり落ちる 椅子に留まるために余計な労力が必要	血行障害 痛み 疲労 落ち着きがなくなる
フットレストが高すぎる	大腿部の支持が不十分 圧力が均等にかからない 坐骨結節への圧力が増加	不良姿勢 痛み 皮膚の損傷

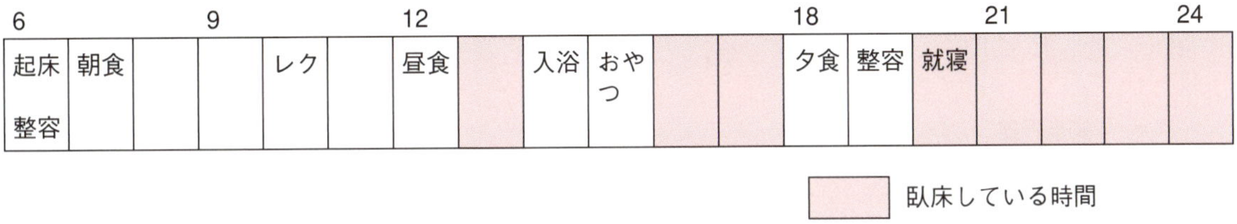

図3 日課表の例

☐ これまでの趣味や興味のある活動,さらにこれまでどのような作業や活動を重要に思い行ってきたかを聞く.利用者に直接確認できない場合には,家族に尋ねたり,介護支援専門員や相談員の情報書から把握する.

3 作業療法介入のすすめかた

A. 施設内のADL,IADL動作を安全に効率よく実施するための介入プロトコル

- ADL,IADL動作,そのほかの作業が安全にできるだけ自立して行えるように移乗や移動動作への介入を行う.

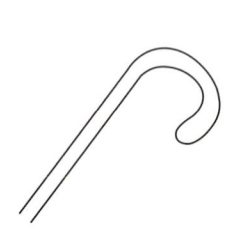

a. ステッキ型杖
T字型杖に比べて大きな力で支えることができない．腕にかけられるため，片麻痺者などが杖を使用している間に，手すりにつかまったり，エレベーターのボタンを押すときに便利

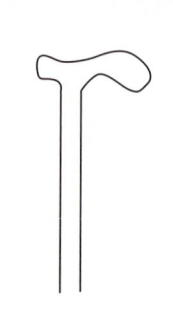

b. T字型杖
ステッキ型よりも体重をかけやすい

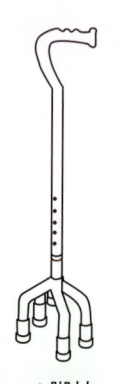

c. 4脚杖
T字型杖よりも安定性が得られる．ただし，斜面や凸凹のある屋外では安定が得られず，使用には注意が必要

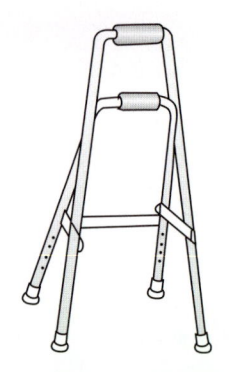

d. ウォーカーケイン
杖に比較して安定性が高い．片麻痺者のように常に一側下肢で体重を支えられる場合に使用できる

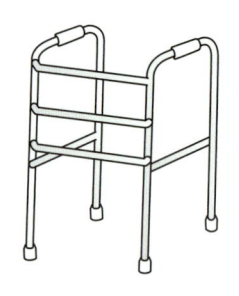

e. 4脚歩行器
固定型と交互型がある．両手が使えること，歩行器を持ち上げるときにバランスを保てることが必要条件になる

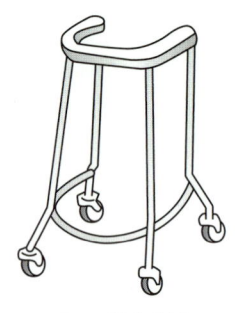

f. 4輪歩行車
重心が歩行車の規定面内であれば安定．しかし，前方に体重がかかり過ぎると歩行車のみが前方に流れ危険．手前に引くと後方への転倒の危険がある

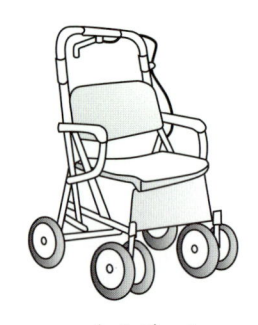

g. シルバーカー
腰掛けやブレーキがついている．押し手が後輪の直上や後輪より後ろにあるものは後方へ転倒する危険があり，歩行時後方へ重心が移動する人には不適応

図4　歩行関連用具と適応

☐ 入所中の生活場面や退所後の環境因子に合わせた歩行補助用具を実際に試用しながら選定し，適切な使用方法を指導する（図4）．
☐ 車いす使用者には利用者と車いすが適合するようにシーティングを行う（図5～7）．

- 多職種間で，ある程度の統一性をもった介助が行えるように情報を共有する（図8）．

図5 車いす姿勢の改善

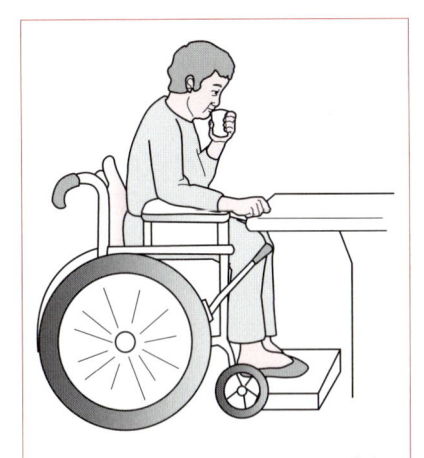

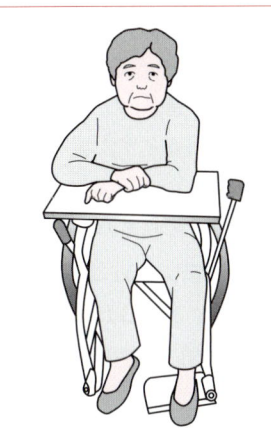

背もたれと座シートのたわみと奥行きを調整するため、背部と座面にそれぞれ座布団をいれ、骨盤の後傾を改善した例。体幹の前方への動きがスムーズに行えるようになり、足台をおき足底が床に着くようにしたことで、車いす座位がさらに安定し食事動作が行いやすくなった

図6 車いす用テーブルの使用

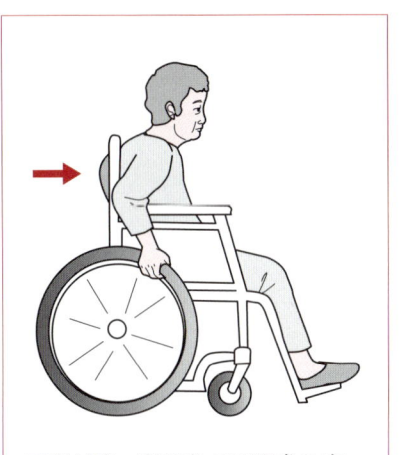

斜め座りの利用者に骨盤の位置を直した後に車いす用テーブルを使用した例。車いす座位での活動が行いやすくなる。ただし、この状態では自走が難しく、さらに長時間の使用では不良姿勢が再度出現する可能性があり姿勢の崩れに注意を要する

図7 調整機能付きの車いすの使用

円背が強い利用者では通常の車いすを使うと身体全体が前方に押し出されてしまう。その解消に背もたれの張りを調整できる車いすを使うと適正な着座位置が得られ、ハンドリム操作がしやすくなる[4]

□ 利用者の残存能力をいかしながら安全に介助が行えるように、介護職員に介助方法の情報を提供したり、直接指導を行ったりする。また、職員のマンパワーを考慮しながら、居室内で実施可能な現実的な移乗、移動方法を介護職員と協動で検討して行う。

メモ　転倒、転落の防止
・転倒や転落を防止するため、個別訓練として行う筋力増強運動やバランスの練習だけではなく、日常生活の中の作業を介したアプローチも行う。例えば、食事前後のテーブル拭きや低い位置での洗濯物干しなどは、在宅生活中は行っていたが、施設生活では失いがちな作業である。利用者が望むのであれば、このような作業を日常生活に取り込むことによって、役割の獲得と併せて筋力増強やバランスの練習を行うことになる。

・ADLやIADLのための適切なポジショニングや環境設定を工夫する。必要があれば自助具や福祉用具を選定する（図9）。

□ 機能性尿失禁の改善や排泄動作の自立のため、移動や移乗能力、上肢機能、更衣動作、環境設定への介入を行う。このほか、排尿用具やその使用方法の検討を多職種とともに行う。また、排尿のサインや排尿スケジュールに関する情報を介護職員と共有し、統一した援助ができ

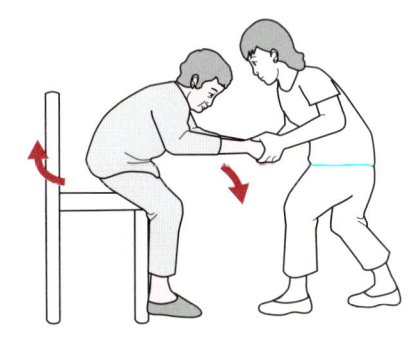

図8 利用者に合わせた立ち上がりの介助方法の指導例

利用者の移動能力に合わせた立ち上がりの介助方法を介護職員に伝える。手つなぎで歩行ができる利用者には、足の位置が膝下になるようにおいてから、両手をにぎって前下方へ体幹を倒すように誘導すると腰が比較的に容易に浮き上がる。その後は利用者のペースに合わせてゆっくりとからだをおこすように誘導すると楽に立ち上がることができる。

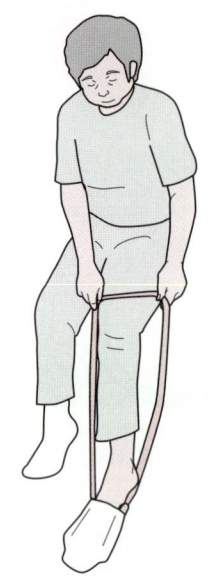

図9　人工股関節置換術を受けた利用者への自助具の適用

骨折後に人工股関節置換術を行った利用者は，脱臼しやすい肢位である股関節屈曲・内旋および伸展・内転・外旋を避ける必要がある．ソックスエイドを用いることで，このような肢位をとらずに靴下の着脱動作が行えるようになる．

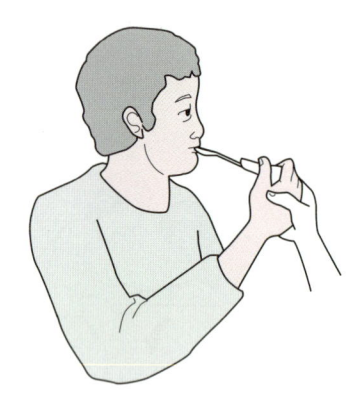

図10　嚥下障害の介助方法の例（認知症高齢者への介助方法）

認知症の場合など，食べ物を口に入れたまま行動がとまる場合には，利用者にスプーンを持ってもらい介助者も一緒に手をもって食べ物を口に入れる．一連の動作の中で，飲み込みが自然に誘導されやすい．

るように連携する．

> **メモ　尿失禁**
> ・尿失禁のタイプには，主に切迫性尿失禁，腹圧性尿失禁，機能性尿失禁，溢流性尿失禁の4タイプがある．このうち，高齢者に最も多いのが切迫性尿失禁であり，神経系の障害によって排尿筋の反射が亢進し，トイレに着く前に尿がもれしてしまう．腹圧性尿失禁は骨盤底筋や尿道括約筋の筋力低下によって生じ，咳やお腹に力が入ったときにもれしまう．溢流性尿失禁は尿閉状態によって膀胱内に多量の尿がたまり腹圧の上昇や尿量の増加によって尿道からもれ出てくるものである．これらのタイプは医学的処置が必要である．機能性尿失禁は，認知症やADL障害のために，トイレへ行くことができずにもらしてしまうものである．

☐ 食事動作の自立をはかる以外にも，嚥下障害が疑われる利用者に対しては誤嚥性肺炎を予防するための姿勢の設定，スプーンの選択，スプーンでの介助法についての提案を行う（図10）．さらに，肺炎予防の点から利用者の口腔ケア動作の訓練も行う．

> **メモ　silent aspiration**
> ・高齢者の場合，むせのない誤嚥 silent aspiration もあり，留意が必要である．摂食機能の向上をはかるために，間接訓練である寒冷刺激法，発音の練習，嚥下体操，さらに直接訓練である嚥下法（図11）などを必要に応じて選択して実施する．

B. 自分らしい暮らしの構築に向けた介入プロトコル

> ・利用者が関心をよせる作業や重要な作業，楽しみに思う作業を利用者と作業療法士が協働しながらみつける．

☐ 施設の中で行われている活動場面の紹介をしたり，一緒に見学をしながら作業や活動に関する情報を提供する．利用者が関心を寄せる作業や活動がでてきたら，段階づけされた作業を一緒にやってみるなどして，楽しみや生活の張りにつながりそうな作業や活動をみつけていく．

☐ 以前行っていた作業の遂行が困難な場合には，何故重要と思っていたかの意味をみつけ出し，必要があれば形態や方法をかえて行うことができないかを検討する．

> ・趣味や生きがい活動，重要な作業が生活の中に定着するように，自助具などを使って1人で行える工程を拡大する（図12, 13）．

- 対人交流が安定し，さらにその範囲が拡大するように，居場所づくりや馴染みの関係づくりを援助する（図14）．

C. 退所後の生活を想定した利用者への介入プロトコル

- 可能な限り自立した生活や望む暮らしが実現するように，退所後の生活拠点の特徴や介護体制などを考慮し，入所中から必要な準備を行う．

☐ 退所後の環境因子を想定して，実際の場面や似た環境設定の中で基本動作やADL，IADL訓練を行う．このとき，家族など退所後の介護者と一緒に行う機会も設定する（図15）．

- 在宅復帰の場合，事前準備を念入りに行う．

☐ 利用者ができることとできないことを明らかにし，在宅復帰後の生活について，誰が，何について援助するかを具体的に想定しOTの視点から必要な社会資源を提案する．

☐ 退所前に外出，外泊訓練を行い，在宅復帰に向けての課題をより明確にする（図16）．訓練に先立ち，外出，外泊先の環境因子について見取り図などを使って確認し，在宅改修や福祉用具の導入が必要であれば可能な調整を行う．小さな失敗や「大変だった」という思いが在宅復帰を妨げることがある．

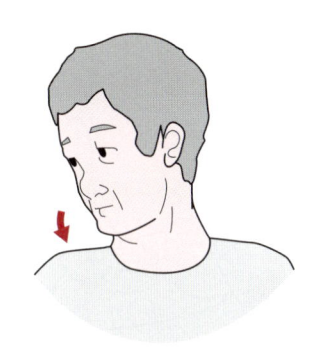

図11 嚥下法の例（横向き嚥下）

残留しやすい側に首を回旋させて嚥下する．回旋させた側の梨上陥凹が狭くなり，残留物が押し出される．片麻痺者の場合は麻痺側を向くと食物が非麻痺側へ流れる．

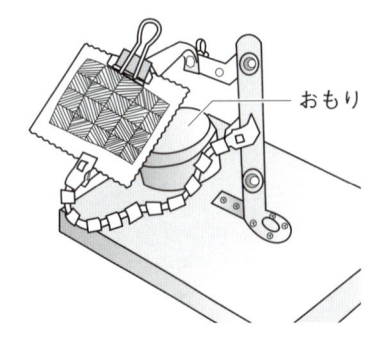

図12 手芸用自助具の例—1

両手動作が困難な利用者がネット手芸などを行うための自助具．市販されているスチール製のバー，ねじ，可動式クリップ，板を組み合わせて作成した．
（介護老人保健施設徳洲苑なえぼOT作成）

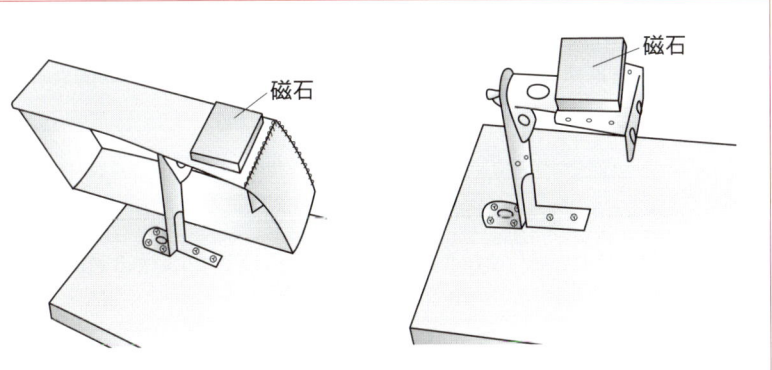

同じく市販されているスチール製のバー，ねじ，磁石を組み合わせて作成した自助具．パーツごとをつなぐときや縁取りに使用．
（介護老人保健施設徳洲苑なえぼOT作成）

図13 手芸用自助具の例—2

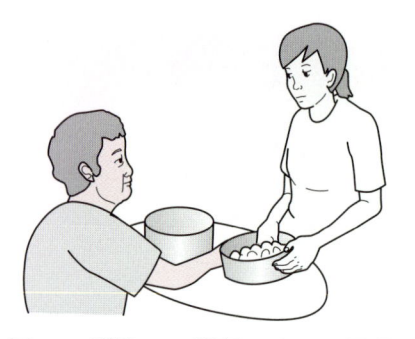

図14 馴染みの関係づくり，居場所づくりの支援

認知症がある利用者などには，それぞれの利用者ができる工程を評価し，個々の利用者に得意な工程に参加してもらいながらグループ全体で1つの共有された作業を行うこともできる．このような過程は，馴染みの関係や居場所づくりを支援する．

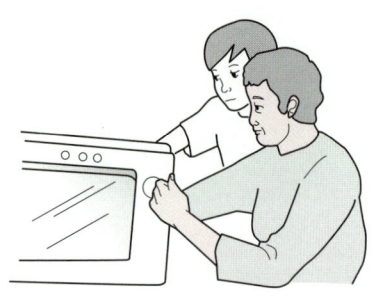

図15 新しい道具（電子レンジ）の練習

福祉機器に限らず，新しい道具を導入する場合には情報提供だけではなく，今後の環境設定を考慮しながら実際に使い，使用方法を練習しながら，必要があれば道具の使用法や動作上の問題点を改善することが重要である．

□ 社会資源では，既存の資源のほかに，必要があればインフォーマルサービスの開拓も検討する．例えば，隣人，知人，キーパーソン以外の親戚などの援助の可能性を探る．

D. 医療機関との連携プロトコル

- 観察から，新たな医療的介入が必要と思われる場合には，医師や看護師と連携して必要な対応を行う．

□ 誤嚥性肺炎の兆候である，発熱（微熱），咳，痰の量と色，呼吸状態，元気のなさ（応答が鈍くなっている，睡眠時間が長くなっている）などの変化に留意する．

□ 心理状態について，生活の様子を観察しながら抑うつ症状（**表3**）などが背景にないか確認し，必要があれば医師に相談をする．

> **メモ　低栄養と脱水**
> ・要介護高齢者の支援では，水分補給と栄養状態に対する管理も重要である．脱水と低栄養を疑う症状には，食事量の減少，唾液の分泌量の減少，嘔吐，便秘，ボーッとしている，顔がこけているなどがある．

4 介入後評価のポイントと実際

- 在宅復帰が困難な場合には，利用者のADLやIADL評価に基づきOTの視点から今後の生活拠点について提案する．
- 利用者の変化をキャッチし迅速に対応する．

□ 疾患の悪化，季節の移り変わりや施設内の人間関係や家族状況の変化などにより，一端定着した生活が崩れる恐れがある場合には，このような変化を迅速にキャッチし，生活に影響を与える前に可能な介入を行う．

表3　高齢者にみられる不安症状

- 自分の健康状態の悪化や何か悪いことがおきるのではないかと過度に心配する
- 落ち着きがない
- 集中困難，また些細なことに過敏に反応する
- 痛みを引き起こすぐらいの頸部の筋緊張．頭痛
- 身近な人に怒りっぽくなる
- 睡眠障害と日中の倦怠感
- 不安発作

- 担当介護支援専門員や退所後の機関に，施設でのリハビリテーションの内容と今後の留意点を申し送る．

5 利用者，家族をどう指導するか？

- 不安な点や外出・外泊時の問題を聞き，日頃から些細なことでも話しやすい関係をつくる．また，日常の会話から，利用者とその家族の暮らし方の特徴を把握し，得られた情報を退所に向けた調整に活用する．
- 外出・外泊時に必要な乗り物への乗降方法を確認し，適切な方法を指導する（図17）．

6 まとめ

☐ 介護老人保健施設では，多職種によるチームアプローチが基本である．書面やカンファレンス以外にも日頃のコミュニケーションを通じて密な情報交換を行う．

☐ 通過型施設として連続的な介入ができるよう，入所前後の機関との情報交換や連携を行う．また，疾患の悪化など専門的な医療機関での介入が必要になった場合には，迅速な橋渡しを行う．

☐ 退所後の暮らしを具体的に想定し，入所中から退所後の環境因子に即した準備を行う必要がある．さらに，施設内で一端獲得された動作や作業が退所後の生活の中にも定着するように介入する．

文献

1) 厚生労働省老健局．リハビリテーションマネージメントの基本的考え方並びに加算に関する事務処理手順例及び様式例の提示について．平成18年老老発第0327001号，2006
2) 外山 義：自宅でない在宅，医学書院，2003
3) Rader J, Jones D, Miller L : The importance of individualized wheelchair seating for frail older adults. Journal of Gerontological Nursing 26 : 24-32, 2000
4) 米田郁夫：福祉用具プランニング入門，GPnet：58-62，2000

（坂上真理）

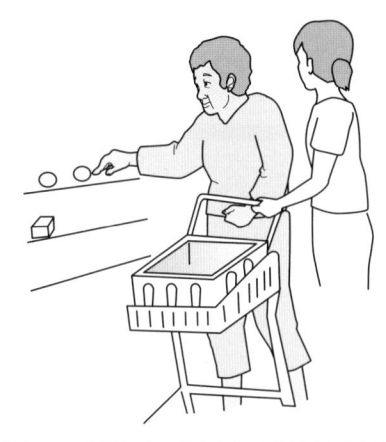

図16 買物時の問題点の評価と訓練

移動能力，リーチ，かがみ動作のほか，どの工程が可能か，どの動作時にどのような介助が必要か，歩行補助用の妥当性などを評価し，必要があれば改善をする．実際の場面で作業や活動を行うことにより，自信の獲得も目指していく．

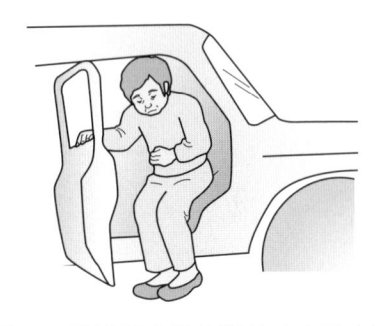

図17 乗用車の乗り降りの介助方法の指導

乗用車に乗る場合には，先に殿部をおろし，次にからだを前方へ向けてから足を車の中に入れる．窓を下までさげておくと，手すり代わりになる．介助者は，ドアが動かないように固定し患側から介助する．おりる場合は逆の手順でからだの向きをかえて足を出したあと，立ち上がる．

6 視覚性認知障害とその関連症状

> **View Point　視覚性認知障害とその関連症状に対する治療で必要なことは何か？**
> - 病巣部位を同定し，起こりうるであろう症状を考える．
> - 観察と検査から患者はどのような症状を呈しているのかを絞り込む．
> - さらに症状の程度を評価し，患者はどの程度までできて，どの程度から困難であるのかを明らかにする．
> - 患者の症状に合わせて，治療介入の方法を選択し，実行する．

1 はじめにおさえておくべきこと

- 評価を行う前に，損傷側と病巣部位の同定を行う．

- ☐ 医師の処方箋から，大脳半球のどちら側でどの部位に損傷があるのかを確認する．それにあわせて可能であれば，頭部 CT や MRI の画像もみてその部位を確認する．
- ☐ 一般的に，視空間性の認知障害においては，中心溝よりも後方，つまり頭頂葉や後頭葉，側頭葉の損傷で起こりやすい．
- ☐ 半側空間無視やそれに関連する症状は，被殻や視床を含めた右半球内の損傷後に起こりやすい．
- ☐ 後頭葉や視放線に損傷がある場合は，視野の障害が伴う．

- 視覚性認知障害とその関連症状について知識の整理を行う．

1. 失認と空間性注意障害

- ☐ 視覚失認：目の前に提示されたものが，何であるのか認識ができない状態．情報処理の段階から，統覚型と連合型に分けることができる（表1）．統覚型は視覚イメージを構築する段階の障害で，連合型は構築した視覚イメージに名前をつける段階の障害．視覚失認を呈する患者は，みて答えることができない物品であっても，それに触れたり，それから発せられる音を聞いたりすることで同定が可能となる．責任病巣は，両側後頭葉．一側病変での連合型視覚失認では，左後頭側頭葉内側部である．

表1　視覚失認と視覚失語の違い

	線画の呼称	線画の模写	物品・線画のマッチング	物品名からのポインティング	触覚による物品の同定
視覚失認 　統覚型	×	×	×	×	○
連合型	×	○	○	×	○
視覚失語	×	○	○	○	○

□ 視覚失語：提示された物品の名前を答えることができない．しかし，その物品に関する知識は保たれているため，その説明は可能である．また，物品の名前を聞くことで，複数の物品の中からその物を選ぶことが可能である（**表1**）．責任病巣は，左後頭側頭葉内側面．

a）検査

- 提示された物品の絵を書く，または線画の模写を行う（描画・模写課題）．
- 目標の刺激（物品もしくは線画）と同じものを複数の中から選択する（マッチング課題）．
- 提示された物品の使用目的・使用方法を説明する．
- 物品のほかにも，呼称可能な幾何学図形の線画やブロック，型紙などでも検査を行う．

b）訓練

- 統覚型であれば，描画やマッチング課題を用いて視覚イメージの構築を促す．物品を用いる場合には，視覚以外の触覚や聴覚による情報も利用する．
- 連合型であれば，物品や線画の呼称を行う．名前を答える際に聴覚性の選択肢を出す．こちらも，物品を用いる場合には，触覚や聴覚による代償を利用しながら訓練をすすめる．
- 視覚失語であれば，物品呼称のほかに，物品名の語頭音を用いて呼称訓練を行う．

□ 半側空間無視：病巣と対側の空間に対して注意を向けることができない現象．右利きの場合，右大脳半球が空間性注意に優位に働くため，左半側空間無視が右半側空間無視よりも重度で長く続くことが多い．左大脳半球損傷後の場合，失語に伴い右半側空間無視が認められる場合がある．責任病巣は，右頭頂葉や右側頭頭頂後頭領域といわれているがそれ以外の右大脳半球損傷でも起こりうる．

c）検査

- 紙と鉛筆や物品を用いた検査で定量的評価を行う．
- 検査内容としては，線分二等分課題，線分抹消課題，文字抹消課題，模写課題，自発描画，音読，文章の書き写し，塗り絵などがある．

d）訓練

- 机上においたお手玉やおはじきを拾い集める探索訓練．
- ペグボードに並んだペグ棒をとる，もどす，ひっくり返すなどの訓練．
- 検査と異なる内容で，音読，色塗り，模写課題などを用いる．

メモ 線分二等分課題に用いる線分の長さは？

・長い線分を二等分する際，左半側無視患者は，真の中点より右側に印をつける．しかし，線分が短いと中点より左側に印をつけることがある．結果の解釈を容易にするために，10cm以上で長さの異なる線分を数種類用意するのが好ましい．

☐ 相貌失認：家族の顔やよく知っているはずの職員の顔をみても誰であるか同定することができない．しかし声を聞くとそれが誰であるのかがわかる．声のほかにも，衣服や歩くときの靴音などの情報も人の同定に利用されることがある．責任病巣は，右もしくは両側側頭葉内側面．

e）検査

- 家族や病院もしくは施設のスタッフ，有名人の顔写真の同定，選択課題を用いる．

f）訓練

- 少ない選択肢からある特定の顔写真を選ぶ．
- 用意した名前の選択肢を用いて人物の同定を行う．
- 名前の選択肢なしで人物を同定する．

☐ 同時失認（腹側型，wolpert型）：細部に関しては説明可能であるが，全体でどのような状況であるのかを説明することができない．また，個々の文字を読むことができても単語として読むことができない．責任病巣は，左側頭後頭葉の下部領域．

g) 検査と訓練

- 情景画の説明や単語や文章の音読を用いる．訓練では，構成要素の少ない絵や単語，文章から練習をはじめる．

2. 地誌的見当識障害

☐ 街並失認：よく知っているはずの建物や風景をみてもそれがどこであるのかがわからず道に迷う．しかし，目的地までの道順を説明することは可能である．責任病巣は，右紡錘状回と舌状回．

a) 検査

- 次の写真を用意して，写真の内容を説明できるか確認する．
- 住みなれた自宅周囲の風景，または通勤途中に目にする風景を写した写真．
- 有名な建物の写真．
- 病室から訓練室までの途中で撮影した写真．

b) 訓練

- 検査で用いた写真を用いて，選択肢を与えながら写真を選ぶ．
- 指定した風景の写真を少ない枚数の写真の中から選ぶ．
- 住所の表示，駅の名前，通りの名前，案内，看板など言語性の情報があれば，それらをもとに場所を同定する．

☐ 道順障害：熟知している道順を説明することができない．しかし，その途中の風景や建物に対する認知は保たれている．病巣は，右脳梁膨大後域．

c) 検査

- 最寄りの駅やバス停から自宅までの道のり，もしくは自宅から職場までの道のりを口頭で，または絵に描いて説明する．
- 病棟から訓練室までの道順を説明する．

d) 訓練

- 自宅周辺の地図を用いて道順を確認する．
- 施設や病院内の案内図をもとに経路を確認する．
- 絵を描いて道順を想起する．
- 自宅から駅やバス停までの道のりで目印となる街並みの写真情報か

表2 ゲルストマン症候群の四徴候

手指失認	手指の名前を答えることや、「人差し指はどれですか」などと聞かれても指し示すことができない
左右障害	患者本人や他者の「右」と「左」の区別がつかない
失算	計算能力の障害
失書	仮名・漢字ともに文字を書くことが困難

表3 バリント症候群の三徴候

視覚失調	注視した対象に手をのばすことができない
視覚性注意障害	ある対象を注視するとその周囲にあるほかの対象の存在に気づくことができない
精神性注視麻痺	目線をある対象から別の対象へ移すことの障害。また、対象に目を向けてもそれを維持することの障害

ら道順をみつけ出す。

3. 症候群の中に認められる失認

□ ゲルストマン Gerstmann 症候群：手指失認，左右障害，失算，失書の四徴候からなる（表2）．病巣は，左角回から上頭頂小葉，または左角回から後頭葉．

a）検査と訓練

- 指の呼称，指定された指を指し示す（ポインティング課題）．
- 患者や検者，人形の手や足の左右を区別する．
- 1桁どうしの計算から，繰り上がり，繰り下がりのある計算．桁数を増した計算．
- 物品や絵カードによる視覚提示の単語の書き取り，読み上げられた単語を書き取る，聴覚提示課題．ひらがなと漢字の両方で実施してみる．

□ バリント Bálint 症候群：視覚失調，同時失認，精神性注視麻痺の三徴候からなる（表3）．視覚失調では，注視下のみならず，周辺視野でも障害される．視覚性注意障害は，背側型同時失認ともよばれる．病巣は，両側頭頂後頭葉．

b）検査

- 点と点を線で結ぶ，三角形や四角形を描く．文字を書いてみる．
- 紙の上に複数の大きな点を描き，手を使わずに数える．
- 対座法で検者の指の動きに眼球運動がついてくるのか，右手から左手，またはその逆の方向へ目線を移動できるか．検者の指を見続けられるか．

c）訓練

- ペグボード上で毎回異なる位置に1つ棒を立てておき，そこへ手をのばす．触覚の代償を利用して目と手の強調を高める．
- ペグボードに並んだ複数の棒や机上におかれた複数のお手玉を触りながら数を数える．
- 向かい合った状態で，患者にセラピストの左右の示指を順に注視する．毎回，指の位置をかえて提示する．固視し続けることが困難である症例に対しては，刺激を提示して同じ場所で続けて固視してもらう．

> **メモ** 視覚性運動失調（ataxie optique）と視覚失調（optische Ataxie）
>
> ・視覚性運動失調とは，周辺視野に提示された視標がみえているにもかかわらず，その位置へ正しく手をのばすことができない現象である．視標を注視すると正しく手をのばすことができる点では視覚失調とは異なる．通常，病巣の対側視野内で両手に認められる．責任病巣は，上頭頂小葉から頭頂間溝周囲．左右半球にかかわりなく生じる．周辺視野でのみ起こる障害であるため，日常生活ではほとんど問題とならない．ataxie optique はフランス語で，optische Ataxie はドイツ語．英語表記ではいずれも optic ataxia となる．両者を区別するために，最初の報告で表記されたままを用いて混同を避けている．

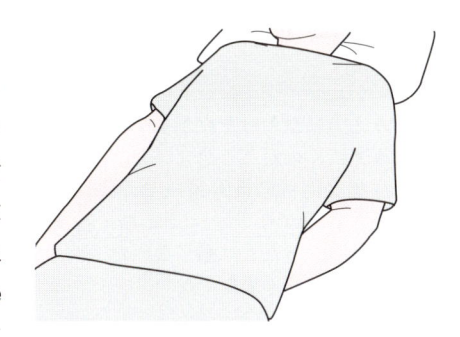

図1 片麻痺に対する病態失認1
仰臥位になったときに，左手を腰の下に敷いていても気づかない．

4. 半側身体に対する失認と注意障害

☐ 以下の症状は，右半球損傷後に多く認められる．

☐ 片麻痺に対する病態失認：半側身体失認．患者は病巣と対側の上下肢に対して注意を向けることができず，管理が不良となる（図1，2）．動かない手をみせても「動く」と答えることがある．

a）検査

- 片麻痺に対する認識を段階的に質問をしてみる（表4）．
- 口頭指示で指定した身体部位を触れる．例：肩，肘，手首，耳，膝，大腿．
- 洗濯バサミや付箋を手の届く範囲の衣服につけて，閉眼ですべてを探して外す．
- 起居動作，移乗動作での麻痺側上下肢の管理を観察する．

d）訓練

- 口頭で指示した身体部位に触れてもらう．
- 非麻痺側の手で対側の上肢をなでる．麻痺が軽度であれば，その反対も行う．
- 衣服の着脱訓練を通して麻痺側上下肢に対する認識を高める．
- 起居動作・移乗動作における手足の管理不良に対しては，手順を決め，その手順通りに動作の習得を目指す．

☐ 運動無視：麻痺がないか，あってもごく軽度にもかかわらず病巣の対側上下肢を使おうとしない．促しによって運動は可能となる．

c）検査と訓練

- ボタンをかける，外す．上着のファスナーをかける，外すなど，通常両手を用いて行う動作で検査を行う．

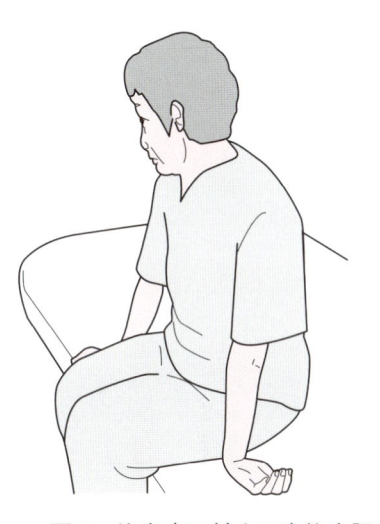

図2 片麻痺に対する病態失認2
顔は右方向を向き，左上肢は図のような肢位となっても，左手を膝の上におくことができない．

表4 片麻痺に対する段階的な質問

| ①からだにかわった点がないか |
| ②動きにくいところがないか |
| ③病巣と対側の上下肢が動くか |
| ④病巣と対側の上肢または下肢を目の前に提示し，「これは動きますか」とたずねる |

表5 視野の変化に対する段階的な質問

①みえ方にかわった点がないか
②みえにくいところがないか
③病巣と対側の視野領域でみえにくいところがないか．または，視野が狭くなったとは感じないか
④物が歪んでみえないか

- 両手で何かを組み合わせる，紙をちぎる，物品を右から左へ手渡すなどの両手の動きが必要な活動を行う．

☐ 運動消去現象：左手のみ，または，右手のみの運動であれば，動作がとまることがないが，両手で動作を行うと病巣と対側の動きがとまってしまう．

d）検査と訓練

- じゃんけんの「グー」と「パー」を左右同時に行う．
- 両手を膝や机の上において，前腕の回内外を繰り返す．
- 机の上の粘土を両手で棒状にのばしてゆく．
- 両手で同時にペグ棒をひっくり返す．

2 介入前評価のポイントと実際

- 行動・動作の観察から問題点をみつけ出す．

☐ 患者の行動や動作を観察して，何か特徴的な点がないか観察する．例えば，半側空間無視があれば，患者の頭部や目線は右方向ばかり向いていることがあるし，片麻痺に対する病態失認も伴っているのであれば，病巣と対側の空間や上下肢について関心を向けられないことがある．

- 問診・机上検査で症状の有無やその程度を明らかにする．

☐ 主訴を聞いて，現在どのようなことに困っているのかを確認する．
☐ 発症に伴う主観的な「みえ方」の変化を段階的にたずねる（表5）．
☐ 半盲であれば，欠損領域に対して気づくことが多いが，左半側空間無視では，自らそれに気づくことが少ない．
☐ 半盲や1/4盲がある，またはありそうな症例に対しては，対座法を用いて評価する．脳内の血腫や浮腫により一次的に視野障害を呈することがある．継時的に改善が認められることがあるので，経過をみながら評価を何度か行う．
☐ 病巣と対側の上下肢については運動麻痺と感覚障害の有無を評価する．
☐ 各症状に対する検査については，前項の内容を参考にして実施する．
☐ 症例によっては，複数の症状を呈していることもある．
☐ 視覚性認知障害に対する包括的な検査バッテリーとして，標準高次視

知覚検査（visual perception test for agnosia : VPTA）がある[1].
- [ ] 半側空間無視に対する標準化された検査として，BIT行動性無視検査日本版がある[2].

> ・日常生活における問題点を明らかにし訓練につなげる．

- [ ] FIMやBarthel Indexなどを用いて，日常生活の自立度を評価する．動作の観察に加えて，身近に接している看護師・介護職員などから普段の様子を聴取する．
- [ ] 介助が必要である項目に対しては，なぜ介助が必要なのかを分析する．
- [ ] どのように介助が行なわれているのかを確認する．患者の能力から判断して過介助になっていないか，または，やり方を変更することで介助量の軽減が得られないかを検討する．
- [ ] 介助や監視の必要がある項目がいくつかある場合，どの項目において最もはやい段階で動作の自立が獲得できそうであるのかを考える．

表6 左半側空間無視に対する段階的な声掛け

> ①「まだ残っている」とだけ伝え，具体的に探す場所を指示しない
> ②「左にある」と伝え，探索する方向を知らせる
> ③「思っているよりももっと左側」と，自発的により左側への探索を促す
> ④口頭による誘導が難しいときは，患者の手をとり，目標まで誘導し，探していたものの存在を確認する

3 作業療法介入のすすめかた

> ・作業療法での治療介入の方法は，大きく分けて2つに分類できる．
> ・1つは，症状そのものに対するアプローチであり，直接的介入と間接的介入が含まれる．まず，これらの方法により症状の軽減を目指す．
> ・もう1つは，症状そのものにはアプローチしないが，患者の自立度を向上させる方法であり，機能代償や環境調整が含まれる．患者の症状に合わせてこれら4つを組み合わせて作業療法を実施する．

1. 直接的介入

- [ ] 検査や観察など，どの段階までできて，どの段階から困難であるのかが明らかとなる．その上で，患者のできることからやや難しい課題を用意する．この方法は，最も基本的な介入方法である．そして，セラピストはヒントを与えて，繰り返し訓練を行う．
- [ ] その際，患者自身に考えてもらえるように段階的に声を掛ける，もしくは最小の介助を与える．左半側空間無視を例に段階的な声掛けの一例を表6に示す．訓練に用いた課題が遂行可能になれば，課題の難度をあげてゆく．

2. 間接的介入

- [ ] 患者の呈する症状によっては，直接的介入のように要素的な訓練では，持続して実施することが難しい場合がある．つまり，バリント症候群

表7 仰臥位から端座位における動作手順

① 非麻痺側手で麻痺側手をつかむ
② 非麻痺側足で麻痺側足をすくう
③ 非麻痺側へ体幹・骨盤を回旋させ、側臥位になる
④ 交差させたままの両足をベッドの端からおろす
⑤ ④と同時に麻痺側手を離し、非麻痺側の肘を支点に体幹を起こす
⑥ 非麻痺側の手掌をベッドにつけ、交差した足を元にもどす

表8 移乗前後の動作手順

車いすからベッドへの移乗
① 左右のブレーキをかける
② 両足をフットレストからおろす
③ 両側のフットレストを立てる
④ 麻痺側の足底が床についているかを確認する

車いすへ移乗してから
① 麻痺側の手を膝の上におく
② 左右のフットレストをおろす
③ 左右の足、または麻痺側の足をフットレストに乗せる
④ 左右のブレーキを外す

のように目と手の協調が難しい場合や、運動無視や運動消去現象に対しては、作業活動を通してその機能回復を目指すことが可能であるかもしれない。

☐ また、片麻痺に対する病態失認では、注意を向けられない上肢をその対側の手でなでることや両手を組んだ状態での体操などによって、麻痺側に対する意識が高められるかもしれない。また、衣服の着脱訓練も有効であるかもしれない。

3. 機能代償

☐ 患者の示す症状の中には、改善が困難であることが少なくない。そのため保たれている能力を利用して、問題点を解決してゆく。

☐ 視覚失認では、視覚以外の感覚入力、つまり触覚や聴覚を用い物品の同定を行う。相貌失認で、職員の名前がわからないときは、名札による言語情報から相手を同定する。

☐ 左半側空間無視では、左方向への探索のストラテジーを獲得することで見落としを減らすことができるかも知れない。お手玉やペグ棒を探す訓練であれば、目でみて探す以外に右手で探るようにすることでより多くの刺激に気づけることがある。また、食事であれば、目の前に配膳された器内の食べ物を確認して、順序よくそれぞれの器に手をつけることで食べ忘れを防ぐことができるかもしれない。

☐ 片麻痺に対する病態失認で、起居動作の際に麻痺側の手足の管理が不良である場合、その都度セラピストが声を掛けて患者に注意してもらう。加えて、あらかじめ決めた動作手順を学習してもらい、麻痺側の手足の管理を徹底する（表7）。車いすから移乗するときや、車いすへ移乗してからの手順も同様である（表8）。

4. 環境調整

☐ 自らの能力では、動作を遂行するのに困難である場合、周囲においた手がかりをもとに動作の獲得を目指す。道順障害や左半側空間無視によって病棟や施設の中で道に迷うのであれば、病室からトイレまでのように、床にテープで印をつけて、そこをたどるようにする。部屋番号を確認しなくても済むように病室の入口に大きな目印をつける。

☐ 発症直後の左半側空間無視患者であれば、器の位置を右側にずらして食べ物に気づきやすくする。ナースコールやテレビの位置を患者の右側に配置する。

☐ 各症状に対する主な訓練は、症状の説明で述べたので、それを参考にしていただきたい。

4 介入後評価のポイントと実際

> • 比較検討ができるように介入前と同じ評価を用いる．

☐ 机上での検査を再度行い要素的な変化を捉える．
☐ FIM や Barthel Index などで ADL 評価を行い，自立度の変化を評価する．また，数字であらわれない程度の変化であれば，どのような変化が認められたのかを記載する．

> • 主観的評価もあわせて行う．

☐ セラピストが患者の評価を行うことに加えて，患者自身の内省を聞くことで主観的な変化を知ることができる．訓練開始直後は，意識障害や病識の欠如，混乱した状態であることも少なくない．時間の経過とともに，少しずつ患者自身が現状を把握してきているのか，否かを確認することができる．

> • 治療介入の効果を検討する．

☐ 介入の直前と直後に評価を行うことで，その効果を評価することが可能である．ただし，症状にゆれのある場合は，何度か繰り返し評価を行うことが必要となる．
☐ 継時的な改善に対しては，自然回復や，PT，ST による治療効果も考慮に入れる必要がある．

5 患者・家族をどう指導するか？

> • 作業療法の現状を説明する．

☐ 患者の能力や問題点を患者自身とその家族に説明する．つまり，どのようなことができて，どのような点が難しいのかを知ってもらう．その上で，作業療法ではどのような取り組みを行っているのかを説明する．患者・家族，そしてセラピストが同じ目標に向かってリハビリができるように理解と協力を求める．

> • 監視と最小の声掛けをお願いする．

☐ 訓練以外での生活においても，行動上の問題が起こりうるので，家族の協力が得られる場合は，危険を伴わない範囲で，監視・最小の声掛

けを依頼する．左半側空間無視や，左片麻痺に対する病態失認がある場合は，起居動作や移乗動作が手順どおり行われているのかみてもらい必要に応じて声掛けしてもらう．

- 車いすの駆動練習や移乗動作時も同様である．声を掛けるときは，直接，問題点を指摘するのではなく，「何かやり忘れていないか」，「手や足は，ストッパーは」「左の手や足は，ストッパーは」などと段階的にヒントを増やしてゆく．常に患者に考えてもらいながら，自発的に気づけるように促す．
- 食事は，右側の器からではなくすべてのお皿へ均等に手をのばすことができるように促す．左側に手をのばすように声を掛けるほかに，「○○を食べてみましょう」などと声を掛けるとその料理を探せるかもしれない．

6 まとめ

- 可能な場合は，症状の評価を行う前に病巣を確認し，そこから起こりうる症状を推測する．
- 訓練室での検査や ADL 評価より，どのような症状を呈しているのかを明確にする．
- 症状の程度を調べ，どの程度まではできて，どこからが困難であるかを明らかにする．
- 症状の程度に合わせて，患者ができることよりもやや難しい程度から課題を行う．
- できることを増やすために機能代償，環境調整の観点からのアプローチも考慮する．
- 繰り返し課題を行い，できるようになれば難易度をあげてゆく．

文献

1) 日本失語症学会：標準高次視知覚検査，新興医学出版社，1997
2) 石合純夫（BIT 日本版作製委員会代表）：BIT 行動性無視検査日本版，新興医学出版社，1999

（太田久晶）

7 失行症に対する作業療法

> **View Point　失行に対するリハのすすめかた**
> - できない動作やできない状況を確認し，できない原因の分析をする．
> - 失行が原因であるなら，正しく動作を行うために，どのような方法で行うとよいかを探る．
> - 正しく行いやすい方法がみつかったら，病棟スタッフなどとも連携し，動作の習熟をはかる．

1 はじめにおさえておくべきこと

> - 失行の定義・症状について再確認する．失行のタイプ分類については，さまざまな見解があるので留意する．

- □ 日常生活を送る上で，目的に応じたさまざまな行為を行い，多くの道具を適切に使いこなす必要がある．失行は脳損傷によって生じる，目的とする動作が適切に行えない症状である．
- □ 山鳥は失行を，「運動執行器官に麻痺，筋緊張の異常，失調，不随意運動などの異常がなく，運動を遂行する能力が保たれていると考えられ，かつ命令は理解されているのに，刺激に応じて運動を正しく遂行することができない状態である．刺激は聴覚性言語命令，視覚性模倣命令を主とするが，場合によっては触覚性刺激であってもよいし，あるいはそれらの複合であってもよい．また，運動とは選択の可能な運動レパートリーが存在するタイプの運動とする．」[1]と定義した．
- □ Liepmann の失行の定義以来，失行の分類に関しての議論は数多くなされ，現在でも諸家の統一した見解が得られていない．石合は，失行の分類について，古典的分類と誤反応による分類を**図1**のように整理した[2]．失行の症状を評価する場合には，症状がどの失行のタイプに当てはまるかにとらわれることなく，どういった動作に問題があるか，どのように誤ってしまうか，をしっかりと把握することが重要である．
- □ OT の臨床上で扱うことが比較的多い行為の種類は，象徴的信号動作，道具使用のパントマイム，道具の使用，複数物品の系列操作である．
- □ 象徴的信号動作は，動作そのものが社会的に意味を持つタイプの動作であり，「さよなら」，「おいでおいで」，「敬礼」などが代表例としてあげられる．道具使用のパントマイム（身振り）は，日常的に使用する

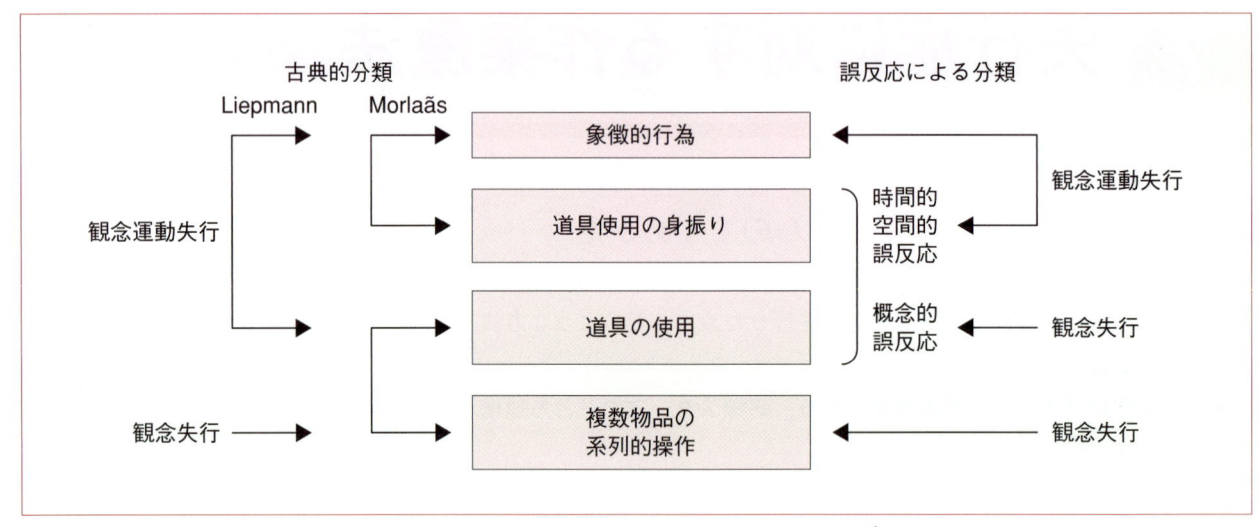

図1 失行の古典的分類と誤反応による分類[2]

道具について，実際には道具を手に持たないで，道具を使用している身振りをすることである．

- [ ] 道具使用のパントマイムを行う際によくみられる誤りに，body part as object（tool）がある．この反応は，自分の指や手を使用法を示すべき道具に見立てて，パントマイムを行うものである．健常者でもみられる反応であるが，健常者では指を道具に見立てるのではなく，道具を手に持っているようにやることを指示すると修正可能である．しかし，失行患者では，修正して，道具を手に持っているようにしてパントマイムを行うことができないことが知られている[3]．
- [ ] 道具の使用は，日常的に使用する道具を実際に手に持って使うことである．複数物品の系列操作は，「お茶を入れる」，「ろうそく立てを使って，ろうそくに火をつける」などが例としてあげられ，いくつかの段階を順序立ててすすめる必要がある動作である．
- [ ] 石合は失行の一般的特徴として，
  ①学習されたすべての動作が障害されることはない
  ②同じ動作でもできるときとできないときがある
  ③口頭命令よりも模倣が容易
  ④物品を使う身振りよりも実際の使用の方が容易
  ⑤検査場面よりも日常生活場面の方が容易
  　ということをあげている[2]．
- [ ] 失行は左半球損傷で生じることが多く，検査者の教示が伝わりにくいこともあるため，言語的・非言語的理解の度合いがどの程度であるかの評価も必要である．
- [ ] 失行と損傷部位との関連については，道具使用のパントマイムや複数

物品の系列操作は左半球頭頂葉損傷，単一物品の使用は両側頭頂葉損傷と関連が強いとされている[4]．また，Alzheimer病でも失行を生じることが知られている[5,6]．

メモ　肢節運動失行
・肢節運動失行は習熟し，学習した運動の拙劣化状態と定義される症状で，運動麻痺，失調，不随意運動，筋緊張の異常などによらないものである[1]．運動拙劣症が肢節運動失行とよぶべき症状であるのか，軽度な運動麻痺であるのかは，諸家の見解の一致をみていない．責任病巣として，運動前野があげられている．

2 介入前評価のポイントと実際

- 失行を疑う症状，病巣，ADL上の問題の程度などを確認する．

☐ カルテ，Dr.，Nrs.からの聞き取りなどから情報収集を行う．
☐ 病巣，意識レベル，麻痺の程度，失語症やそのほかの高次脳機能障害を疑わせる症状，日常生活面で失行を疑わせる動作などについて，可能な限り情報を得る．
☐ 種村は，失行患者の面接に際しての留意点を**表1**のように示している[7]．
☐ 脳血管障害の身体機能評価，神経学的評価，高次脳機能障害スクリーニング，ADL評価などを行う．失行を疑う行為障害の所見があったら，失行検査を行う．

表1　失行患者との面接で留意すべき点[7]

①いっていることが理解されているか
②精神面の状態は安定しているか
③病識はあるか
④病室での失行症状がみられるか（他者からの情報を含む）

- 標準化されている失行検査を行う．

☐ 本邦で標準化されている失行の検査として，標準高次動作性検査がある（**表2**）[8]．この検査は，象徴的信号動作，道具使用のパントマイム，実際の道具使用，複数物品の系列操作をはじめ，顔面，手指構成，着衣，下肢動作，積木構成など，多様な種類の動作を含んでいる．各問題に対して，2点（課題が完了できない），1点（課題を完了したが，

表2 標準高次動作性検査の内容[8]

大項目	問題の例
1. 顔面動作	舌を出してください
2. 物品を使う顔面動作	火を吹き消すまねをしてください
3. 上肢（片手）慣習的動作	軍隊の敬礼をしてください
4. 上肢（片手）手指構成模倣	ルリアのあご手（水平）
5. 上肢（両手）客体のない動作	グーパー交互テスト
6. 上肢（片手）連続的動作	ルリアの屈曲指輪と伸展こぶし
7. 上肢・着衣動作	これを着てください
8. 上肢・物品を使う動作	歯を磨く（客体あり・なし）
9. 上肢・系列的動作	お茶を入れて飲んでください
10. 下肢・物品を使う動作	ボールをける
11. 上肢・描画（自発）	三角をかいてください
12. 上肢・描画（模倣）	透視立方体
13. 積木テスト	積木構成課題

過程に異常あり），0点（正常）で得点化し，さらに9つの反応分類で記録する．動作の指示は，口頭命令，模倣などで行うが，確認可能なものは，日常生活場面での自然的状況下の反応を記録する．

☐ Western Aphasia Battery（WAB）失語症検査の，「行為」下位検査も簡便で，スクリーニング的に使用できる検査である．この検査では，上肢運動，顔面運動，道具使用，複雑な動作について，それぞれ口頭命令，視覚的模倣で行う．顔面運動，道具使用，複雑な動作は実物を使用して行う項目がある．また，左右の手で別々に行う[9]．

• 道具使用に問題がある場合には，道具自体の認知が保たれているかどうかを評価する．

☐ 動作自体の評価とともに，道具の認知についての評価も必要である．道具のnaming（道具を視覚的に提示し，名前をいってもらう），pointing（道具を複数同時に視覚的に提示し，検者がいった道具を示してもらう），道具の説明（道具名をいって，どのようなものかを説明してもらう）などで，道具の概念が保たれているかについて確認する．

☐ ほかのいくつかの高次脳機能障害と同様に，失行では自動性と意図性の乖離があることが知られている．すなわち，訓練や検査場面では，道具を正しく使用することができなくても，自宅や病室での日常生活では，容易に使用することがある．また，道具を実際に手に持たずに，道具使用のパントマイムを行うよりも，実際に手に持って動作を行う方が，正しく行うことができることが多い．

> ・必要に応じて道具の物品数を増やすなどして詳細に評価をすすめる．

□ また，道具使用のパントマイムや実際の道具使用について，より対象物品数を増やして，詳細に掘りさげて検査を行うことで問題がみつかることもある．

メモ　道具の強迫的使用
・道具の強迫的使用は，右手で目の前の道具を操作してしまう現象である．使用しないように指示しても，使用してしまい，使用してはいけないことはわかっていても，使用してしまうことが多い．本能性把握反応との関連を指摘されている．脳梁膝部・前部帯状回・補足運動野を含む左前頭葉内側面の損傷で生じることが多い[15]．

メモ　本能性把握反応
・本能性把握反応は，手への刺激を契機として生まれる，手を刺激の方へ向け，その刺激を把握しようとする一連の運動である[16]．手からものを引き抜こうとすると追いかけたり，視覚的に提示されたものに対しても，刺激の方へ手を動かすこともある．上前頭回内側面中部から後部，帯状回前部の関連が示唆されている[17]．

3 作業療法介入のすすめかた

□ 失行のリハビリテーションについては，確実に効果が見込まれる方法は未だ確立されていない．

□ 脳卒中の治療についてまとめている「脳卒中治療ガイドライン2004」では，失語・失認・半側空間無視などと並び，失行を検出し，客観的評価を行うことをすすめ，ADL上の評価が重要である，とされている．また，損なわれた機能回復練習と代償練習のいずれも，実生活への汎化を目的とすることがすすめられている．しかし，効果的な訓練法は具体的にはあげられていない[18]．

> ・評価結果を分析して，どのように介入していくかを考える．

□ 早川らは，失行も含めた行為の障害についての訓練についての考え方を，①脳の損傷部位から組み立てる，②行為の誤りかたから組み立てる，③手続き記憶の視点から組み立てる，と整理している．①では，体性感覚・視覚・聴覚などに関する領域が損傷され，障害されている要素的感覚があったら，その感覚の残存機能の利用と障害を受けていない要素的感覚の利用を考える．また，縁上回や角回など様式特異性

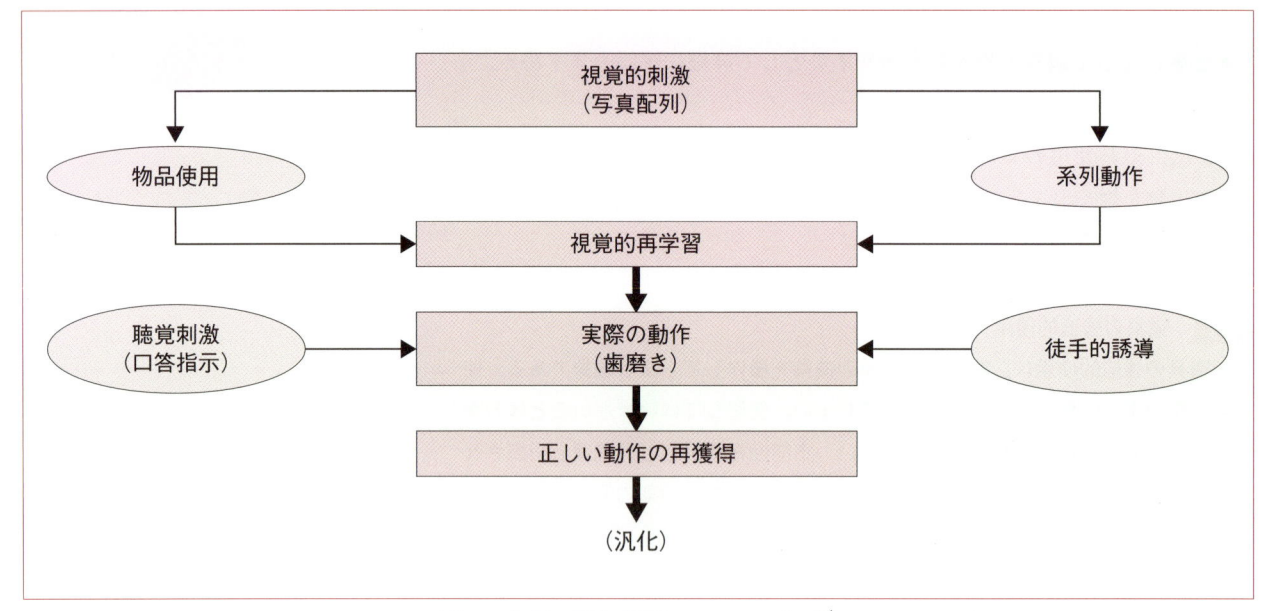

図2 失行の認知訓練ストラテジー[12]

がない領域の損傷では，保存されている運動・動作が発現できるように環境を整える．中心前回周辺領域では，動作の再獲得のために段階づけられた訓練を行う．②では，行為の誤り方をよく分析して，道具の持ち方，動かし方，手順など，その問題に対応した訓練を行う必要がある．③では，知覚技能学習，認知技能学習，運動技能学習のうち，得意な技能学習をみきわめる，としている[11]．

☐ 系列操作を失敗してしまう患者に対して，行為を継時的に写真撮影して，正しい順序に配列させ，その直後に実際に動作を行わせて，動作を修正しながら完了させる訓練の効果が報告されている．**図2**はそのストラテジーを説明したものである[12]．

☐ Goldenbergは道具使用の誤りがある患者に対して，習得すべきADL項目を限定した訓練を行い，設定したADL項目では誤りが減少し，効果が訓練終了後6ヵ月間は持続したことを報告した[13]．

☐ ある程度動作が習得されてからは，病棟スタッフと連携して，実際のADL場面でも道具の使用をすすめる．この場合には，正しく行いやすい状況や指示の仕方を病棟スタッフに伝え，OTや病棟スタッフが同じ対処の仕方をすることが重要である．そのために，文章や図をベッドサイドに表示しておくことも有効である[14]．

☐ また，スプーンでの摂食，歯磨きなど，当面獲得する行為を限定し，段階を分けて，習得をすすめると獲得されやすい．

☐ 以上に失行のリハビリテーションの考え方・有効であったと報告されている方法を述べた．しかし，これらがどのような症例にでも有効で，

訓練効果があがるわけではない．症例によって，効果があがりやすいやり方は異なる．実際には，これまで述べた訓練をすすめる上で考慮すべき考え方や，先行研究の結果を踏まえて試行錯誤的に取り組まなければならない．しかし，行き当たりばったりに行うのではなく，症例ごとにできない行為，失敗してしまう原因，上手くいく環境や教示の仕方などを分析し，症例に合わせた訓練法や実際のADLのやり方をみつける必要がある．

【着衣障害】

- 着衣障害は臨床的に直面することが多く，解決に難渋することがたびたびある問題である．
- 着衣障害の原因となる高次脳機能障害には，いくつかのものがあり，原因によって対処法を考慮していく必要がある．

☐ 失行の有無にかかわらず，服をうまく着ることができない現象は臨床場面でよく目にする症状である．Brainは，衣服に関する認知や着る方法がわかっているのに，衣服と自分の身体との関係がわからなくなり，着衣することができなくなる症状を，着衣失行と定義した[18]．着衣失行が独立した症状として存在しうるか，という点に関しては議論があるが，純粋な着衣失行とされる報告も散見される[19]．

☐ 着衣にはさまざまなレベルの認知・運動プロセスがあり，いくつものレベルの問題で着衣ができなくなると考えられる．着衣障害の原因となりうるものには，麻痺・振戦などの身体的機能障害，失行・半側空間無視などの高次脳機能障害がある．また，発症当初は運動麻痺があっても着衣しやすい手順を知らないため，うまく着ることができないことがある．

☐ 着衣障害は左右いずれの半球損傷でも生じ，責任病巣については，かなり広範囲な部位となっている．純粋な着衣失行と考えられる例では，左半球下頭頂葉の病巣が報告されている[10]．

☐ 渕は1人で服を着られない原因となる高次脳機能障害を，①洋服の認知障害（視覚失認），②洋服の位置関係の認知障害（視空間失認），③自己身体の認知障害（身体失認），④動作，行為の障害（観念失行）と整理している．また，②，③の原因は複合してあらわれ，分離することが困難なことが多いとしている[20]．

☐ 半側空間無視が主な原因となっている着衣障害では，手を通すべき袖をうまく探すことができなかったり，無視側の着衣が不十分となることが多い．

☐ 失行が主な原因となっている場合には，うまく着るための手順を適切

- 衣服の形態，袖と身頃や表裏・前後・左右の判別が可能であるか，動作手順が正しく理解されているか，手順を正しく遂行できるか，といった点を評価する．
- 右半球損傷に伴う認知障害による着衣障害では，身体各部位の認知，衣服の形態，袖と身頃や表裏・前後・左右の判別など，衣服を正しく認識することからはじめる．練習時の条件はなるべく一定にすることが，着衣動作を習得しやすくする．衣服の提示方法，着る手順を一定にして行う．片麻痺患者では，上衣の場合には一般的な患側の袖を通した後に，健側を着るようにする[21]．また，半側空間無視が原因となっている症例では，左斜め前方に大きな鏡をおくと，左半身の着衣を確認しやすく，学習効果が得られやすいとされる[22]．
- 左半球損傷に伴う失行による着衣障害では，正しい手順を繰り返し指導することで習得をはかる．失語症を伴う症例では，言語理解障害の程度によって，言語指示のみではなく，実際に手を取って，動作的に指導することが必要となることが多い．また，袖口に患側の手を通す，袖を肩口まで引き上げる，など段階を区切り，その段階を集中的に練習すると，習得しやすい[22]．誤りは混乱の元となりうるので，誤りが生じそうになったら，はやめに動作をとめ，手順を確認して，正しく着衣を完遂できるようにする．

4 介入後評価のポイントと実際

- 介入前評価と同じ項目について再評価を行う．

5 患者・家族をどう指導するか？

- 行為を成功させやすい設定，方法などを，必要に応じて動作を交えながら説明する．
- 家族に対しては，失行の概要，できること，できないこと，できやすい状況などについて説明し，理解を求める．どういった状況で，どういった声掛け・誘導をするか，どの程度まで患者に任せ，どこをどの程度介助すべきか，あるいは全介助で行うべき場合があるか，など具体的な助言を行う．

6 まとめ

- 評価の目的は，できない行為の種類，どのような誤りが出現しているかなどを把握することである．正確に症状を捉え，ADL上の障害

を評価する．過去の報告を参考にしながら，個々の問題に合わせた訓練のすすめ方を考える．家族には，失行の症状，個別の問題点について説明し，声掛けや介助の仕方などをなるべく具体的に説明する．

文献

1) 山鳥　重：失行の神経機構．脳神経 48：991-998, 1996
2) 石合純夫：失行，行為・行動の障害．高次脳機能障害学，医歯薬出版，51-80, 2003
3) Raymer AM, Maher, LM, Greenwald, ML et al.：The significance of body part as tool errors in limb apraxia. Brain, Cogn, 34：287-292, 1997
4) 山鳥　重：高次脳機能障害とは．高次脳機能障害学マエストロシリーズ 1，基礎知識のエッセンス，医歯薬出版，12-26, 2007
5) Kato M, Meguro K. Sato M et al.：Ideomototr apraxia in patents with Alzheimer disease：why dothey use their body parts as objects?. NNBN. 14：45-52, 2001
6) Ochipa C, Rothi LJG, HeilmanKM：Conceptual apraxia in Alzheimer's disease. Brain. 115：1061-1071, 1992
7) 種村留美，長谷川恒雄：失行症の評価．OTジャーナル 31：879-884, 1997
8) 日本高次脳機能障害学会 編：改訂第2版標準高次動作性検査，新興医学出版，1999
9) WAB失語症検査（日本語版）作成委員会 編（代表杉下守弘）：WAB失語症検査（日本語版），医学書院，1986
10) 脳卒中合同ガイドライン委員会：認知障害に対するリハビリテーション．脳卒中治療ガイドライン 2004，協和企画，207-209, 2004
11) 早川裕子，瀬間久美子：行為の障害．高次脳機能障害学マエストロシリーズ 4，リハビリテーション介入（鈴木孝治 他編），医歯薬出版，41-46, 2006
12) 窪田正大，浜田博文，岩瀬義昭 他：失語症を合併した観念失行患者のリハビリテーション．総合リハ，30：1407-1411, 2002
13) Goldenberg G, Hagmann S,：Therapy of activities of daily living in patients with apraxia. Neuropsychological Rehabil. 8：123-141, 1998
14) 緒方敦子：観念失行．観念運動失行・失書を呈した患者のリハビリテーション，臨床リハ別冊高次脳機能障害のリハビリテーション Ver. 2（江藤文夫・他編）：278-281, 2004
15) 田中康文：行為の抑制障害．臨床リハ別冊高次脳機能障害のリハビリテーション Ver. 2（江藤文夫 他編）：68-69, 2004
16) 山鳥　重：高次運動障害．神経心理学入門，医学書院，129-156, 1985
17) 平山惠造：動作・行為障害．神経症候学　改訂第二版，文光堂，160-178,

2006
18) Brain WR : Visual disorientation with special reference to lesions of the right cerebral hemisphere. Brain. 64 : 244-272, 1941
19) Yamazaki K, Hirata K, Mimura I, et al : A case of dressing apraxia : contributory factor to dressing apraxia, J Neurol, 248 : 235-236, 2001
20) 渕　雅子：服を着ることが困難な人の評価と生活．OTジャーナル 40：673-476, 2006
21) 横山絵里子，千田富義：着衣障害のリハビリテーション．臨床リハ 8：509-514, 1999
22) 井上里美：着衣障害．高次脳機能障害学マエストロシリーズ3, リハビリテーション評価（鈴木孝治 他編），医歯薬出版，41-46, 2006

(加藤正巳)

8 認知症に対する作業療法

> **View Point　認知症の作業療法に重要なこと**
> - 認知症の作業療法は，患者の症状，居住形態などに応じてさまざまであるため，症状や段階に応じたアプローチの立案・遂行が重要である．
> - 患者の症状，能力，残存機能，生活史を丁寧に検討し，患者の埋もれている能力や可能性に気づき，引き出す．
> - 問題行動がある場合は，その背景を探る習慣をつける．患者の行動には患者なりの意味があるはずであり，行動とその人なりの意味を理解し，対応する．
> - 患者が現在できていることや患者にとって大切なことを，工夫によって可能な限り維持・向上できるよう援助する．
> - 患者本人だけではなく，家族に対する丁寧な説明，情報伝達を行い，信頼関係の構築をはかる．
> - 家族，医療，地域との密接な連携をはかり，"皆で支える体制"を構築する．

1 はじめにおさえておくべきこと

- 認知症の中核症状と周辺症状に関する情報収集を行う．

☐ 認知症の中核症状（記憶障害，見当識障害，高次脳機能症状など）と周辺症状（問題行動，抑うつ，幻覚・妄想など）に関する情報収集を行う．

2 介入前評価のポイントと実際

- 本人，家族，介護者から生活状況，ニーズ，困っていることなどを聴取する．

☐ 可能であれば患者，家族（介護者）のそれぞれ別々に聴取する．生活時間を最も長くともにする家族（介護者）から情報を得ることが望ましい．

☐ 中核症状，周辺症状，困っていること，ニーズなどについて丁寧に聴取する（表1）．

表1　本人および家族から聴取すべき内容

区分	内的内容
本人からの聴取	・物忘れの度合いや内容，はじまった時期 ・困っていること，ニード ・今までの生活史 ・仕事の有無・内容・以前の仕事 ・趣味の有無・内容 ・日々の日課，日常生活での役割の有無・内容
家族からの聴取	・本人からの聴取と同じ項目 ・判断・思考能力の変化 ・人格・性格の変化 ・身だしなみの変化 ・行動の異常（迷子・暴力・暴言・異食・幻覚・妄想など） ・抑うつ症状 ・食生活 ・介護上（接する上で）困っていること，ニード
患者の観察ポイント	・会話の理解，疎通性 ・状況理解 ・語想起 ・身だしなみ（服の汚れなど） ・視線

表2　N式老年者用日常生活動作能力評価尺度（N-ADL）[1)]

	0点	1点	3点	5点	7点	9点	10点
歩行・起座	寝たきり（座位不能）	寝たきり（座位可能）	寝たり，起きたり，手押し車などの支えがいる	つたい歩き 階段昇降不能	杖歩行 階段昇降困難	短時間の独歩可能	正常
生活圏	寝床上（寝たきり）	寝床周辺	室内	屋内	屋外	近隣	正常
着脱衣入浴	全面介助特殊浴槽入浴	ほぼ全面介助（指示に多少従える）全面介助入浴	着衣困難．脱衣も部分介助を要する 入浴も部分介助を多く要する	脱衣可能．着衣は部分介助を要する 自力で部分的に洗える	遅くてときに不正確 頭髪・足などを洗えない	ほぼ自立．やや遅い．体は洗えるが洗髪に介助を要する	正常
摂食	経口摂食不能	経口全面介助	介助を多く要する（途中でやめる，全部細く刻む必要あり）	部分介助を要する（食べにくいものは刻む必要あり）	配膳を整えてもらうとほぼ自立	ほぼ自立	正常
排泄	常時，大小便失禁（尿意・便意認められず）	常時，大小便失禁（尿意・便意があり，失禁後不快感を示す）	失禁することが多い（尿意・便意を伝えることが可能，常時おむつ）	時々失禁する（気を配って介助すればほとんど失禁しない）	ポータブルトイレ，しびん使用．後始末不十分	トイレで可能．後始末は不十分なことがある	正常

＊それぞれの項目で，10点：正常，9点：境界，7点：軽度認知症，5・3点：中等度認知症，1・0点：重度認知症

表3　N式老年者用精神状態評価尺度（NMスケール）[1)]

	0点	1点	3点	5点	7点	9点	10点
家事・身辺整理	不能	ほとんど不能	買い物不能．ごく簡単な家事，整理も不完全	簡単な買い物も不確か．ごく簡単な家事・整理のみ可能	簡単な買い物は可能．留守番，複雑な家事，整理は困難	やや不確実だが買い物，留守番，家事などを一応任せられる	正常
関心・意欲・交流	無関心．まったく何もしない	周囲に多少関心あり．ぼんやり無為に過ごすことが多い	自らはほとんど何もしないが，指示されれば簡単なことはしようとする	習慣的なことはある程度自らする．気が向けば人に話しかける	運動・家事・仕事・趣味など気が向けばする．必要なことは話しかける	やや積極性の低下がみられるがほぼ正常	正常
会話	よびかけに無反応	よびかけに一応反応するが自ら話すことはない	ごく簡単な会話のみ可能．つじつまの合わないことが多い	簡単な会話は可能であるがつじつまの合わないことがある	話し方は滑らかではないが，簡単な会話は通じる	日常会話はほぼ正常．複雑な会話がやや困難	正常
記銘・記憶	不能	新しいことはまったく覚えられない．古い記憶がまれにある	最近の記憶はほとんどない．古い記憶が多少残存．生年月日不確か	最近のできごとの記憶困難．古い記憶の部分的脱落．生年月日正答	最近のできごとをよく忘れる．古い記憶はほぼ正常	最近のできごとをときどき忘れる	正常
見当識	まったくなし	ほとんどなし．人物の弁別困難	失見当識著明．家族と他人の区別は一応できるが，誰かはわからない	失見当識かなりあり（日時・年齢・場所など不確か・道に迷う）	ときどき場所を間違えることがある	ときどき日時を間違えることがある	正常

合計　　点

＊合計点で，50-48点：正常，47-43点：境界，42-31点：軽度認知症，30-17点：中等度認知症，16-0点：重度認知症．

- ☐ 聴取の際「忘れる」「わからない」などの患者や家族の不安・焦燥に心を寄せ，傾聴する姿勢を忘れないなど十分な配慮を行う．この姿勢がその後の円滑な治療関係に繋がる．
- ☐ 家族や介護者に Clinical dementia rating（以下，CDR），N 式老年者用日常生活動作能力評価尺度（以下，N-ADL）（表2），N 式老年者用精神状態評価尺度（以下，NM スケール）（表3）などの評価表で日常生活評価を依頼する．定期的に評価していくことで，効果の判定に有効であり，日常生活上の問題点や利点の推移を明確にできる．

> ・神経心理学的検査で機能段階，残存能力を評価する．

- ☐ 認知機能のスクリーニング検査としては，長谷川式簡易知能検査（以下，HDS-R），Mini-Mental Examination（以下，MMSE），前頭葉機能検査（以下，FAB）などがある（表4）．
- ☐ 作業療法でこれらの検査結果を用いる場合，合計点よりも失点の内容や失点の仕方に注目する．「季節」や「月」を問う見当識，「桜・猫・電車」の遅延再生の項目で失点を認める場合には，合計点が高くても，

表4 認知症の評価に用いられる標準化されたスケールの例

	検査名	利点・特徴
スクリーニング検査	長谷川式簡易知能検査（HDS-R）	合計点がよくても「月」「季節」「遅延再生」の失点は要注意である
	Mini-Mental States Examination（MMSE）	
	N 式精神機能検査	
	前頭葉機能検査（FAB）	前頭葉機能のスクリーニング検査
	三宅式記銘力検査	言語性の記銘力検査
	Alzheimer's Disease Assessment Scale（ADAS_Cog）日本語版	認知症の検出力は高いが，実施に40分以上かかる
記憶機能に関する詳細検査	ウエクスラー記憶検査改訂版（WMS-R）	言語性・視覚性の記憶指数と遅延再生記憶指数，注意・集中記憶指数の評価が可能である．検査に労力と時間を要するため中〜重度認知症には向かないが，MMSE や HDS-R で顕在化しない認知症の検出に使用される
	リバーミード行動記憶検査（RBMT）	日常生活で要求される記憶能力の評価することが可能である
日常生活評価	Clinical dementia rating（CDR）	重症度の判定に広く使われている
	N 式老年者用精神状態評価尺度（NM スケール）（表3）	簡便である
	Mental function impairment scale（MENFIS）	認知機能評価尺度
	Behavioral pathology in Alzheimer's disease（Behave-AD）	精神症状評価尺度
	N 式老年者用日常生活動作能力評価尺度（N-ADL）（表2）	日常生活能力評価 NM スケールとセットで使われる

注意深く評価をすすめる．
- [ ] 認知機能のスクリーニング検査は，患者のある一面を評価しているにすぎない．いくつかの検査を組み合わせることや，行動や生活の観察を通じて利点も含めて総合的に評価する必要がある．

> ・CT・MRI・SPECT画像で脳萎縮部位，血流低下部位を確認する．

- [ ] 認知症に密接に関係する海馬，海馬傍回を中心とした側頭葉内側部，頭頂葉，後頭葉，前頭葉などの萎縮や血流低下の有無，程度を確認し，問題点と残存機能の推定を行う．
- [ ] 回復期病院や老人保健施設などで画像の確認や神経学的評価が困難な場合は，日常生活場面や言動の観察，他部門からの情報を通じて，問題点，患者の好む刺激，情報が入力可能されやすい経路などをみきわめておく．

3 作業療法介入のすすめかた
【臨床現場別作業療法介入】
1. 重度〜中等度認知症の場合

> ・環境設定やわかりやすい対応を行い，家庭や施設内での落ち着いた生活を援助する．

- [ ] 作業場面では，今まさに使うもの以外は片付け，使用用途以外の使い方をしないなどの配慮を行い，不安の増強や混乱を生じさせないようにする．生活空間でも，いつも使うものはよくみえる定位置に配置する，よく使うものが入っている引き出しにはシールや写真を貼り目印とするなど，混乱が起きる可能性を最小限にした環境設定を行う．
- [ ] 説明や声掛けにはわかりやすく，使いなれた表現を用い，理解が促されるような対応を意識する．

> ・問題行動など周辺症状にどのように対応するか．

- [ ] 認知症と診断されても，粗暴行為，徘徊，異食行為などの問題行動がなければ，比較的落ち着いた生活を送ることができ，家族や介護者の身体的・心理的負担も軽減できる．
- [ ] 作業療法士の対応や作業活動の内容，作業療法内での患者の役割によって問題行動の軽減に対してアプローチできる可能性が高い．
- [ ] 問題行動への対応では，問題行動を制止しやめさせるのではなく，問題行動の背景に隠れている患者なりの意味を理解しようとする姿勢が

大切である．「過去の自分との関係性」による行動が多いため，行動の背景を推測しながら接し，現在の生活の中での役割を考えていくことが大切である（**表5**）[4]．

- 患者の埋もれている能力や可能性に気づき，引き出す．
- 患者個人の能力に合わせて，「感じ」「考え」「実行する」場面を設定する．

☐ 患者にとって情報が入力されやすい経路を選択し，個人の能力にあった難易度を設定することで，埋もれている能力や可能性を引き出す．1つでもできることがあることが患者の生活の質を高める．

☐ 患者個々人の能力に合わせた状況で，考え，計画し，それを実行し，「よかった」「できた」と感じられる機会を設定し，特に脳の司令塔といわれる前頭連合野を使う機会を多く提供する（**図1**）．

表5　問題行動のタイプ別接し方[4]

区分	特徴	対応方法
葛藤型 （情緒不安定，粗暴行為）	「社会の第一線で活躍していたはずなのに，現在は人の世話を受けている…こんなはずではない」といった現実との葛藤が粗暴行為などに繋がっているタイプ 若い頃から，自己主張し，積極的な人生を歩んできた人に多くみられる	①現在の身体・精神能力でできる役割をつくり，行ったことを周りが認める（グループのご意見番，ゲームの審判としての役割が有効な理由） ②患者がかつて立派だったことを認め，葛藤を理解する．そのほか大勢ではない1人の人としての特別な関係を求めていることを理解する
回帰型 （見当識障害，徘徊）	「えっ？お風呂？それどころではありません．子供が帰ってきます…」と過去の自分にもどることで自分をとりもどそうとするタイプ 若い頃から，「○○せねばならない」と責任感が強かった人に多くみられる	①徘徊をとめたりするのではなく，本人が再構成した世界をいったん受け入れて付き合う．「帰りたい過去」を持ったある意味幸せなタイプなため，その状況を真っ向から否定することをしない ②「家に帰る」といえば一緒に歩いてみるなど，こちらが患者の世界の人として振舞うことで，患者は落ち着き，現実の世界にもどってくることが多い．この段階で少しずつ現実的なかかわりをする（季節を感じる，リアリティーオリエンテーション，共に作業することが有効な理由） ③患者なりの行動の意味を理解し，その文脈にそった対応をする（他室のカーテンを閉めたり，他室に入って洗濯物を触るのは，昔の自分にもどった患者なりの役割意識と理解する）
遊離型 （ひとりごと，無為自閉）	「何をしたって意味ないよ」と現実から逃避して自分の世界に閉じこもることで，自分を保とうとする．声をかけても反応せず，1人でぶつぶつ独り言をいっているタイプ 若い頃から複雑な問題を避ける傾向にあった人に多くみられる	①五感を利用した適度な刺激を与える．その際，刺激を組み合わせると有効である（例えば，音にあわせた運動，色鮮やかで動きのあるものに対する反応，いいにおいのするものの飲食，風船バレーなどが有効な理由） ②スキンシップをはかり，感覚刺激を大切にする

（大田仁史，三好春樹監修：完全図解新しい介護，講談社，2005を一部改変）

例：「おやつにスイカを食べる」という状況で，ただ食べるのではなく下記のような流れを取り入れてみる．

1) まずは，「今の季節」を患者に考えてもらう．この際，患者のレベルに合わせてA)～D)のような言語や視覚などの入力方法や難易度の調節を行う．個々の患者にとって少し努力するとできるレベルが最適である．対象者に適切な難易度や入力方法で実施しないと脳に情報が入力されず，退屈感を与えるだけでなく，焦燥感をあおったりプライドを傷つけてしまうことがある．

A) 難易度が高い

「今の季節」に関係するものをたくさんあげてください

B) 難易度は中程度

「今の季節」に関係するものをこの中から選んでください

ひまわり　おせち　海水浴
さくら　すいか　あじさい

←読みあげるよりも字で書いたほうが効果的

C) 難易度は低い

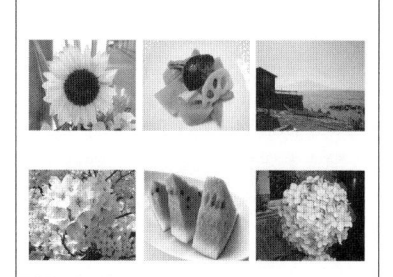

「今の季節」に関係するものをこの中から選んでください

「今の季節」に関係するものをこの中から選んでください

ひまわり　おせち　海水浴
さくら　すいか　あじさい

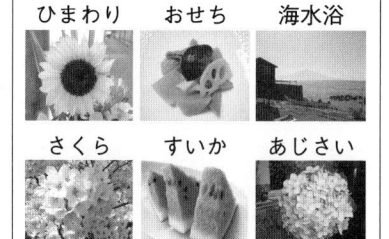

←文字だけではなく，写真や絵で視覚情報に訴えることはより有効

←写真を先に示して名前を確認してから実施することも可能

D) 難易度は最も低い

「今の季節」に関係するものは，どちらですか？

おせち vs すいか

「今の季節」に関係するものは，どちらですか？

おせち VS すいか

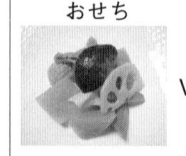

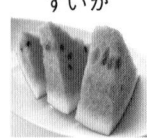

←二者択一は簡単であるが，これでも「できた」ということが次に繋がる可能性を生む

2) これらを行った後に「そうです．夏ですね．スイカがおいしい季節になりました」といって実際のスイカを食べる．
　「色が赤いこと，種がある，甘いこと，冷たいこと」などの知覚的，機能的属性を確認しながら会話すると五感の刺激と連動し記憶に残る可能性が高まる．

図1　複数の入力経路を想定した難易度の調節例

- ☐ 五感を利用した適度な刺激を与える．その際，刺激を組み合わせると有効である（例：音楽にあわせた運動，色鮮やかで動きのあるものに対する反応，季節のものを食べる，季節の花をみるなど）．
- ☐ 「できないこと」で終わるのではなく，難易度や方法をかえて極力「できたこと」で終わる．正のフィードバックで結果を強化し，達成感を感じられる内容にしていくことが，次に繋がるかかわりとなる．
- ☐ 上記の場面の設定がしやすい作業内容としては，「料理」「軽食づくり」「園芸」「患者とともに発案や準備を行う季節の行事」などがある．
- ☐ 作業療法士が患者の役割やできることをみつける「眼」を養うことが大切である．患者がどのような人生を歩み，何を大切にしてきたのかという生活史に眼をむけ，日々の言動に注意を払う「意識的な観察」から介入のきっかけが生まれることが多い．また，今すぐに解決できなくとも「気にかけておく」という心がけや，先輩OTRや他職種に対する疑問や悩みの投げかけを行うことで，介入に繋がるきっかけに気づくことが多い．

メモ 前頭連合野（前頭前野）とは？

- ヒトの大脳皮質の約30％を占める領域である．計画・思考・判断・意思決定や，目的志向的行動の発現や制御に深く関与していることが知られている．環境や状況の変化に応じて適応的な社会生活を営む上で必要な「ヒトを人たらしめる」脳の領域であると考えられている．

2．中等度認知症〜軽度認知症の場合

- 記憶障害についてのアプローチを行う．

- ☐ 記憶障害に対するアプローチは認知症の重症度に応じた対応が必要である．一般に，軽度〜中等度認知症の場合は間接的アプローチの中でも内的方略と外的補助手段などを取り混ぜて実施する．重度になると，メモをとることやカレンダーの利用といった外的補助手段の利用は難しくなるが「なんとなく覚えている」という**潜在記憶**の利用や，「楽しいことは覚えている」といった**情動機能**の利用，繰り返し実施することでの**手続き記憶を用いる**（**表6**）．
- ☐ 言いたい言葉や表現を想起できない（喚語困難）場面をしばしば認める．その際，作業療法士が文脈から推測し，意図を汲み取りながら質問するなどし，深刻にならないよう配慮する．言いたい言葉が出てきた場合は，ともに喜ぶなど楽しい雰囲気を心がける．
- ☐ 「忘れる」ということに対する不安や焦燥に十分配慮する．

表6　記憶障害に対する援助方法[3]

【記憶障害の援助における基本原則】
- 誤りなし学習（errorless learning）：認知症患者の場合は，間違えたこと自体を忘れてしまうこと，間違えれば間違えるほど誤りを訂正できず正解に到達できなくなることが多い．したがって，正解をあらかじめ教示するなど可能な限り間違いを排除することが重要だと考えられている．しかし，誤りなし学習では，提示された正解をみるだけ，音読するだけなど認知活動が受動的となりやすいことも指摘されている[2]．そこで，特に初期認知症患者の場合は，誤りなし学習の原則を保持しつつ，ヒントを出し患者自身に"少し考えてもらう"という能動的参加場面を設定することが患者の認知機能を刺激し，記憶の組織化に効果的である可能性が高い[6]．

【記憶障害に対する援助方法】
- 間接的アプローチ（根底にある記憶能力そのものには変化はみられなくとも課題遂行が改善していくことを目的とする）

[内的記憶方略]
- 意味記憶の利用：言葉，物の名前，人の名前や顔を覚える際に，言語だけで覚えるのではなく，言葉の意味，その物の使い道や特徴をあげてもらいながら実施する[6]．
- 視覚イメージ法：言語だけで覚えるのではなく，物や顔などの実物をイメージしてもらいながら実施する．
- 状況や文脈に沿った記憶の整理や関連づけを行いながら実施する．
- そのほか，手がかり漸減法，PQRST法など．

[外的補助手段]
- メモリーノート，メモ，カレンダー，日記，アラームなどを用い，それが日常生活の中に定着し，活用できるような指導および環境設定を行う．

- 直接的アプローチ（障害された記憶過程そのものに働きかけ，その回復を目指す）
- ドリル型訓練：何度も繰り返す．
- 間隔伸張法：時間間隔をあけて想起を練習する．

- 認知症後期まで残存している可能性が高い記憶
- 手続き記憶：繰り返し行うことが大切．
- 潜在記憶：患者のペースを守り，無意識でできていることを見守る，混乱を示したら一呼吸おく．
- 情動機能：楽しい経験やいい雰囲気をつくることが大切である[5]．
- 昔の記憶：回想法など過去との繋がりを喚起する取り組みが有効である．

> **メモ**　PQRST法とは？
> ・PQRST法とは，欧米で広く用いられている学習方法である．PQRSTとはPreview（全体的文脈の通読），Question（要点についての質問），Read（質問に答えることを念頭にした精読），State（質問に答える），Test（その情報の保持に関するテスト）の頭文字であり，この順序に従って実施する．新聞記事などの書字情報を記憶する学習法である．

- 動作の維持，再学習を援助する．

☐ 1つの動作ができないだけですべての行動が制限されないように（洗濯機のボタンの種類がわからないだけで，洗濯全体ができなくなることを防ぐ），工夫をして動作の維持・再学習を行う（表7）．情報の入

表7 再学習の方法の例と援助する際の基本原則

区分	方法例	具体的内容
再学習の方法	領域特異的訓練	患者が困っていること，必要な具体的内容を実際場面で，集中的に，繰り返し練習し，手続き記憶や潜在記憶への移行を目指す
	段階づけ	行うべき内容をいくつかの要素に分け，それぞれの段階ごとに繰り返し練習する
	情報入力経路の工夫	短く，わかりやすい言葉で教示する．患者の症状に応じて絵，写真，ジェスチャーや徒手的誘導などを検討し，有効な入力方法を選ぶ
	混乱の防止	患者が混乱を示した場合は，一度中止し，場を和ますなどの配慮をする．しばらくした後，状況をみきわめて再開する
	情動機能の利用	楽しく，和やかな雰囲気で実施し，「できないこと」に過度な注意が向かないよう配慮しながら，「できたこと」を正のフィードバックで強化し，次のステップに繋げる
	情動機能への配慮	正解やできた状態で終わる
再学習を援助する際の基本原則	入力経路の選択	情報が入力されにくい状況があるので，入力されやすい経路を探す．例：視覚的提示，言語的教示，触覚入力（徒手的誘導），情動刺激[5] など（ここで MRI や SPECT 画像があると効果的な入力経路を推定しやすい）．
	難易度の調節	能動的参加や"気づき"を促し，脳の活動を促進するためには，患者にとって最適な難易度を探し，少し努力すれば達成できる内容とする．また，物忘れなどの機能低下に敏感になっている場合があるため，難易度の調節は心理的配慮としても重要である．
	誤りなし学習	表6参照．

力経路の工夫が大切であり，これらの状況を推定するために，画像診断や神経心理学的評価の結果を利用する．

☐ 1つの動作でもできること（またはでき続けること）が，患者や家族の大きな希望や支えになることが多い．

☐ 在宅生活患者の場合は，ホームヘルパーと，施設生活の場合は看護師や介護士と十分な連絡をとり，「ここまではできるので見守りだけ」「ここは，このように一緒に練習してほしい」と可能な動作遂行レベルと援助方法を具体的に検討した上で介助者に伝え，生活の中で繰り返し実施していく．

☐ "できなくなることが徐々に増えていく"という進行性疾患の認知症では，患者が不安，焦燥，絶望感を強く感じている場合がある．作業療法士が工夫や代償の提案，不安への対応を丁寧に行うことは，"話せる相手"としての信頼関係を築くきっかけとなる．作業療法士の姿勢や心構えが何らかの形で患者に伝わっていることが多い．

- 在宅生活の患者や在宅生活が想定される患者の場合は，家への閉じこもりを防止するといった生活の再構築を行う．
- ケアマネジャー，保健師との連携が大切である．

- [ ] 通院や外出などで定期的に外に出ることは，身なりを整える，交通機関を利用する，他者と交流する，お金を取り扱うなど多くの認知機能や社会的緊張感を動員する場である．また，家族以外の者と接する場面も社会的緊張感を維持する場面となる．患者の性格やこれまでの生活史に十分配慮しながら，「外に向いた生活」の実現のために，ケアマネージャーやホームヘルパー，保健師，家族と協力体制を築き，生活の再構築を行う．その状況を作業療法士が定期的にチェックしていく．
- [ ] 症状が軽い場合や年齢が若い場合，外来作業療法を導入の場とし，記憶障害に対するアプローチ，動作の再獲得，本人および家族の心理面への援助を行いながら，作業療法士との1対1の関係を築いていくことが有効である．その後，デイケアやデイサービスの平行利用を検討していく．

> - 認知症の症状悪化をひき起こすのは，身体疾患による臥床である．風邪，脱水症状などに十分な注意を払い体調管理を行う．

- [ ] 認知症が急激に進行するきっかけの1つは，身体疾患による長期臥床である．在宅生活を送る患者の場合は，「身体の調子が悪いことに患者自身が気づかず無理をする」「季節や体調に応じた衣服の選択ができない」「水分補給の不足」「風邪薬などいつもと違う薬を飲み忘れる」といったことが重なり，受診の遅れや症状悪化に繋がることが多い．作業療法士は，患者の顔色，会話の調子などに常に気を配り，家族や医師，ホームヘルパーと連絡をとりながら身体的疾患の管理を行っていく必要がある．

4 介入後評価のポイントと実際

> - 神経心理学的評価，日常生活評価，家族からの状況聴取など定期的に評価することが重要である．

- [ ] 継続的にフォローしていく必要のある疾患であるが，定期的に，神経心理学的検査や日常生活評価，家族からの状況聴取を行うことで，推移を評価していく．定期的に評価することで，思いがけない変化や能力，問題点の発見に繋がる．
- [ ] 評価の1側面だけにとらわれるのではなく，患者の持つ機能から生活状況，さらには家族の生活までをトータルに評価していく．

5 患者・家族をどう指導するか？

> ・患者に接するのと同じくらい（またはそれ以上），家族への丁寧な対応が大切である．

☐ 家族は，漠然としたあせりや焦燥，将来への不安を強く感じている．
☐ 説明を一度にするのではなく，定期的に時間をとり，家族が具体的に困っていることの洗い出しを行う．家族の今の頑張りや行っていることに対して正の評価をした上で，患者の行動の医学的背景を説明し，具体的対応方法を指導する．家族は理解されたようで理解されていないことも多く，これらを定期的に丁寧に，繰り返し行う．
☐ 患者の変化が家族を勇気づけることが多い．患者ができたことやよかった点を積極的に家族に伝えるようにする．また，家族の接し方の変化で，患者が変化していることがあれば，その点も積極的に伝える．
☐ 作業療法士が，家族と医療，地域の在宅ケア専門職の橋渡し役となり，"皆でともに支えていく"という姿勢を家族に実感してもらえるかかわりを行う．

6 まとめ

☐ 認知症では，記憶障害や自発性低下によって患者が持っている能力を発揮できずにいる場合が多い．作業療法士は，患者の症状，能力，残存機能，生活史を丁寧に検討し，患者の埋もれている能力や可能性に気づき，引き出すことで，患者の能動性の向上をはかる．この取り組みが認知症の重症化防止となる場合が多い．
☐ 患者本人だけではなく，家族，介護者との密接な連携をはかる．家族，介護者が困っていることについて，具体的で導入しやすい方法をアドバイスしていくことが大切である．
☐ 脳機能障害，行動障害，家族支援など問題が多岐に渡る認知症において，作業療法の果たす役割は重要である．作業療法士が認知症ケアの中で率先して中心的な役割を担う姿勢を常に持つことが望まれる．

文献

1) 小林敏子，播口之朗，西村　健，武田雅俊 他：行動観察による痴呆患者の精神状態評価尺度（NMスケール）および日常生活動作能力尺度（N-ADL）の作成．臨床精神医学 17：1653-1668，1988
2) 三村　將，小松伸一：軽度痴呆患者に対する認知リハビリテーション．神経心理学 20：233-240，2004
3) 三村　將，小松伸一：記憶障害者のリハビリテーションのあり方．高次脳機能研究 23：181-189，2003

4) 大田仁史,三好春樹 監修:完全図解 新しい介護.講談社,東京,2005
5) 竹田里江,村上新治,加藤正巳,石合純夫:眼球運動障害を呈した初老期アルツハイマー病患者に対する情動機能を利用したリハビリテーション.老年精神医学雑誌 17:871-882,2006
6) 富田徳美,竹田里江:意味記憶を用いた介入と能動的参加が記銘力・記憶の保持・感情に与える効果.作業療法 27:148-157,2008

(竹田里江)

9 リウマチ：急性期における作業療法

> **View Point　リウマチの急性期とは**
> - 関節リウマチ（rheumatoid arthritis 以下 RA）の急性期の定義は曖昧であるが本稿では炎症期をこれとする．
> - 発症したばかりの患者は多くの不安を抱えているため傾聴，受容，共感の態度を基本とし必要に応じて適切な情報提供をしていく．
> - 急性炎症期の患者の訴えとして最も多いものは疼痛・疲労に関するものである．
> - 炎症期の患者の多くに易疲労がみられるため評価時間・アプローチの時間に充分に配慮する．
> - 炎症期の関節は脆弱であるため関節破壊を助長しない ADL 指導の早期介入が必須である．

1 はじめにおさえておくべきこと

- RA という疾患を充分に理解する．

☐ RA は多関節に炎症を生じる慢性進行性の炎症性疾患である．自然経過で寛解する例もあるが多くの患者で徐々に進行する．症状は関節だけではなく関節外に及ぶこともある．

☐ 関節外症状は多岐に渡るが代表的なものとして，発熱，貧血，体重減少，心嚢炎，間質性肺炎，胸膜炎，リウマトイド結節，血管炎，アミロイドーシス，骨粗鬆症，シェーグレン症候群，消化管潰瘍などがあげられる（**表1, 2**）．

☐ 男女比は1：3〜4で女性に多い．好発年齢は30代〜50代であり，65歳以上の高齢発症例もあるが決して高齢者に多い疾患ではない．むしろ家事をこなさなくてはいけない年代の女性に多いため家事動作に対する介入も必要となる．若年性リウマチとは区別する．

メモ　若年性リウマチ（JRA）とは？
・16歳未満で発症する原因不明の慢性関節炎である．全身型，多関節型，少（単）関節型に分類される．全身型は別名 Still 病ともいわれ関節炎に加え関節外症状が主症状となる．
・多くは自然寛解するが関節炎による関節の予後はさまざまである．多関節型

表1　RAの診断基準（1987年ACR改訂による）

項目	定義
1. 朝のこわばり	朝のこわばりは少なくとも1時間以上持続すること
2. 3関節領域以上の関節炎	少なくとも3つの関節で，軟部組織の腫脹または関節液の貯留を医師が確認すること（※1）
3. 手の関節炎	手・MCP・PIP関節の少なくとも1個所の関節に腫脹があること
4. 対称性の関節炎	対称性に関節炎が同時に認められること（※2）
5. リウマトイド結節	骨が突出した部分または関節周囲の皮下結節を医師が確認すること
6. 血清リウマトイド因子	正常対象群が5％以下の陽性率を示す方法で異常値を示すこと
7. X線像の変化	手関節または指のX線前後像でRAに典型的な変化を示すこと．関節もしくは周囲にエロジオンまたは限局性の骨萎縮が認められること

※1　関節とは左右のPIP・MCP・手・肘・膝・足・MTP関節の全部で14個所である
※2　PIP・MCP・MTP関節では完全に左右対称でなくてもよい
※※　少なくとも4項目を満たし，項目1〜4までは少なくても6週間持続していること

表2　日本リウマチ学会（1994）

1. 3つ以上の関節で，指で押さえたり動かしたりすると痛みを感じる
2. 2つ以上の関節に炎症による腫れがみられる
3. 朝のこわばりがみられる
4. 皮下結節（リウマトイド結節）が肘や膝などにみられる
5. 血液検査で赤沈に異常がみられる，またはCRPが陽性である
6. 血液検査でリウマトイド因子が陽性である

※6項目のうち3項目以上にあてはまる場合は早期リウマチとする

表3　血液検査（相模原病院リウマチ科外来）

	項目名	基準範囲
炎症	CRP（C反応性蛋白）	〜0.4
免疫	RF（リウマトイド因子）	15未満
血沈	ESR（血沈）	男性〜20 女性〜30

はJRAのうちの40〜50％を占め成人のRAに類似する．6ヵ月以内に5個所以上の関節が侵襲され予後が悪い．少（単）関節型は関節炎が発症6ヵ月以内に4関節以下に限局し非対称性で単関節の場合もある．

☐ リウマチの治療：主な治療は，①薬物療法，②手術療法，③白血球除去療法，④リハビリテーションである．

- 必要な情報収集を行う．

☐ 臨床検査データをチェックする：最新のものや経過を情報収集することで，炎症やリウマチの活動性の変化を知ることができる（**表3**）．
☐ 服薬状況をチェックする：免疫抑制剤やステロイド製剤を使用していることが多いため用量や副作用について把握する（**表4**）．
☐ 他部門情報を聴取する（**表5**）．
☐ 画像所見をチェックする：基本的にはX線単純撮影が基本である．軟部組織や脊髄の所見はMRI画像で確認できる．リウマチの骨破壊の程

表4 リウマチの主な薬

	種類	一般名	商品名	副作用
抗炎症薬	NSAIDs（非ステロイド抗炎症薬）	ロキソプロフェンナトリウム	ロキソニン	消化管障害，腎障害，再生不良性貧血，皮疹，肝障害，間質性肺炎など
		ジクロフェナクナトリウム	ボルタレン	消化管障害，腎障害，再生不良性貧血，皮疹，肝障害，下痢，嘔吐など
		アスピリン	ミニマックス	消化管障害，腎障害，再生不良性貧血，皮疹，肝障害，アナフィラキシー・ショックなど
	ステロイド（副腎皮質ホルモン）	プレドニゾロン	プレドニン	骨粗鬆症，アナフィラキシー様症状，感染症の誘発・増悪，消化性潰瘍など
抗リウマチ薬	免疫調整剤	金チオリンゴ酸ナトリウム	シオゾール（注射剤）	間質性肺炎，ネフローゼ症候群，再生不良性貧血，肺線維症，剥脱性皮膚炎など
		ブシラミン	リマチル	間質性肺炎，肺線維症，急性腎不全，ネフローゼ症候群など
		サラゾスルファピリジン	アザルフィジンEN	再生不良性貧血，間質性肺炎，急性腎不全，皮膚性粘膜眼症候群など
	免疫抑制剤	メトトレキサート	リウマトレックス	出血性大腸炎，アナフィラキシー様症状，肝不全，間質性肺炎，骨髄障害など
		ミゾリビン	プレディニン	高尿酸血症，骨髄障害，肝障害，食欲不振など
		レフルノミド	アラバ	肝障害，骨髄障害，下痢，感染症，間質性肺炎など
	生物学的製剤	エタネルセプト	エンブレル	敗血症，肺炎，結核，重篤なアレルギー，白血球・赤血球・血小板数の減少，間質性肺炎など
		インフリキシマブ	レミケード	敗血症，肺炎，結核，重篤なアレルギー，白血球数の減少，間質性肺炎，発熱，血圧上昇など

表5 他部門に聴取すること

	Dr.	Ns	PT	MSW
内容	・入院目的 ・治療方針 ・問題点とゴール ・既往歴と合併症 ・服薬関連 ・画像・検査所見（手術・装具関連） ・術式とプロトコル（禁忌肢位） ・予後 ・退院先	・Ns目標・計画 ・問題点 ・病棟ADL状況 ・他患者との関係 ・家族関係	・PT目標・計画 ・PT訓練内容 ・問題点 ・PT中の様子	・社会資源 ・サービス使用状況 ・家族関係 ・入院前生活 ・退院先

※各科Dr.へ必要に応じて（整形外科・内科・循環器Dr.など）

度はLarsenの分類であらわすのが一般的である．各関節のスタンダードフィルムを参照し，Grade0～Vの6段階で評価する（**表6**）．

表6 RAおよび類似疾患の分類（Larsen）

Grade 0 （正常像）	辺縁部骨化などの関節炎と関係のない変化はあってもよい
Grade I （軽度変化）	次の病変のうち，1つ以上みられるもの ① 関節周辺軟部組織腫脹 ② 関節周辺骨粗鬆 ③ 軽度の関節裂隙狭小化
Grade II （明らかな初期変化）	スタンダードX線にみられるような，侵蝕像と関節裂隙狭小化があり，荷重関節の侵蝕像は除外する
Grade III （中等度破壊性変化）	スタンダードX線にみられるような侵蝕像と関節裂隙狭小化があり，侵蝕像はいずれの関節にもみられるもの
Grade IV （高度破壊性変化）	スタンダードX線にみられるような侵蝕像と関節裂隙狭小化のあるもので，荷重関節に骨変化がみられるもの
Grade V （ムチランス様変化）	本来の関節構造が消失し，荷重関節には著しい変化がみられる．脱臼や骨性強直は二次的なものであり，Grade分類とは無関係である

2 介入前評価のポイントと実際

- まずは面接，観察をじっくりと行う．

☐ 表情，姿勢，歩容など患者に出会ったところから評価は開始される．RAの患者の多くは進行するといわゆる疼痛姿勢をとるようになる．それは特徴的な前傾姿勢で上体では頸椎前屈，肩甲帯挙上，肩関節は内旋内転位をとり，股関節，膝は屈曲位を呈していることが多い（図1）．

☐ 面接では患者の訴えを傾聴し受容的共感的な態度で接する．

- スクリーニングテストを実施する（表7）．

☐ チャートシートを用いて疲労や疼痛に注意し，十分にコミュニケーションをとりながらスクリーニングを行う．

☐ 機能障害度の分類，病期分類ではSteinbrockerが広く用いられる（表8，9）．

☐ ADLの評価：評価もれがないよう評価表を使うとよい．さまざまな評価表があるので使いやすいものを選定すればよいが厚生省神経筋疾患研究班のものはRAに適している．ほかに知り得たい情報をプラスして使ってもよい．

☐ 表10は当院で使用しているものでペットボトルの項目などを足している．この評価表の特徴は各項目でできているか否かだけでなく，方法，所要時間を聴取できるところにある．方法を以前とかえているもしく

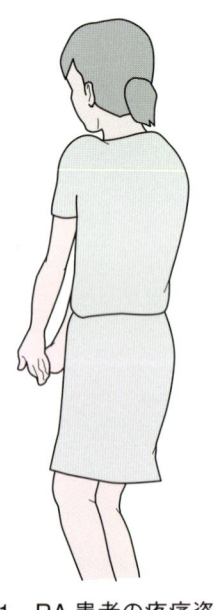

図1 RA患者の疼痛姿勢

表7 スクリーニングテスト

RA CHART

検査日： 年 月 日
氏名：
評価者：

主訴：＿＿＿＿＿＿＿＿＿＿＿＿＿＿＿＿＿＿＿＿＿＿＿＿＿＿＿＿＿＿＿＿＿＿
手術歴：＿＿＿＿＿＿＿＿＿＿＿＿＿＿＿＿＿＿＿＿＿＿＿＿＿＿＿＿＿＿＿＿
関節外症状：＿＿＿＿＿＿＿＿＿＿＿＿＿＿＿＿＿＿＿＿＿＿＿＿＿＿＿＿＿

VAS： 0 ――――― 5 ――――― 10

朝のこわばり：（＋・－） 時間：

病期　　　Stage（　　　　）
機能分類　Class（　　　　）

疼痛・腫張・人工関節

腫張：○
疼痛：×
人工関節：△

右手指 V Ⅳ Ⅲ Ⅱ I CM　　CM I Ⅱ Ⅲ Ⅳ V 左手指
MP / PIP / DIP
右足趾　　左足趾
MP / PIP

Reach

右		左
	頭上	
	頭頂	
	額	
	後頭	
	口唇	
	咽頭	
	反対側肩峰	
	下角5cm下	
	肛門	
	腓骨外果	
	母趾末節骨	

3：スムーズに届く
2：困難ながら届く
1：指先が届く
0：不可

ROM・MMT

MMT右	ROM右		ROM左	MMT左
		肩屈曲		
		伸展		
		外転		
		内旋		
		外旋		
		肘屈曲		
		伸展		
		前腕回内		
		回外		
		手掌屈		
		背屈		

変形

右		左
	Wrist	
	Ⅰ	
	Ⅱ	
	Ⅲ	
	Ⅳ	
	Ⅴ	

Grip　右（　　）Kg　　左（　　）Kg
　　　（　　）mmHg　（　　）mmHg

Pinch　右（　　）Kg　　左（　　）Kg

感覚障害　（　＋　－　）　障害レベル：
ADL：＿＿＿＿＿点
移動手段：（独歩／杖歩行／歩行器歩行
　　　　／車いす自走／車いす介助）

使用しているSplint・装具・自助具：＿＿＿＿＿＿＿＿＿＿＿＿＿＿＿

家族構成	家庭内役割	
	家事状況	全実施／一部実施／非実施
家屋構造	趣味	

精神面
認知面
社会資源
・身障手帳　　級
・介護保険　要支援　／要介護　度
・収入源他

（独）国立病院機構　相模原病院　作業療法室

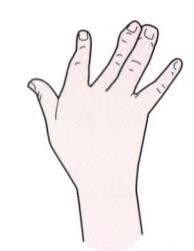

①指の尺側偏位
②スワンネック変形 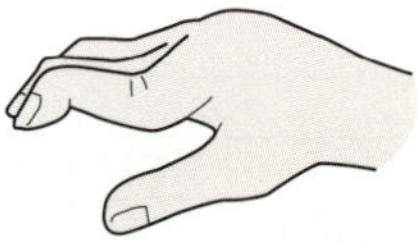
③ボタンホール変形 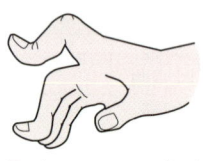
④手首の尺側偏位 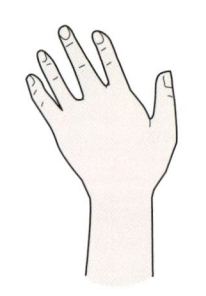
⑤手首の掌側脱臼 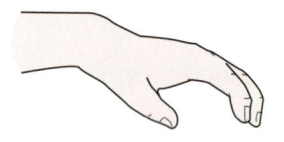

図2　手指の変形種類

表8　機能障害度の分類

Class I	身体機能は完全で，不自由なく普通の仕事は全部できる
Class II	動作の際に，1ヵ所あるいはそれ以上の関節に苦痛があったり，または運動制限はあっても，普通の活動なら何とかできる程度の機能
Class III	普通の仕事とか，自分の身の回りのことがごくわずかできるか，あるいはほとんどできない程度の機能
Class IV	寝たきり，あるいはW/Cに座ったきりで，身の回りのことはほとんどまたはまったくできない程度の機能

表9　病期分類（Steinbrocker）

Stage I	① X線写真上に破骨映像はない ② X線学的骨粗鬆症はあってもよい
Stage II	① X線学的に軽度の軟骨下骨の破壊を伴う，あるいは伴わない骨粗鬆症がある．軽度の軟骨破壊はあってもよい ② 関節運動は制限されていてもよいが関節変形はない ③ 関節周辺の筋萎縮がある ④ 結節および腱鞘炎のごとき関節外軟部組織の病変はあってもよい
Stage III	① 骨粗鬆症のほかにX線学的に軟骨および骨の破壊がある ② 亜脱臼，尺側偏位，あるいは過伸展のような関節変形がある．線維性または骨性強直を伴わない ③ 強度の筋萎縮がある ④ 結節および腱鞘炎のような関節外軟部組織の病変はあってもよい
Stage IV	① 線維性あるいは骨性強直がある ② それ以外はStage IIIの基準を満たす

は時間がかかりすぎている場合には何らかの原因がある．その原因を探ることでニードやホープを探せることもある．そしてあくまで評価表での聴取は手がかりとして実際のADLを観察していく（**表10**）．

☐ QOL：さまざまな評価バッテリーがあるがRAにはMHAQやAIMS2が向いている．

☐ 視診・触診：視診触診では各関節の炎症（疼痛，腫脹，熱感，発赤），変形のチェックをする．

☐ 変形の種類は多岐にわたるが代表的なものとして，手指では尺側偏位，スワンネック変形，ボタンホール変形がある（**図2**）．拇指ではZ変形が多くみられNalebuffの分類では第1類に相当する（**表11**）．手関節では掌側亜脱臼，尺側偏位が代表的である．

☐ 足趾の変形では外反母趾や槌指，扁平足がある．疼痛については自発痛，圧痛，運動時痛の区別もしておく．炎症期は関節が脆弱で変形しやすいため見逃さないように細かくみていく．関節痛以外では筋スパ

表10 ADLの評価表

検査年月日： 年 月 日

ADL区分	具体的な動作	点数
起居動作	寝返る（左右いずれか一方でよい）	
	仰臥位より長座位になる	
	座位を保持できる	
	床から立ち上がる	
	立位を保持できる	
	ベッドから椅子へ移る	
移動動作	いざるなどの方法で移動する	
	平地を移動する	
	階段の昇降（約20cmの階段・昇降1回）	
	敷居をまたぐ（高さ5cm・幅10cm）	
	扉のある部屋への出入り	
	物を運ぶ（4Kgの砂嚢10m）	
食事動作	箸かフォークまたはスプーンで食事	
	グラスの水を飲む（グラスの種類不問）	
	ペットボトルの蓋を開ける	
	水道の蛇口を開閉する	
	大瓶のねじ蓋を開閉する（広口ビン）	
	やかんの水をグラスに入れる	
更衣動作	上衣 前開きシャツ	
	上衣 かぶりシャツ	
	ズボンまたはパンツの着脱	
	ボタンをはめる	
	ファスナーの開閉	
	靴下の着脱	
	運動靴を履く（紐のついていないもの）	
整容動作	歯をみがく（ブラシで）	
	顔を洗い，そして拭く	
	爪を切る	
	髪をとく（すく）	
トイレ動作	洋式便所に座る	
	衣服のあげさげ	
	後始末をする	
	失禁の有無（排泄の始末）	
入浴動作	浴槽への出入り	
	洗体	
	洗髪	
	タオルを絞る	
合計		/111

評価基準　3：正常
　　　　　2：できるが時間が普通より余計にかかるか，またはやり方が普通でない
　　　　　1：何とかできるが時間がかかりすぎる，またはできあがりが不完全で実用性がない（半介助）
　　　　　0：不能，できない（全介助）

表11 Nalebuff RA拇指の分類
（1995）

Type Ⅰ	ボタンホール変形（MP屈曲，IP過伸展）
Type Ⅱ	CM亜脱臼，MP屈曲，IP過伸展
Type Ⅲ	スワンネック変形（CM亜脱臼，MP過伸展，IP屈曲）
Type Ⅳ	ゲームキーパー拇指（MP橈屈）
Type Ⅴ	MP過伸展，IP屈曲
Type Ⅵ	ムチランス

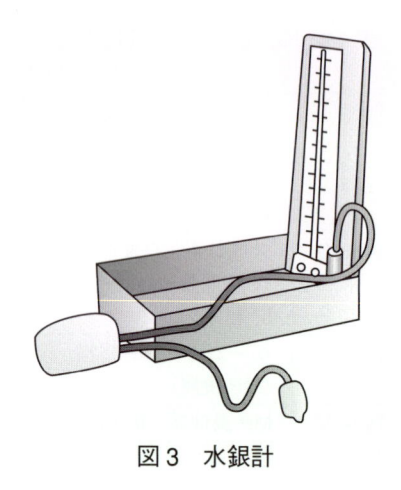

ズムや拘縮に伴う筋痛や，血管炎に伴う疼痛にも配慮する．

- [ ] 触診の際は何のためにどこをどのように触れるか説明を行った上で触れるようにする．患者に触れるということは特別なことである．不用意に触れ疼痛を助長したり驚かせたりすることは患者に不信感や恐怖心を与えかねないので十分注意する．
- [ ] 関節可動域測定：関節を痛めないよう基本的に自動運動で計測する．疼痛によるラグや明らかな軟部組織性の制限が認められれば別途記載しておきアプローチの参考にする．
- [ ] 筋力測定：疼痛に注意しながらポイントとなる筋を測定していく．基本肢位がとれなくても決して無理はせず肢位を記載すればよい．疼痛により発揮できていない場合もその旨を記載する．
- [ ] 握力・ピンチ力：筋力と同様疼痛のない範囲で実施する．握力計で把持できない場合や疼痛を助長するような場合は水銀計を用い mmHg で記載する（**図3**）．20mmHg に合わせてから計測し 100mmHg が 8.0Kg に相当する．正確な換算は困難であるが経過を追うのに有効である．
- [ ] ピンチ力については最低でも指腹と側腹つまみは計測する．この際同時に把持パターンやピンチパターンも観察することができる．
- [ ] リーチ：身辺動作の指標として大変有効な評価である．届くか届かないかだけではなく同時に動作の分析を行うことができる．肩関節の動きが出ない場合多くは肩甲帯を代償させ上方および側方へのリーチを行っている．この動きを続けると上腕骨の下制に制限が生じ ADL 上大変な不利益をもたらすため見逃さないようにする．
- [ ] 神経学的所見：痺れや感覚の鈍いところがあるかどうか聴取する．頸椎，胸腰椎の病変による中枢神経障害や，血管炎や各関節の破壊に伴う末梢神経障害を感覚検査に則って行う．
- [ ] 社会的側面の評価を実施する．職業や家庭内での役割を知る．また社会資源（身体障害者手帳や介護保険など）を利用しているか，もしくは知っているかどうかを聴取する．
- [ ] 経済的側面を把握する．リウマチの治療には高額な医療費を要するものもあるため現在の主な収入源について把握する必要がる．問題点がみつかった場合は早急にケースワーカーなどの関与を求める．
- [ ] ライフスタイルを把握する．職業や趣味（スポーツや手工芸，楽器…）家庭内での役割について把握する．またそれらにおける環境や活動量についても聴取する．

図3　水銀計

3 作業療法介入のすすめかた

- 急性炎症期の患者は易疲労で疼痛が強いことが多いため問診や表情，触診で確認しながら介入していく．

- 疲労感，倦怠感，疼痛が強い場合はベッドサイドから介入し状態に合わせて離床を促していく．
- RA指導用のプリントを準備しておくとよい．易疲労や疼痛に日内変動のある患者が体調のよいときに読むことができるほか繰り返し目を通すことで確実な知識を身につけるメリットがある．

> ・関節保護法を踏まえたADL指導を実施する．

- 関節保護法とは関節に負担をかけない動作の方法をさす．関節保護の原則としては，①小関節ではなく大関節の使用，②変形や疼痛を助長する動作の回避，③長時間の同姿勢の回避，④エネルギー消費の軽減，⑤筋力の維持増強があげられる．
- 急性の炎症関節は脆弱であるためこの時期から関節保護法を身につけ変形予防の指導を行う．
- 患者の生活のパターンや環境を十分理解した上で実施する．
- 関節保護法は関節部位別に指導すると患者は理解しやすい（図4）．
- 頸椎の関節保護：頸椎の前後屈の繰り返しや長時間の前屈，急激な頸椎の動きを避ける．
- 上肢の関節保護：両手動作を基本とし指は揃えて使うと手指の関節への負担が少ない．手指，手関節ともに尺側へ負荷がかかるような動作は避ける．
- 下肢の関節保護：体重の管理は必須である．重すぎると荷重関節に負担がかかり関節破壊を助長する．また長時間の歩行や起立は避け適切な筋力増強訓練を指導する．膝や股関節の過屈曲を避ける．
- そのほかの関節保護：姿勢は関節保護の基本となる．肩に力の入った疼痛姿勢を長時間とることで肩周囲の筋スパズム異常が生じ後々のリーチ制限につながるため注意する．特に日中で最も多いと予測される椅子座位姿勢については背もたれや肘掛けもしくは膝の上にクッションを乗せるなどの工夫をし上半身のリラクセーションを心がけるよう指導する．
- 趣味や職業があれば関節保護や運動と安静のバランスの観点から指導を行う．

> ・自助具の紹介をする．必要に応じて適用する．

- RAの自助具はできなくなった機能を補うだけでなく疼痛の除去軽減やエネルギー消費の軽減，関節保護をも目的とする．
- 早期より代表的な自助具とその用途，意義について説明する．現在必要がなくても情報提供をしておくとよい．この際紹介のプリントがあ

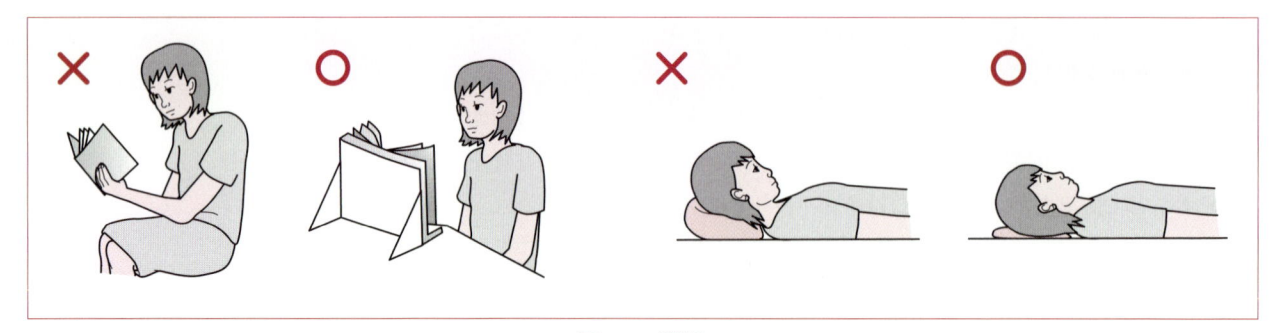

112　身体作業療法クイックリファレンス

図4a　頸椎

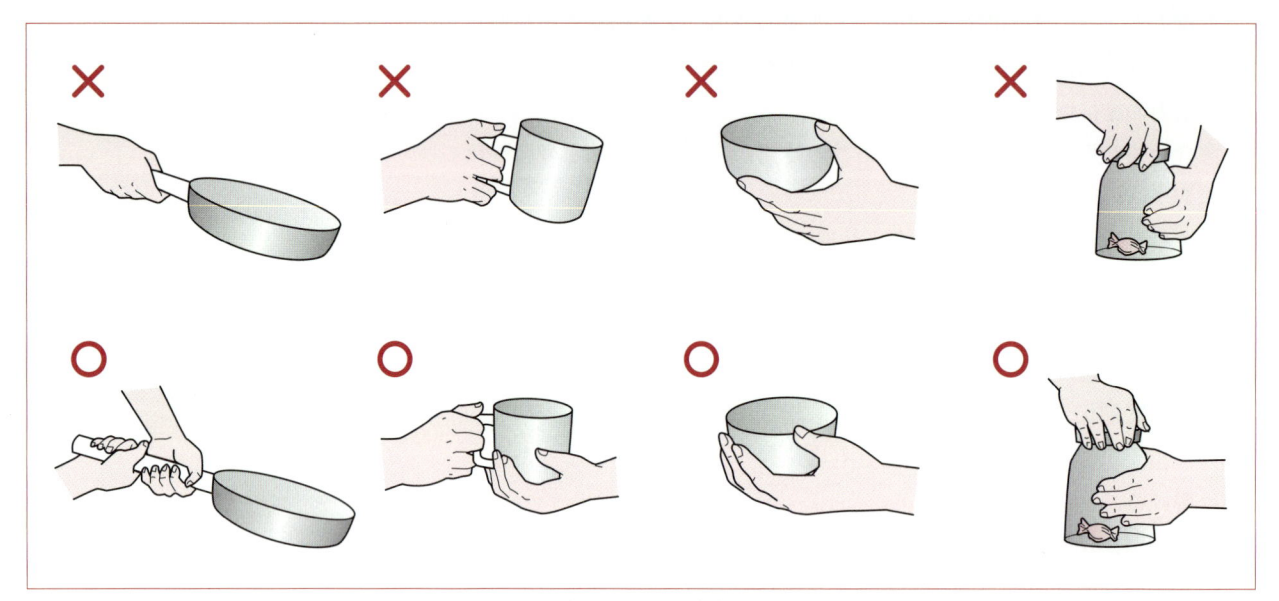

図4b　上肢（1）

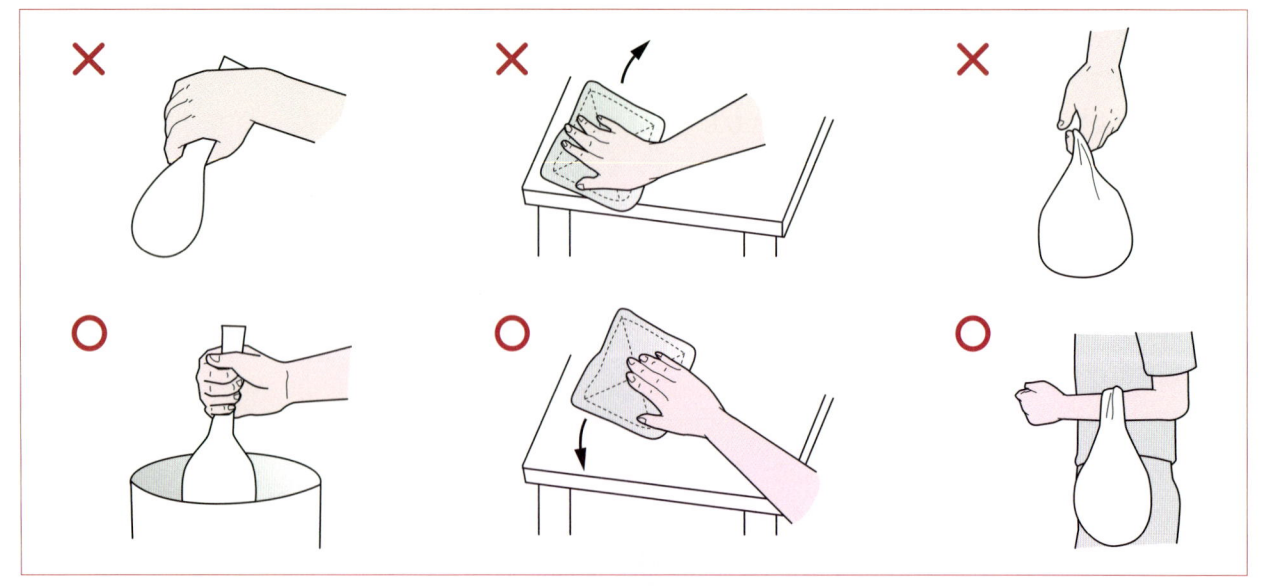

図4c　上肢（2）

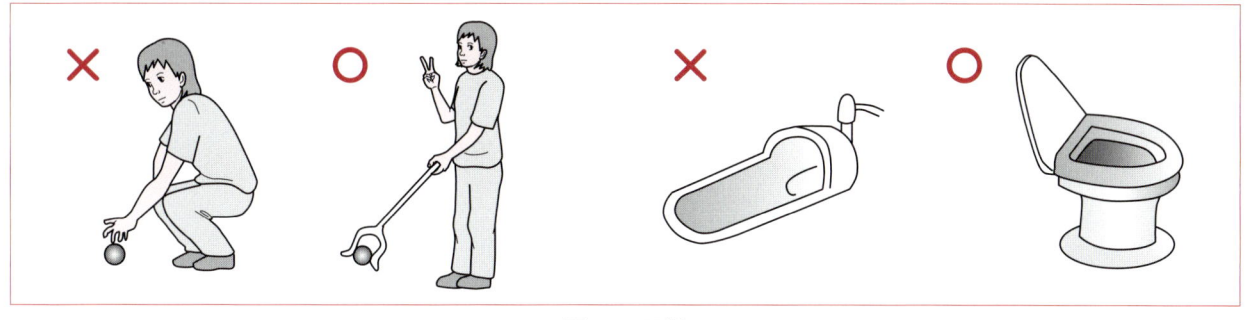

図4d　下肢

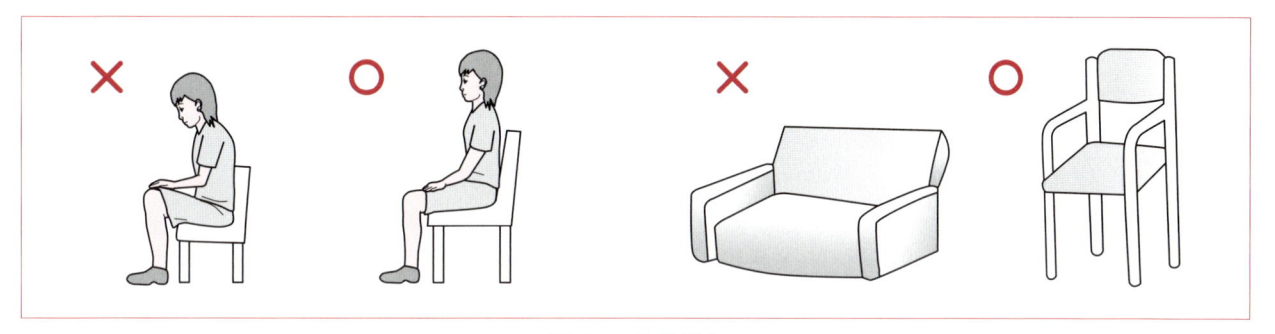

図4e　そのほか

ると説明しやすく，後々患者が見直すのに役だつ（**図5**）．

① **リーチャー**：さまざまな利用法がある．リーチ範囲の制限や人工股関節置換術後で下方リーチが禁忌である場合などに使用する．炎症期のベッド上安静，エネルギー温存にも役だつ．
② **長柄ブラシ**：頭部へ手が届かず整髪困難な際に使用する．
③ **目薬エイド**：目薬のつまみ動作困難や顔面へのリーチ困難な場合に使用する．
④ **ソックスエイド**：リーチ制限や靴下の履き口を広げることや引き上げることが困難な際，また人工股関節置換術後で下方リーチが禁忌である場合などに使用する．
⑤ **ペットボトルオープナー（市販品）**：キャップがつまめないもしくは力が入らない場合に使用する．
⑥ **カスタネット型のはさみ（市販品）**：手全体で使用するもしくはおいて使用するため手指への負担が少ない．RA患者は薬をはじめさまざまな包装の開封動作が困難になることが多いので適切なハサミの選定が必要である．

- スプリントの紹介をする．必要に応じて適用する．

①

②

③

④

⑤

⑥

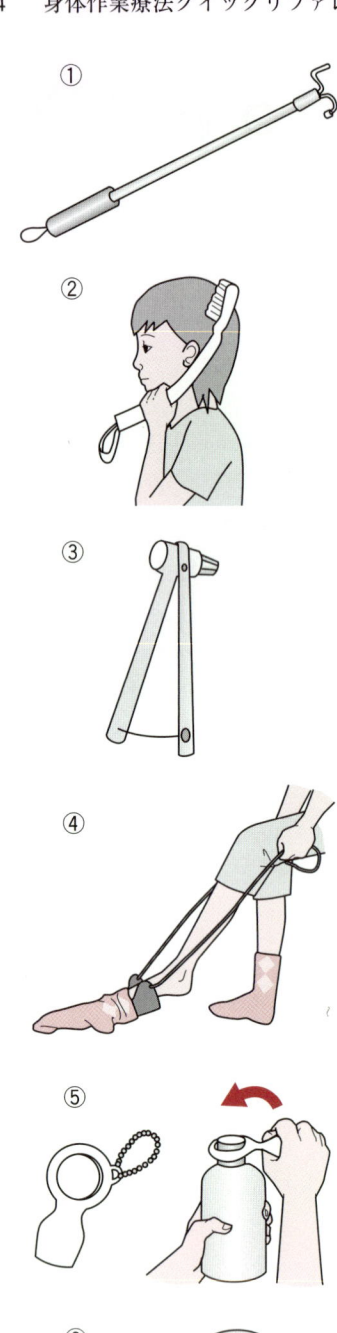

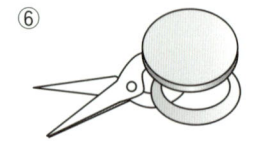

図5　代表的な自助具

- [ ] 炎症の強い関節には安静スプリントを適用する．
- [ ] 炎症関節は変形しやすいため初期の変形を見逃さず矯正スプリントを適用する．
- [ ] 手指手関節安静装具：手指や手関節に炎症がみられる際安静時に装着し炎症の鎮静をはかる．
- [ ] リストサポーター：手関節の炎症や疼痛がある場合に装着する．日中手を使う際にも使用できる．
- [ ] セーフティーピン：スワンネックやボタンホール変形の3点支持スプリントである．装着の向きで用途をかえる．構造上ボタンホールに使用する際はナイトもしくは安静時となる．
- [ ] 拇指IP固定スプリント：拇指のIP関節に炎症があるかもしくは過伸展がみられる場合に装着する．
- [ ] MP尺側偏位防止（矯正）スプリント：MPの尺側偏位やその傾向がみられる際に装着する（図6）．

- 疼痛の軽減をはかる．

- [ ] 炎症期は関節痛により反射性に筋スパズムが増強し疼痛がひき起こされることがある．徒手的な筋のリラクセーションや物理療法で軽快することがある．
- [ ] 温熱療法や寒冷療法は局所の血流を改善させ疼痛やこわばりの軽減に有効である．
- [ ] 患者によっては寒冷を嫌うこともあるため患者と相談して決めるとよい．
- [ ] 局所炎症の活動性が高い場合はアプローチによって疼痛が強くならないか十分注意する．ズキズキずる痛みが強くなるなどの訴えがあれば即中止する．

- 関節可動域および筋力の維持向上を目指す．

- [ ] 炎症期は安静が基本となるがこの時期の廃用は後々大きな問題点となることがある．早期より適切な運動の指導を開始する．体調のよいときに行うよう指導する．
- [ ] 運動は基本的には自動運動で実施する．
- [ ] 運動量ははじめ少なく後に患者の体調に合わせながら調節していく．翌日に疲労が残ったり疼痛が増強したりした場合は減らす．
- [ ] 明らかな制限がある場合は原因を評価した後，徒手的にアプローチする．多くの患者で疼痛による肩甲周囲の筋緊張異常がみられるため，リラクセーションを十分に行う．

- [ ] 炎症期の関節は脆弱であるため過度な関節運動は避けたほうがよいが可動域維持のための自動運動，筋力維持のためのアイソメトリックな筋力訓練の指導は適宜実施する．筋力訓練は「〜秒とめて…回」といったように持久力に合わせて決めていく（**図7**）．

> - 社会資源の情報提供を実施する．

- [ ] 介護保険や身体障害者手帳について知らないようであれば情報提供を行う．
- [ ] 「友の会」など患者の会の存在も情報として知らせておくとよい．

4 介入後評価のポイントと実際

> - 介入による変化をどう表現するか．

- [ ] 慢性進行性の疾患という特質上，一連のアプローチで作業療法終了を目指すことは難しい．
- [ ] 自助具やスプリントの調整など，その都度の対処的なアプローチが必要なこともある．しかしその単発的なアプローチに対しても適切に表現していくことができれば患者の長い経過に役だつため，表現や記録のテクニックを身につけていく．
- [ ] 数値的な変化はチャートを用いると長い経過で追跡ができるので便利である．
- [ ] 心理的な変化については言動や表情，行動を適切に表現し作業療法士の特質を生かし「〜の言動（表情）より…である」といったように根拠をもって記録する．

5 患者・家族をどう指導するか？

> - 患者の役割，環境に配慮し家族指導を実施する．

- [ ] 患者指導は基本であり上述したとおりであるが，同時に家族の指導も大切である．疾患の特質上家事を実施している患者が多い．疲労感や疼痛は目にみえづらく「怠けている」「さぼっている」と考えている家族もなくはない．疾患の特性，安静の重要性，関節保護の知識などを十分に説明し家族で一緒に向き合っていくことが大切である．

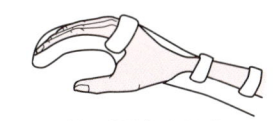

手指手関節安静装具

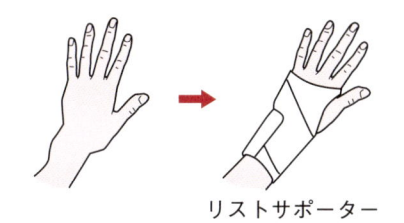

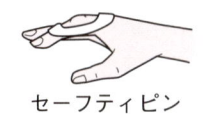

リストサポーター

セーフティピン　　拇指IP固定スプリント

MP尺側偏位防止（矯正）スプリント

図6　RAの代表的なスプリント

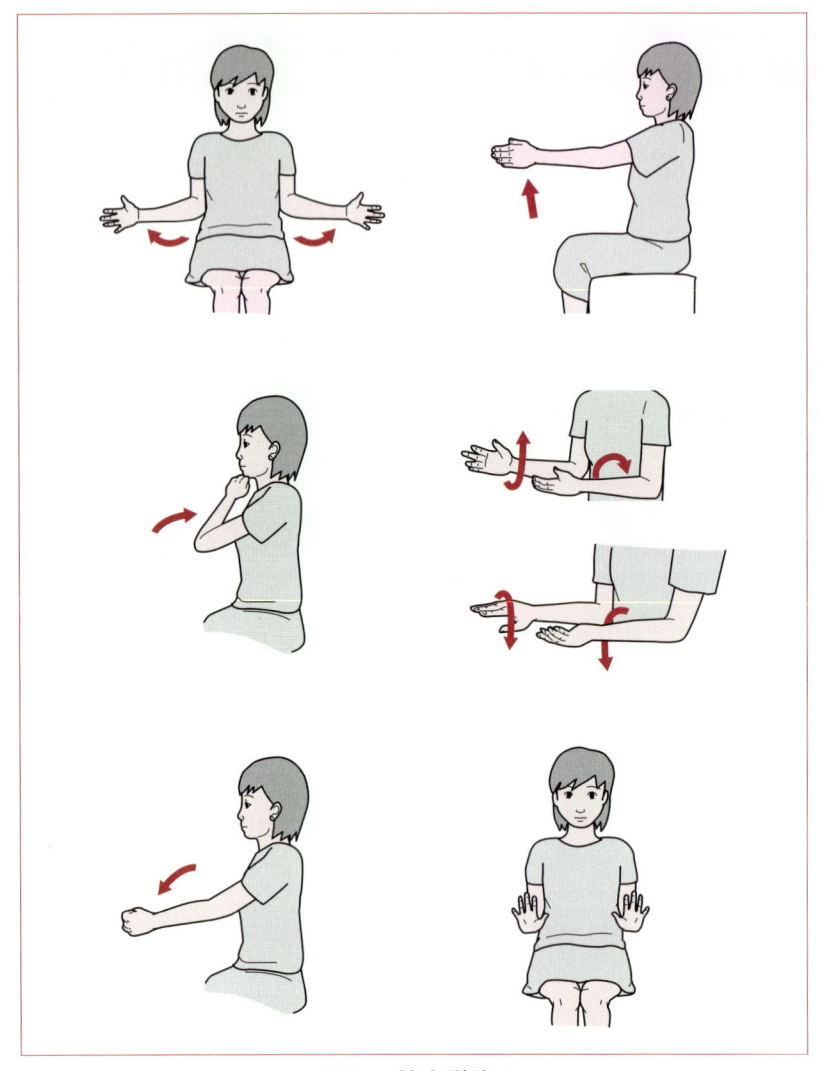

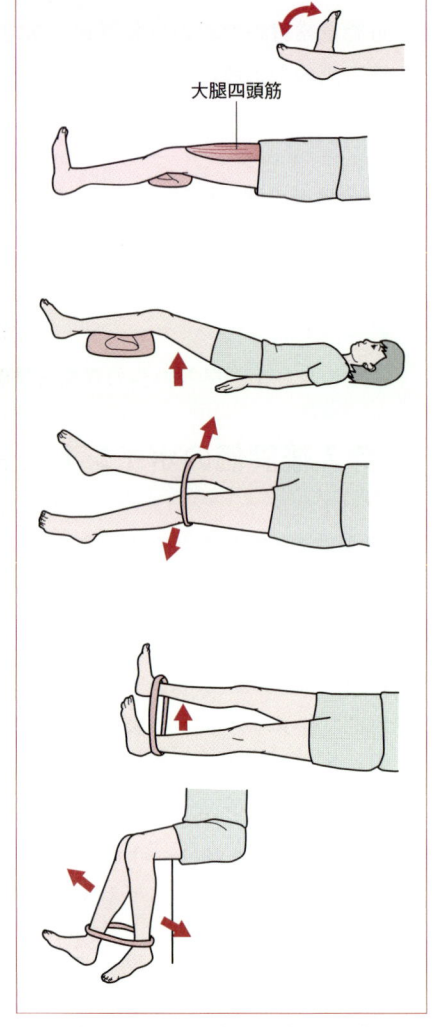

図7a　筋力訓練1

図7b　筋力訓練2（つづき）

6 まとめ

- [ ] RAの急性炎症期の患者では，疼痛および疲労に注意し安静と運動のバランスを考慮し評価アプローチを実施する．
- [ ] 精神的心理的な変化を見逃さないようにしていく．
- [ ] 早期からのRA指導が予後を左右する．
- [ ] 薬物療法などの内科的な治療内容を把握しておく．

（市川聡子）

10 リウマチ：慢性期における作業療法

> **View Point　リウマチの慢性期とは**
> - 関節破壊および変形が進行した状態を指す．
> - この時期は変形および疼痛によってADLに支障をきたしていることが多い．
> - 病歴の長い患者は困難ながらも工夫してADLや家事を実施しているため尊重して介入していく．
> - 関節破壊や変形が高度に進行したりADLに支障をきたしたりした場合，手術療法が適用となることがある．
> - 術後の後療法では主治医，術者および病棟との連携を密にとり方針を統一していく．

1 はじめにおさえておくべきこと

- 評価前の必要な情報収集を行う．

☐ 臨床検査データをチェックする．（前項 9 参照）
☐ 服薬状況をチェックする．（前項 9 参照）ステロイドや免疫抑制剤などの長期服用により合併症を有する患者も多い．
☐ 他部門情報を聴取する．（前項 9 参照）
☐ 画像所見をチェックする．

- X線所見，MRI所見などから各関節および脊椎，軟部組織の病変を把握する．進行例では環軸椎の亜脱臼や胸腰椎の圧迫骨折があることがある．

2 介入前評価のポイントと実際

- まずは面接，観察をじっくりと行う．

☐ 面接では患者の訴えを傾聴し受容的共感的な態度で接する．経過の長い患者の多くはたくさんの苦労を乗り越えてきている．発症時からの経過の聴取は時間を要すことがあるが，それだけの困難や不安を抱え

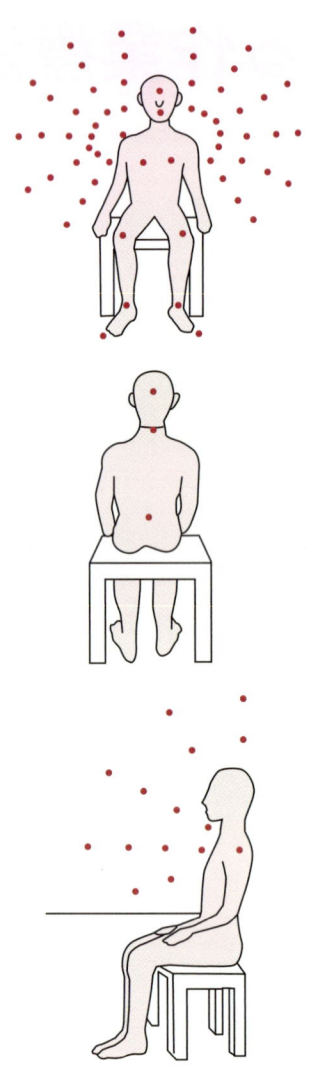

図1　リーチパターン

Reach-手の到達範囲（右：赤線，左：青線または黒線で記入）

空間での到達範囲：図中のポイントをめやすに，おおむねその範囲を曲線で記入
身体部位：図中のポイントに可は○　不可は×を記入

ているのだと理解する．なるべく多くの情報を聴取するためにも面接の場所や環境設定に配慮する．

- スクリーニングテストを実施する．（前項 9 参照）

☐ チャートを用いて全体像を把握する．

☐ ADL評価：ADLの聴取は前項 9 で紹介した評価表を用いながら細かい方法を確認するともれが少ない．長期の経過の中で変形を助長するような方法でADL動作を獲得していることがあるため，できているかどうかだけではなくどのようにして実施しているのか細かく聴くことが重要である．「できている」の返答であってもさまざまな方法で実現させている可能性があることを念頭におく．しかし，あくまで評価表は手がかりとし実際に目でみて評価することが基本である．

☐ 疼痛の評価：この時期の疼痛は関節炎によるものだけではなく拘縮，変形などによる二次的な変化からも生じてくる．疼痛の原因を探ることは機能面の改善につながる可能性があるため鑑別していく．

☐ 変形：さまざまな変形が出現する．手指ではZ変形やスワンネック変形，ボタンホール変形が経過の中で亜脱臼や強直を伴っていることも多く適切な評価および表現が求められる．変形は決して左右対称ではなく趣味や職業などにおける手の使い方や生活習慣が窺えるものもある．

☐ リーチ：筋力や関節可動域だけでは評価しにくい上肢機能について知ることができセルフケアの指標となる．リーチパターンも合わせてみることで疼痛や関節のアライメントも予測できる．肩や肘関節の変形が進行すると上方，側方のリーチが制限されることが多い．リーチ評価表（前項 9 ）を使用する．空間で捉える評価も使いやすい（**図1**）．

☐ 関節可動域：自動運動を測定し同時に疼痛や，アライメントのチェックを行う．

☐ 筋力：関節に負担をかけぬよう注意する．関節の安定をはかった状態で計測し抵抗のかけかたにも気をつける．無理な肢位はとらず別途記載する．

☐ 握力・ピンチ力：変形が進行するとピンチ形態の変化を生じる．持ち方，つまみ方を指示せずに実施してみると最も高頻度に出現している把持パターンやピンチパターンがわかることがありADL指導の際役だつ．

☐ 神経学的所見：進行例では環軸椎の亜脱臼や胸腰椎の圧迫骨折による痺れや麻痺を生じることがある．画像所見と合わせて見逃さないように注意する．またRA（rheumatoid arthritis；関節リウマチ）患者はステロイド性の糖尿病を合併していることがある．この場合腱反射において減弱ないしは消失している場合もあるので腱反射のみを信頼す

ることは危険である．

- 家屋を評価する．

☐ 家屋など実際の生活場面をみることが最良である．難しければ環境設定し評価する．ポイントは玄関や廊下，トイレ，浴室，寝室，キッチンである．入院中であれば病棟ADLと実生活におけるADLの間にはギャップが生じていることが多いのでどちらも評価する．

- 装具や自助具の評価をする．

☐ 現在使用している装具（スプリント）や自助具があるか聴取し，同時に適合しているか正しく使用されているかを評価する．また持っているが使用できていないものがある場合は，使用できていない原因もあわせて評価する．

- 術前術後の患者にはそれぞれの部位にあった評価を追加する．

☐ 術前に処方が出ている場合は術前術後で比較できるよう評価しておく（表1）．
☐ 社会資源（身体障害者手帳や介護保険など）を利用しているか，もしくは知っているかどうかを聴取する．
☐ 経済的側面を把握する．リウマチの治療には高額な医療費を要するものもあるため現在の主な収入源について把握する必要がる．問題点がみつかった場合は早急にケースワーカーなどの関与を求める．
☐ ライフスタイルを把握する．職業や趣味，家庭内での役割について把握する．

3 作業療法介入のすすめかた

- 慢性期であってもリウマチの知識不足があれば関節保護法などの指導をする．

☐ 関節保護法の指導は早期に行われるべきであるが機会がなかった患者にとって遅すぎることはない．実際のADLを確認しながら行っていく．（前項 9 参照）

- ADL指導は今までの経過や生活スタイルを尊重する．

表1 術前術後に追加すべき評価項目

各部位		術　前	術　後
各部位に共通した評価		・各関節周囲の ROM ・各関節周囲の MMT ・神経症状（感覚含む）と部位 ・腫脹・熱感・疼痛・発赤 ・皮膚状態 ・変形（アライメント）	・術側管理 ・術側の使用方法 ・浮腫・関節拘縮・筋の状態 ⇒ 再実施
人工肩関節置換術〔TSA〕		・腱板の状態	⇒ 再実施
人工肘関節置換術〔TEA〕		・尺骨神経症状	⇒ 再実施
手関節	伸筋腱断裂の修復術 （腱移行・腱移植）	・断裂指または脆弱指の有無 ・各指の（亜）脱臼・動揺など ・内在筋拘縮 ・ピンチ・グリップ形態・力 ・屈筋の状態	⇒ 再実施 ・橈骨・尺骨神経症状
	手関節形成術・固定術	・伸筋腱・屈筋腱の状態 ・内在筋拘縮 ・ピンチ・グリップ形態・力	⇒ 再実施 ・正中・橈骨・尺骨神経症状
人工指関節置換術		・伸筋腱と屈筋腱の状態 ・ピンチ・グリップ形態・力 ・内在筋拘縮	⇒ 再実施 ・正中・橈骨・尺骨神経症状

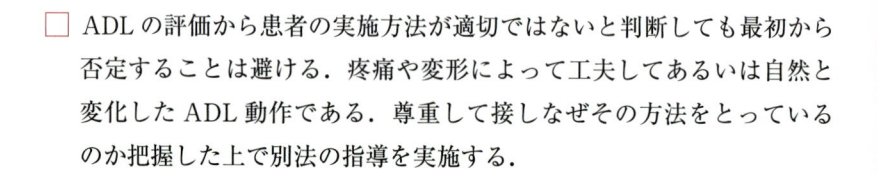

□ ADL の評価から患者の実施方法が適切ではないと判断しても最初から否定することは避ける．疼痛や変形によって工夫してあるいは自然と変化した ADL 動作である．尊重して接しなぜその方法をとっているのか把握した上で別法の指導を実施する．

・疼痛の軽減をはかる．

□ 慢性期の疼痛の原因は関節炎だけではなく多岐にわたる．反射性に起きた筋スパズム，筋萎縮に伴う運動時痛，変形による関節構造自体の変化などが考えられるが，まずは原因を探るところからはじめる．筋スパズムや筋短縮が原因であれば運動療法の前に温熱療法や渦流浴，寒冷療法で筋をリラックスさせるとその後のアプローチ導入が容易となることが多い．

・関節可動域訓練を実施する．

□ 可動域制限があれば原因を探ることが急務となる．視診触診で姿勢や関節のアライメントをチェックし短縮した筋や筋緊張の異常に対してアプローチすることで可動域がよくなることがある．この際アプロー

チする関節の画像所見には必ず目を通しておく．関節構造自体の変化を把握しておかないと関節を傷める結果となる．

- **筋力増強訓練を実施する．**

☐ 前項9に則る．疼痛を助長しない程度で実施する．アイソメトリックな運動を基本とし上下肢の自重を利用して行うとよい．MMT3以下の患者では徒手的に誘導するかプレーシングを利用し筋収縮を促す．破壊が進行した動揺関節周囲の筋萎縮は関節の安定性をさらに損なわせるため維持増強につとめる．

- **ADLに介入する．**

☐ さまざまな関与が求められるため個々に合わせて対応していく．
☐ 食事動作への介入：食器の選定や姿勢の設定を行う．箸は軽いバネ箸，基本的にスプーンやフォークは太柄にすると使いやすい．しかし拇指のウェブスペースが狭小化し強直した患者には特例的にスプーンやフォークの柄は扁平なものが使いやすい．またムチランスの手にはカフのスプーンやフォークがよい（図2）．グラスがもてない場合は取手のある軽いマグカップを，頸椎の負担が危惧されればストローの使用をすすめる．
☐ 整容動作への介入：洗顔動作では前腕の回外やリーチの制限，手指の変形によって水を顔まで運べない，洗顔料を使えないといった問題が起こりやすい．この際柄のついた洗顔ボールや洗顔スポンジ，リーチャーや孫の手にタオルを巻いたものを使用すると洗顔から顔の清拭まで可能となる．整髪のリーチ制限には長柄のブラシを適用する．歯磨きの動作は歯ブラシのグリップを太くする，電動歯ブラシを紹介するなど機能に合わせた対応をする．
☐ トイレ動作への介入：最も困難となるのが衣服のあげさげである．手指で困難な場合下衣の中に両手を入れ，肩を外転させながらあげさげする方法がある（図3）．孫の手やリーチャーを使う方法もある．
☐ 入浴動作への介入：リーチが困難な例では長柄の洗体ブラシや両端に輪の付いた洗体タオルなどを適用する．

- **自助具を適用する．**

☐ ADLや職業，趣味活動の評価を踏まえて適用していく．
☐ 自助具を含む福祉関連商品は日々開発がすすんでいる．最新の商品についても情報提供できるようにカタログや機器展などをチェックする．

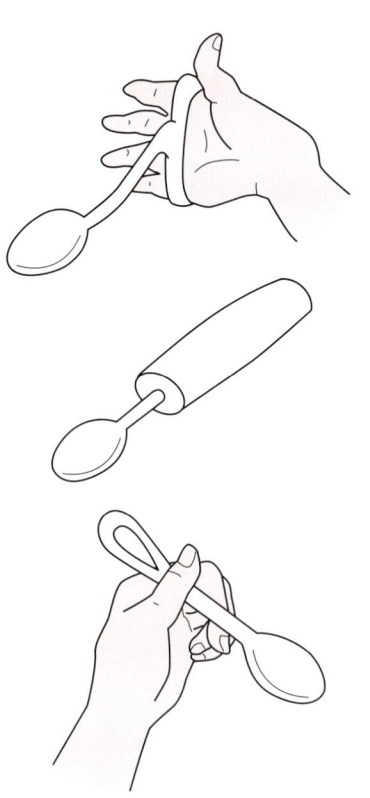

図2　スプーンの種類

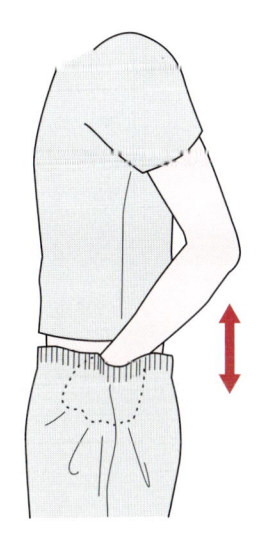

図3　トイレ動作への介入例

表2 自助具の材料と作製方法

自助具名	材　料	作製方法
①リーチャー	アルミ棒 ワイヤー（太・細） 滑り止めシート 紐 スプリント材・両面テープ	a. アルミ棒に電動ドリルで穴をあける b. 太いワイヤーを穴に通し細いワイヤーで固定する c. bの固定部にスプリント材を巻く d. 持ち手に紐をつける e. 持ち手に滑り止めシートを巻き両面テープで貼る
②長柄ブラシ	プラスチックブラシ フラフープ 滑り止めシート スプリント材	a. ブラシをフラフープの筒にさしこむ b. 接続部分にスプリント材を巻く c. 持ち手に滑り止めシートを巻き両面テープで貼る ※ブラシの角度はヒートガンで調節する
③目薬エイド	アルミ平角棒 （2ミリ厚10mm幅） 皮革（合皮） 丸ゴム ビーズ	a. アルミ平角棒の両端4箇所に穴を開ける b. 目薬側の合皮をカシメる c. 持ち手側に丸ゴムを通しビーズでとめる
④ソックスエイド	ファイル 平紐	a. ファイルを図のように切る b. ポンチで穴をあける c. 穴に平紐をとおし紐を縫ってとめる

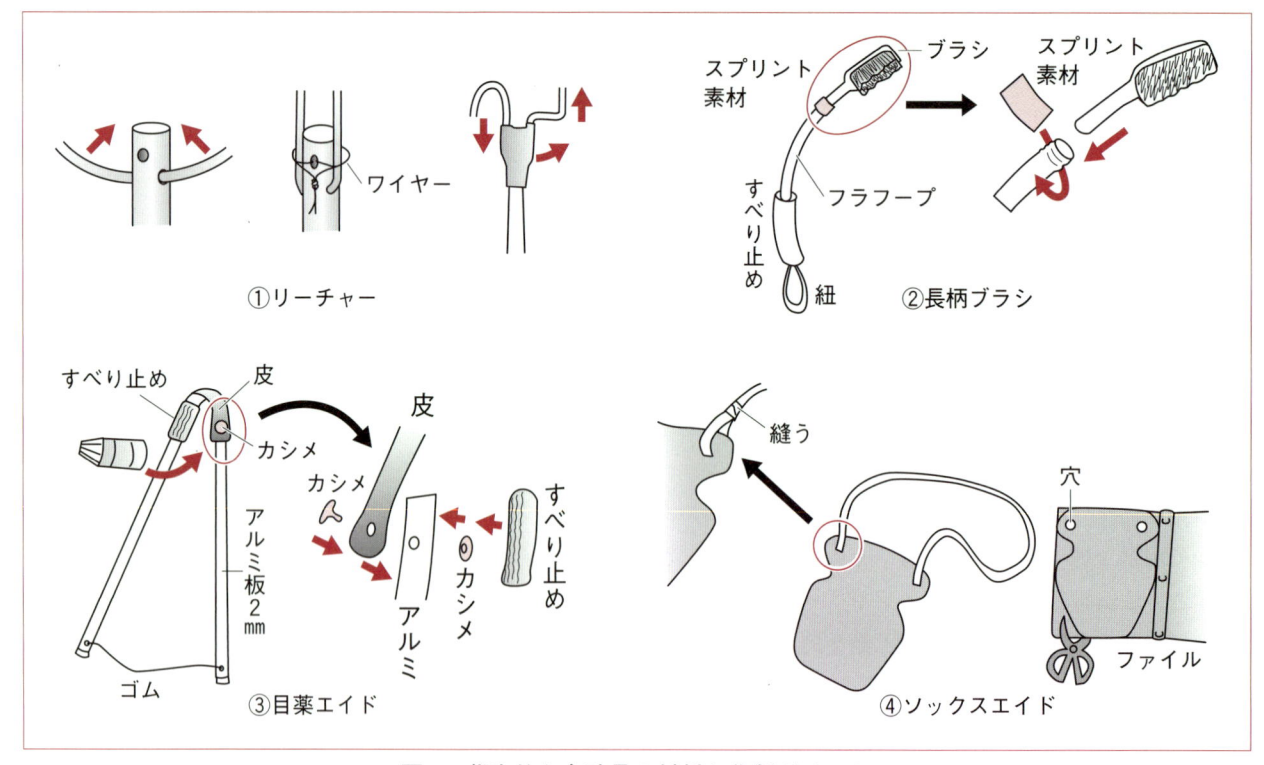

図4 代表的な自助具の材料と作製ポイント

□ RA患者は既製の物が使用できないこともあるため改良や作製が必要となる．

表3 スプリントの素材と作製方法

スプリント名	素材（商品名）	作成方法
①セーフティピン	アクアプラスト	a. 図のようにカットした素材にポンチで穴をあける b. aを湯せんで温め，すきとったら引き伸ばしながら指へ通し指のサイド部分を折り返して形を整える
②リストサポーター	オペロン ベルクロ	a. 図のように裁断しミシンで縫う b. ベルクロも縫い付ける
③拇指IP固定スプリント	オルフィット穴あき	a. 図のように裁断する b. aを湯せんで温め，すきとったら引き伸ばしながら拇指をくるむように巻き掌側で仮止めする c. 蛍光ペンなどで印を付ける d. 裁断する
④尺側偏位防止（矯正）スプリント	ネオプレーンゴム	a. 図のように裁断しミシンで縫う b. ベルクロを縫い付ける
⑤手指手関節安静スプリント	テイラー または アクアプラスト	a. 図のように裁断する b. aを湯せんで温め，すきとったら採型する． c. 蛍光ペンなどで印をつける d. 裁断する

- [ ] RA患者に高頻度に適用する自助具は前項 **9** で示したが，本章では当院における代表的な自助具の材料と作製ポイントを示す（**表2，図4**）．
  - ①リーチャー
  - ②長柄ブラシ
  - ③目薬エイド
  - ④ソックスエイド
- [ ] 自助具はその場で適用して終了ではなくその後も「つかいがって」を追跡し対応していく．

- スプリントを適用する．

- [ ] さまざまな変形が出現するためアレンジが必要になることもあるが，代表的なスプリントの素材と作製法を示す（**表3，図5**）．
  - ①セーフティピン
  - ②リストサポーター
  - ③拇指IP固定スプリント
  - ④尺側偏位防止（矯正）スプリント
  - ⑤手指手関節安静スプリント
- [ ] 適用する際は注意点を患者にも示す．作製時の熱傷や皮膚への負担は

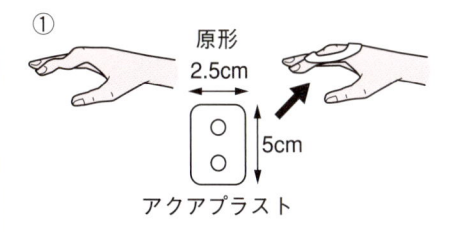

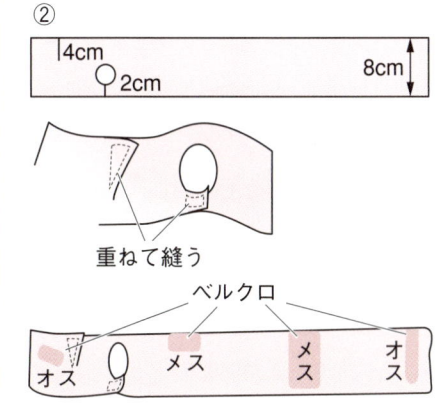

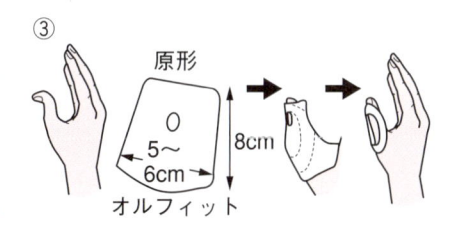

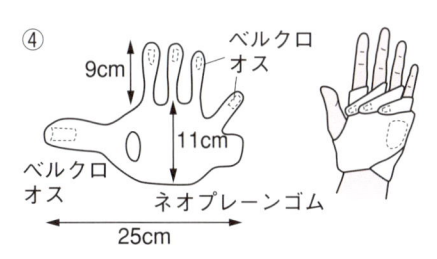

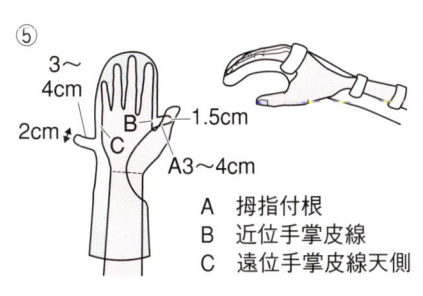

図5 代表的なスプリントの素材と作製方法

A 拇指付根
B 近位手掌皮線
C 遠位手掌皮線天側

スプリント適合性のチェック

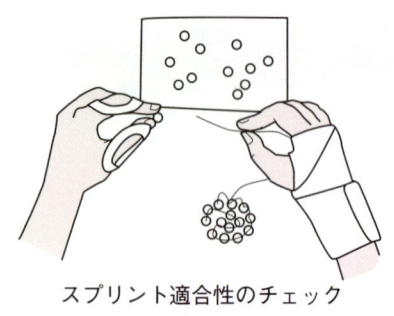

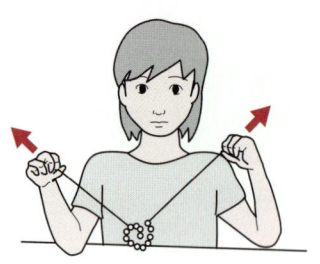

図6　運動機能のアップ

十分に注意する．作製後は正しく装着できているか，皮膚の圧迫，発赤，循環障害は起きていないかなど適用後も患者自身が自分で確認できるよう指導する．

- 手工芸を利用する．

☐ 作業姿勢や作業時間，関節への負担などに配慮する．
☐ 手工芸の導入は多彩な効果をもたらす．
☐ 手工芸実施時に関節保護の指導やスプリント適合性のチェックをすることができる．
☐ 手指の変形などであきらめていたことを実現することで達成感や満足感などの心理的効果を得ることができる．
☐ 座位の耐久性の向上，筋力や関節可動域を含むリーチ範囲の拡大など楽しみながら運動機能をアップできる（図6）．

メモ　手工芸をどう用いるか？
・当院では一通りの手工芸を揃えているが工程の中にRA患者に対して不向きなものもある．例えば「陶芸」．いくら患者が望んだとしても粘土は手を冷やすし菊練りでは関節破壊を助長しかねない．しかし部分的に導入することは可能である．例えば絵付けや釉薬の選択ならできるかもしれない．
・さまざまな手工芸の工程の中からできる部分をピックアップし導入していくことも「手を使うことなんて何もできないわ」と諦めている患者には大きな意味を持つ．
・ここ数年当院ではビーズ細工が盛んに行われている．ビーズをつまむ際の巧緻性のアップやテグスをひく際のリーチ範囲拡大などの運動機能向上，スプリントの導入やチェック，作業姿勢からの関節保護指導など多彩な効果をもたらしている．
・しかし何より意味があるのは心理的側面である．かわいい作品をつくることができた自信や達成感のほかに他患とのかかわりによるピアカウンセリング的な効果も得られている．

- 家屋環境へ介入する．

☐ 玄関や廊下：ドアノブはレバー式のものがよい．段差はスロープやステップなど解消する．毛あしの長い絨毯や滑りやすい敷物の使用は避ける．手すりを選ぶ際はグリップの太さや形状，素材（冷たい金属だと不快な場合もある）を考慮する．
☐ トイレ：立ち上がりが困難な場合は補高便座を適用する．補高便座は市販品もあるがバスマットを重ねて作成することもできる．必要に応

じて壁設置式や床据え置きの手すりをつける．
- [ ] 浴室：洗体の際はシャワーチェアを使用する．浴槽内にも椅子をいれ股関節や膝の過屈曲を避けることで立ち上がりやすくなり関節保護にもつながる．水道は蛇口ではなくレバー式のものが使いやすい．
- [ ] キッチン：座ったまま炊事ができるよう設定することが好ましい．キャスター付きの椅子は便利であるが立ち上がりや座る際危険なのでブレーキ付で安定感のあるものがよい．キッチンの下は座位のまま脚が入れられるよう収納などをつくらないか扉をはずすと使用しやすい．ひねるタイプの水道の蛇口は手関節に負担がかかり困難なのでレバー式のものがよい．鍋など重量のあるものはスライドして使えるようにセッティングする．高すぎる収納は出し入れ困難となるため低めの棚や移動式ワゴンを使用するとよい．
- [ ] 寝室：ベッドの使用が望ましい．床からの立ち上がりやしゃがみ動作は関節への負担が大きくエネルギーを消耗する．また，ベッドからの起き上がりの際下肢を振り上げ反動を使っておこなうと頸椎や腰椎への負担が大きい．電動ベッドでなく体幹の筋力が足りない場合は足元に足を掛けるバーやロープを設置するとよい．

> ・術後の介入は術者と密に連携をとる．

- [ ] RA の手術療法は骨粗鬆症や関節破壊，またそれらに伴う軟部組織の変化により術式もさまざまで術後の介入も一様でない．術者から術中所見を聴取し密に連携をとりながら介入していくことが重要である．

メモ　骨粗鬆症とは？
・骨粗鬆症とは，「骨塩量の減少によって骨微細構造の破綻をきたし骨強度が低下し骨折に対するリスクが高まった全身性疾患」と定義されている．さまざまな内分泌異常，カルシウム吸収障害などは二次性（続発性）骨粗鬆症の原因となる．RA もこれに相当し罹患関節周囲の傍関節性骨粗鬆症のほかに，全身性のステロイド性骨粗鬆症および疼痛による廃用性骨粗鬆症も多発する．

4 介入後評価のポイントと実際

> ・介入による変化をどう表現するか．

- [ ] 数値的な変化はチャートを用いるとよい．
- [ ] 術前後の変化が追えるようにポイントとなる評価を定期的に実施する．
- [ ] 急性期より慢性期患者の方が作業療法の介入による変化が大きいものである．患者自身が困難であったことやあきらめていたことがどのよ

うなアプローチで変化したのかを適切に表現していく．

5 患者・家族をどう指導するか？

> ・はやい時期から家族とコミュニケーションをとっていく．

- [ ] 患者同様家族も一緒に困難を乗りこえてきていることが多い．受容的共感的に接する必要がある．障害に対して家族の理解が足りない場合，そこを踏まえた上で介入していく．
- [ ] 家屋改修などの生活環境への介入がある場合は，はやい段階で家族の希望や意見を聴いておく必要がある．聴取で不十分な生活環境の情報があれば，家族に写真を依頼し一緒に考えていくという手段もある．
- [ ] 術後の禁忌肢位や継続した方がよい訓練については，本人だけでなく家族にも伝え確実にしておく．

6 まとめ

- [ ] 慢性期の患者では病歴が長くなればなるほど生活全般においてさまざまな工夫をしていることが多い．作業療法士は現在の方法を把握し必ず尊重した上で介入していく．疾患上ふさわしくない方法で実施している場合は，ともに最良の方法を探していくというスタンスでかかわっていくとよい．
- [ ] 服薬が長期化していることもあり，副作用や合併症に注意する．
- [ ] 環境調整などで社会資源の利用が必要となることが多い．ケースワーカーやケアマネジャーと連携をとる．
- [ ] 術後の患者に関しては，骨粗鬆症や軟部組織の変化などによってアプローチや時期が異なることもある．術者と密に連携をとりすすめていく．

文献
1) 日本手の外科学会「手の機能評価表」，1994

（市川聡子）

11 ALS；筋萎縮性側索硬化症に対する作業療法

> **View Point　ALS 対応時のポイント**
> - 本人，家族における生活全般の状況を把握するとともに，身体機能を喪失していく状況であっても療養生活に活動をおこなえる機会や場面を設定し，それらを導入することで楽しみを持って生活が継続できるよう対応をおこなう．
> - 失われた機能を代償するための支援技術（assistive technology）により，身体機能レベルでの障害の程度やニーズに応じて援助をおこない，自助具などの日常生活用具やコミュニケーション対応の福祉機器を導入する．
> - 球麻痺や気管切開により発話機能を喪失し，意思の疎通が十分とれない状況では，透明文字盤などによりコミュニケーション障害への対応を優先的におこなう．
> - 地域療養生活では，介護保険・医療保険の制度下で多職種スタッフがかかわるので，連携をとりながら十分な情報交換をおこない対応をすすめる．
> - パソコンなどのコミュニケーション支援機器の導入時に，家族の援助が期待できない場合には，障害者 IT サポートセンターや市区町村社会福祉協議会のパソコンボランティアなどの社会的資源を活用するとよい．

1 はじめにおさえておくべきこと

- 疾患の分類について：中枢運動神経系の障害部位から，①筋萎縮性側索硬化症（ALS），②原発性側索硬化症（PLS），③脊髄性進行性筋萎縮症（SPMA），④進行性球麻痺（PBP），⑤ SPMA ＋ PBP を分類して疾病の特徴を確認する（表1）．

□ ALS の特徴は，全身の運動ニューロンの選択的変性による身体機能の低下である．感覚障害はみられないが筋力低下と筋萎縮が徐々に進行する．これにより変性が肩甲帯に及ぶと呼吸筋低下による呼吸障害を発現させる．また，舌の萎縮，構音障害，嚥下障害などの球麻痺症状

を認めることが多い．

□ 疾患分類による障害部位の特定は，身体機能変化などの病状変化や予後経過に関連するため重要である．

メモ 運動ニューロン疾患について

・上記 5 疾患の総称が運動ニューロン疾患（MND ; motor neuron disease）である．現在わが国では，欧米の MND の意味で ALS の名称が用いられるようになってきている．国際的には，「ALS／MND」というように並列表記して使用する．

メモ 新しい ALS 観について

・従来の ALS 観による病気のとらえ方は，"不治の疾患"という印象が強く"呼吸筋麻痺を起こして死亡してしまう疾患"とイメージするのが一般的であった．しかし，新しい ALS 観では，呼吸筋麻痺はターミナル（終末＝死）ではなく特定の随意筋群の運動麻痺ととらえるため，人工呼吸器を装着した場合には臨床経過の通過点と考える[1]．実際，人工呼吸器を装着しての療養生活が，

表 1　運動ニューロン疾患（ALS／MND）の分類（文献 2 より引用改変）

疾患名	障害部位				特徴・所見
	下位運動ニューロン			上位運動ニューロン	
	1	2	3		
①筋萎縮性側索硬化症 （ALS : amyotrophic lateral sclerosis）	上位運動ニューロンと下位運動ニューロンの両方が障害				・全身の筋力低下，筋萎縮，繊維束性攣縮． ・錐体路徴候 （深部反射亢進，病的反射亢進，クローヌス，痙性）
	＋	－		Area4・皮質脊髄路	
	＋	＋		Area4・皮質脊髄路・皮質橋路・皮質延髄	
	－	＋		Area4・皮質橋路・皮質延髄路	
②原発性側索硬化症 （PLS : primary lateral sclerosis）	上位運動ニューロンのみ障害				・錐体路徴候（深部反射亢進，病的反射亢進，クローヌス，痙性）
	－	－		Area4・皮質脊髄路・皮質橋路・皮質延髄路	
③脊髄性進行性筋萎縮症 （SPMA : spinal progressive muscular atrophy）	下位運動ニューロンの脊髄前角運動細胞（頸・胸・腰・仙髄）の障害				・頸部・四肢・体幹筋群の筋力低下，筋萎縮，繊維束性攣縮．
	＋	－		－	
④進行性球麻痺 （PBP : progressive bulbar palsy）	下位運動ニューロンの脳運動神経細胞（延髄）の障害				・下顎，顔面，口蓋，舌，咽頭筋の筋力低下，筋萎縮，繊維束性攣縮．球症状（構音障害・嚥下障害）
	－	＋		－	
⑤ SPMA ＋ PBP	＋	＋		－	・全身の筋力低下，筋萎縮，繊維束性攣縮．

＋：障害有，　－：障害無

下位運動ニューロンについて
1 脊髄前角運動細胞（頸・胸・腰・仙髄）
2 三叉神経運動根（Vm）・顔面神経（Ⅶ）細胞
3 舌咽（Ⅸ）・迷走（Ⅹ）・副（Ⅺ）・舌下（Ⅻ）神経細胞

10年をこえる地域生活者が増加している．

> ・非侵襲的陽圧換気（NPPV：non-invasive positive pressure ventilation）について．

☐ NPPVは，非侵襲的陽圧呼吸のことである．自発呼吸能力が低下しても，鼻マスクを装着して吸入量・換気量を設定し機械的な吸気・換気によって呼吸をサポートする方法である．この方法は，発話機能が失われにくく，人工呼吸器装着の判断がつかないときに考える時間を提供できることが特徴である．しかし，球麻痺が重度化すると有効性は低下する．

> ・気管切開下陽圧換気（TPPV：tracheal intermittent positive pressure ventilation）について．

☐ 一般的に人工呼吸器とはTPPVのことである．肺胞性低換気に対して気管切開をおこない，気管カニューレをつけ人工呼吸器が装着される．TPPVは，NPPVよりも延命効果が大きく痰吸引率が高い．また，長期療養生活上での社会的な生活条件が限定され，医療的なケアなど多くの労力が必要となるため家族の介護負担が大きい．したがって，医師によるインフォームドコンセントにより以後の生活設定について十分な話し合いのもとでおこなわれる．発話機能を失う場合が多い．

メモ TLS（totally locked-in state）について
・完全な閉じ込め状態のことで，外眼筋群の麻痺も加えたすべての随意運動筋が麻痺する状態である．TPPV装着5年以上の療養者の場合に18.2％で起こることが知られている[3]．

> ・病状経過に伴う医療処置と作業療法介入の時期・内容について確認する（表2）．

☐ 事前に身体状況に応じた医学的処置のおこなわれる時期を把握しておくと，滞りのないスムーズな対応をおこなうことができる．
☐ 経皮内視鏡的胃瘻造設術（PEG：percutaneous endoscopic gastrostomy）について：内視鏡を用いる手術によって，身体に対する負担を最少限に抑えて胃瘻を造設する方法である．
☐ 喉頭気管分離術は，重度の誤嚥があるときにおこなわれる．舌，軟口蓋の運動や食塊の送り込みが比較的良好で，術後の経口摂取が可能となる場合が適応である．

表2 医療処置と作業療法介入の時期・内容について

		時間経過→				
		病　　院				療養生活（地域・施設）
医療処置		胃瘻造設（PEG） 膀胱留置カテーテル 喉頭気管分離術	NPPV	気管切開	TPPV	
OT対応	1. 身体機能維持（筋力・ROM）					
	2. ADL	自助具・福祉用具・福祉機器 ：食事，整容，更衣，入浴関連 　PSB		4. 車いす適合 フルリクライニング車いす （呼吸器，バッテリー，吸引器搭載タイプ）		
	3. コミュニケーション関連	文字盤	筆談，読唇，指文字盤，透明文字盤			
		スイッチ適合	操作・入力スイッチ適合			
		呼び出しチャイム		呼び出しチャイム選定		
		PC・福祉機器	オリエンテーション・導入前体験・基本操作訓練・応用操作訓練			
			重度障害者用意思伝達装置 パソコン操作支援ソフト 携帯用会話補助装置 赤外線学習リモコン 環境制御装置（ECS）			

- 支援内容について：自立歩行が可能な場合など，比較的身体機能が温存されている状況を含め，1. 身体機能（筋力・ROM）維持目的の訓練が原則である．そのうえで，2. 自助具などの生活関連用具の導入，コミュニケーション対応：ⓐ透明文字盤，ⓑ重度障害者用意思伝達装置，ⓒ携帯用会話補助装置の活用，ⓓパソコン操作支援ソフト，3. スイッチ適合選択，呼び出しチャイム，4. 車いす適合に伴うシーティングの対応をおこなう（図1）．

☐ 日常生活関連用具は，軽く柄が太いスプーン・フォーク，すくいやすい器，滑り止めマット，PSB・エルゴレストアーム，便座昇降装置など，療養生活では呼び出しチャイムが必要である．また，コミュニケーション支援の方法はいろいろあり，透明文字盤，携帯用会話補助装置，重度障害者用意思伝達装置やパソコン操作支援ソフトなど身体機能レベルに合わせ適切な援助方法，手段を選択する（図2）．

☐ ADL関連用品や福祉機器は，介護保険や自立支援法，身体障害者福祉法などの助成制度が活用できる．これら公的制度の活用により，ほぼ1割の自己負担金で日常生活用具，重度障害者用意思伝達装置，携帯

```
                    ┌─────────────────┐
                    │ 2. 日常生活関連用具，│
                    │   コミュニケーション対応│
                    │   （自助具・文字盤・福│
                    │    祉機器）      │
                    └────────┬────────┘
                             ↓
┌──────────┐         ╱ALS療養者の╲         ┌──────────┐
│1. 身体機能維持│ →    (    ニーズ    )   ←  │4. 車いす適合│
└──────────┘         ╲           ╱         │（シーティング）│
                             ↑              └──────────┘
                    ┌─────────────────┐
                    │ 3. スイッチの適合と│
                    │   呼び出しチャイム│
                    │   の選定，療養活動│
                    │   へのアセスメント│
                    └─────────────────┘
```

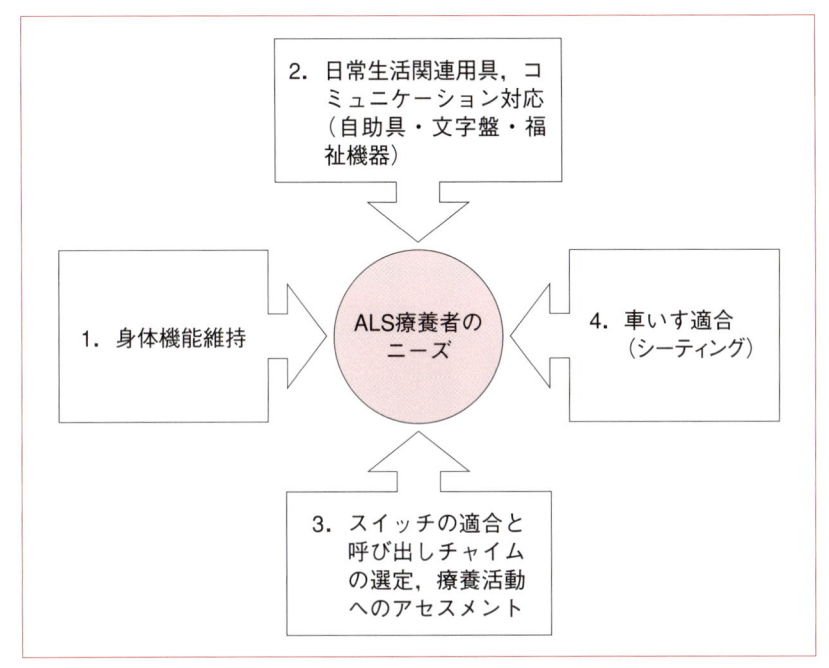

図1　ALS に対する支援内容について

用会話補助装置，フルリクライニング車いすの給付が受けられる．また，重度障害者用意思伝達装置の給付前にパソコン使用環境の整備が必要な場合には，日常生活用具の「情報・通信支援用具」の給付制度を活用するとよい．助成内容や自己負担額については，自治体独自に判断され決定されているため，詳細は市区町村の障害福祉課へ問い合わせる必要がある．

2 介入前評価のポイントと実際

- ALS の評価内容を理解する（表3）．

☐ 身体の残存機能と本人のニーズや能力を最大限に尊重し，社会的参加面について考慮しながら検討する．

- 臨床像を捉えながら生活状況の評価をおこなう．

☐ 発話機能の喪失を起こしている場合，療養生活で使用するコミュニケーション関連機器の選定は，ケースが何を使用するために操作するかという目的を明確に定めて，具体的な活動のプランニングをおこなう．

☐ 携帯用会話補助装置，重度障害者用意思伝達装置やパソコン操作支援ソフトなどのコミュニケーション支援用具を導入する場合，機種選定

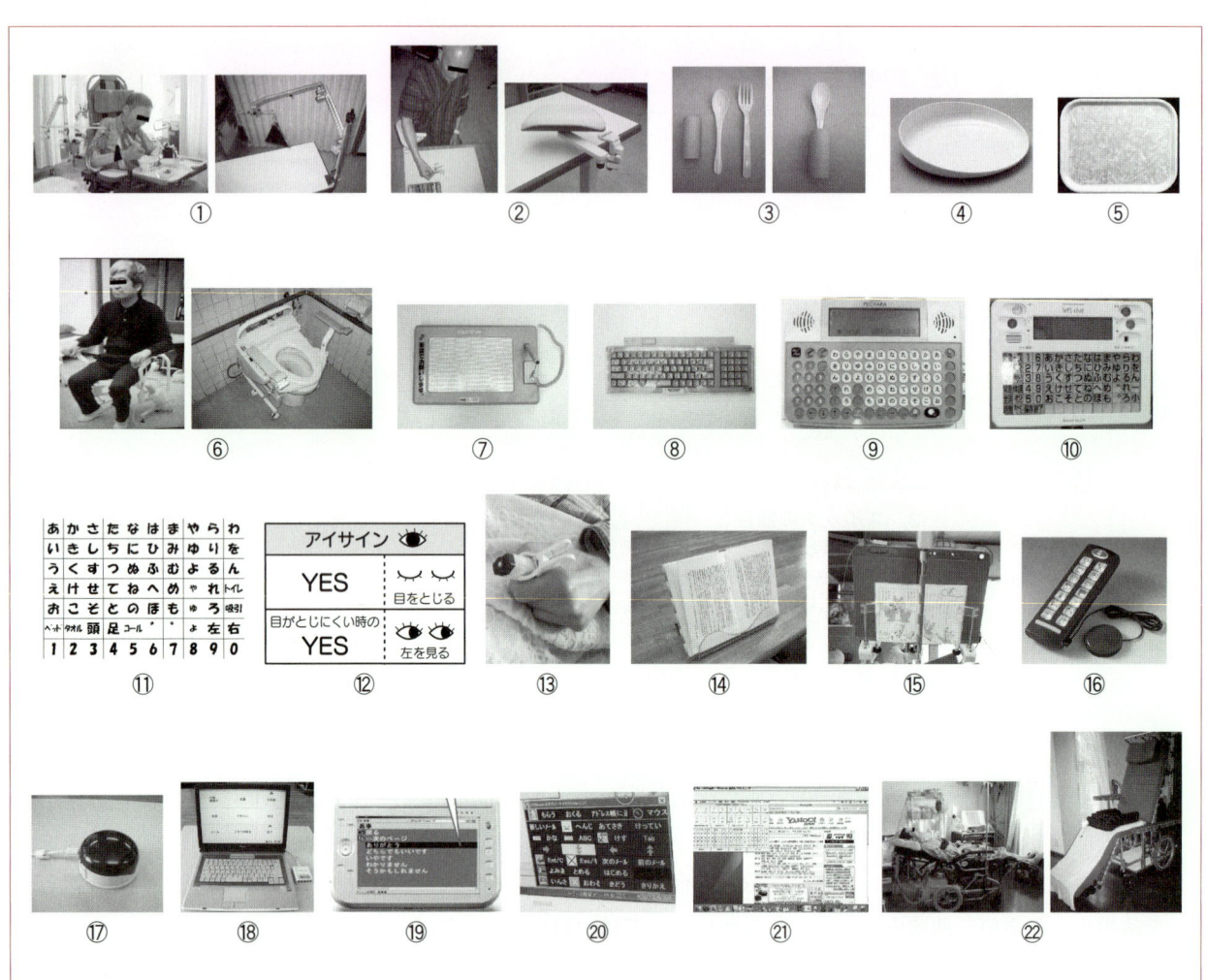

①ポータブルスプリングバランサー（PSB），②エルゴレストアーム，③軽量スプーン・フォークとレストンフォームラバー，④すくいやすい皿，⑤ノンスリップトレイ，⑥電動式簡易昇降便座，⑦簡易筆談器「かきポンくん」，⑧キーボードカバー，⑨ペチャラ，⑩レッツチャット，⑪透明文字盤，⑫サイン，⑬レーザーポインタ，⑭アクリル製ブックスタンド，⑮りーだぶるⅡ，⑯NSシーケアパイロットⅡ，⑰なんでもIR，⑱伝の心，⑲みてらCS，⑳オペレートナビ，㉑スイッチXS，㉒フルリクライニング車いす（グランドフレッチャー改）

図2　日常生活活動関連の福祉用具・機器

の適合評価では，①本人のニーズと操作能力，②家族の支援能力，③地域資源と介護スタッフの状況の3要素（図3）を総合的に評価して決定する．

3 作業療法介入のすすめかた

- 本人と家族へのオリエンテーションについて．

筋力低下によるADLの低下が予想される場合には，ADL自立度の低

表3 ALS/MND 評価表（東京都立神経病院リハビリテーション科）

氏名：　　　　　　　評価日：　　年　　月　　日

基本情報
発症日：
診断名：□ALS □PLS □SPMA
　　　　□PBP　/MND
合併症：
職業：　　　　　　　・無
趣味：
主介護者：妻・夫・単身
その他：

健康状態と生活機能/heath condition & functioning

	現　状	目　標
MMT：	U/E Finger	□維持 □自立度↑
ADL：	自立，　　　介助量低減 （軽・半・全） 介助Level	□自立 □要監視 □介助 □軽 □半 介助level
移動：	□独歩 （□T-Cane）	□レンタル
W/C：		□基準外製作

疾病・障害についての認識：
□良好 □未 □不明
生活の場所：
□自宅（療養・通所）□職業復帰
□入所 □転院 □未定
ニーズ：
□コミュニケーション □スイッチ
□呼び出しチャイム
□重度障害者用意思伝達装置
□携帯用会話補助装置，
□情報通信支援用具
その他：
パソコンの習熟度

心身機能・構造/body functions & structure

positive	negative
麻痺：□軽度 □筋　力 □座位持久力 □現実検討能力	麻痺：□中等度 　　　□重度 □自律神経障害 □高次脳機能障害 その他：

活動/activities

positive	negative
□対人交流 □Activity □意欲	□巧緻動作 □移動能力 □ベッド上臥位

参加/participation

positive	negative
□意欲 □目標 □家族交流（面会） □家族の支援 □地域フォロー	□役割（　　　）

環境因子/environment factors

positive	negative
家族の介護力： 経済状況： 介護認定： 身障手帳： その他：	□住宅改修 □文字盤 □スイッチ □呼び出しチャイム □重度障害者用意思伝達装置 □携帯用会話補助装置 □W/C

個人因子/personal factors
生育歴：
性格：
特技：
資格：
その他：

下を起こさぬように，あらかじめ迅速な対応をもって次段階レベルの対処ができるように準備を整えておくことが必要である．

□ 身体機能の変化によるADL低下を起こしている場合には，自助具などの日常生活用具や福祉機器を導入し，自立度の低下を最小限におさえることが目的となる．

□ TPPVを装着した後であっても身体の部分的な運動機能が保たれていれば，「伝の心」などの重度障害者用意思伝達装置やパソコン操作支援ソフトの導入により，パソコンの全操作が可能であることを説明する．そして，早期から段階的な機器操作の使用練習を開始する．

図3 コミュニケーション機器の適合評価に必要な3要素
①本人のニーズ・操作能力
②家族の支援能力
③地域資源と介護スタッフの能力
作業療法士

□ 重度障害者用意思伝達装置やパソコン操作支援ソフトの導入にあたり，将来の障害像や生活のイメージが描けず，具体的な生活設定のプランづくりが難しい場合には，ビデオなど視覚的にイメージしやすい資料を用意してオリエンテーションをおこなう．

□ パソコン使用時にニーズの多いものは，メール，ウェブ回覧，音楽・映画鑑賞，読書，ネットショッピング，ゲームなどである．このとき，本人の嗜好や能力を配慮して実現性のある活動についてデモンストレーションをおこなう．これにより意欲をひき出し，療養生活にメリハリを持たせ体調のリズムづけをおこなうことで，単調な生活にならぬよう配慮する．

□ パソコン操作は，使用経験のない65歳以上の高齢者であっても，継続的な訓練によってメール操作やウェブ回覧などの使用が可能になる場合が多い．

【スイッチの導入・適合について】

- スイッチ操作に必要な要因について検討し選定を行う．

□ スイッチ操作に必要な要素は，1. 操作部位，2. スイッチの種類，3. スイッチの固定である．この3要素についてアセスメントをおこなう（図4）．

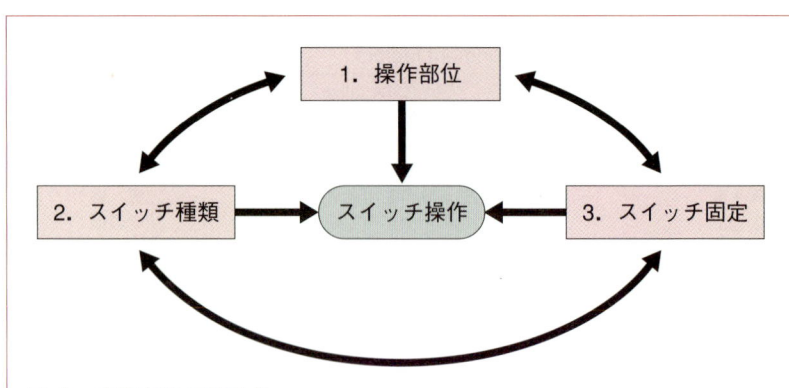

スイッチ設定時の留意点
①本人の要望にそって正確に操作できる部位を選択する．
②複数の人がスイッチの設定をおこなう場合には，設置方法を図などで正確に設置がおこなえるように掲示する．
③テープで固定するスイッチを使用する場合，皮膚の炎症を予防するために皮膚の保護剤（キャビロン非アルコール性皮膜）を使用したり，貼り付け位置の変更や一時的に取り外す対応をとる．
④スイッチが正確に作動しているか不安な場合には，作動音などにより動作が確認出来るセッティングをおこなう．
⑤不随意な動きや瞬時の生理的な動きによる誤動作を防ぐためには，スイッチ入出力制御機器（図17）を使用する．

図4 スイッチ操作に必要な3要素

11. ALS；筋萎縮性側索硬化症に対する作業療法　135

スイッチ導入時のアセスメント
スイッチの使用目的について
1．呼び出しチャイム（ナースコール）
2．コミュニケーション関連の福祉機器の操作
　→重度障害者用意思伝達装置，携帯用会話補助装置，環境制御装置（ECS），パソコン操作支援ソフト

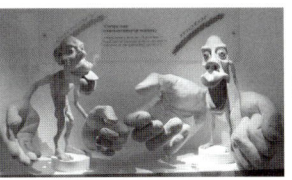

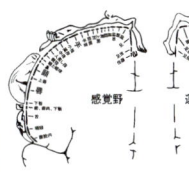

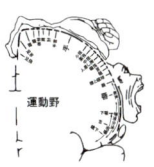

ペンフィールドのホムンクルス（ロンドン自然史博物館）：右側は大脳皮質運動野における各部位の面積比率を三次元にして立体表示した像，左側は大脳皮質の感覚野における面積の比率を三次元の形に投射して表現したものである．運動野・感覚野領域ともに手指の占める割合が大きいことが特徴である．2番目に投射される領域が大きい部位は頭部で，特に口周囲の割合が大きくなっている．したがって，スイッチ操作部位の選定時に，頭部または下肢の使用選択で迷った場合には，使用する機器の種類にもよるが，下肢を選択した場合にはスイッチ入力でタイミングが取り難くなるため，チャイムの使用は可能であるが，コミュニケーション機器などのタイミングに正確性が要求される入力操作部位としては不適当である．その場合には，頭頸部の回旋などを活用する．

ステップ1：活用部位の選択　―活用部位選択の順位―
① 手指
② 下腿
③ 頭部
④ 前額部（額のしわ）
⑤ 上眼瞼の挙上（上瞼を持ち上げる）
⑥ 眼球運動（左右方向）

※複数箇所活用できることを確認する．

ステップ2：スイッチの選択（全10種類）
1．種　類
　1）押しボタン式スイッチ：5種類
　　①ライトクリックスイッチ　②ジェリービーンスイッチ　③スペックスイッチ
　　④押しボタンスイッチ　⑤ジョグルスイッチL（作動圧可変式）
　2）接触式スイッチなどのセンサースイッチ：4種類
　　⑥タッチスイッチ　⑦ピエゾニューマティックセンサースイッチ（PPSスイッチ）　⑧金属片接触スイッチ端子
　　⑨ピンタッチスイッチ
　3）筋電式スイッチ：1種類
　　⑩EOG眼球運動センサースイッチ

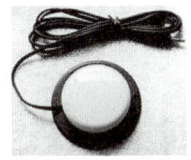

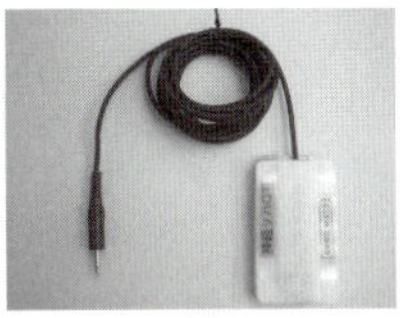

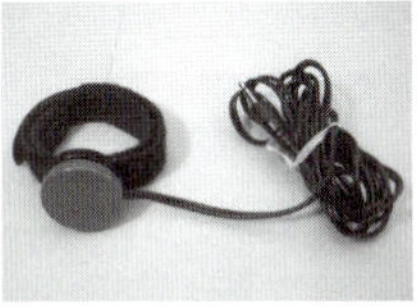

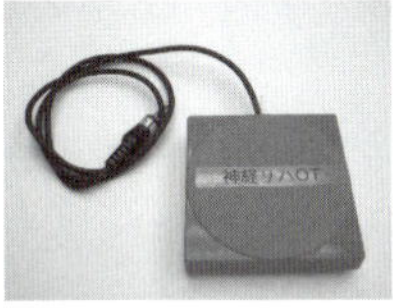

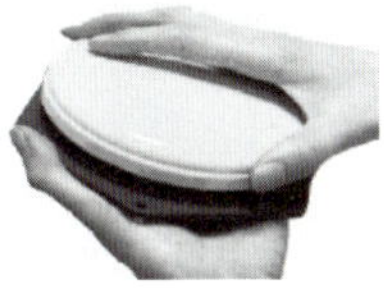

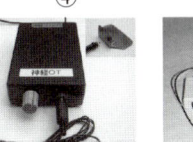

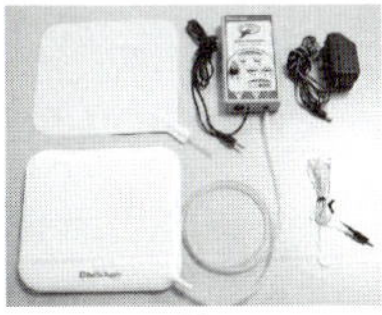

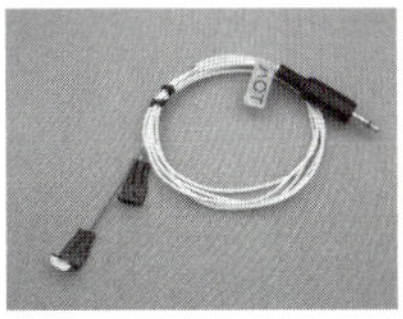

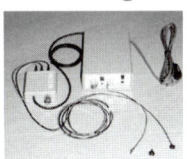

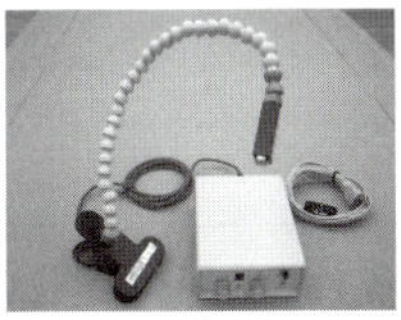

（①明丸技研，②③⑦⑨パシフィックサプライ，④⑥⑧⑩シースターコーポレーション，⑤アクセスインターナショナル）

押しボタン式スイッチのサイズと作動圧（実測参考値）			
スイッチ名	サイズ	作動圧	
		中心部	外縁部
①ライトクリックスイッチ	85mm×50mm×11mm（厚さ）	42g（端部）	
②ジェリービーンスイッチ	φ64mm×22mm（高さ）	50g	36g
③スペックスイッチ	φ33mm×15mm（高さ）	142g	66g
④押しボタンスイッチ	65mm×65mm×14mm（厚さ）	145g	84g
⑤ジョグルスイッチL（作動圧可変式）	φ126mm×32mm（高さ）	155g⇔1760g	92g⇔1120g

図5-1　スイッチの適合について

ステップ3：スイッチ固定用具の選定

スイッチを安定的に使用するには、「使用部位の選択」とともに使用時に動かない設置の「安定性」が重要である．

固定用具：
Ⓐベルクロテープ
Ⓑ固定ブロック（明丸技研）
Ⓒ安定板（明丸技研）
Ⓓフレキシブルアームスタンド（明丸技研）
Ⓔクリップスタンド（明丸技研）
Ⓕスタンダードアーム（川村義肢）
Ⓖ医療用テープ（ロイコフィクス）
Ⓗ砂嚢2〜3kg
Ⓘ手関節装具（コックアップスプリント）

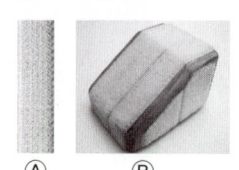

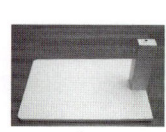

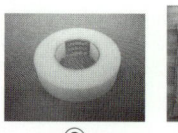

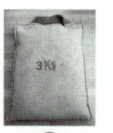

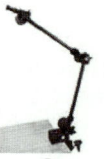

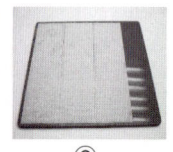

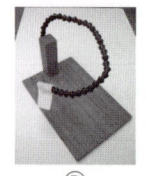

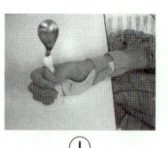

スイッチの選択と設置例

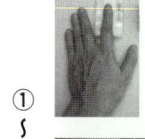

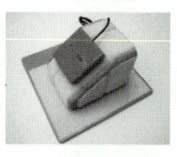

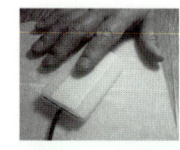

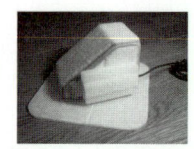

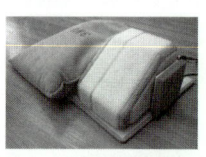

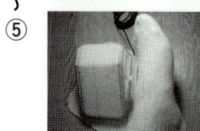

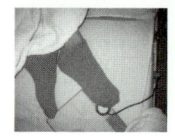

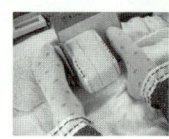

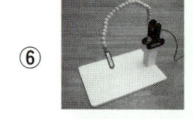

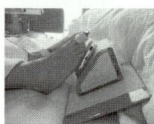

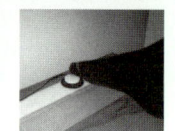

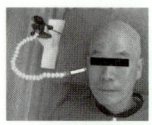

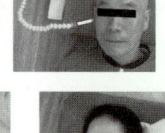

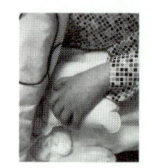

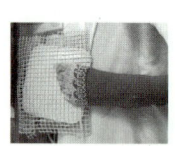

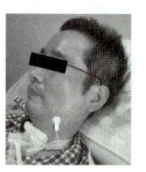

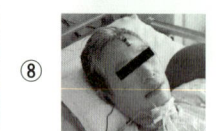

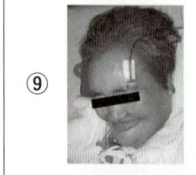

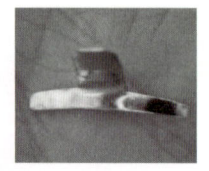

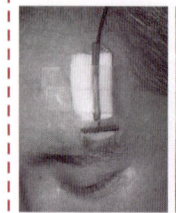

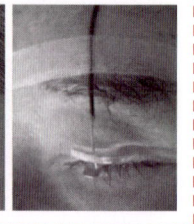

⑦ピエゾ素子の設置位置：
頸動脈三角上縁部の顎二腹筋後腹の上部皮膚面付近に設置することが多い

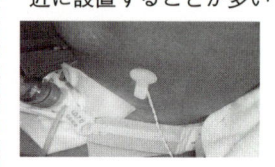

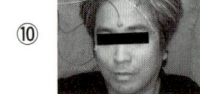

⑨アルミ片（アルミホイル）の額・上眼瞼への設定

図5-2　スイッチの適合について（つづき）

- スイッチの適合（図5）について．

☐ わずかな部分的な身体部位の動作が確認できれば，市販されている10種類のスイッチですべて対応できる．これによって，最低でも呼び出しチャイムの操作が可能となる．
☐ 最終的に残存する部位の多くは，眼球の左右水平方向の運動（EOG眼球運動センサースイッチ），または上眼瞼を持ち上げる動き（ピンタッチスイッチ）のいずれかの場合である．

1. スイッチ操作部位について（図5）
☐ 複数の身体部位でスイッチ操作が可能な場合は，試用した上で本人に選択してもらうのが妥当である．
☐ スイッチ適合は，地域療養生活にはいると集中的・継続的な対応の実施が難しくなるため入院期間におこなう．

2. スイッチの選択について

- スイッチ設置の難易度と身体機能レベルとの関連について（図6）．

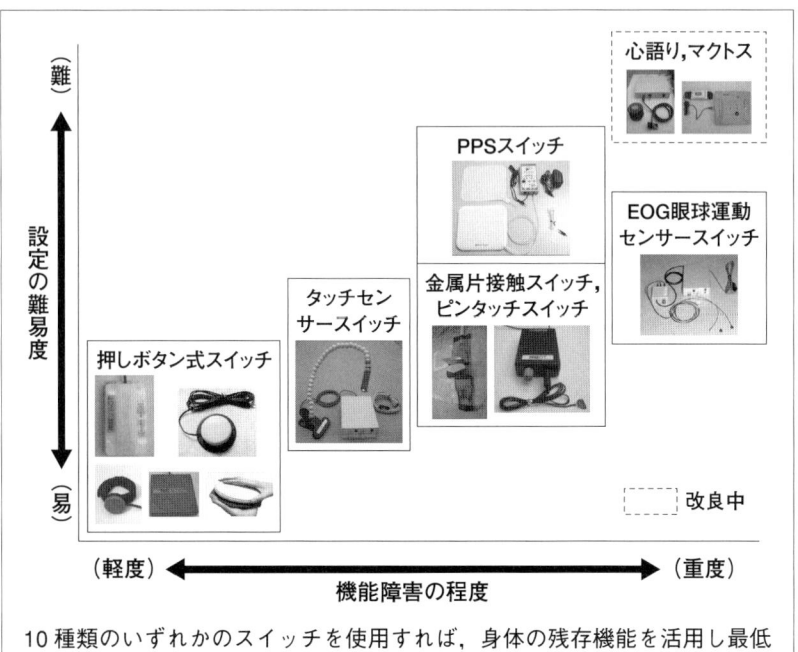

10種類のいずれかのスイッチを使用すれば，身体の残存機能を活用し最低限呼び出しチャイムを使用することができる．多くの場合，機能が最終的に残存する部位は，眼球の左右水平方向の動作（EOG眼球運動センサースイッチ），または上眼瞼の挙上（ピンタッチスイッチ）である．

図6　スイッチ設定の難易度と身体機能との関連について

- [ ] スイッチの設置は，ピエゾニューマティックセンサースイッチ（PPSスイッチ）の圧電素子（ピエゾ素子）の貼り付けによる設置を除けば，視覚的に確認しておこなえるため比較的容易に設定できる．
- [ ] PPSスイッチのピエゾ素子の貼り付け位置について（図5-2⑦）：図では頸動脈三角上縁部の顎二腹筋後腹の上部皮膚面付近に設置している．作動原理は，貼り付け下の表在筋などの皮膚面上の微細な動きを感知してスイッチが入る構造となっている．この場合，微細動作のみ認めるような場合には，位置決めまでに試行錯誤を要するが，一度随意的にタイミングよく確実に使用できる部位を特定できれば，その後の調整はほとんど必要なく同位置での継続使用が可能となる．

メモ　「マクトス」（脳波（β波）スイッチ），「心語り」（脳血流量によるYES／NO判定装置）について
・ソフトウェアなどの改良が加えられてきているが，誰もが実用的に使用できる段階にまで完成されていない．

メモ　光センサースイッチについて
・非接触式スイッチの一種で，構造的に破損しやすく取り扱いには注意が必要である．また，定期的な微調整が必要である．特に介護者が構造的理解や作動原理，調整について理解が伴わない場合には使用を避ける．機能的には接触型スイッチとほとんどかわらない．

メモ　BCIs（Brain-computer interfaces）について
・脳内の電気信号を取り出してコンピュータに接続し，操作をおこなうための情報を仲介するインターフェイスの総称である．帽子型の電極を用いて頭皮から脳波を読み取る方法と大脳皮質運動野に電極を埋め込んでニューロンの活動電位を直接信号として読み取る方法がある．現在，臨床試験がおこなわれているが，実用化にあたり技術・倫理的に解決すべき問題が残されている（The brain gate, etc）．

3．スイッチ固定用具の選定

- [ ] スイッチの固定：スイッチ使用時に，安定的かつ確実な操作を保障するためには，頻回の使用状況によっても動かないといった設置時の固定性，安定性が重要である．
- [ ] スタンドの設置について（図7）：エアマット使用者では，エアマット下に設置して固定をおこなうと，エアマットレス自体の空気の出入りによる上下動作により，スイッチと身体位置が別々に動き誤作動や使用困難を生じやすい．したがって，スイッチ固定台のスタンドは枕の下などエアマット上に設置することで，スイッチ自体が身体と連動して動き，安定作動する．

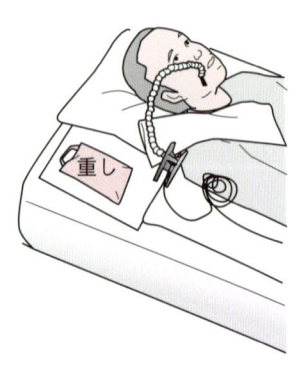

図7　エアマット使用時のスタンドの設置

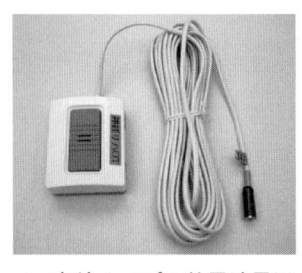

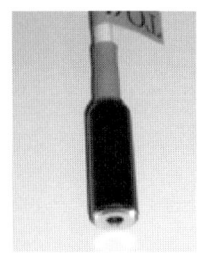

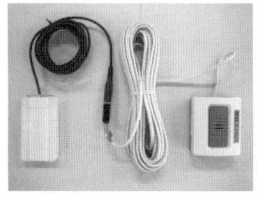

1. 有線タイプ：乾電池電源
 乾電池電源有線チャイム「ナースペット/ホロホロ」改
 ＜直径3.5ミリモノラルメスジャック付き，コード長10m＞
 （シースターコーポレーション¥4,000）

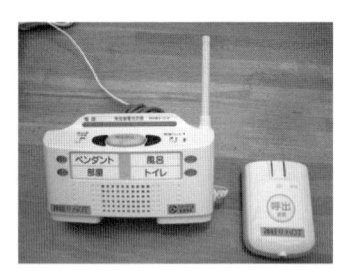

市販のスイッチ（直径3.5ミリモノラルジャック）を接続可能

2. 無線タイプ：乾電池・家庭用電源（AC電源）
 AC電源無線チャイム「ワイヤレスホームコールセット」
 ［入力端子付き発信器：FR-SC＋受信器：FR-M］（アイホン¥35,000）

図8 呼び出しチャイム

- 呼び出しチャイムについて（図8）．

☐ 身体障害者福祉法の補装具制度によって重度障害者用意思伝達装置の給付を受ける場合には，同時に呼び出しチャイムの機種選定をおこない導入する．呼び出しチャイムのタイプは，生活環境にあわせて有線タイプか無線タイプを選択する．

- コミュニケーションの種類について（図9）．

☐ 発話機能を喪失した場合には，通常身体機能低下とともに筆記，読唇（口形），指さし，透明文字盤の順に使用することが多い．
☐ 透明文字盤（図10）は，いつどこでもすぐに使用できるのが特徴で，その活用度は最も高く重要である．しかし，正確にはやく使用するためには練習による習熟が必要である．簡潔な透明文字盤のつくり方を図11に，また透明文字盤の使い方については図12にまとめた．

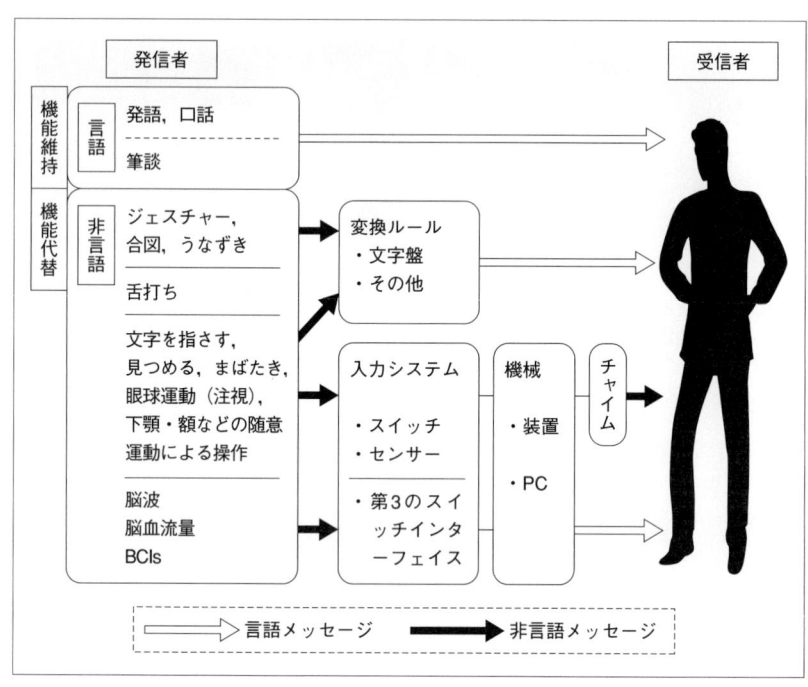

図9　コミュニケーションの種類について

（文献4より引用改変）

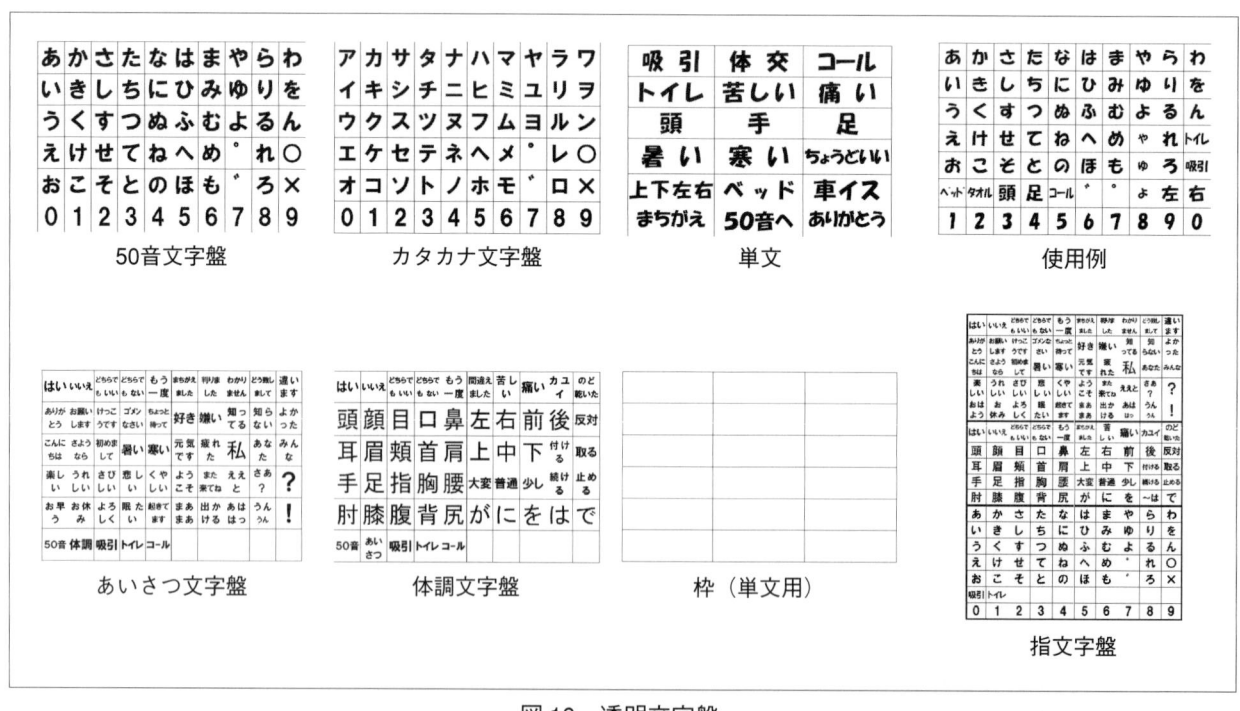

図10　透明文字盤

東京都立神経病院リハビリ科サイトからPDFファイルダウンロード可
（http://tmnh.jp/m2/08/index-1.html）

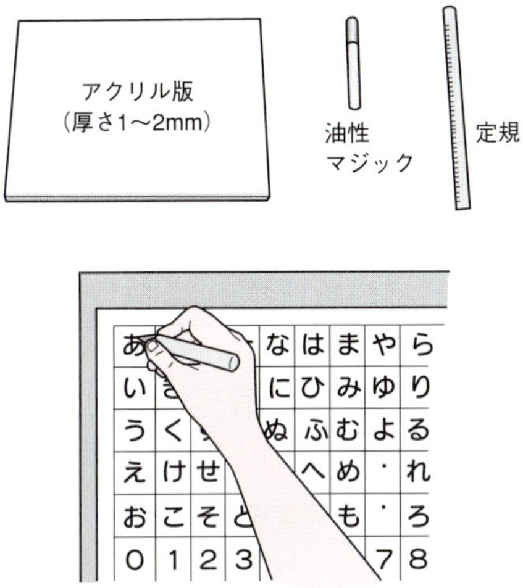

1. はじめに作製する文字盤のタイプを選定する
   （50音，単文，体調，挨拶，オリジナル文字盤）．
2. 文字盤のサイズを決める（A3・A4・B4）．
3. ファイルをダウンロードして作製する大きさで印刷する．
4. 印刷した用紙を厚さ1～2mm程度の透明アクリル板の下にテープで固定する．
5. 油性マジックと定規を使って枠と文字を透明アクリル板の上に書き込む．
   （インクジェットプリンタ用のOHPシートに印刷後，パウチ処理〈150ミクロンから250ミクロンの厚手のもの〉によるラミネート加工をすると綺麗に仕上がる．）

※使用者の使いやすい「言葉」「レイアウト」「大きさ」で作製する．日常生活で使う頻度の多い単文のオリジナル文字盤をつくり，50音文字盤と併用して効果的に活用する．

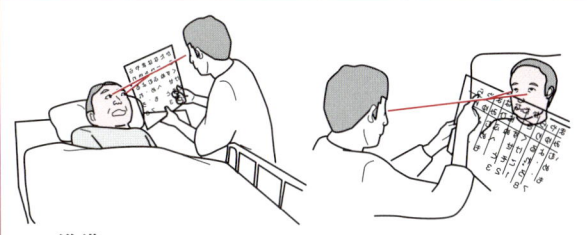

1. 準備
   ●ベッドはギャッジアップ角度を30°程度にして使用すると相互の視線が合わせやすく使いやすい．
   背もたれの角度をあげられない場合には，ベッドの高さを低くすると読みやすい．
2. 文字盤を話し手の前方30～40cm位にかざす
   ●文字盤に室内の蛍光灯などが反射してみえにくくなる場合があるが，文字盤の角度をすこしかえるとみやすくなる．
3. 文字をみつめてもらう
   ●みつめている文字が，話し手と介護者の瞳を結ぶ視線の中心にくるように文字盤をゆっくりと左右・上下に動かす．このとき，読み手は話し手が何の文字に焦点を合わせているか探るために，文字の隙間から話し手の目の動きに注目しながら透明文字盤を左右に動かして行を特定する．続いて，上下に動かして文字を絞り込む．
4. 文字を特定する
   ●これではないかという文字を読み手が「指で示したり」，「声で読みあげて」おこなう．そして，発信者の「はい・いいえ」を顔の表情やサインで特定する．

※5文字以上になると，はじめの文字を忘れてしまうことが多くなるので，なれるまではメモに1文字ずつ書き留めながらおこなうとよい．
※眼球の動きがはっきりしないときには声で読みあげる方法がよい．例えば，「あ」「か」「さ」…と列を読みあげ，「はい・いいえ」のサインによって列を特定する．つぎに，同様にあ行ならば「あ・い・う・え・お」と読みあげて発信者のサインで文字を特定する．

図11 透明文字盤のつくり方　　　図12 透明文字盤の使い方

※PDFファイル（Adobe Reader用）のダウンロード先：
東京都立神経病院リハビリ科サイト
（http://tmnh.jp/m2/08/index-1.html）

●重度障害者用意思伝達装置・パソコン操作支援ソフト・赤外線学習リモコン（図13），携帯用会話補助装置（図14）について．

公的な社会福祉制度を活用すると，ほぼ1割の自己負担金で福祉機器の給付を受けられる．日常生活用具の給付により，「携帯用会話補助装置」・「情報・通信支援用具（パソコンソフト・スイッチ等の周辺機器）」，

1. 「伝の心」（Windows：日立）
   特徴：1つのスイッチ入力操作で電子メール，インターネットなどすべてのパソコン操作が可能である．赤外線学習リモコン付属．細かな改良が加えられ完成度の高い装置である．
   短所：起動に時間がかかる．

2. 「みてらCS」
   （意思伝達＋環境制御，WindowsCS：アクセスインターナショナル）

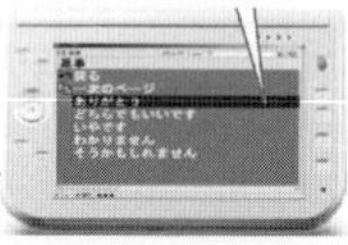

3. 「オペレートナビEX（Ver3.01）」
   （Windows：￥62,790ソフトのみ，NEC）

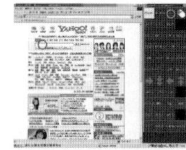

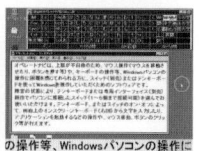

4. 「スイッチXS Ver2.2」
   （Mac：￥39,900ソフトのみ，エーティーマーケット）

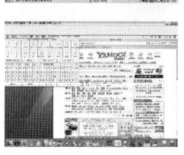

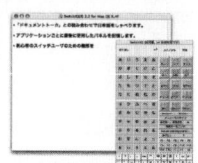

5. 「NSシーケアパイロットⅡ」：赤外線学習リモコン
   （AC電源タイプ：￥79,800，日本シューター）

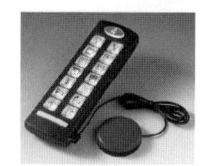

6. 「なんでもIR」：赤外線学習リモコン
   （￥22,050，テクノツール）

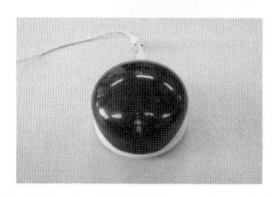

図13　重度障害者用意思伝達装置とパソコン操作支援ソフト，赤外線学習リモコン

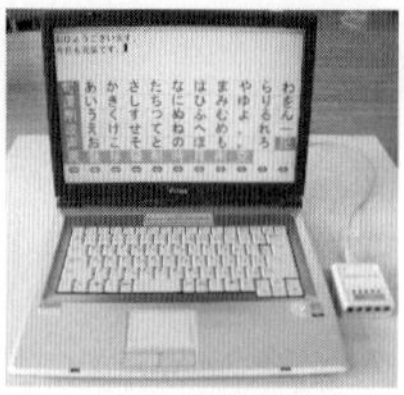

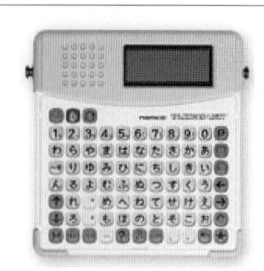

a．トーキングエイドライト（ナムコ）

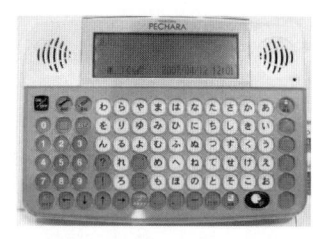

b．ペチャラ（パシフィックサプライ）

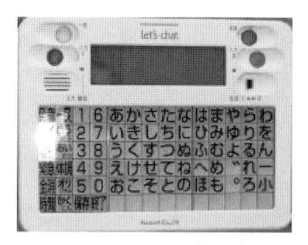

c．レッツチャット（ファンコム）

操作方法：
a，b：文字盤キー入力
c：外部スイッチ入力

図14　携帯用会話補助装置について

a．ノートパソコン傾斜台ST（徳永装器研究所）
b．アシスタンドミニ（ダブル技研） 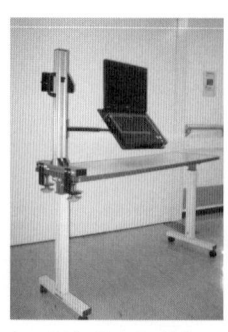
c．どこでもテーブル（岩田陽商会）
d．アシスタンド（ダブル技研） 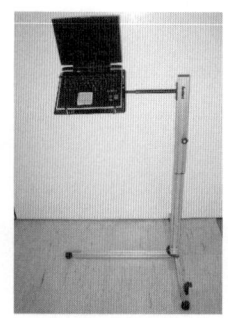
e．パソッテル（川端鉄工所） 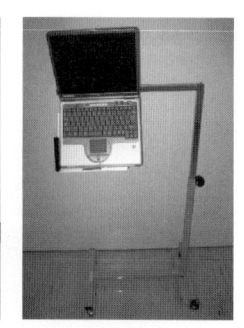

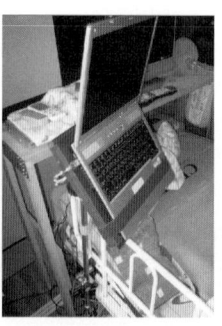

図15　パソコンスタンド

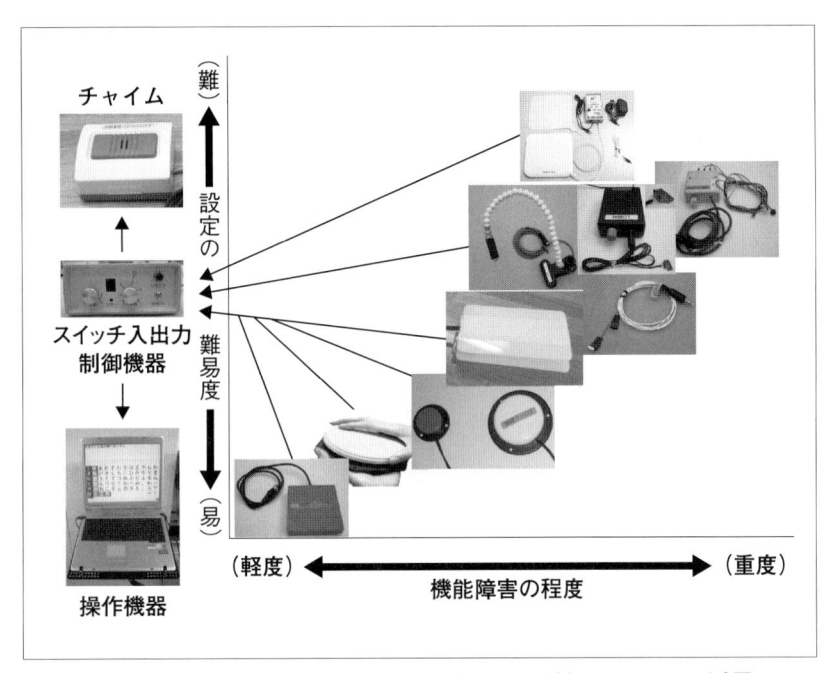

図16 スイッチ入出力制御機器と市販10種類のスイッチ活用

身体障害者福祉法の補装具費支援制度では，「重度障害者用意思伝達装置：ソフトウェアが組み込まれた専用機器（伝の心 etc）」・「上肢装具：BFO（PSB）」が給付となる．市区町村の自治体ごとに対応内容が異なるため，詳細は市区町村の障害福祉課への問い合わせが必要である．

メモ

・重度障害者用意思伝達装置の申請は，装置本体以外に a) 入力スイッチ，b) 呼び出しチャイム，c) スタンド（**図15**），d) スイッチ入出力制御機器（**図16**），を療養者の生活環境に合わせてコーディネートをおこない申請をすませること．また，機能低下による別タイプスイッチへの変更は，補装具枠のため車いすと同様「修理」対応で障害福祉課へ申請して給付を受ける．

- スイッチ入出力制御機器について（**図17**）．

☐ チャイムは足指の屈曲，パソコンの操作スイッチ入力は前額部のしわ寄せでおこなうというように，身体の2箇所を使い分けて操作スイッチを使用するのが理想である．しかし，身体部位の活用が1箇所に限定される場合には，スイッチ入出力制御機器を使用する．

☐ 2系統の出力により接続先の機器を使い分けることができる．通常，1系統の出力は機器操作用として使用し，もう一方は継続的なスイッチ

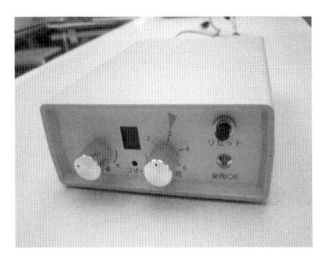

1. コントロールボックス
（シースターコーポレーション）
入力保持：時間（10段階：0～9秒固定），またはスイッチ入力回数（1～5回）切り替え式

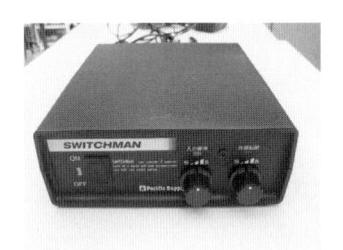

2. スイッチマン
（パシフィックサプライ）
入力保持：時間（無段階：0～10秒），外部制御（無段階；0～10秒）

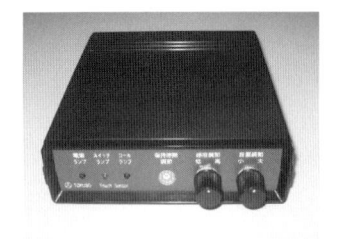

3. タッチセンサースイッチSC
（徳永装器研究所）
入力保持：時間（9段階：0.5～4.5秒固定）

図17 スイッチ入出力制御機器
：1スイッチ操作で呼び出しチャイムとPCなどの福祉機器を同時に使用するための機器

入力・入力回数に応じて呼び出しチャイム用のシグナルを出力する．したがって，スイッチ入出力制御機器は，1スイッチ操作で呼び出しチャイムとコミュニケーション関連の機器操作を同時におこなうために必要である．

> - 退院前までにおこなっておくべきこと．

☐ インターネット環境を使用する場合には，事前に環境を整える．このとき，インターネット接続や無線LANの設定についてはトラブルが多く専門業者に任せておこなう．

> - 地域療養生活環境移行へのプロトコル．

☐ 訪問OT・PT，ケアマネージャー，保健婦などに対してコミュニケーションの状況や導入した福祉用具・機器とそれらの使用状況についての情報を共有することによって，療養生活を安心してスタートすることができる．

> - 車いすの適合とシーティングについて．

☐ 座位保持が不可能な状態であれば，フルリクライニング車いすが必要となる．人工呼吸器使用者では，人工呼吸器本体・バッテリー・吸引器が搭載可能な車いすが必要である．このとき，介護保険対応のレンタル品がない場合には，身体障害者福祉法の補装具によってオーダーメイドの基準外車いすを製作する．

4 介入後評価のポイントと実際

> - 維持的機能訓練の必要性と身体機能チェック，スイッチの変更について．

☐ スイッチを使用する身体部位の定期的な評価と筋力維持訓練・ROMの確保が必要である．とくに複数の操作スイッチを使い分けて使用している場合には，使用部位の筋力評価，ROMの確保が必要である．したがって，スイッチ操作部位の筋力・ROMの評価と維持のために継続的なフォローが必要である．

☐ スイッチ操作を安定しておこなえる状況であっても，機能低下による操作部位の変更が予測できる場合には，事前に次段階のスイッチ試用を実施する必要がある．これにより，精神的な不安要素が解消される．

5 患者・家族をどう指導するか？

☐ TPPV装着後の療養生活では，家族が人工呼吸器の管理や吸引，身体の全般的な介護など身体ケアに対して大きな負担を伴うため，コミュニケーション関連機器の導入時には介護者の対応能力を十分に評価して慎重に導入準備をおこなうことが必要である．

6 まとめ

☐ ケースの生活状況全般を概観し，本人のニーズと残存機能を最大限に活用できるように対応することが大切である．

☐ 療養生活が規則正しくリズムを保ちながら，精神的な負担を軽減しながら過ごすためには，患者自らが自己選択した活動時間の確保が必要である．

☐ 地域療養者対応の場合には，疾患自体のケース数が少ないため，普段からALS対応技術など関連知識が豊富なOT，PT，保健師，看護師間の人的ネットワークを意識して広げておくとよい．

☐ 活動自体が本人の生活の中で主観的に価値観の高いものとなれば，QOLに大きくかかわってくるため重大な役割を担うこととなる．したがって，多職種がかかわるチーム医療では，QOLに関連深い社会的参加を視野に入れながら，コーディネーター役の中心的存在として対応をおこなう必要がある．

文献

1) 日本ALS協会 編：新ALSケアブック，川島書店，2-5, 2005
2) 椿　忠雄：全国死亡票による運動ニューロン疾患の臨床的，疫学的，遺伝学的研究 1) 症例の同定と臨床的分析．昭和48年度厚生省特定疾患報告書　筋萎縮性側索硬化症調査研究班―筋萎縮性側索硬化症の成因，治療，予防に関する研究―, 15-18, 1973
3) Hideaki Hayashi. Edward Anthony Oppenheimer, ALS patients on TPPV Totally locked-in state, neurologic findings and ethical implications, Neurology, 61：135-137, 2003
4) 日本難病看護学会 編：神経・筋難病療養者のコミュニケーション，p4, 2003

（南雲浩隆）

12 パーキンソン病に対する作業療法

> **View Point　パーキンソン病（PD）のリハビリテーションに必要なことは何か？**
>
> - PDガイドラインによると「作業療法では，上肢機能や認知機能，日常生活動作の訓練がなされる．パーキンソン病での作業療法はパーキンソン病で障害される上肢の巧緻動作，ADL，認知動作の訓練がされる．特に，日常動作が障害され，体幹での寝返り動作，上肢遠位での巧緻動作の訓練が重要となる」[1]とされている．
> - PDは初期には薬物療法の効果が大きく，入院治療により症状の改善がみられ，心身機能障害やそれに起因するADL（activities of daily living；日常生活活動）障害も改善し社会復帰が可能である．しかしL-dopaの長期投与により，副作用やそのほかの問題があらわれてくること，高齢者で有病率が高くほかの機能障害が加わりやすいことなどが問題を複雑にしている．徐々に進行する中で，患者を取り巻く環境にも大きく影響されるため，医療福祉の専門職のチームアプローチが必要になってくる．

1 はじめにおさえておくべきこと

> - PDは神経難病であるため，医学面からおさえておくべきことがらが多い．

A. 病気の理解
- ☐ 脳内物質のドーパミンの減少が何らかの原因で起こるために，さまざまな症状が出現している．
- ☐ このドーパミンをつくる細胞は中脳黒質とよばれる部分にまとまっている．
- ☐ PDの患者はこの黒質緻密部のニューロン脱落（細胞死）がみられている．
- ☐ 人口10万人中200人の有病率で頻度の高い病気である．発病率は高齢者に高くなっている．

B. PDの四大徴候について
- ☐ 振戦（tremor）は筋をある程度弛緩した静止時にみられ，その部位の

随意運動によって抑制されるので静止時振戦（4〜7Hz）とよばれる．振戦は主動作筋と拮抗筋群の交互収縮パターンで，律動的，不随意に起き，意識や心理状態の影響を受け1日の中で大きく変動する．

☐ 固縮（rigidity）は他動的に動かした場合の抵抗の増加で検出される．痙縮のような折り込みナイフ現象や姿勢による筋トーヌスの変化はなく，他動運動のときの筋の抵抗は終始一様で，可塑性固縮 plastic rigidity ないし鉛の管を曲げるような鉛管現象 lead-pipe phenomenon とよばれるものである．また歯車現象 cogwheel phenomenon を認めることもある．頭落下試験（図1）や，腕木信号現象（図2）などのテストにより評価することもできる．

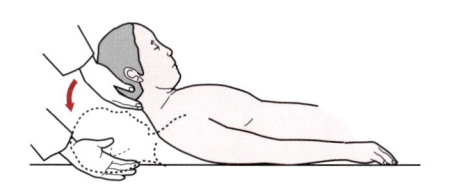

図1　頭落下試験（文献2より）

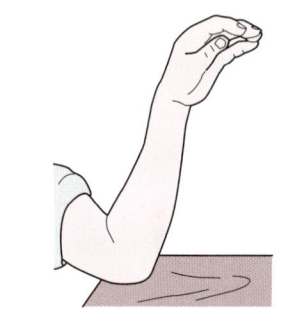

図2　腕木信号現象（文献2より）

メモ　頭落下試験
・頸筋の固縮をみるテストで，仰臥位で頸の力を抜かせ他動的に頭を持ち上げて放してもゆっくりしか落下しない．この場合陽性となる．

メモ　腕木信号現象
・手関節の固縮をみるテストで，机の上に肘をついて前腕も垂直に立て，手首の力を抜かせると正常人では手関節は90％まで屈曲するが，固縮があると垂直のままにとまる．

☐ 無動（akinesia）は，すべての動作の開始や切り替えが緩慢で困難となり，動作の振幅や速度も著しく低下する．運動速度の緩徐さは動作緩慢とよばれ自発運動の乏しさや，正常人で自発的におこる連合運動の消失（歩行時の上肢の振りの欠如など）は寡動とよばれるものである．

☐ すくみ現象は，歩行の開始時方向転換時や狭いところを通るときに足底が床にへばりついて踏み出しができなくなるすくみ足がある．すくみ現象は歯磨きや上肢の回内外変換運動で認められることがあり，すくみ手とよばれる．会話ではすくみ言語がみられる．PDの患者は，長軸を軸とする回旋運動が悪く，立位での回旋・寝返り・上肢や下肢の回内外変換運動が障害されやすい．寝返りや起き上がりなどが特に障害されることが指摘されている．

☐ 逆説動作（矛盾運動）は，キネジーパラドキサーレとよばれ，障害物があるとかえって動作がスムーズに運ぶ状態である．すくみ足があるにもかかわらず，階段の昇降や線を跨ぐときには足が出てスムーズにできる．

☐ 姿勢反射障害は，症状が進行するにつれて姿勢が崩されたときの立ち直り反応が悪くなる．立位で前後左右に押されると姿勢を立て直し，平衡をとることが困難となり，押された方向に突進する突進現象がみられたり，棒や影像のようにまっすぐに倒れてしまう．座位において

表1　スクリーニングテスト

```
　　　　　　　　　　　　パーキンソン病チャート　　　　　　　　検査日：　　年　　月　　日 OT＿＿＿＿
氏名：
性別：（男性・女性）　　　生年月日：　年　月　日生　　　年齢：
障害：　　　　　　　　　　利き手：
現病歴：
合併症：
リスク：
意識レベル：
認知機能：MMSE　合計　　　　／30
　　見当識　時　／5　場所　／5　記銘　／3　注意と計算　／5　想起　／3　言語　／8　図形の模写　／1
```

全般的身体機能

ROM（他動的）：					
MMT：				握力 右　　kg	左　　kg
自動運動の範囲　Reach：頭部（右・左）　反対側の肩（右・左）　腰背部（右・左）　膝下（右・左）　足先部（右・左）					
座位姿勢：支えなしの端座位　可能・不可　，車いすレベル					
立位姿勢：つかまりなしの立位　可能・不可　　歩行；可　（杖　なし・あり　）　・不可					
簡易上肢機能検査　右　　　　　　左					
書字：可能・不可　　小字症：有・無					
構音障害：有（小声，単調，不明瞭，その他）・無					

Hoehn-Yahr重症度分類（stage Ⅰ　Ⅱ　Ⅲ　Ⅳ　Ⅴ）
パーキンソン病四大徴候に対する評価
振戦：
　UPDRS16 ふるえ
　　0＝なし．1＝軽度；時にみられる．2＝中等度；気になる程度のふるえ．
　　3＝高度；かなりのADLの障害となる．4＝きわめて高度；大部分のADLを妨げる．
　　　上肢：右　　　左　　　　　（静止時のみ・動作時も出現）
　　　下肢：右　　　左　　　　　（静止時のみ・動作時も出現）
　　　頸部：　　　　　　　　　　（静止時のみ・動作時も出現）
固縮：
　UPDRS22 安静座位での検査，歯車現象の有無は無視）
　　0＝なし．1＝軽微な固縮，またはほかの部位の随意運動で誘発される固縮．2＝軽度～中等度の固縮．
　　3＝高度の固縮，しかし関節可動域は正常．4＝著明な固縮，正常可動域を動かすには，困難を伴う．
　　　上肢：右　　　左
　　　下肢：右　　　左
　　　頸部：
無動／動作緩慢：
　UPDRS31　動作緩慢と運動減少；動作緩慢，躊躇，腕振り減少，運動の振幅の減少，運動量の減少を総合的に評価
　　□0＝なし．　　　□1＝わずかに緩慢，慎重にやっているようにみえる．運動の振幅がややちいさいこともある．
　　□2＝軽度に運動緩慢がある．運動量が低下している．また運動の大きさが低下している．
　　□3＝中等度の運動緩慢．中等度に運動量が低下するか運動の大きさが低下する．
　　□4＝高度の動作緩慢．高度に運動量が低下するか運動の大きさが低下する．
姿勢反射障害：
　UPDRS28　姿勢
　　□0＝正常．　　　□1＝軽度の前屈姿勢（高齢者では正常としてもおかしくない程度の前屈）
　　□2＝中等度の前屈姿勢一側にやや傾くこともある．
　　□3＝高度の前屈姿勢，脊椎後側わんを伴う．一側へ中等度に傾くこともある
　　□4＝高度の前屈，究極の異常前屈姿勢．
　UPDRS30　姿勢安定性
　　□0＝正常．　　　□1＝後方突進現象があるが，自分で立ち直れる
　　□2＝後方突進現象があり，支えないと倒れる
　　□3＝きわめて不安定で，何もしなくても倒れそうになる
　　□4＝介助なしには起立が困難
運動機能の変動　　　　　　　　　　　　　　精神症状
　□on−off現象　　□Wearing−off現象　　□dyskinesia　　□せん妄　　□妄想　　□幻覚
・数値や数字を記入するか○印をつける．また　あてはまる□にレ点チェックをする．

（神先作成 2007）

もからだが一定の方向に傾く斜め徴候やからだが2つ折りになるように「くの字」にまがってしまう状態や，あるいは，首を前屈させて起こせない（くびさがり）などの高度な姿勢異常が起こる場合がある[3]．また立ち直りや防御反応が欠落して姿勢が不安定になり，転倒の危険性がある．

表2 Hoehn-Yahrのパーキンソン病重症度分類（stage）

stage Ⅰ	症状は，一側性で機能的障害はないかあっても軽微
stage Ⅱ	両側性の障害があるが，姿勢保持の障害はない．日常生活，職業は多少の障害はあるが行いうる
stage Ⅲ	立ち直り反射，righting reflexに障害がみられる．活動はある程度障害されるが職種によってはまだ仕事が可能であり，機能的障害は軽ないし中等度だがまだ誰にも頼らず1人での生活が可能である
stage Ⅳ	重篤な機能障害を呈し，自力のみによる生活は困難となるが，まだ支えられずに立つこと，歩くことはどうにか可能である
stage Ⅴ	立つことも不可能で．介助なしにはベットまたは車いすにつききりの生活を強いられる

2 介入前評価のポイントと実際

- パーキンソン病チャートにそって臨床像の観察を行う．

□ 評価は，固縮や異常姿勢のために起こりやすい関節可動域検査や，簡易上肢機能検査，筋力，リーチの範囲を検査し，機能障害の程度を把握する．表1のようなスクリーニングテストを用いて臨床像の把握をする．テストへの記入には表2にあげたHoehn-Yahrのパーキンソン病重症度分類（Yahrの分類）や，PDの症状に対する理解が必要である．日本語版Unified Parkinson's Disease Rating Scale（UPDRS）[4]は，各種の症状の重症度を0，1，2，3，4の5段階に数値化したものである．

メモ UPDRS
・日本語版Unified Parkinson's Disease Rating Scale（UPDRS）は，4つのparts（領域）に分かれている．part1 精神機能と行動および気分，part2 日常生活動作，part3 運動能力検査，part4 治療の合併症となっている．

□ UPDRSの一部を利用した4大徴候についての重症度と長期の薬物療法による副作用についてのチェックもあわせて行うとよい．運動機能の変動や精神症状については，以下のメモを参考にする．

メモ on-off現象
・L-dopeが効いている時期と効いていない時期とが服薬時間と関係なく起こる現象をいう．効いている時期は不随意運動を伴うことが多い．発生機序については種々の説があるがまだ不明である．

メモ ウェアリングオフ（wearing-off現象）
・パーキンソン病治療薬の効果持続時間が短くなるために，内服後しばらくは動ける状態があるが，すぐに効果がなくなってしまう現象である．はじめ1回の服用により4～5時間持続した薬効が短縮し3時間以下となり，効果も減退して症状に日内変動が生じてくることがある．これをwearing-off現象という．

> **メモ** 幻視
>
> ・患者の中には,「天井に虫がみえる」「(電源の切れた)テレビ画面に模様や人がみえる」といった症状の出る場合がある.薬剤の影響で生じる場合と,病気そのものの影響で起こる場合とがある.治療薬の減量,変更により消失する場合がある.多くの場合は,患者自身で,みえているものは現実ではないという自覚があり,患者によっては苦痛にならない場合もある[3].

> **メモ** ジスキネジア (dyskinesia)
>
> ・パーキンソン病は運動に時間が掛かるようになったり動作が減少する病気だが,逆に,患者の意図に反して手足が勝手に動くようになるものの総称がジスキネジアである.多くは,治療薬の影響が一時的に過大になるため(ピークドーズジスキネジア)だが,効果が減弱するために起こる(エンドオブドーズジスキネジア)こともある[3].

☐ 患者や家族に質問に答えてもらう形の問診表「UPDRS パート2の日本語訳」[5](**表3**)も有用である.これは,治療に当たる医師が,薬物治療の結果,症状の変動が激しい中,患者のQOL(quality of life;生活の質)向上のために日常生活動作を正しく評価するために使っているものである.問診表として作業療法士も使用できると考えられる.

☐ 認知機能については,MMSE(Mini Mental State Examination)やKOHS立方体組み合わせテスト,前頭葉障害に注目したかな拾いテストやWisconsin Card Sorting Test(WCST)やStroop Testなどが用いられる.

> ・認知機能の評価としてはどのようなことに注目したらいいのか.

☐ ①MMSEは,全般的な知的機能をとらえることができ,23点以下が問題ありとされている.PDでは,30点〜24点では注意と計算や想起,図形の模写に,23点〜17点ではさらに見当識と記銘,言語の中の「文を書く」に障害がみられた.その内容から実質的な生活上の支障の程度が推測される.一方,高い得点でも行動に問題がみられる患者がある.外界の事象に対して無関心で注意力に欠けたり,運動を予測的に行うことが困難な場合があり,注意が必要である[6].**表4**はその例である.

☐ ②KOHS立方体組み合わせテストは比較的短時間に施行でき,成人用ウェスクラー(WAISR)との相関も高いことが知られている.問題解決能力をみるとともに,趣味の拡大を目指したり,手指の巧緻動作訓練の1つとして手工芸の導入をはかるときに,参考にすることができる.この場合KOHS I.Q得点60〜75を作業選択・作品選択上の分岐点とみなし難易度を考えて導入する.

表3 UPDRSパート2の日本語訳

1. 自分の話し方	0 まったく問題ない 1 少し問題がある．完全にわかってもらえる 2 中くらいに問題がある．自分の話をときどき聞き返される 3 かなり問題がある．よく聞き返される 4 とても問題がある．ほとんどわかってもらえない		7. 入浴・トイレ	0 まったく問題ない 1 やや遅いがすべて自力でできる 2 入浴は一部手助けが必要．洗顔・トイレはとても遅い 3 洗顔・歯みがき・整髪・トイレに手助けが必要 4 膀胱にカテーテル（管）が必要な状態
2. よだれ	0 まったく問題ない 1 少し問題がある．睡眠中にときどきよだれがでる 2 中くらいに問題がある．日中にもよだれがでる 3 かなり問題がある．日中にしばしばよだれがでる 4 よだれがとても多い．ハンカチが常に必要		8. 寝返り	0 まったく問題ない 1 少し遅いが自分でできる 2 寝返りやふとんを直すのは1人でどうにかできるが努力を要する 3 寝返りやふとんの直しをしようとするが1人ではできない 4 自分ではまったくできない
3. 飲み込み	0 まったく問題ない 1 まれにむせることがある 2 ときどきむせる 3 やわらかい食事にしないと飲み込めない 4 食べ物が飲み込めない，チューブが必要		9. ころぶこと	0 まったくない 1 まれにある 2 まれにあるが，1日1回以内 3 平均して日に1度ころぶ 4 1日に1回以上ころぶ
4. 字を書く	0 まったく問題ない 1 書くのが少し遅いか，書いた文字が少し小さい 2 書くのが遅いか，書いた文字が小さい 3 とても問題がある．自分の書いた文字は読めない 4 自分書いた文字はほとんど読めない		10. 歩行中の すくみ	0 まったくない 1 歩行中まれにある．歩きはじめのときにすくむこともある 2 歩行中ときどきすくむ 3 しばしば，すくみ，そのためにときどきころぶ 4 すくみのためにしばしばころぶ
5. はしなどを 使っての食事	0 まったく問題ない 1 少しゆっくりでぎこちないがすべて1人でできる 2 ゆっくりでぎこちない．食べ物を切るときは人に手伝ってもらうことがある 3 食べ物を切るのは人に頼むが，そのほかは自分でできる 4 自分では食べられない．人に食べさせてもらう必要がある		11. 歩行	0 まったく問題ない 1 軽度の障害，手を振らないか足を引きずることがある 2 中程度の障害があるが，手助けは不要 3 高度の障害があり，手助けが必要 4 手助けがあっても歩行は不可能
			12. ふるえ	0 まったくない 1 軽度：ときにみられる程度 2 中程度：気になる程度のふるえがある 3 高度：ふるえがかなりの日常生活動作のさまたげとなる 4 とても高度：大部分の日常生活動作をさまたげる
6. 着替え	0 まったく問題ない 1 ゆっくりだが自分で着られる 2 ボタンをとめる，くつひもを結ぶ，腕をそでに通すなど，ときに人の手助けが必要 3 自分でできる部分もあるがかなり手助けが必要 4 自分1人ではできない		13. しびれ・痛み	0 まったくない 1 ときにしびれ感，ピリピリ感，軽い鈍痛を感じる 2 しばしばしびれ感，ピリピリ感，鈍痛を感じるが，気にさわるほどではない 3 しばしば痛みを感じる 4 耐えられないほどの痛みを感じる

（文献5より引用，一部改変）

表4　観察より行動に問題がみられる患者の例（文献6より）

	MMSE点数	行動観察
痴呆＋	A　14	急に立ちあがろうとして転倒の危険性がある
	B　18	時間がわからず，行動に促し必要，道に迷う
	C　19	指示の理解が悪く，落ち着きがない
	D　20	身の回り動作に支障があり，家族の付き添い必要
痴呆−	E　28	ベット周囲乱雑，1人よがりな行動，固執傾向
	F　28	柵を乗り越えようとする危険行為あり，さまざまな行動で抑制ができない

表5　四大徴候以外の症状，自律神経機能障害など

自律神経症状	脂漏性顔貌　起立性低血圧　排尿障害　血圧変動
心理的問題	一般的に几帳面で堅い性格傾向　抑うつ　不安　不眠　焦燥がみられる
認知機能障害	前頭葉機能・記憶・視空間認知の障害　皮質下性痴呆　理解力や判断力の低下
精神症状	薬物療法の副作用としてのせん妄や幻覚
全体的なリスク	呼吸　血圧　転倒による受傷　精神的不安
その他	廃用症候群　日内変動

☐ 精神状態では，無表情や反応が遅いため初期では認知症やうつ状態とみられる場合がある．そのため鑑別のためや程度の把握には，抑うつ傾向に関して使用される自己評価うつスケールSDS検査が用いられることが多い．内因性・心因性・抗パーキンソン病薬によって誘発された副作用症状としての抑うつ状態などがある．不安症状は発病の初期に訴える患者がありそれが脳の器質的変化によるものか，身体症状の発現，進行する際にみられる患者の一般的な心理であるのかは明らかではないが，患者の心理を理解して治療上の配慮が必要となる．意欲低下例に対する作業療法や集団療法の有用性は期待されている領域である．

☐ 4大徴候以外にも自律神経障害など注目すべき症状の理解も必要である（表5）．

☐ 認知機能障害については，主にアルツハイマー病と比較研究された結果，遂行機能障害，注意障害，視空間認知機能障害を特徴とし，また運動や技能の学習に関連の深い手続き記憶が障害される．記憶障害は比較的軽度である．高齢化したPD患者に対してリハビリテーションを行っていく上で，認知，運動，自律神経機能障害のすべてに考慮していく必要性が高くなる．その中で，「認知症（痴呆）を伴うパーキンソン病とレビー小体型認知症（痴呆）は同じか違うか」[7]の論議がなされていることも注目しておきたい．

☐ 痛みについては，筋骨格系の痛み，根・末梢神経障害による痛み，ジストニア関連痛，中枢性疼痛，アカシジア様不快感に大別される[8]．

3 作業療法介入のすすめかた

A. 作業療法介入戦略としてのADL障害へのアプローチ

- PDの特徴を踏まえて取り組む．

☐ ADL訓練としては，Yahrの重症度と介入ポイントを捉えて病期に応じたアプローチとを行う．

☐ 高橋[9]は，「YahrⅢは移動という能力を十分に発揮できるような訓練が望ましく，ベットやトイレなどへの移動や階段昇降などの訓練を最も重点的に行う．そしてⅣになると食事や更衣などの座位での身の回り動作能力を発揮できるような訓練に重点をおいていく．Ⅲの患者は移乗動作を練習すれば自立する例があるがⅣではむずかしくなる．座位でからだを洗う動作などに改善がみられた．」というように，訓練がどの時期に効果があるかを調べている．**表6**はこの文献の形式をもとに，作業療法で関連が深いプログラムの項目を追加したものである（※は著者が追加した部分）．

表6　Yahr重症度とリハビリテーションアプローチの一覧表

項目／Yahr分類	I	II	III	IV	V
ストレッチ		△		○	○
ROM運動（自動・介助, 他動）※	○		△	○	○
屋外歩行訓練	△	○	△		
室内歩行訓練		△	○	△	
立位訓練			△	○	
車いす移乗訓練		△	○	△	△
起き上がり訓練			△	○	
姿勢保持訓練			△	○	○
皆と会話をする	△	△	△	○	○
食事動作訓練		△	△	○	
更衣動作訓練		△	○	△	
手工芸※	△	○	○		
書字訓練	○	○	△	△	
コミュニケーションエイドの練習※					○
家事動作訓練※	○	○			

△適応　○特によい

（文献5を改変，※印は著者にて追加）

Yahr重症度と症状出現の仕方と活動制限

	項目／Yahr分類	I	II	III	IV	V
症状	振戦	片側に起こる	両側に起こる	両側に起こる	両側に起こる	
	固縮	片側に起こる	両側に起こる	両側に起こる	両側に起こる	
	無動		両側に起こる	両側に起こる・突進現象	両側に起こる	
	姿勢反射障害		姿勢保持可能，変化は明確	方向転換が不安定・立ち直り反射障害		
活動	歩行障害			明らかな歩行障害	起立や歩行がなんとか可能、車いす	起立不可。介助による車いす使用
	ADL障害		不便になる	障害がすすむ	ADL部分介助	ADL全介助
	労働		支障はあるが行える	職種によっては就労可能	労働能力が失われる	
	生活について		支障はあるが行える	1人暮らしが可能	自力での生活は困難	寝たきりで要介助状態

表7 日課の把握と調整

日内変動		
時刻	日課・服薬・症状	
AM 6:00	起床	朝の排泄は見守り　振戦（＋） 移動は独歩可能 すくみあり、声かけをする
7:30	朝食	服薬後少し休憩してから着替える．自立　すくみ（−）
12:30	昼食	服薬　　動作緩慢（＋） 昼寝
PM 6:00	夕食	服薬　夕食後いす座位にて家族と会話を楽しむ 入浴は介助
10:00	就寝	夜中の排泄はポータブルトイレ使用

□ 次に PD の特徴として日内変動があるということから，表7 を使用して日課の把握と調整が必要になる．

□ 日課の中では，定時の服薬が大切である．例えば，患者は簡便な衣類の用意をしながら薬の作用を待つ．複雑で協調した手の使用が可能になったら更衣動作にとりかかる．1日を通して患者の運動状態にもとづいて日課をこなす．ON 状態の間に，患者はもっとも努力を要する仕事を実施する．OFF 状態の間は，患者は利用しやすい環境に頼って症状に適応する．床上動作や更衣動作には自動運動の維持が大切である．トイレは利用しやすいように，姿勢障害を考慮して整備することや，廊下に物をおかないような配慮が転倒防止につながる．

□ 具体的な ADL 障害に対するアプローチは，動作別に表8 に示した．

- 介助者の理解を促す．

□ 自力で行えることと介助の必要なところを判定し，家族の理解を求める．動作がゆっくりでも自分で行うことを奨励するが，日内変動があることから，時間がかかりすぎるときは介助が必要であることや，例えば排尿障害が問題となる場合は，薬物療法のすすみ具合をみて，しばらくは尿失禁用パンツの使用や，介助が必要な場合もあることなど，運動機能に限らず各障害に配慮した指導が必要である．

- 心身機能障害に対する直接的な運動を使ったアプローチについて．

□ PD が進行性疾患であることからそのリハビリテーションは，心身機能面の「手が動く」ことを目標とするのではなく「箸やスプーンを使ってご飯を食べる」という日常生活動作の維持や獲得を目指して訓練を行う[9]．しかし固縮や無動により二次的に派生する関節拘縮を防ぐための機能維持の訓練も必要になる．機能維持や向上を目指す訓練は，PD の筋緊張の異常を考えるとまず自動運動を主体とし，その運動をよりよい方向に誘導する介入が望ましい．その上で病態に合わせて，他動的な関節可動域運動，痛みのある場合は愛護的な関節可動域運動などが必要となる．

□ 関節可動域と筋力の維持のために，棒体操を利用する．
棒を使うことによって，
①運動にバリエーションをもたせることができる．
②機能がよいほうの手が悪いほうの手の動きをカバーすることができる．
③動きが小さくなることを防ぐための視覚刺激が入りやすい．
　目の前で棒の位置（高さや角度）を確認できる．
⑤棒の重さや長さで負荷をかえることができる

表8 日常生活動作障害への具体的アプローチ

日常生活動作項目	心身機能障害	具体的な活動制限	対策・工夫点
食事動作	・姿勢反射障害による座位保持障害や，運動時振戦が起こり影響を受ける	・前傾姿勢が強く顔があげられない．箸の使用など細かな操作がしにくい，茶碗が持てない	・あまり深く座らない．テーブルの高さの調整．スプーンや箸の工夫，皿の工夫，エプロン使用
更衣動作	・食事動作と同様 ・体幹の回旋運動の不足，円背，固縮による上肢の可動域制限の問題が大きい	・ボタンがとめにくい，上着の着脱で肩などに引っかかる，首の後ろに手が届かない	・留め金のない，伸縮性のある着やすい服の推奨 ・着る順序の指導
整容動作	・姿勢反射障害や上肢機能障害の影響を受ける	・歯磨きなどの反復動作のしにくさが特徴	・歯ブラシを太くする ・電動歯ブラシが推奨される
入浴動作	・整容動作と同様 ・立ち上がりや方向転換に困難さがある	・洗体でリーチが不十分 ・手すりがないと立ち上がりができない	・洗体ではループ付タオルの使用がよい ・手すりの取り付け ・シャワー椅子の使用
トイレ動作	・固縮による上肢の可動域制限 ・立ち上がりにくさや方向転換の障害 ・切迫失禁や頻尿	・腰に手が届かないためズボンがおろしにくい ・トイレに間に合わない	・衣服の工夫としてファスナーなしのズボンとする ・手すりの使用 ・時間をみてはやめに行く ・トイレの近くの部屋にする
起居移動動作	・体幹の回旋運動の不足，円背，固縮による上肢の可動域制限	・寝返り，起き上がり，立ち上がりが難しい ・立たせれば歩ける	・動作訓練と起き上がり前の運動を習慣化 ・電動ベット使用 ・手すりや紐の利用 ・歩行ではテープを貼るなど目印をつける ・照明の工夫
コミュニケーション動作	・単調で不明瞭な発音，声量の低下，すくみによる極度の早口といった症状がある ・小字症の出現	・構音障害により意思の疎通がしにくい ・書字障害のために判読困難な字となる	・ゆっくり1言ずつ話すように促す・ます目に書くことで1部判読可能となる・コミュニケーションエイドの練習

といった利点がある（図3）．

☐ 肩甲骨の内転や肩関節の内旋に制限が出やすいため，背部に棒をまわしての体操に困難をきたしやすいが，多くの患者は続けるうちに徐々にできるようになることを経験する．

☐ ADLとしては更衣動作のズボンあげや，シャツの着脱をしやすくする効果がある．

☐ 体操は無理のないように徐々にすすめ，できない要素は介助運動も合わせて行う．

☐ 下肢の運動も自動運動（体操）によって行なう．股関節の屈曲と外転，外旋，膝関節の屈曲がそれぞれ可能でも，実際に端座位でその肢位をとれなければ，足を組んでの靴の着脱に結びつきにくい．そのようなことから，ADL動作を座位で行う際に必要な要素を入れた下肢の体操

棒体操

① 棒を上から持ち大きく息を吸いながら上へあげる　息を吐きながらさげる　上下各3回
② 上にあげたままで身体を右に倒す　また左へ倒す　左右各3回
③ 船をこぐように前方に出たり手元に引いたりする　10回
④ 棒を肩の高さにあげた状態で右を向く（身体を回旋させる）　同様に左を向く　左右各3回
⑤ 棒を逆手に持ち肘の曲げのばしをする（ゆっくりしっかり肘をのばす）　5回
⑥ 肘を曲げた状態からバーベルを持ち上げるように棒を上へあげる　3回
⑦ 右に棒を持ち上へあげる　10回
⑧ 右手に棒を握り，棒を右横に立て，体重を左右にかける　⑦⑧も左手でも同様に行う　左右各3回
⑨ 棒の両端を持ち右手を上に，次に左手を上にする　（棒を立てたときに垂直になるようにする）
　　同様に逆手でも行う　5回
⑩ 棒を上から持ち手首の上げ下げをする　（肘はなるべくのばした状態で行う）　10回
⑪ そのまま棒を上にあげゆっくりと頭の上まで持っていく　5回
⑫ 大きく上にあげ，頭の後ろに持っていく　その状態から上にあげる　3回
　　　　　　　　　　　　　　　　　　　（おろす）
⑬ 身体を洗う動作をする（右手で持った棒を頭の後ろに待っていき，左手は腰の後ろにまわして持つ）
　　次に左手を頭の後ろに待っていく　　　　　　　　　　　　　　　　上下に10回
⑭ 棒を腰の後ろで持ち身体を倒しながら，後ろであげる　3回
⑮ 棒を後ろで持ったまま身体に沿って棒をあげる　（肘の曲げのばしをするような形）　10回
⑯ 棒を立て左右の手で交互に棒を昇っていくようにする　上までいったらおりてくる
　　次は持ち方をかえて，親指を下にした（手首をひねった）持ち方で行う　往復3回
⑰ 棒を前に出し右手に持ち前方に出し円を描く
⑱ 棒を右横に立て指先でくるくる回す
　　⑰⑱でも同様に行う
⑲ 棒の下のほうを左右の手で持ち大きく息を吸いながら振りあげる
　　またそのまま下におろす（深呼吸をするように息をはく）　3回

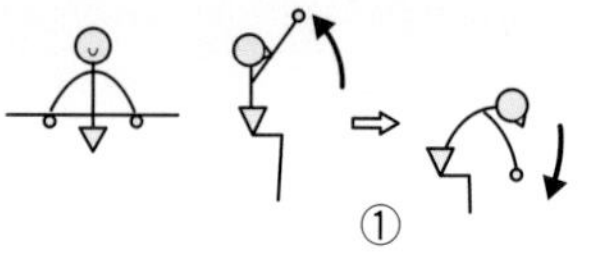

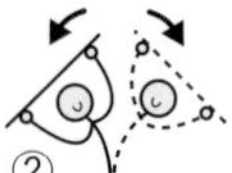

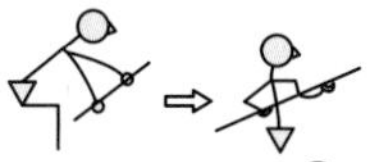

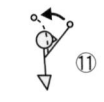

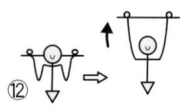

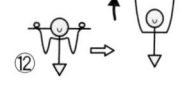

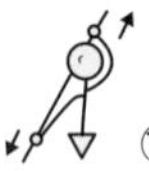

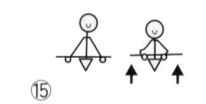

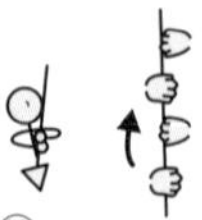

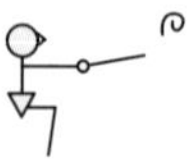

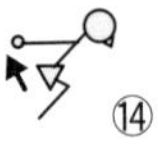

[体操の目的]　　　　　　[体操を効果的に行うポイント]
(1) 動く範囲を広げる　　(1) 毎日1回，各々数回行う
(2) 筋力をつける　　　　(2) 調子のよい時間帯を選ぶ（できれば毎日同じ時間に行うことが望ましい）
(3) 良い姿勢を保つ　　　(3) 決して無理をしない（のばしすぎたり，疲れを残さない）※⑫〜⑭はタオルを使うとよい
　　　　　　　　　　　　(4) 反動や弾みをつかないでゆっくり動かす
　　　　　　　　　　　　(5) 安定した椅子に座って行う

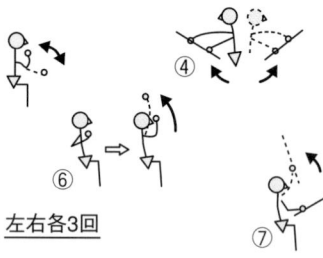

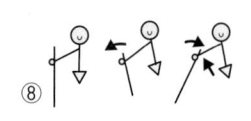

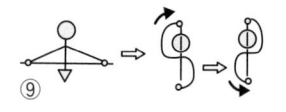

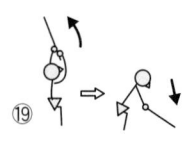

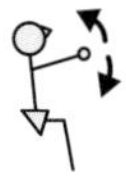

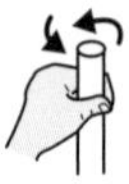

図3　棒体操（独立行政法人国立病院機構宇多野病院 OT 室）

- □ を行うことが奨励される．
- □ 腹臥位で一定時間保持することが，良姿勢保持のために有効である．その肢位をとることで股関節の伸展と膝関節の伸展を促す姿勢をとる機会とする．また両肘をついた，上半身を起こしたパピーポジションをとることで，頭部伸展位，体幹伸展位がさらに促される．
- □ 姿勢の異常から，前傾姿勢や筋緊張による胸郭の縮小化による呼吸機能の低下などもすすむため，体幹・頸部の運動の継続が大切である．
- □ 構音障害に対して，大きな声で口を大きく開けてゆっくり動かす発声訓練をする．
- □ 嚥下障害に対して，間接訓練として嚥下体操や徒手による機能訓練，活動を用いた訓練がある．間接訓練は体幹や頸部の運動に続けて行うと効果的である．食事前などに集団でも行いやすく病棟の食堂で構音訓練や歌唱などを行うよう指導することもできる．個別に行う直接訓練としての摂食訓練は，食事姿勢と食物形態，1口量に注目してすすめていく[10]．
- □ さまざまなアプローチを行う際にPDの特徴を捉えてより効果的に行うためには，動作の開始とはやさを容易にするために，鏡やセラピストからの視覚的刺激や音楽，メトロノーム，言葉などの聴覚刺激を利用するとよい．

> - 手工芸やパソコン，治療用器具を用いた反復訓練などの作業活動を用いる．

- □ 患者にあった作業種目の選択が必要である．
- □ 巧緻動作活動としては，ゲームや書字，手工芸が用いられているが，このように作業を要素的訓練として用いるときには，できることからはじめる．手指の動きが改善し楽にできるようになったら，次にうまくできないことにも挑戦していく段階づけを行う．少し困難な課題をやり遂げた満足感を得て，徐々に機能障害が軽減していく経験を積み重ねるられるようにする．
- □ 作業に含まれる特性を山根[11]らは，意思を働かせて（能動性）身体を使う（身体性），素材や道具を用いる（操作性），目的を果たす（注意・集中力を高める），われを忘れる（没我性）などさまざまな切り口で捉えられるとしてその有用性をあげている．価値や意味が伴う作業は，モチベーションを高め心身の活動性を活発にし，生活全般の意欲の向上に繋がる．
- □ PDの特徴として，認知機能では遂行機能障害，注意障害，視空間認知機能障害がある．失敗体験につながらないように，評価結果を吟味して当たらなければならない．

- [ ] また経過の長い患者で，痴呆を伴うPDでは，精神症状や変動する覚醒度，幻覚の問題が出現することを念頭において危険のないようリスク管理を行う．

> ・環境整備とすくみへの対応が，転倒を防ぎ，介助量を軽減することができる．

- [ ] 真野ら[12]は，アンケートによる家屋改造の状態を調べているが，YahrのⅢでは，段差23％，廊下の手すり30.1％，浴槽30.7％，トイレ42.5％など，またYahrのⅣでは，段差23.6％，廊下の手すり37.1％，浴槽51.0％，トイレ53.8％，椅子21.7％，室内温度調節25％で何らかの改造がされ，効果的であるとしている．
- [ ] すくみへの対応として，リズム動作で促す方法，音刺激や視覚刺激などを利用する方法，気持ちを変換する方法，踵を補高する方法，環境の整備などがあげられる．

4 介入後評価のポイントと実際

> ・評価はポイントをおさえてすすめる．

- [ ] 標準化した評価表は使いやすく，また数値化できるものは，効果判定のみならず，ほかの職種との情報交換や，直接患者への説明に使うことができる．
- [ ] 入院時に比べて，多くは薬物治療とリハビリテーションの併用，病棟での規則正しい生活（服薬管理と食事・睡眠の生活リズムの調整）により全身状態の改善がみられ，運動機能の改善ははかりやすい．それを認知機能や意欲の改善までむすびつけられるように，その機を逃すことなく，段階をあげたアプローチにつなげることが大切である．
- [ ] 自律神経機能障害については，情報収集と病棟や訓練室場面での患者の質的な変化（表情や発言など）にも留意する必要がある．

5 患者，家族をどう指導するか？

- [ ] 病棟や家庭でも行いやすいホームプログラムを意識した内容を盛り込む．
- [ ] 日内変動があることや機能面での改善が得られず環境整備が必要な場合は，環境面の情報を得る必要があり，はやめに家族に働きかけを行い必要個所の写真や家屋の見取り図を持ってきてもらう．
- [ ] カンファレンスを経て，医師はリハビリテーション実施計画書の説明と交付を行うが，その機会に，リハビリ場面への見学を促してもらう

- などの工夫も必要である．
- ケアプラン会議は，病院からは，医師や看護師，SWとリハスタッフ，また地域からは，かかりつけ医やケアマネージャー，訪問看護ステーションと介護施設のスタッフ，そして患者と家族が出席して開催される．OTに求められる内容を吟味して報告書を作成して臨んでいる．必要に応じて退院前家庭訪問を行う．
- 退院時には介助方法の指導を行い，体操などはプリントをつくって渡すことが望ましい．
- 地域支援は，介護保険制度を中心にすすめられる．またPDは，全国的に「パーキンソン友の会」の活動が活発である．情報交換により病気への理解を深め，患者家族同士励ましあう機会となることから，医療者が紹介する例もある．

6 まとめ

- PDを持つ患者に対する作業療法は，慢性進行性の疾患であるPDの特徴を把握して，障害に対する心身機能面の評価と訓練，活動制限への対応と環境整備を行うことの重要性を述べた．
- 作業療法では，患者がADLを維持し，病気を持っていても価値や意味を伴う作業を楽しめることを目標にして取り組んでいく．
- そのためには，日々研究され解明される情報を持ち，臨床での観察や評価とアプローチの方法をさらに深めていくことが大切である．

文献

1) 日本神経学会「パーキンソン病治療ガイドライン」作成委員会：パーキンソン病治療ガイドライン．医学書院，288-290，2003
2) 田崎義昭，斉藤佳雄：ベットサイドの神経の診方．改訂16版，南山堂，P37，P186，2006
3) ホームページ：国立病院機構宇多野病院パーキンソン病センター
http://www18.ocn.ne.jp/^utano/pdcenter.files/parkinson.htm.accessed2007.10.1
4) 折笠秀樹 他：Parkinson病の重症度を測る日本語版 unified Parkinson's disease rating scale（UPDRS）の信頼性評価．神経治療学 17：577-591，2000
5) 水田英二：パーキンソン病のQOL評価としてのUPDRS 難病と在宅ケア 6：P12，2001
6) 神先美紀 他：パーキンソン病患者における認知機能の検討．京都病院学会発表，2003
7) 村山繁雄，久野貞子 他：誌上ディベート認知症（痴呆）を伴うパーキンソン病とレビー小体型認知症（痴呆）は同じ疾患か．Cogunition and Dementia4：78-85，2005

8) 堀内惠美子 他：感覚症状について 痛みを中心に．難病と在宅ケア 12：54-57，2007
9) 髙橋　洋：在宅リハビリテーション．難病と在宅ケア 8：65-68，2002
10) 東嶋美佐子：パーキンソン病の摂食・嚥下障害に対する対応．OT ジャーナル 39：123-130，2006
11) 山根　寛 他：ひとと作業・作業活動，三輪書店，48-57，1999
12) 真野行生 他：パーキンソン病における転倒に関するアンケート調査について．真野行生（編）：高齢者の転倒とその対策．医歯薬出版，248-254，1999

（神先美紀）

13 筋ジストロフィーに対する作業療法

> **View Point　進行性疾患で必要な支援は何か？**
> - 自己効力感を高める具体的な行為と成果が結びつく達成可能な支援．
> - 作業活動を維持する支援機器の導入．
> - 無理な代償動作を避け，適切な作業活動を一緒にみいだす支援．

1 はじめにおさえておくべきこと

A. 筋ジストロフィーとは？

☐ 筋線維の変性・壊死を主病変とし，臨床的には進行性の筋力低下をみる遺伝性疾患である．

☐ 筋ジストロフィーの中でも，デュシェンヌ型筋ジストロフィー（DMD）は最も頻度が高く（男子出生3000人に1人）重症であるが，現在のところ根本治療には至っていない．3歳頃に転びやすいなどの症状で気づかれ，小学校へ入学する頃には，階段の昇降に支障をきたし，小学校高学年には，歩くこと自体が困難となる．

☐ 自然経過では，19.5歳の平均死亡年齢となる．これは，筋肉の変性が全身に起こるためで，筋破壊が骨格筋以外にも心筋や呼吸筋群にまで及び，呼吸不全・心不全をひき起こす．

☐ 近年の医療技術の進歩により，現在は，26.5歳を平均死亡年齢とし，大幅な生命時間の延長をみた．しかし，遺伝子・再生医療もすすめられているが，いまだ根本治療に至らず，筋萎縮の進行が防げないため，年齢が高くなるほど運動機能障害が重度化し活動障害が深刻な問題となっている．

☐ DMDの7割に軽度・中等度の知的障害がある．

> - なぜ筋力が低下するかを理解する．

☐ 筋線維には3層の膜があり，ジストロフィンというタンパク質が，ホチキスのような役割で補強している．筋ジス患者は，ジストロフィンがなく，筋が壊れやすい状態にある．筋肉は再生をするが，破壊が再生を上回り筋力は徐々に低下する．破壊された筋線維は，弾性のない結合組織や脂肪組織へと変性し筋萎縮を起こし，二次的な関節可動域制限の原因となる．

☐ 過負荷となる動作では筋破壊が助長される．OTでは低負荷な作業活

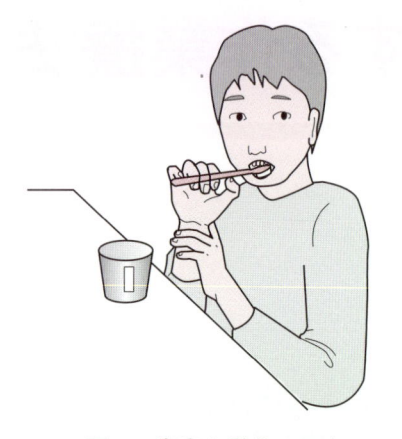

図1 歯磨き動作の工夫
頭部回旋の動きと，上肢を非利き手で補助しながら歯磨き．

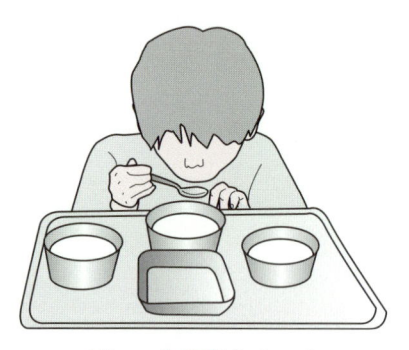

図2 食事動作の工夫
机の高さを調整し，テコの支点を机の縁でつくり「口から食器までの高さ（垂直面）」の動きを補っている．

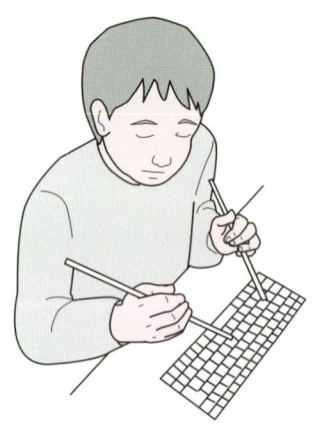

図3 パソコンキーボード操作での工夫
棒を使うことで大きい距離の動きが可能となる．しかし，棒が長くなるほど力が必要な点に留意する．

表1 「複数のキーを押し分けられない」問題に対して

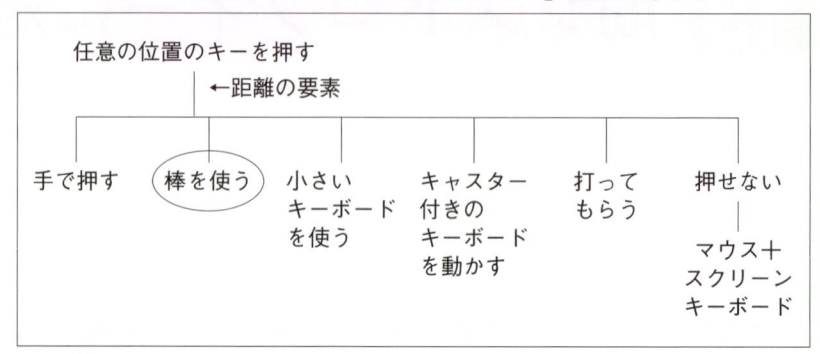

```
              任意の位置のキーを押す
                    ←距離の要素
  手で押す  棒を使う  小さい      キャスター    打って      押せない
                    キーボード   付きの        もらう
                    を使う      キーボード                マウス＋
                               を動かす                  スクリーン
                                                       キーボード
```
※代償動作を中心に，作業活動要素の地図をつくる

動を検討する．

- 能力喪失の連続で自尊感情が失われやすい．

☐ DMD患者では，自分の期待した行為と成果が結びつかない統制不可能な状況が繰り返し起こり，学習性無力感（learned helplessness）を獲得しやすい．これにより，経験の欠如や不足だけでなく，物事への無関心や動機づけの低下が生じ，自ら環境をかえていくことが困難になる．

☐ 具体的な課題達成による成功体験の積み重ねで，興味を引き出し好奇心を育てる支援が必要である．

2 介入前評価のポイントと実際

A. 残存機能をどのように評価するのか？

- 1日の作業活動の観察から行う．

☐ 残存機能を効率的に利用した代償動作がみられる．身辺処理（移動・食事・整容など），趣味余暇（読書，油絵活動など），生産的活動（仕事・学生など）ごとに整理する．

☐ 個々の作業活動で，どのような動作を補っているか，工夫点を列挙する（図1，2）．

- 作業活動を分析する．

☐ 工夫点や困難な事象を，活動要素ごとに整理する（表1，図3）．

- 運動をしらべる．

表2　筋障害の進行過程

部　位	初　期	中　期	後　期
骨盤帯・体幹	大殿筋 中殿筋 大腿筋膜張筋	腸腰筋 腰方形筋 傍脊柱筋	腹直筋 腹斜筋
大腿	大腿二頭筋 股関節内転筋群 大腿四頭筋	半腱様筋 半膜様筋	縫工筋 薄筋
下腿	腓腹筋 腓骨筋	前脛骨筋 ヒラメ筋	後脛骨筋
上肢・上肢帯	僧帽筋 広背筋 肩関節内旋筋群	肩関節屈曲筋 肩関節外転筋 肩関節内転筋 上腕三頭筋	前腕筋群 手内筋
頸部	頸屈筋		頸伸筋

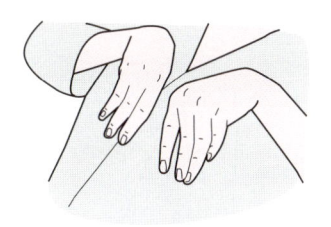

a. 掌屈─回内

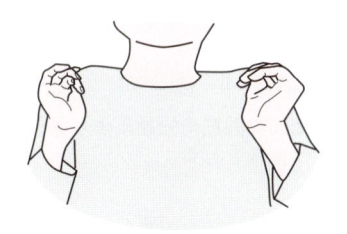

b. 背屈─回内

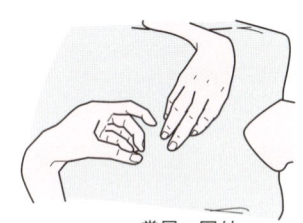

c. 掌屈─回外

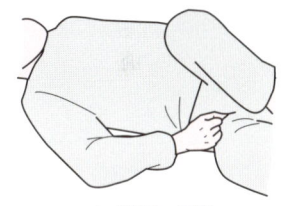

d. 背屈─回外

図4　手関節・前腕回旋の関節拘縮

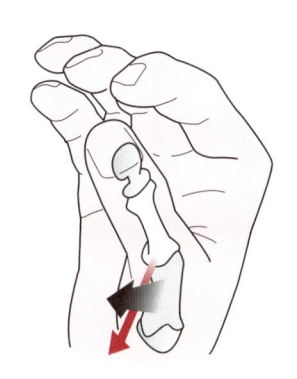

☐ 筋萎縮による関節可動域（ROM）制限があるため，筋短縮の部位を把握する．（例　上腕二頭筋・浅指屈筋・深指屈筋，腓腹筋，股関節周囲筋など）

☐ 筋収縮が強い，大きい筋肉が壊れやすい．DMDでは近位筋優位に四肢体幹の筋力が低下していく[1]（表2）．

☐ 上肢では手内筋が残りやすいが，手内筋でも母指内転筋は早期に消失し，手指変形の有無にかかわらず比較的残存しやすい筋は，短母指外転筋，短母指屈筋，母指対立筋，小指対立筋，虫様筋，第1背側骨間筋である．

☐ 前腕回旋と手関節の関節拘縮は，残存する手内筋の活用に影響する（図4）．

☐ 小学校高学年頃の歩行消失時期に，肩屈曲筋である三角筋前部線維は，MMT（manual muscle test；徒手筋力検査）2で，上肢を空間位に保持する作業活動が困難となる．DMDでの筋力テストは，実際の作業活動評価と並行してすすめる．

●力を評価するには？

☐ 力の強さだけではなく，移動距離と力の方向の評価が必要になる（図5）．

●姿勢をみる．

☐ 立位，車いす・ベッド上座位姿勢，体位交換時の臥位姿勢を調べる．

図5　母指の評価

母指は分回し運動が可能な自由度を持つ関節であるが，筋力低下が著明になると，母指対立筋と短母指外転筋のみ残存する．そのため，個々の筋で合成される方向へと力を評価する．

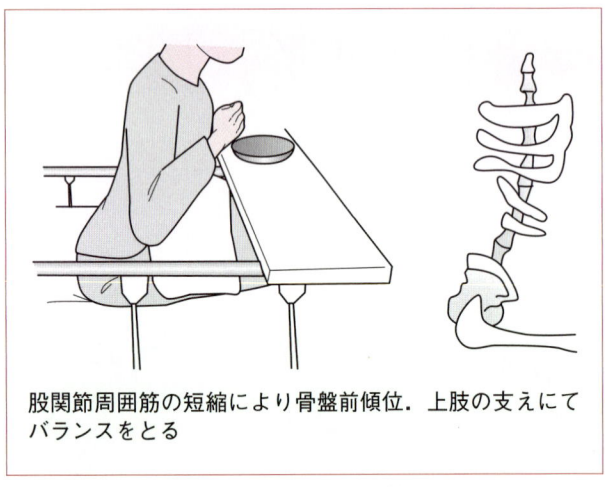

股関節周囲筋の短縮により骨盤前傾位．上肢の支えにてバランスをとる

図6　ベッド上座位

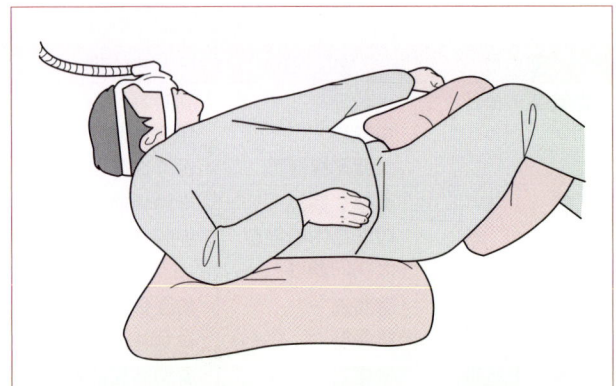

体位交換により左側臥位．骨盤仙骨部・胸腰椎にかけてクッションを設置

図7　ベッド上臥位

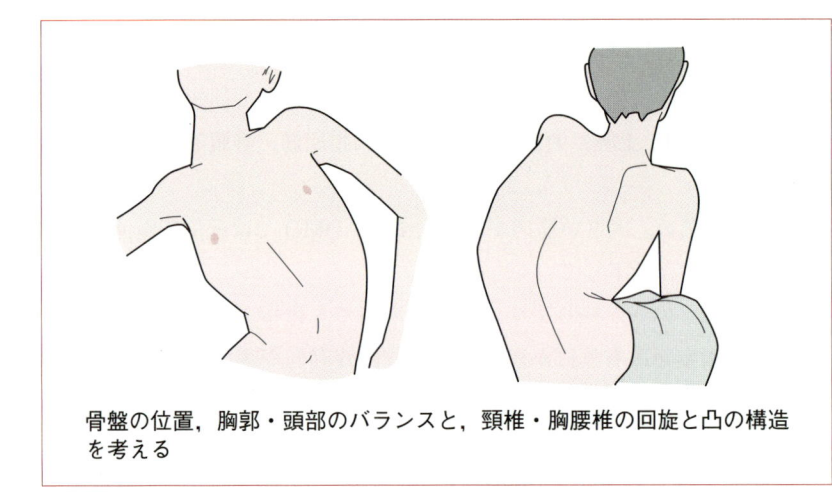

骨盤の位置，胸郭・頭部のバランスと，頸椎・胸腰椎の回旋と凸の構造を考える

図8　脊柱変形

骨盤・胸部・頭部のバランスを評価する（図6，7）．
☐ 座位姿勢で骨盤の位置（回旋，左右差）胸腰椎での脊柱のねじれなどを観察して図にあらわす（図8）．

B．患者のニーズをさぐるには？

- ニーズは環境支援によって変化する．

☐ 自尊感情を高めるためには，「やってみたい」と思える課題が必要だが，「特に困っていることはない」とニーズが聞かれないことがある．
☐ できないことが"あたりまえ"となっているように，ニーズとは，患

者がその時点で感じていることであり，環境がかわることで新たな違いを発見できたとき，はじめてニーズも変化する．
- [ ] そのため，何が患者のこだわり（価値）になっているかを，会話の中から介入ポイントをさぐっていくことが大切となる．

C. 一般事項
- [ ] 厚生省（現：厚生労働省）が作成した機能障害度ステージ分類（**表3**）[2]．
- [ ] 心機能・呼吸機能のリスクを確認する．
- [ ] 歩行消失時期や車いす移行時期の情報は，DMD患者の自然経過を予測するうえで必要な情報である．

表3 筋ジストロフィー機能障害度の厚生省分類（新分類）

ステージⅠ	階段昇降可能 　a―手の介助なし 　b―手の膝おさえ
ステージⅡ	階段昇降可能 　a―片手手すり 　b―片手手すり膝手 　c―両手手すり
ステージⅢ	椅子からの起立可能
ステージⅣ	歩行可能 　a―独歩で5m以上 　b―1人では歩けないが物につかまれば歩ける（5m以上） 　1）歩行器　2）手すり 　3）手びき
ステージⅤ	起立歩行は不能であるが，四つ這いは可能
ステージⅥ	四つ這いも不可能であるが，いざり這行は可能
ステージⅦ	いざり這行も不可能であるが，座位の保持は可能
ステージⅧ	座位の保持も不能であり，常時臥床状態

3 デュシェンヌ型筋ジストロフィーへの作業療法介入のすすめかた

A. 作業療法介入の視点

> - 筋破壊をひき起こす無理な動作を避ける．

- [ ] 代償動作が変形拘縮を助長しないか，身体と環境要素とのバランスに留意する．

> - 支援機器の適切な導入で活動範囲を広げる．

- [ ] 能力喪失後ではなく，活動での不便さが生じたときに導入する．

> - 価値観の転換をはかる．

- [ ] 機能代償だけが目的の機器導入ではなく，活動内容へのシフトが必要で，問題解決能力をのばし個人のユニークさを引き出す支援が大切である．
- [ ] 興味を広げるには，連続的な活動支援が必要である．

B. ライフステージ別でのアプローチ

1. 就学前

> - 家族支援．

- [ ] 遺伝性疾患のため家族の問題となることも多い．母親への支援が必要である．
- [ ] 移動・起居動作の困難さに，段差解消・家具の配置など住宅環境への

支援をする．
- ☐ 学校選びへのアドバイス．

2. 就学中

> • 学習環境支援．

- ☐ 階段昇降や教室移動などの困難さが生じる．転倒の危険・トイレ移乗動作の確認など家族・学校とともに情報を密にする．
- ☐ 歩行消失後，座位時間の延長が格段に増え，上肢作業を主とする身辺処理が困難になる．特に，無理な代償動作が変形・拘縮要素を助長するので，環境調整，動作指導が大切である．
- ☐ 小学校低学年より上肢の空間位保持が困難になる．机の高さの設定や，上肢把持用装具の導入など，授業場面での動作指導が必要となる．
- ☐ 書字が困難な場合，板書などメモをとる作業活動をパソコンの導入で代償できる．
- ☐ 普通校での体育では，欠席もしくは点数係が多いが，車いすをベースにしたスポーツでは，車いすホッケーや，電動車いすサッカー，カーリングなどに参加でき，それぞれが競い合う楽しみを感じられる．
- ☐ よむ・かく・みる・きく・さわることなど，効率よく学ぶための支援をする．
- ☐ 卒業後の進路選択において事前に情報交換をする．

3. 卒業後

> • 役割を考える．

- ☐ 高校卒業後の進学や就職など，他者から期待される役割を担う機会が乏しい．
- ☐ 身辺処理・趣味や余暇活動だけでなく，他者とのかかわりあいが強い生産的な役割活動（就労や進学）を模索する．

> • 重度障害者でも働けるのか？

- ☐ 作業時間が長時間拘束される就労体系では，体力面に自信がない筋ジス患者の就労は困難である．しかし，同じ課題を複数人で担当し作業時間をカバーし，軽度・中等度の知的障害を併せ持つ患者でも，長所をあわせて１つの仕事を行い，能力や体力的側面のワークシェアで生産的な活動が可能である．

- □ 就労支援では，個人の興味を引き出す支援とともに，個人にあわせた課題（仕事）づくりが必要で，仕事の質と保守管理のマネジメントが要求される．
- □ 個人の問題解決能力を育て，好奇心を生み出すことが就労支援のキーワードになる．

C. 作業活動別でのアプローチ

- 食事動作への介入は？

□ 摂食動作では，水平・垂直面の動作を補う．

1. 水平面
   ① 回転テーブルの利用（図9）
   ② 前腕回内位の動作が制限されているときは，食器の高さが浅いものがよい．
2. 垂直面
   ① 食材に顔を近づける前屈動作や，テコを利用した代償動作がある（図10）．
   ② 残存機能に併せて机の高さの調整を行う．机を高くしすぎると水平面での動きが制限される（図11）．
   ③ スプーンや箸の工夫（図12）．
   ④ 上肢把持用装具の導入（図13）．
   ⑤ 食事介助ロボットの導入（図14）．

□ 自力摂取にこだわると，栄養がとれなくなるので，介護とのバランスが必要である．

□ 摂食動作では，前腕回旋の関節可動域制限が強くなると困難になる．

- 絵を描くには？

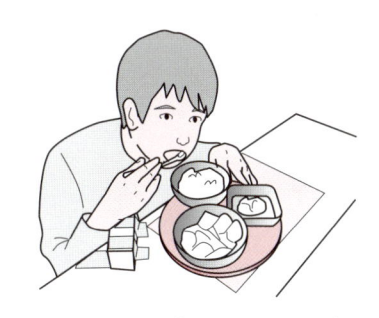

図9 回転テーブル利用での摂食動作
前腕部に支点をつくり，口から食器までの高さを補っている．

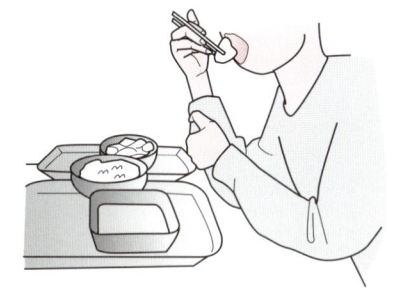

a. 机に肘をつく

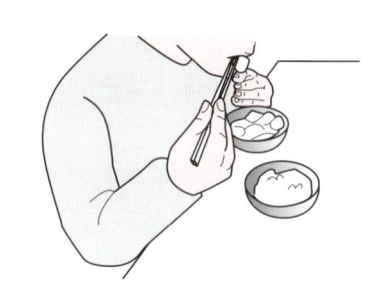

b. 机の縁に前腕をのせる

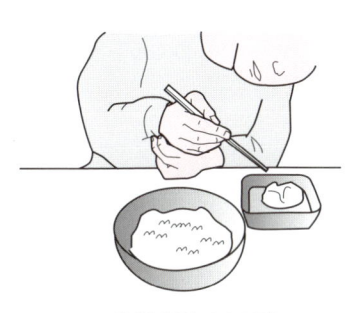

c. 非利き手での補高

図10 摂食動作でみられる代償動作

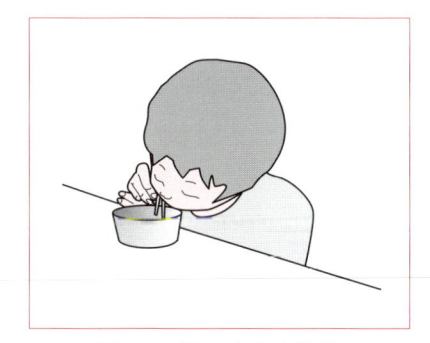

図11 机の高さを調整

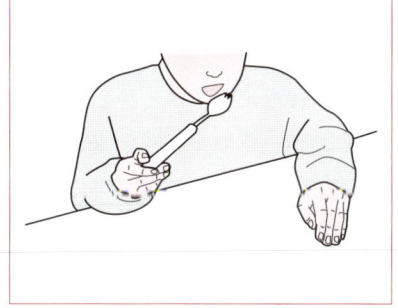

図12 スプーンの柄が長いものを利用

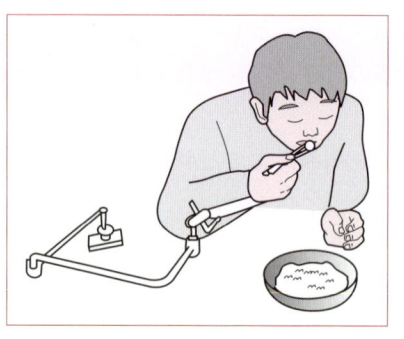

図13　BFOの利用

BFOなどの上肢把持用装具を摂食動作（垂直面）に用いる場合には，肩の動きが三角筋前部もしくは外旋筋群でMMT2以上必要．

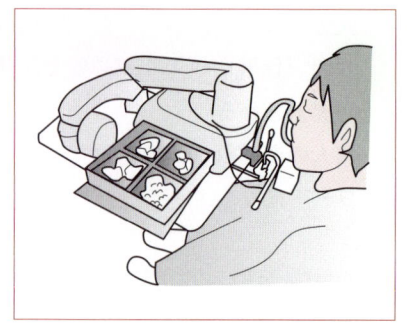

図14　食事介護ロボットの導入

食べにいくものは，介助にて行う配慮が必要．

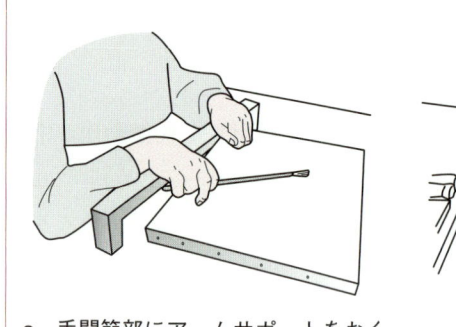

a. 手関節部にアームサポートをおく　　b. 手関節部をヒモで吊す

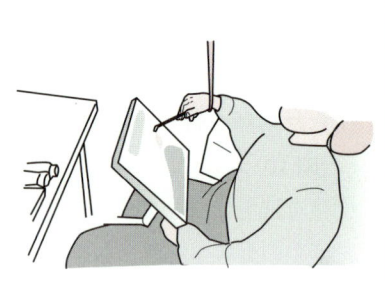

図15　アームサポートの利用

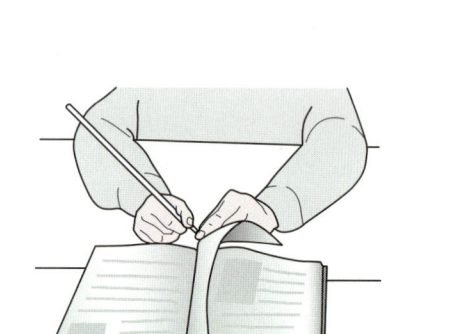

図16　ページをめくる代償動作

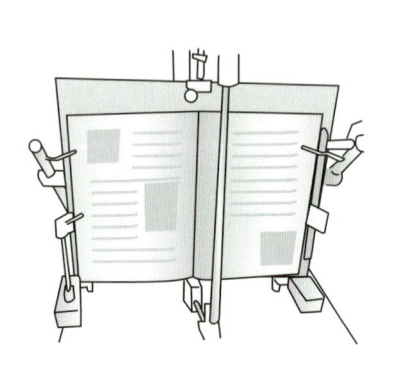

図17　ページめくり機

☐ パソコンを利用して絵を描けるが，残存機能を活かした環境調整で筆の感触を楽しめる．
☐ 腕の重みを支える支持と，アームサポートを利用して，細かな筆のタッチが可能になる（図15）．

●本をめくるには？

☐ 長い棒を使い，ページをめくる動きを代償できる（図16）．
☐ 自動ページめくり機を利用する（図17）．

●車いすの導入のすすめかた．

☐ 導入時期は，9～10歳頃に歩行が消失する以前の，教室移動や作業活動場面で不都合が生じてきたときから検討する．

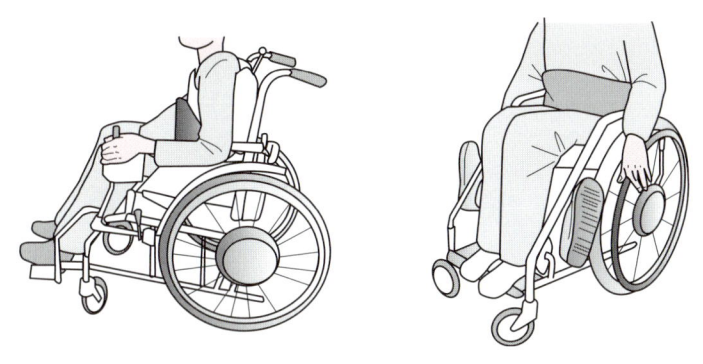

簡易電動車いすは，手動車いすに電動ユニットを取り付けるタイプ．軽い・持ち運びが楽・操作性がよい点が特徴で，折りたたみができ自家用車への積み込みが容易である．操作はジョイスティック型（左）とアシスト型電動（右）がある

図18　簡易電動車いす

- 車いすへの移行が遅いと，動揺性歩行を助長し，股関節周囲筋の短縮を強める．
- 筋ジス患者にとって車いすは，単なる目的地までの移動手段ではなく，視野の広がりや，身体の動きそのものである．
- 手動車いすの導入も考えられるが，生活環境や患者のニーズを配慮して，簡易電動車いすの選択肢も考慮する（図18）．

- 座位保持への介入ポイント．

- 体幹のバランスが悪い場合に支えが必要になるが，体幹全体を固めてしまうと，DMD患者特有の上体の動きを利用した代償動作が困難となる．
- 頭部のバランスをみながら，動きを引き出すための骨盤・胸腰椎部の支点を作製していく（図19）．
- リクライニング機能は，除圧効果以外に目線の高さをかえるのに有効である（図20）．

- 電動車いすの入力装置は？

- ジョイスティックコントローラ操作では，①バネを軽くする，②スティックを短くする，③形状を小さくする，④支点をつくる，の工夫で筋力低下を補える（図21）．
- ジョイスティックコントローラは，手関節・前腕回旋の自動運動が残存している場合に利用できる．ジョイスティックコントローラ操作が

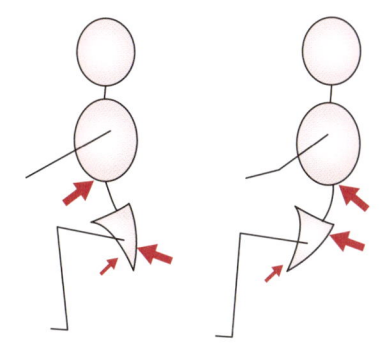

a. 骨盤前傾位　　b. 骨盤後傾位

図19　座位保持での支持の工夫

頭部・胸部・骨盤のバランスポイントの支持を行う．

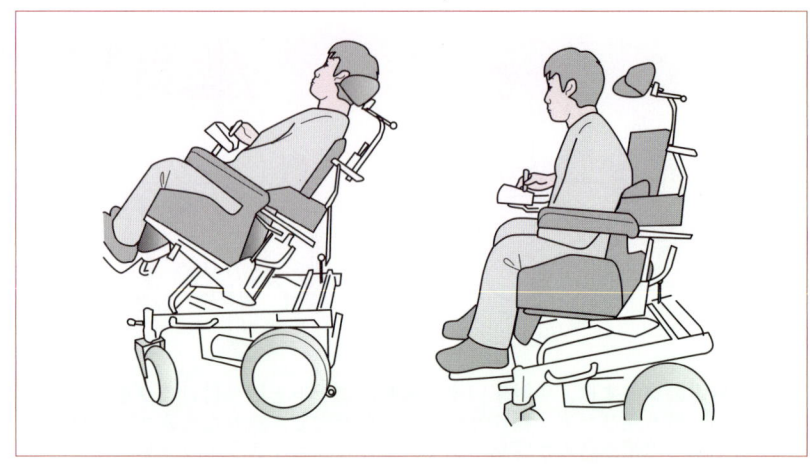

図20　ティルトリクライニング仕様の電動車いす

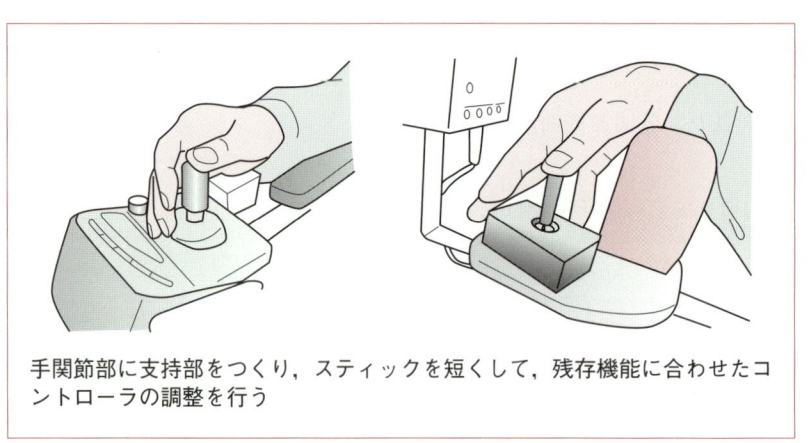

手関節部に支持部をつくり，スティックを短くして，残存機能に合わせたコントローラの調整を行う

図21　ジョイスティックコントローラの工夫

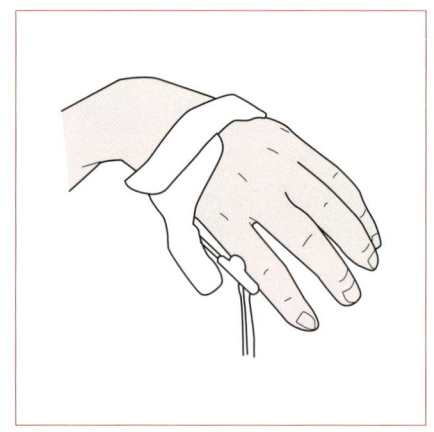

図22　スプリントにマイクロスイッチを取り付けて操作

図23　環境制御装置の設置
赤外線リモコンの信号を学習させることで，テレビのほか，ステレオや，エアコンなどの家庭電気製品が利用できる．

困難な場合は，接点入力方式への移行が検討される．現在4点・1点式スイッチによる車いす操作が市販されている（図22）．

メモ　支援機器の導入時期

・歩けない，話せなくなったときなど，能力を喪失すると支援機器導入のイメージがあるが，二次障害の予防，活動範囲を広げるためにも早期の導入が検討される．

● 身の回りの電気製品を操作するには？

□ テレビのチャンネルや，身の回りの生活に必要な機器を，残されたわずかな身体の動きで操作する環境制御装置（ECS：Enviromental Control System）を利用する（図23）．

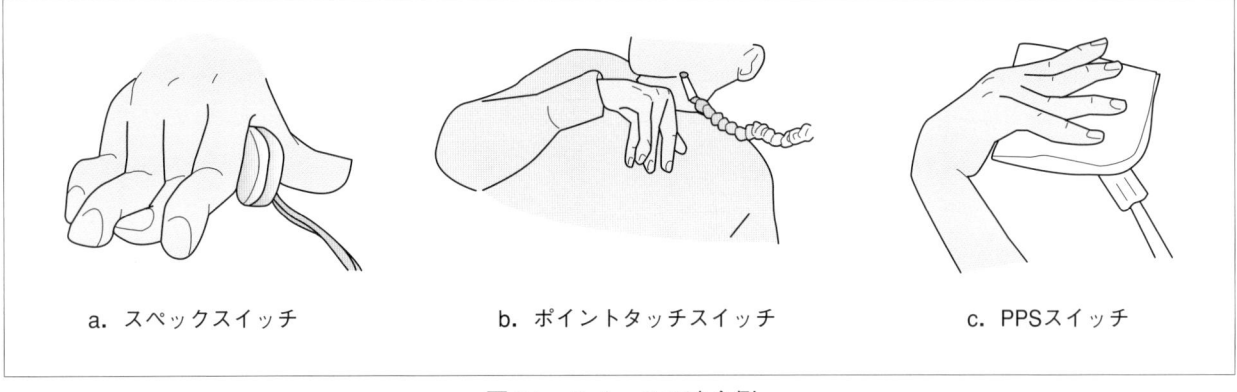

a. スペックスイッチ　　　b. ポイントタッチスイッチ　　　c. PPSスイッチ

図24　スイッチの適合例

- スイッチを適合するには？

☐ わずかな残存機能でもスイッチが使えるとパソコンやナースコールが使える．
☐ スイッチには，押しボタン型のほか，触れたり・音や呼気などで操作する特殊スイッチがある（図24）．
☐ スイッチ入力に必要な身体部位を評価する．
　①動く部位のチェック（図25）
　②動きの大きさ・向きを評価
　③力の強さをチェック（図26）
　④姿勢の確認（図27）
　⑤疲労・動きやすさの確認
　　：スイッチを長く押し続けられるか，はやくスイッチを数回押せるかなどの動作で，疲労や動きやすさを評価する．
☐ 身体部位の候補を幾つかあげた後，患者の意見を尊重しつつ，疲れぐあいや，動きやすさを確認して，実際にスイッチを使う身体部位を決定する．

- パソコンの導入．

☐ パソコンは，情報を得る手段以上に進学や就労の可能性を広げるツールである．
☐ 文字入力で利用するキーボードインタフェースは，中学から高校生ごろに，棒や，マウスを使った方法に代償される場合が多い．
☐ マウスやキーボードの利用が困難な場合は，1個のスイッチでも入力が可能な特殊マウスや，上肢障害者用補助ソフトを利用する．

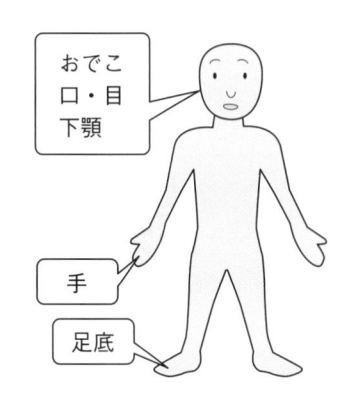

図25　残存機能の例

手指機能のほか，足底筋や，おでこ（前額筋），目や，口，下顎の動きが残存する．

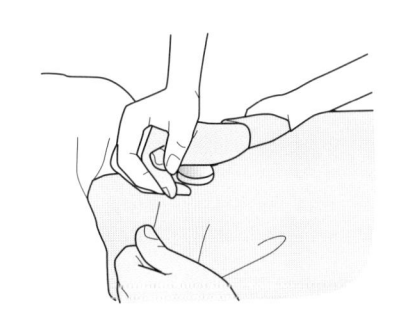

図26　力の強さを評価

スイッチ入力に利用できる身体部位は，動きの幅が小さくても，発揮できる力があればスイッチは使える．

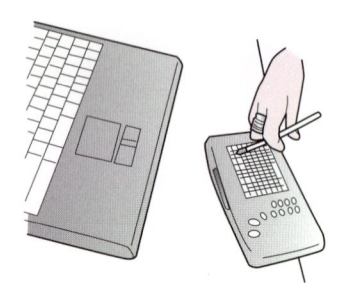

a. ミニキーボードの利用

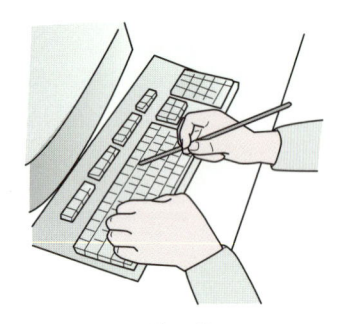

b. 棒の利用

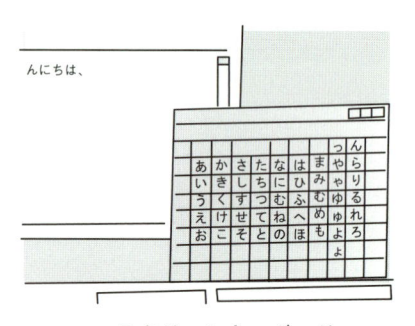

c. スクリーンキーボード（文字パレッド）の利用

図28　文字入力の工夫

姿勢の変化による重力の影響も評価する

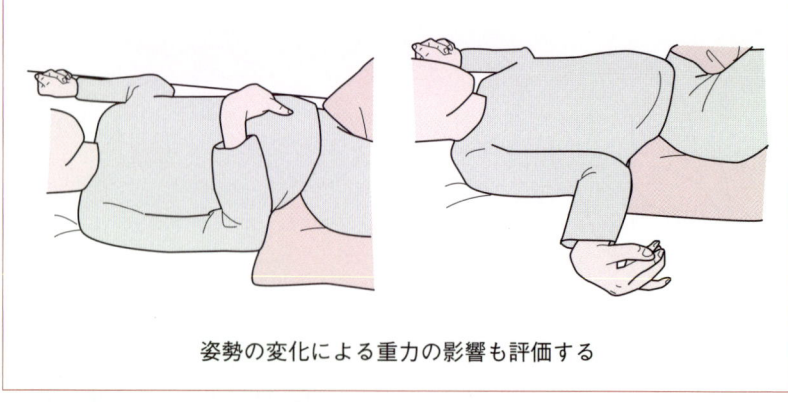

図27　姿勢の変化による手の位置

- パソコンインタフェースの工夫．

・文字入力の工夫（図28）
・マウス操作の工夫（図29）
・意思伝達装置ならびに上肢障害者用アプリケーションソフトの利用（図30）

- モニター画面設置の工夫．

☐ 臥位でパソコンを利用するときは，液晶モニターの位置を，画面がみやすいようにアームに固定するなどして設置する（図31）．

4 介入後評価のポイントと実際

☐ 活動ができるようになるだけが支援の目的ではない．課題達成時の興味のひろがりを見過ごさず，環境を自分の力でかえていく問題解決能力を，次の課題へと発展させていくことが必要である．
☐ 介護者が設置困難なものは日常では使われなくなってしまう．介護者・患者とのバランスも考慮しなくてはならない．
☐ 身辺動作が全介助だとしても，課題を楽に達成したい気持ちにかわりはない．社会性に問題がある場合，写真などで介助方法を説明したパンフレットや，指導方法を密接にしていく．

5 患者，家族へどう指導するか？

☐ 家族は，進行していく子供に対して戸惑いを隠せない．歩行困難を皮切りに能力喪失への不安はたびたび繰り返される．支援者に求められるのは，こうした患者・家族と一緒に考えていく姿勢である．

13. 筋ジストロフィーに対する作業療法　173

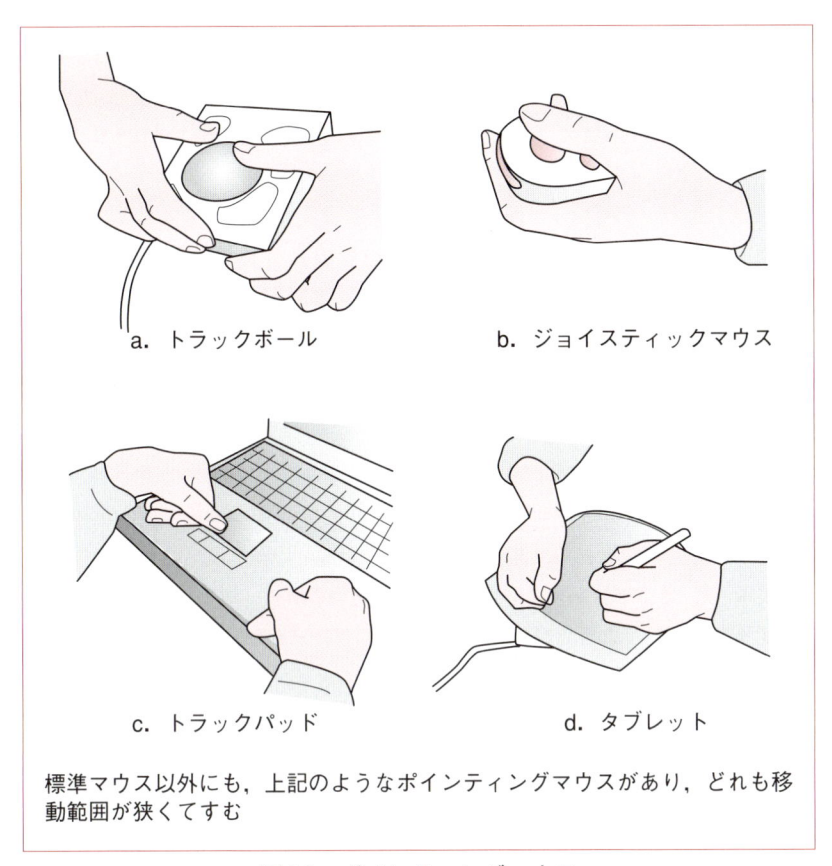

a. トラックボール　　　b. ジョイスティックマウス

c. トラックパッド　　　d. タブレット

標準マウス以外にも，上記のようなポインティングマウスがあり，どれも移動範囲が狭くてすむ

図29　ポインティングマウス

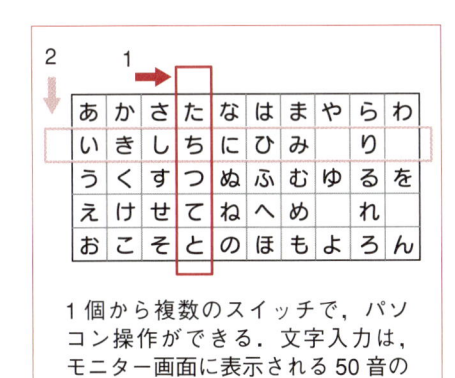

1個から複数のスイッチで，パソコン操作ができる．文字入力は，モニター画面に表示される50音の文字盤を，行と列をスキャンしていくことで選択決定して行い，専用機種によってはパソコンで書いた文章を音声で表出できる

図30　スキャン走査による文字選択例

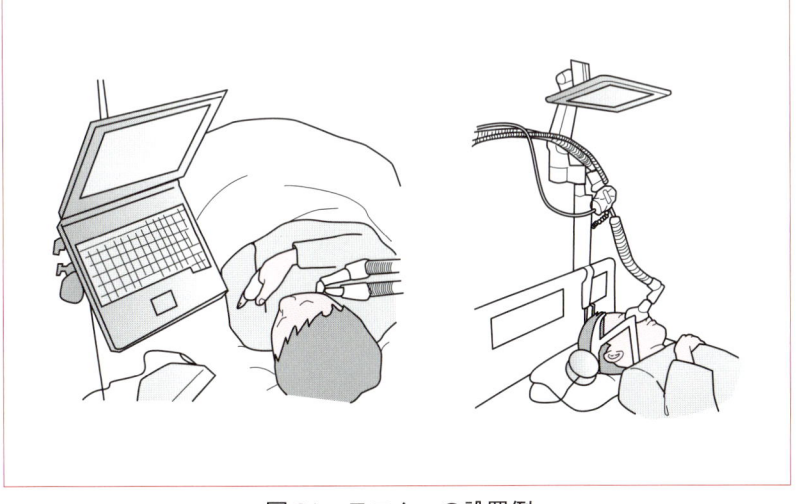

図31　モニターの設置例

☐　「なにかあったら相談してください」では伝わらない．病態が長期で変化する筋ジストロフィーでは，ライフステージや活動の変化を予測して情報は提示される．

6 まとめ

☐ 進行性の疾患では，機能維持を求めても八方ふさがりになってしまう．身体能力の低下ばかりに目を奪われ，過度な機能訓練に時間を費やしてしまうのではなく，課題に対しての選択肢を多く持つことであり，環境（物的・社会的）を自ら変化させていく能力を育てることにある．

☐ 自分はできるという自尊感情と，自己を成長させていきたいという課題が必要である．こうした患者の姿は，家族やその支援者にとっても相互に影響する必要な効果である．

文献

1) Liu M, Chino N, Ishihara T：Muscle damage progression in Duchenne muscular dystrophy evaluated by a new quantitative computed tomography method. Arch Phys Med Rehabil 74：507-514, 1993
2) 松家　豊 他：プロジェクトⅢ—B　臨床病態の解析「運動機能」．昭和57年度厚生省神経疾患研究委託費　筋ジストロフィー症の疫学，臨床および治療に関する研究研究報告書，44-49, 1983

（田中栄一）

14 脊髄小脳変性症に対する作業療法

> **View Point　脊髄小脳変性症（supinocerebellar degeneration：SCD）に必要なことは何か？**
> - 残存する機能で主体的に活動できることを探す．
> - 動作観察を軸に介入手段を決定する．
> - 障害の重度化への対応として適時道具・福祉用具を導入する．
> - 在宅での活動継続のために，デイケア施設や訪問看護ステーションなどと連携する．

1 はじめにおさえておくべきこと

- SCD は種々の病型があり病態も異なるので，その特徴を知りリスクや予後を認識しておく．

☐ SCD には孤発性（非遺伝性）と遺伝性があり，その比率はおおよそ 6：4 である．それぞれ，純粋小脳失調症型の予後良好なタイプと多系統障害型の重症経過をたどるタイプがある（**表1**）．

☐ 多系統障害型は多様な病態であり，運動障害をきたす要因も小脳性運動失調に加え，錐体路障害や錐体外路系障害などが折り重なる（**表2, 3**）．

☐ 自律神経不全を伴うタイプでは，作業活動中の起立性低血圧による失神などに対して注意が必要である．

☐ 機能障害は，加齢や廃用による要因が加わり障害の重度化が加速する．また，診療形態は合併症治療などの入院を除き，主体は外来通院でありその後在宅診療へと移行する．これらのことから，機能維持には在宅における活動の継続が重要になる（**図1**）．

- 主治医からの病気告知の有無を確認する．

☐ 病気が進行し障害が重度化する長期慢性疾患であることを本人・家族が理解することが，介入を有効なものにするために重要である．

- 住宅環境や在宅ケア体制の状況を確認する．

表1　SCD の分類

孤発性（非遺伝性）	純粋小脳失調症型	皮質性小脳萎縮症（CCA）
	多系統障害型	多系統萎縮症（MSA） 3疾患の統合（線条体黒質変性症（SND） オリーブ・橋・小脳萎縮症（OPCA） シャイ・ドレーガー症候群（SDS））
遺伝性 常染色体優性遺伝*	純粋小脳失調症型	脊髄小脳失調症6型（SCA6）ほか
	多系統障害型	脊髄小脳失調症1型（SCA1） 脊髄小脳失調症2型（SCA2） 脊髄小脳失調症3型（SCA3）（マシャド・ジョセフ病） 脊髄小脳失調症7型（SCA7） 歯状核赤核淡蒼球ルイ体萎縮症（DRPLA）ほか

＊：ほかに常染色体劣性遺伝（フリードライヒ失調症など），伴性劣性遺伝（遺伝性痙性対麻痺）などがある．

表2　主なSCDの病型と症状

病　型	症　状
皮質性小脳萎縮（CCA）	中年以降の発症．小脳性運動失調のみの運動障害であり，緩徐な進行で生命予後は良好である
多系統萎縮症（MSA）	中年以降の発症．パーキンソン症状，運動失調症状，自律神経不全症状に錐体路症状も加わった四肢・体幹障害，構音障害，嚥下障害なども出現する．声帯外転制限（声帯麻痺）が初発症状から2～12年後に発症し，睡眠中の突然死の一因となる．そのほか，呼吸リズムの深さの調節障害，夜間睡眠時無呼吸，神経原性筋萎縮などを認める．平均罹患期間10.2年（都立神経病院37死亡例）
脊髄小脳失調症6型（SCA6）	中年期の発症．小脳性運動失調のみの運動障害であり，緩徐な進行で生命予後は良好である
脊髄小脳失調症3型（SCA3）（マシャド・ジョセフ病）	若年～中年期の発症．眼振，錐体路症状がほぼ共通にみられ，そのほかジストニア，アテトーゼ，びっくり眼，顔面ミオキミア*，眼球運動障害，筋萎縮なども出現する．感覚障害，自律神経不全症状（起立性低血圧，排尿障害など）も生じることがある．20歳以下の若年発症では，運動緩慢，ジストニア，痙縮が多い．40歳以上の高齢発症では，小脳症状が前景となり，筋萎縮，腱反射減弱，感覚障害などの末梢神経障害が加わる．20～40歳中間年代の発症が最も多く，小脳性運動失調に痙縮を伴う病像をとる．平均罹患期間22年（都立神経病院11死亡例）
歯状核赤核淡蒼球ルイ体萎縮症（DRPLA）	小児～中年期の発症．発病年齢によって臨床症状が異なる．20歳以下の若年発症では，ミオクローヌス，てんかん，精神発達遅滞または痴呆，小脳性運動失調症が主症状である．40歳以上の発症では，小脳性運動失調，アテトーゼ，性格変化，痴呆などが主症状．20～40歳ではこれらの移行型を示す．眼振や錐体路徴候を呈することがあるが，外眼筋麻痺，筋萎縮，感覚障害などはほとんどない．発病後20年以上にわたる長期生存者も少なくない

＊眼輪筋の一部（眼瞼下部が多い）が不随意に動く病気

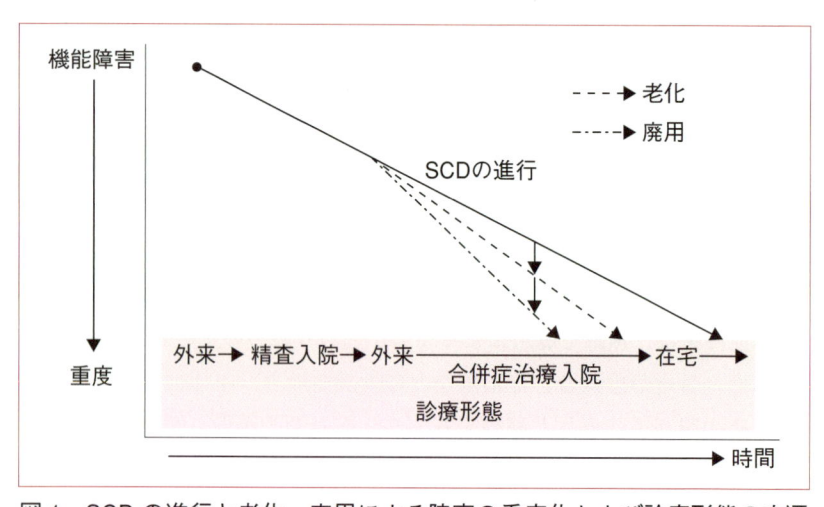

図1　SCDの進行と老化・廃用による障害の重度化および診療形態の変遷

☐ 住宅改修の必要性や介護力軽減のための支援手段などの情報を収集しておく．

- 最新の道具・福祉用具の情報を収集する．

表3 SCDの運動障害要因病態

病　態	解　説
小脳運動失調症	小脳は運動制御に関与しており，小脳系が傷害されると運動失調症が起こる．運動失調症とは，随意運動遂行時に働く筋群の間に協調性が失われ，そのため運動が円滑にすすまずバラバラに分解された状態になることをいう．大別して，協調運動障害（四肢運動失調）と平衡障害（体幹運動失調）がある
協調運動障害	**協調運動障害** ・測定異常（dismetria）：手足の空間的な位置をはじき出し，それに応じた修正ができなくなる．目的物をつかもうとして，目的物の位置より前でとまったり（hypometoria），行き過ぎてしまったりする（hypermetoria） ・時間的測定異常：随意運動の開始や停止が遅れる ・企図振戦（intention tremor）：目的物に手をのばそうとした際に，目的物に近づくにつれて手が激しく揺れてしまう ・共同運動障害（asynergia）：例えば，歩行時下肢の踏み出しに合わせた上肢や体幹のバランスのとり方が乱れて後方に転倒する ・運動分解（decomposition）：まとまりのあるスムーズな動作ができなくなりギクシャクした動きになる
平衡障害	**平衡障害** ・起立時のふらつき
錐体路障害	錐体路は延髄の錐体を通る遠心性の運動伝達経路（運動ニューロン）である．大脳皮質運動野からの命令が内包，脳幹，脊髄，末梢神経，神経筋接合部を経て筋肉へ伝達される．その経路のいずれかに病変が存在すると運動が円滑にできなくなる（随意運動障害）．大脳皮質運動野から脊髄前角細胞までを上位運動ニューロンといい，ここでシナプスをかえて脊椎前角細胞から筋線維までを下位運動ニューロンという．錐体路障害とは，主に上位の運動ニューロン障害のことを示す
錐体外路系障害	錐体外路系とは錐体路系と小脳系を除いた運動路の総称であり，意識しないで不随意に行っている運動を司る．大脳や脳幹の深部にある基底核と大脳皮質の運動関連領域とを連携する運動系で小脳系とも密接に関連して，運動がスムーズにむだなく行われるようにコントロールしている．この系統が障害されると，部位によって不随意運動ないしパーキンソン症候群がおこる
不随意運動	**不随意運動** 不随意運動とは，自分の意志とは別に身体が動いてしまう異常運動である ・振戦（tremor）：ある関節を中心とした協動筋と拮抗筋の相反収縮による律動的運動 ・ジストニア（dystonia）：筋緊張異常による緩徐で持続的な捻れるような運動 ・ヒョレア（chorea）：唐突で急速な不規則に繰り返す踊るような動き ・アテトーゼ（athetosis）：緩徐で力のこもった律動性を持たない繰り返しのある運動．たこの足様の動き
パーキンソン症状	**パーキンソン症状** パーキンソン症状とは，パーキンソン病，およびパーキンソン病症状を呈する疾患の総称である．安静時の振戦，筋固縮，動作緩慢（無動・寡動）を主徴として，姿勢反射（反応）障害，小刻み歩行・加速歩行，前傾姿勢，仮面様顔貌などの症状がみられる．また，痴呆やうつ症状を合併する場合がある．これらの症状をすべて合併したもの，または一部がみられるものをいう

☐ 障害が重度になると動作を遂行する際に道具や福祉用具が必要になり，さらに障害がすすむと介助が必要になる．今後，更なる道具・福祉用具の開発が，介助を必要とする時期を後退させたり，より容易な物理的環境の設定の幅を拡大させたりする可能性がある（図2）．

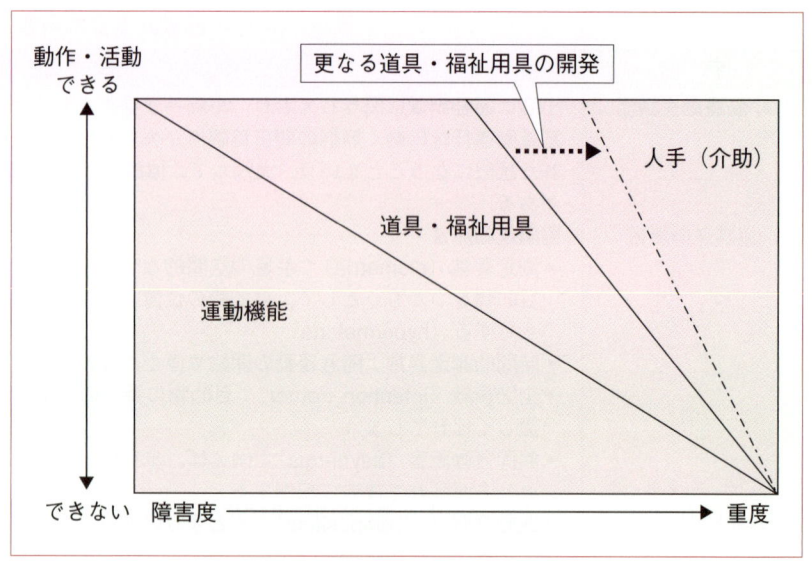

図2　機能障害と道具・福祉用具

2 介入前評価のポイントと実際

- 大まかな運動機能障害の現状を把握する．

☐ 厚生省（現厚生労働省）研究班 SCD 重症度分類などで，現在の重症度レベルを確認する（**表4**）．

- 処方内容に沿った評価項目を施行する．

☐ 重症度別の主な処方内容と評価項目・内容は**表5**のようになる．
☐ 障害が重度化し主体的な活動が制限されていく中で，生活場面における意思伝達手段の維持・改善への取り組みが期待される．

- 検査可能な重症度レベルであれば筋力測定や簡易上肢機能検査（STEF）を行う．

☐ 廃用要因による機能低下を知る目安にする．

- 代替手段の選択や取り組むべき項目に関して動作観察を行う．

☐ 処方された時点で病態動作によるさまざまな活動を遂行しており，多系統障害型で孤発性の 60％ を占める MSA では，パーキンソン症状の

表4 SCDの重症度分類

	下肢機能障害	上肢機能障害	会話障害
Ⅰ度（微度）	独立歩行 独歩可能．補助具や他人の介助を必要としない	発病前（健常時）に比べれば異常であるが，ごく軽い障害	発病前（健常時）に比べれば異常であるが，軽い障害
Ⅱ度（軽度）	臨時補助・介助歩行 独歩はできるが，立ち上がり，方向転換，階段昇降などの要所要所で，壁や手摺などの支持補助具または他人の介助を必要とする	細かい動作は下手であるが，食事にスプーンなどの補助具は必要としない．書字も可能であるが，明らかに下手である	軽く障害されるが，十分聞き取れる
Ⅲ度（中等度）	常時補助・介助歩行・伝い歩行 歩行できるが，ほとんど常に杖や歩行器などの補助具，または他人の介助を必要とし，それらのないときは伝い歩きが主体をなす	手先の動作は全般に拙劣で，スプーンなどの補助具を必要とする．書字はできるが読みにくい	障害は軽いが少し聞き取りにくい
Ⅳ度（重度）	歩行不能・車いす移動 起立していられるが，他人に介助されてもほとんど歩行できない．移動は車いすによるか，四つん這い，またはいざりで行う	手先の動作は拙劣で，他人の介助を必要とする．書字は不能である	かなり障害され，聞き取りにくい
Ⅴ度（極度）	臥床状態 支えられても起立不能で，臥床したままの状態であり，日常生活はすべて他人に依存する	手先のみならず上肢全体の動作が拙劣で，他人の介助を必要とする	高度に障害され，ほとんど聞き取れない

資料：厚生省（現厚生労働省）研究班分類

表5 SCDの重症度別の主な処方内容と評価項目・内容

SCDの重症度	処方内容	評価項目・内容
Ⅰ度（微度）	上肢機能の維持・改善	筋力，関節可動域，簡易上肢機能検査（STEF）などを行う
Ⅱ度（軽度）	1）上肢機能の維持・改善 2）ADL，APDLの向上	1）同　上 2）ADL，APDL評価を行い安全性について確認する
Ⅲ度（中等度）	1）同上 2）ADL，APDLの改善	1）同上 2）ADL，APDL評価を行い代替手段の内容を決定する
Ⅳ度（重度）	代替コミュニケーション手段の指導	コミュニケーション用具操作に必要な動作が可能か観察して操作方法を決定する
Ⅴ度（極度）	介助者をよぶ手段を含めた意思伝達手段の確保	意思伝達用具操作に必要な動作が可能か観察して利用できる代替手段を決定する

重畳により筋固縮や無動・寡動が出現し，動作遂行は概ね「安定している」「一応できる」「一部できる」「みられない」というレベルを経て低下していく．

☐ 通常の条件で動作が完了できるか否かをチェックして，動作遂行レベルの程度を確認する（図3）．

☐ 「動作が安定している」場合は，その動作が快適であるかを確認し，「動作が一応できる」レベルであれば，より安定させる手段がないか検

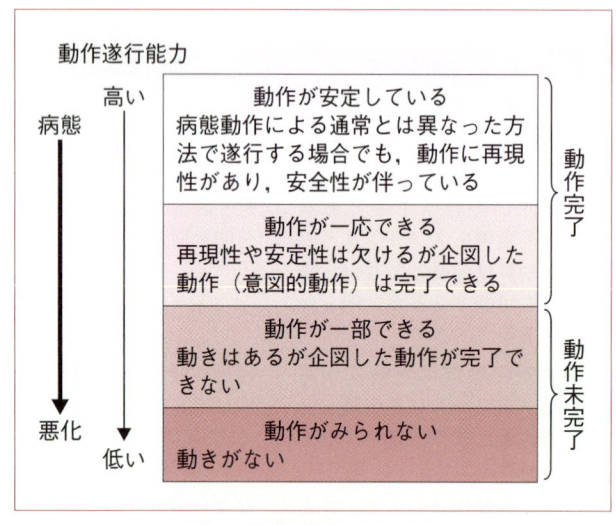

図3 病態動作のレベル

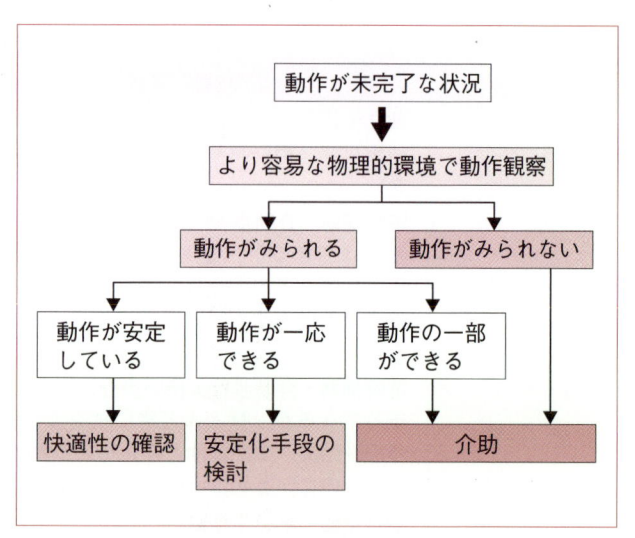

動作遂行能力／病態／高い↔低い／悪化

- 動作が安定している
  病態動作による通常とは異なった方法で遂行する場合でも，動作に再現性があり，安全性が伴っている
- 動作が一応できる
  再現性や安定性は欠けるが企図した動作（意図的動作）は完了できる
  　→ 動作完了
- 動作が一部できる
  動きはあるが企図した動作が完了できない
- 動作がみられない
  動きがない
  　→ 動作未完了

図4 動作が未完了な場合の動作観察のすすめ方と対応

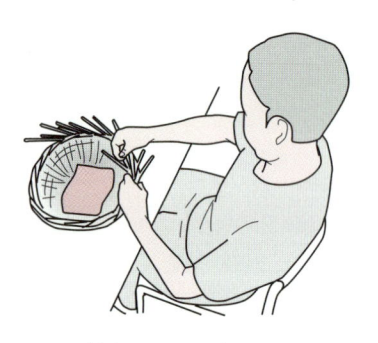

動作が未完了な状況
　↓
より容易な物理的環境で動作観察
　├─ 動作がみられる
　│　　├─ 動作が安定している → 快適性の確認
　│　　├─ 動作が一応できる → 安定化手段の検討
　│　　└─ 動作の一部ができる → 介助
　└─ 動作がみられない → 介助

図5 籐細工でかごをつくる SCD

かごの中には適度な重さ（2kg 程度）のものを入れ，かごが無駄に動いてしまうことを防いでいる．

討してみる．「動作が一部できる」「動作がみられない」という未完了レベルであれば，より容易な物理的環境を設定して再度確認する（図4）．

3 作業療法介入のすすめかた

- 廃用の改善をはかる．

☐ 筋力や STEF の測定結果から，必要な動作を繰り返し練習させ変化をみる．
☐ 作業活動を通して手指の巧緻性維持・向上をはかる（図5）．

- 獲得させるべき動作を指導する．

1．上着着脱の例

☐ 立位や端座位では上着の脱着が困難（未完了な状況）なために，「より容易な物理的環境で動作観察」として，和室で背もたれる環境を設定して動作観察を行う．「動作が安定している」であれば快適に行えているか（快適性）を確認して，快適であれば現状の方法で練習を重ね，不快であればその要因を取り除く（図 6a，b，c，d）．
☐ 「動作は一応できる」状態であれば，安定化手段の検討として動作を中断して休息を入れたり，動作前や動作中に上肢の他動 ROM 運動を行ったりする．
☐ 「動作が一部できる」あるいは「動作がみられない」状態であれば，一部からすべての範囲で介助する．

2. 文字盤の例

- [ ] 会話や書字の代替手段として文字盤を利用させる場合，個々の文字を正確にポインティングできるか否か動作観察を行う．
- [ ] 手指が振るえて，正確に個々の文字を指し示す動作が未完了な状況な場合は，「より容易な物理的環境」として文字盤に文字を1つずつ囲うように枠を取り付け，文字と文字の境目で指が振るえて，どちらの文字を指し示しているか判別できなくなることを防ぐ（図7）．

- 代替手段の活用として道具・福祉用具の使用方法などを指導する．

3. 作業療法室での介入例

- [ ] 上肢の関節可動域運動を適宜施行してトーキングエイドを利用させる（図8a, b）．
- [ ] ポインティングデバイスとオンスクリーンキーボードを利用したパソコン操作を指導する（図9）．

4. ベッドサイドでの介入例

- [ ] トーキングエイド固定台（パソッテル）にトーキングエイドを設置して，ベッド上仰臥位で利用させる（図10）．
- [ ] 2個のスイッチ操作で行うステップスキャン方式で意思伝達装置を利用させる（図11）．

5. 在宅での介入例

- [ ] 自宅に手すりを設置してつかまり歩行で移動させる（図12）．
- [ ] パソコン固定台（アシスタンド）にテレビを設置してみやすくした（図13）．
- [ ] 意思伝達手段として呼び出しブザーのスイッチを作製する（図14a, b）．

6. 他施設との連携例

- [ ] 訪問看護ステーションスタッフへ振戦による誤打鍵防止に有効なキーガードの取り付けをアドバイスして，その活用指導を依頼する（図15）．

4 介入後評価のポイントと実際

- 再評価として筋力やSTEFを測定する．

- [ ] 病型にかかわらず発病の初期段階や純粋小脳失調型では，測定結果の向上がみられることがある．廃用要因の改善が伺われる．

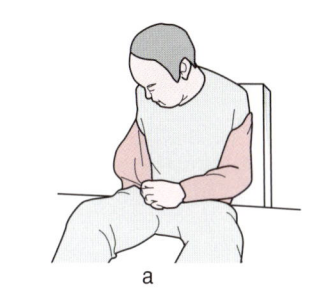

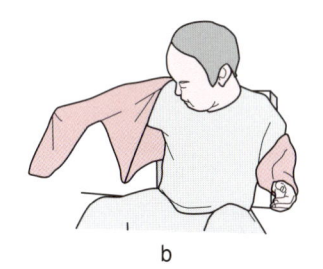

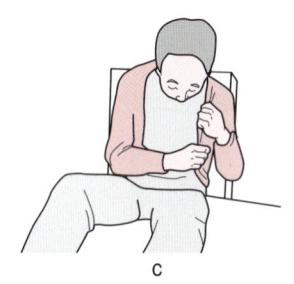

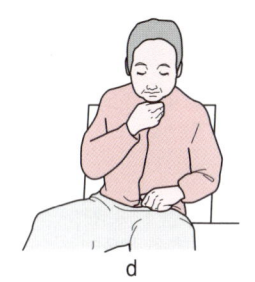

図6　前開き上着の着衣動作
作業療法室内の和室で背もたれた長座位姿勢で着衣を行うMSA．

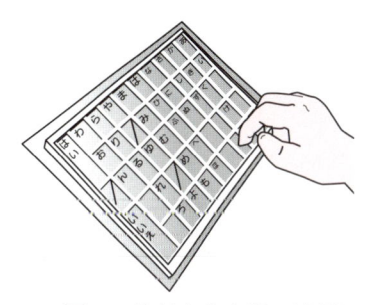

図7　枠付き文字盤の適用
枠付き文字盤を利用するSCD．

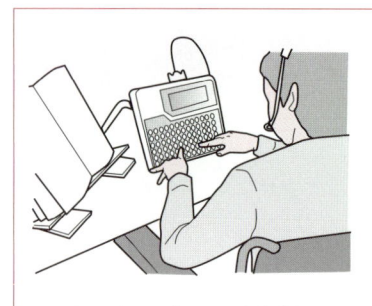

図8 トーキングエイドの操作とROM運動
a. トーキングエイドを振るえる指で操作するMSA
b. 時間の経過とともに上肢の可動範囲が狭まり選択すべきキーを押し込み難くなるので、ROM運動を与えて活動を継続させる 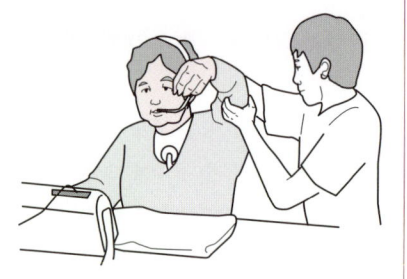

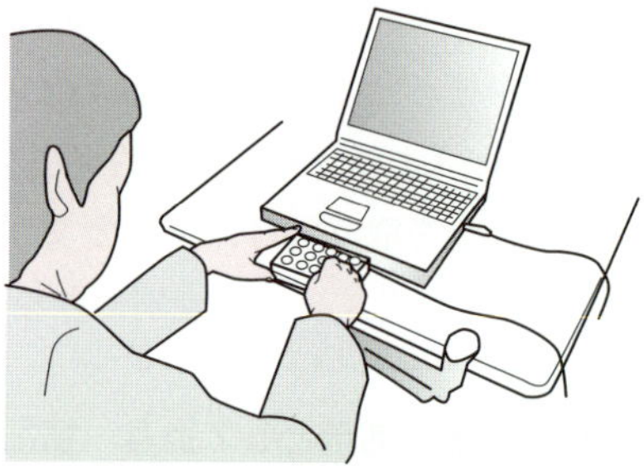

図9 らくらくマウスⅡとオンスクリーンキーボードでパソコンを利用するMSA

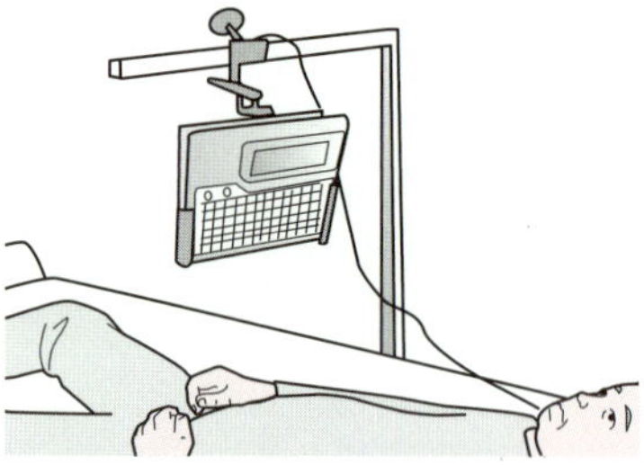

図10 仰臥位でトーキングエイドを利用するMSA
トーキングエイドを専用スタンドに取り付けている

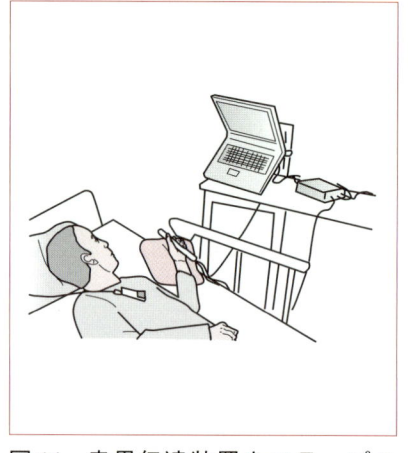

図11 意思伝達装置をステップスキャン方式で操作するMSA

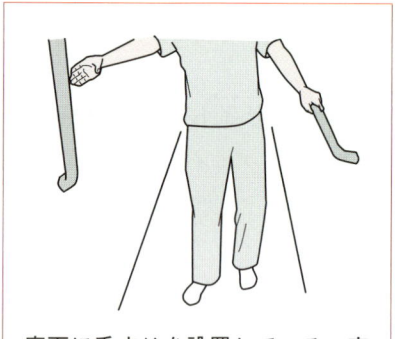

図12 廊下を移動するSCD
廊下に手すりを設置している。家具も移動の際つかみやすい位置に配置してある

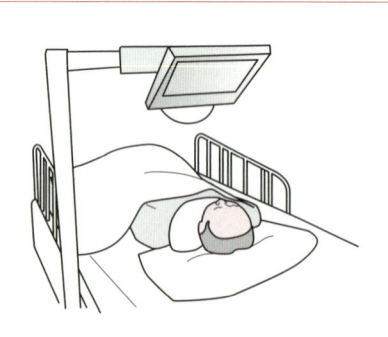

図13 仰臥位でTVをみるMSA
液晶TVをパソコンスタンドに取り付けている。上体を起こすと起立性低血圧が誘発されてしまう

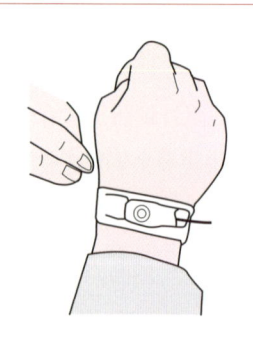

図14 ブザースイッチのとりつけとスイッチ回りの工夫
a. タクトスイッチを利用したブザースイッチを、右手首に巻き付けたベルトに取り付け、左人差し指で押し込むようにさせた 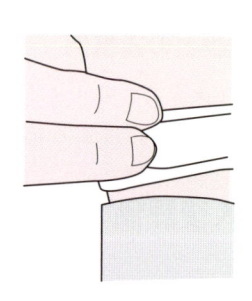
b. スイッチの作動圧は軽いものを利用したが、その分触れただけで作動しないようにスイッチの回りを高くしている

- 退院後の在宅生活における活動の継続に関して，デイケア施設や訪問作業療法士に依頼する．

☐ 退院後の在宅生活の中で，デイケアや訪問リハビリテーションを受ける場合が多い．これらの施設スタッフとの連携は，入院ですすめた介入プログラムの継続や状態の変化に応じた対応を円滑にすすめる上できわめて重要である．

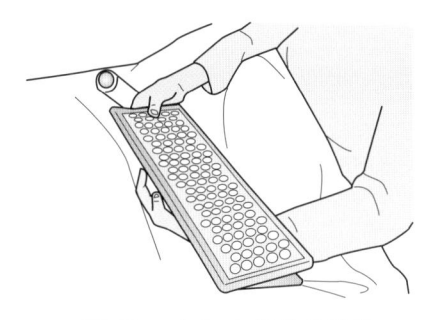

図15 パソコン操作の改善
訪問看護ステーションのスタッフとの連携により，キーガードを活用させてパソコン操作の改善をみた SCD．

5 患者・家族をどう指導するか？

- 介助者に対して福祉用具の設置方法や使用方法に関する実習の機会をつくる．

☐ 福祉用具などを活用させるには，その用具を正しく設置しなければならない．介助者が用具類の設置方法や使用方法に慣れておく必要があるので，繰り返し丁寧にこれらのことを介助者に指導することが大切である．

6 まとめ

☐ SCD はさまざまな病形があるので，それぞれの特徴を理解する．中年以降に発症するものでは，老化と廃用が障害の重度化を加速させることを認識する．

☐ 動作観察を軸に評価し介入手段を決める．各種検査は動作困難要因を特定するために行う．

☐ 機能障害が重度化する多系統障害型では，活動維持のために道具・福祉用具の活用が有効な手段になる．その情報収集と使用方法に精通する．

☐ 在宅の活動継続支援として，デイケアや訪問を行う地域施設スタッフと連携する．

メモ　トーキングエイド
・携帯用会話装置の一種で，ひらがな 50 音の文字盤のキーを押してメッセージをつくり，それを音声出力と液晶画面表示で伝達する機器である．日常生活用具の給付品目として 6 歳以上の身体障害者手帳を持つ，音声言語機能障害者または肢体不自由者で発声発語に著しい障害を有する方が対象となる．

メモ　キーガード
・透明のアクリル板などでつくられた，パソコンなどのキーボードの個々のキーにあわせて穴をあけたキーボードカバー．

> **メモ** 意思伝達装置

・1個のスイッチで合成音声による発声，文章作成，インターネットによる電子メールの送受信，ホームページの閲覧など可能にする機器である．ほとんどの機種がパソコンを利用している．身体障害者手帳上下肢1級（全廃）かつ言語3級（喪失）で，平成18年度10月1日から医師の判定書や意見書が必要な補装具として給付されることになった．また，神経難病の場合は難病者等日常生活用具の給付が利用できる．

> **メモ** ポインティングデバイス

・主に画面上に表示されるポインタやアイコンを操作するために用いるコンピュータの入力装置．

> **メモ** オンスクリーンキーボード

・ディスプレー上に表示されるキーボード．ソフトウェアキーボードともよばれる．

> **メモ** らくらくマウスⅡ

・障害者利用を目的としてつくられたポインティングデバイスの一種．マウスの動きを操作スイッチで利用できるようにしたもので，操作スイッチの大きさ，配列，個数など注文できる．

> **メモ** ステップスキャン方式（図16）

・手動走査方式，逐次走査方式ともいい，以下のような方法がある．
　1）2個の操作スイッチによる方法：1個のスイッチには文字列や文字を「選択」する機能を持たせて，もう1個のスイッチには「確定」機能を持たせる．
　2）1個の操作スイッチによる方法：通常のスイッチ操作では「選択」機能を持たせで，押し続けると「確定」機能になる．

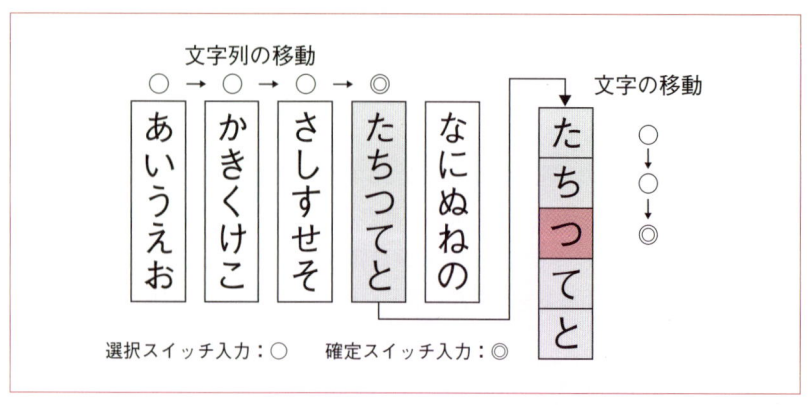

図16　ステップスキャン方式で「つ」を選択する方法

（田中勇次郎）

15 上肢切断（肩・上腕・前腕）に対する作業療法

> **View Point　上肢切断者への作業療法とは？　義手の有効性は？**
> - 切断肢や断端，義手のみに注目せず，切断者の生活や社会活動など全体像を捉える．
> - 義手は，道具．対象者の作業や活動の目的に適した義手を提供することが大切である．
> - 医師や義肢装具士などと協力してチームアプローチを行う．

1 はじめにおさえておくべきこと

- 切断者のリハビリテーションの目的は．

☐ 切断者のリハビリテーションの目的は，手足の切断という大きな心理的ショックをできるだけ軽減しながら，早期に安定した成熟断端をつくり，失った四肢の代替えとなる義肢を活用し社会復帰させることにある．

- はじめての面接（初期評価）までにカルテや医師などから必要な情報を収集する．

☐ 面接時に，十分にコミュニケーションがとれるようにカルテや主治医から受傷からの経過や方向性について確認を行う．また，注意事項・確認事項を明確にしておく．

☐ 現状での病棟内 ADL（activities of daily living；日常生活活動）で困難な内容があれば自助具などで対応できるかを検討しておく．

☐ 家族背景や就労・就学状況は，義手の選択や訓練などにも影響を及ぼすので把握しておく．

- 切断者の心理状態を十分に考慮しておく．

☐ 上肢切断をされた多くの方は，大きな心理的ダメージを受けている．

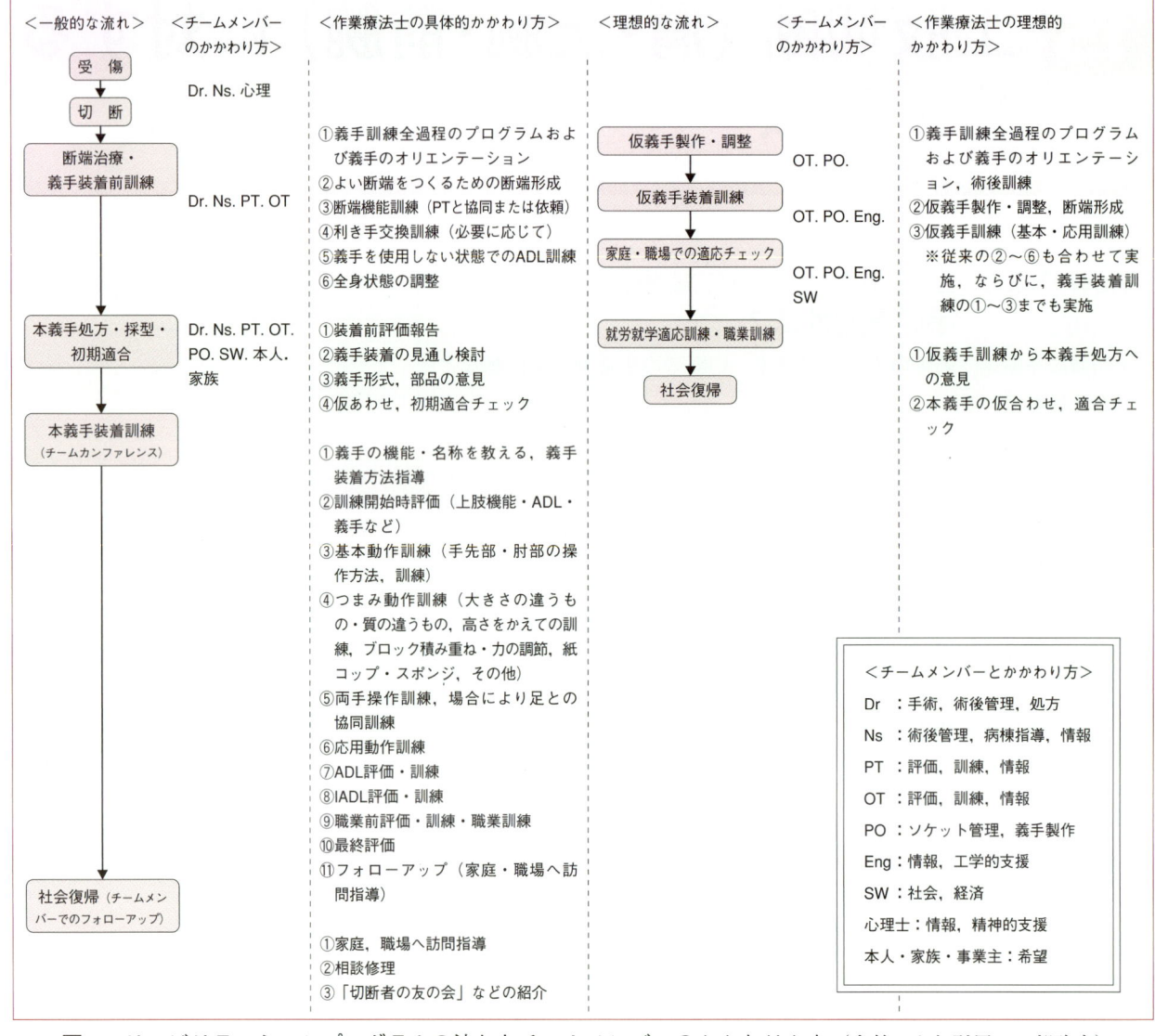

図1 リハビリテーションプログラムの流れとチームメンバーのかかわりかた（文献1より引用，一部改変）

＜一般的な流れ＞	＜チームメンバーのかかわり方＞	＜作業療法士の具体的かかわり方＞	＜理想的な流れ＞	＜チームメンバーのかかわり方＞	＜作業療法士の理想的かかわり方＞
受傷	Dr. Ns. 心理				
切断					
断端治療・義手装着前訓練	Dr. Ns. PT. OT	①義手訓練全過程のプログラムおよび義手のオリエンテーション ②よい断端をつくるための断端形成 ③断端機能訓練（PTと協同または依頼） ④利き手交換訓練（必要に応じて） ⑤義手を使用しない状態でのADL訓練 ⑥全身状態の調整	仮義手製作・調整 仮義手装着訓練 家庭・職場での適応チェック 就労就学適応訓練・職業訓練 社会復帰	OT. PO. OT. PO. Eng. OT. PO. Eng. SW	①義手訓練全過程のプログラムおよび義手のオリエンテーション，術後訓練 ②仮義手製作・調整，断端形成 ③仮義手訓練（基本・応用訓練） ※従来の②～⑥も合わせて実施，ならびに，義手装着訓練の①～③までも実施
本義手処方・採型・初期適合	Dr. Ns. PT. OT. PO. SW. 本人. 家族	①装着前評価報告 ②義手装着の見通し検討 ③義手形式，部品の意見 ④仮あわせ，初期適合チェック			①仮義手訓練から本義手処方への意見 ②本義手の仮合わせ，適合チェック
本義手装着訓練（チームカンファレンス）		①義手の機能・名称を教える，義手装着方法指導 ②訓練開始時評価（上肢機能・ADL・義手など） ③基本動作訓練（手先部・肘部の操作方法，訓練） ④つまみ動作訓練（大きさの違うもの・質の違うもの，高さをかえての訓練，ブロック積み重ね・力の調節，紙コップ・スポンジ，その他） ⑤両手操作訓練，場合により足との協同訓練 ⑥応用動作訓練 ⑦ADL評価・訓練 ⑧IADL評価・訓練 ⑨職業前評価・訓練・職業訓練 ⑩最終評価 ⑪フォローアップ（家庭・職場へ訪問指導）			
社会復帰（チームメンバーでのフォローアップ）		①家庭，職場へ訪問指導 ②相談修理 ③「切断者の友の会」などの紹介			

＜チームメンバーとかかわり方＞
Dr ：手術，術後管理，処方
Ns ：術後管理，病棟指導，情報
PT ：評価，訓練，情報
OT ：評価，訓練，情報
PO ：ソケット管理，義手製作
Eng ：情報，工学的支援
SW ：社会，経済
心理士：情報，精神的支援
本人・家族・事業主：希望

そのため安易に義手を紹介することや楽観的な言動には気をつけて，具体的かつ実用的な内容を中心にコミュニケーションを行う．

- 上肢切断者のリハビリテーションの流れを理解する．

☐ 作業療法士・医師・義肢装具士・理学療法士・看護師・エンジニア・ソーシャルワーカー・心理士・家族を含めたチームアプローチで行うことを念頭に入れておく（**図1**）．

☐ チームワークの中には，切断者本人も含むべきであり，義手操作訓練やADL・IADL（instrumental activities of daily living；手段的日常生活活動）訓練を行うときには，本人の意見も重要になる．

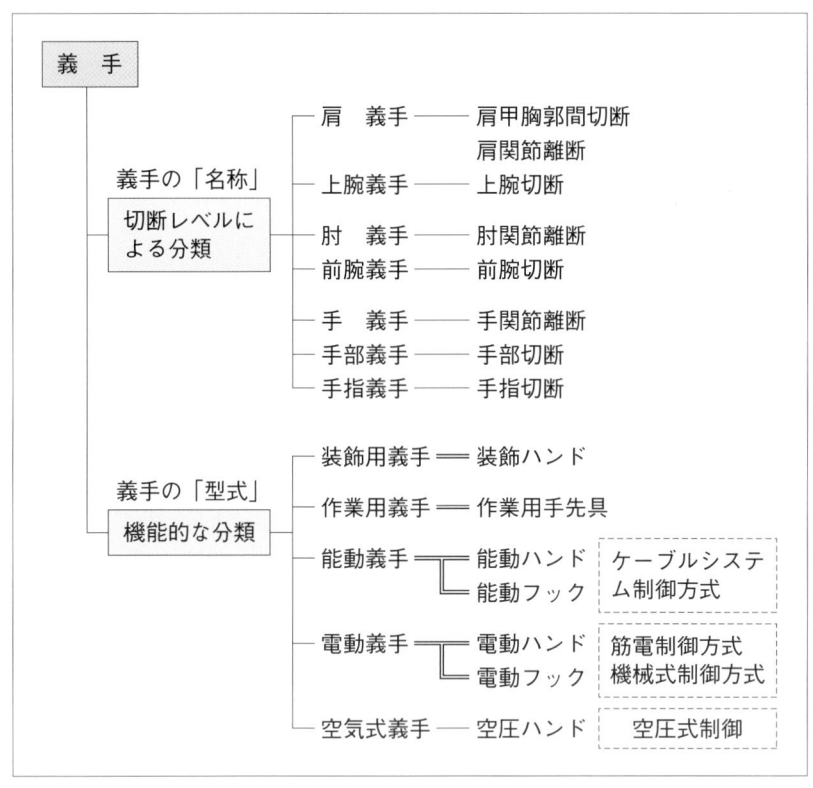

```
義 手 ─┬─ 義手の「名称」    ┬─ 肩 義手 ─┬─ 肩甲胸郭間切断
       │  切断レベルに      │          └─ 肩関節離断
       │  による分類        ├─ 上腕義手 ── 上腕切断
       │                    ├─ 肘 義手 ── 肘関節離断
       │                    ├─ 前腕義手 ── 前腕切断
       │                    ├─ 手 義手 ── 手関節離断
       │                    ├─ 手部義手 ── 手部切断
       │                    └─ 手指義手 ── 手指切断
       │
       └─ 義手の「型式」    ┬─ 装飾用義手 ── 装飾ハンド
          機能的な分類      ├─ 作業用義手 ── 作業用手先具
                            ├─ 能動義手 ┬─ 能動ハンド   ケーブルシステ
                            │           └─ 能動フック   ム制御方式
                            ├─ 電動義手 ┬─ 電動ハンド   筋電制御方式
                            │           └─ 電動フック   機械式制御方式
                            └─ 空気式義手 ── 空圧ハンド   空圧式制御
```

図2 義手の分類（文献2, P87より引用, 一部改変）

□ 利き手交換訓練など残存肢に対するアプローチも忘れてはならない.

• 義手の種類・構成を理解しておく.

□ 機能別分類は，外観を手に似せることを目的とした装飾用義手（cosmetic upper-limb prosthesis），種々の作業に適応することを目的とした作業用義手（work arm），手先具や継手などの可動部を上肢帯や体幹の動きを利用して操作したり，ガスや電気を利用して手先具や継手を可動させる能動義手（functional upper-limb prosthesis）がある.

□ 切断部位による分類は，主に肩義手・上腕義手・肘義手・前腕義手・手義手・手部義手・手指義手がある（図2）.

□ 義手の構成は，基本的に，①ソケット・（幹部）②継手　③手先具　④ハーネス　⑤コントロールシステム（制御機構）に分けられる（図3）.

• 各部品の名称・役割およびコントロールシステムについて理解する.

□ 義手の名称には，ハーネス，継手，ソケット，手先具などがあり操作

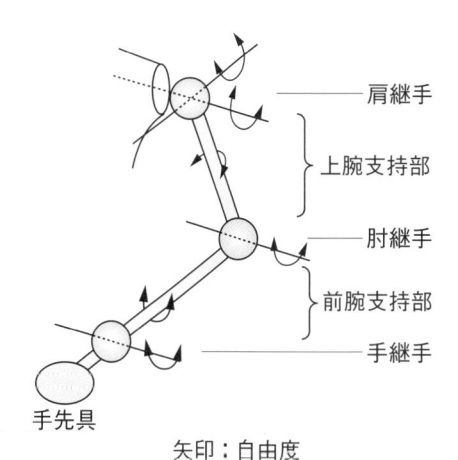

矢印：自由度

図3 義手の構成

（文献2, P86より引用, 一部改変）

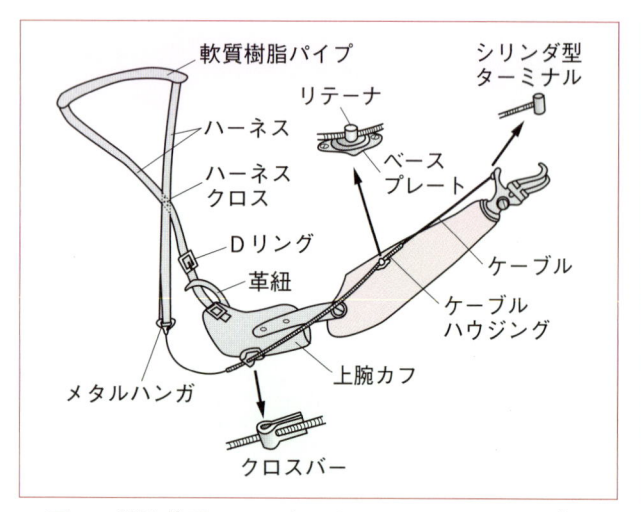

図4　前腕義手のハーネスとコントロールケーブル
（文献4，P144より引用，一部改変）

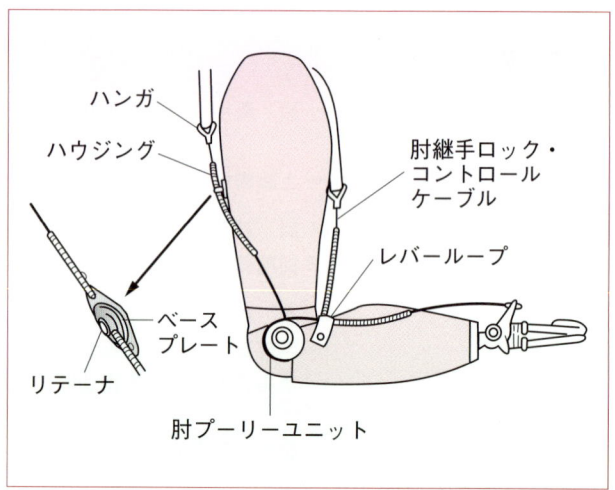

図5　上腕義手のハーネスとコントロールケーブル
（文献4，P171より引用，一部改変）

訓練・義手製作時に知っておく必要がある（**図4，5**）．
- 各部品は，目的に合わせてさまざまな種類がある．
- コントロールケーブルは，単式コントロールケーブルシステムと複式コントロールケーブルシステムがある．
- 単式コントロールケーブルシステム（single control cable system・Bowden control）：1本のケーブルで単一のコントロール機能を果たすシステムで肘関節の動きに影響を受けず力を伝達できる．
- 複式コントロールケーブルシステム（dual control cable system・fair-lead control）：1本のケーブルで手先具の開閉操作と肘継手の屈伸運動の2つのコントロール機能を果たすシステムである．

2 介入前評価のポイントと実際

- まずは，オリエンテーションから行う．

- 切断者が作業療法で何をするか理解できるように：
切断者は，手を失い，これからどのように生活していくのか心理的な不安な状況にある．そのため，作業療法では，これからはじまる訓練について計画的に説明することにより切断者が具体的なイメージができるように行う．また，何ができるようになり，課題は何なのかも具体的に示すことで，切断者が作業療法において積極的なかかわりを持つ動機づけに役だつ．

- 具体的な目標を計画する．

表1 断端状態の把握情報

区　分	情　報
① 一般情報	• 年齢，性別 • 切断原因 • 切断術：皮膚，血管，神経，骨，筋の処理 • 既往歴 • 主訴やニーズ • 受傷前の生活 • 利き手の確認
② 身体機能面	• 全　身　状態：健康状態，身長，体重，姿勢，バランス，体幹筋力，脊椎の異常（側弯症），視覚障害や聴覚障害の有無 • 残存肢の評価：上肢長，関節可動域検査，徒手筋力検査，握力，片手動作の能力や利き手交換の程度，STEF • 切断肢の評価：関節可動域検査，徒手筋力検査 • 断　端の評価：断端長，周径，感覚（異常感覚），疼痛，幻肢，神経腫，骨，傷，形状，損傷組織，柔軟性，腫脹，血行状態，皮膚温など成熟の程度の把握，筋収縮
③ 精神・心理面	• 精神機能 • 知的レベル（義手操作における理解力や応用力） • 障害受容の程度（受傷と心理反応） • モチベーションの確認 • 義手に対する機能上の要望 • 外観上の要望
④ ADL（日常生活活動）	• 片手動作でのADL 　＊動作観察（書字のスピード・筆圧・大きさなど，箸，ボタン，ファスナー，紐結びなど） • 断端の活用状況（両手動作でのADL） 　＊片手でどのように行っているのか？（巧緻性，協調性，スピード，筋の過緊張の程度など）時間がかかるか？工夫して行えているのか？介助で行っているのか？ 　そのことについてどう考えているか？ • 断端ケア
⑤ 社会的側面	• 職業（職種内容や職場環境） • 学校 • 家庭での役割 • 家族構成 • 趣味やレジャー • 自動車の免許や運転の必要性の有無 • 経済面 • 義手支給体系 • 家人の要望や考え • 義手の使用環境
⑥ その他	

□ 切断者自身が将来像をイメージできるように：

オリエンテーションでは，具体的な計画や訓練内容を示すことで切断者自身が作業療法終了後，在宅復帰，社会復帰後の将来像をイメージ

できるようにすることが重要である．そのためには，可能な限り義手使用者の静止画や動画を活用して義手使用方法や ADL 状況を視覚的に理解してもらうように工夫できるとよい．また，可能であれば，作業療法を経験した切断者に会ってもらうことで心理的にもよりよい効果を促すことが可能となる．

- [ ] ニーズをつかむ：
切断者が，作業療法や将来のイメージを持つことにより，具体的な要望や希望を把握することが可能となる．その中で，切断者のニーズを把握することは，作業療法のプログラムの参考となる．

- 断端状態と全身状態を把握する．

- [ ] 作業療法介入において，最初に切断肢の断端の状況を把握するため断端評価を行う．切断術後は，断端の浮腫・疼痛・幻肢などさまざまな問題を抱えている．断端の状況は，義手を装着するにあたり最も重要なポイントとなる（**表1**）．
- [ ] 作業療法士は，義手を操作するためや社会生活復帰できることを目的に作業療法をすすめるため，切断者の一般情報，身体機能面，精神・心理面，ADL，社会的側面などを把握する必要がある（**表1**）．

3 作業療法介入のすすめかた—評価と義手にチェックアウト

- 成熟した断端形成のために断端ケアを指導する．

- [ ] 義手を装着するためや断端を使用して ADL を行うために，切断肢の断端を成熟させることは欠かすことができない．
- [ ] よい断端とは，浮腫などがなく断端の形が円錐型でケロイド状の皮膚がなく，痛み（幻肢痛含む）やしびれ感がないことである．
- [ ] そのために，義手を装着していないときや就寝時は，弾力包帯を用いて断端の成熟を促す（**図6**）．

- 仮義手訓練とは何か？

- [ ] 仮義手は，訓練用仮義肢ともいい，切断後早期の装着訓練を行うためのギプスソケットや熱可塑性プラスチックソケット（仮ソケットという）に，本来の義肢としての機能が発揮できる機構や部品のついたものを接続させた義肢である．
- [ ] 上肢切断者に対しては，1969 年に兵庫リハで開発された，モジュラー

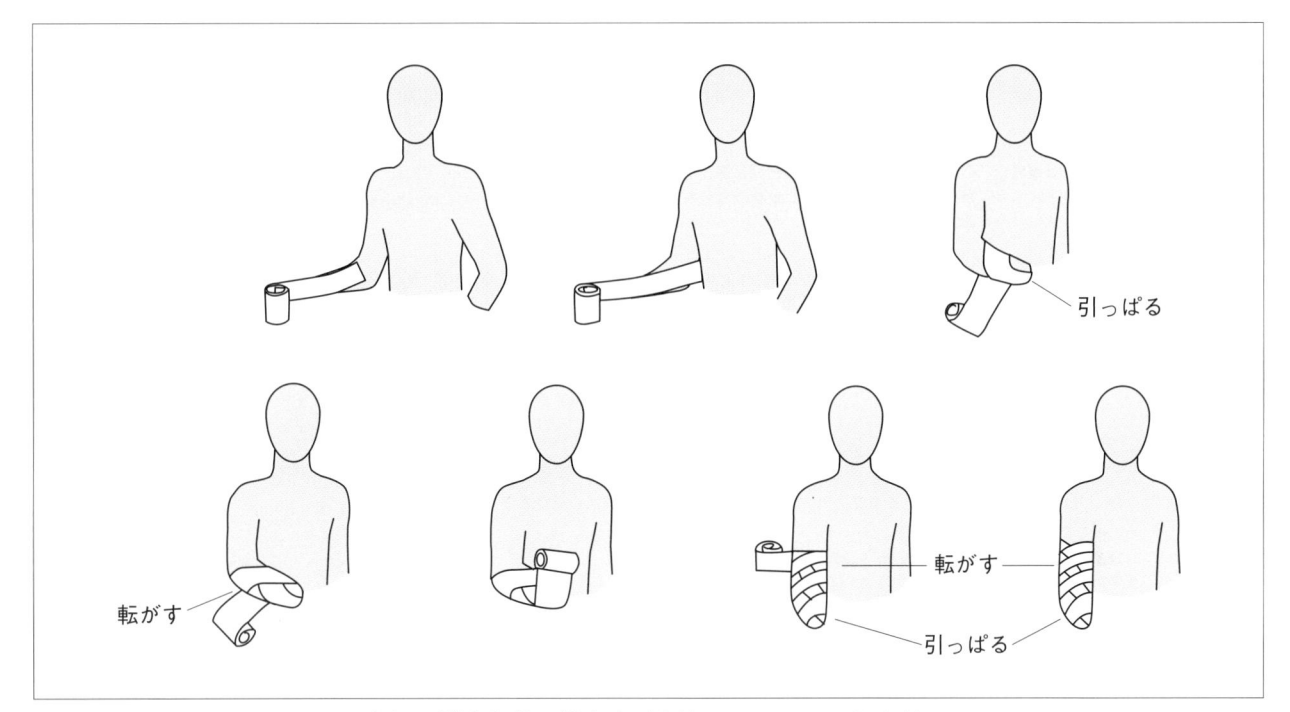

図6 弾力包帯の巻き方（文献5より引用，一部改変）

型訓練用仮義手システムが実用化されている．このシステムは，軽合金パイプを支持部材として，手先具，継手などが自由に組み合わせられる構造となっており，肩離断から手関節離断まで幅広く対応可能である．仮義手の性能は，能動義手として本義手に比較して遜色のない機能を発揮できるように考案されている．
☐ 訓練用仮義手の型式は，能動フックを用いる能動義手が基本形であり，訓練の目的や経過により種々の手先具を交換し使用を経験することができ，最終的には，対象者のニードに適合した手先具や継手などを選択し，本義手を決定することができる．

- ソケットの着脱方法．

☐ 義手の装着は，義手を操作するためには必ず行う．そして，義手を操作するためには，断端をソケットに挿入しなければならない．また，就寝や入浴時にはソケットから断端を外して義手を脱ぐ．
☐ ソケットの装着方法は，①断端をソケットに挿入する　②ハーネスを残存肢の腕に通す　③ハーネスをねじれがないように調整する．
☐ ソケットを脱ぐ方法は，①残存肢の腕に通っているハーネスをはずす　②ソケットをはずす．
☐ 両側上肢切断の場合は，リュックを背負うようにハーネスに両腕を通

	検査項目	成績		標準	通常の欠陥
1	肘屈曲範囲　装着時　除去時	装着時　除去時		自動屈曲は装着時も同程度でなければならない	・ソケットの適合不良 ・トリミング不良 ・肘継手のアライメント不良
2	義肢装着時および除去時の肘の回旋範囲	装着時 除去時	回内 回外 回内 回外	装着時の自動回旋範囲は除去時の1/2はできなければならない	・ソケットの適合不良 ・トリミング不良 ・継手の締めすぎ
3	操作効率		％	効率は70％以上あるべきである	・ケーブルの走行不適 ・ケーブルとハウジングの太さが不適応 ・ケーブルやハウジングが不良 ・ハウジングが長すぎる
4	肘90°屈曲位でフックまたはハンドの開大あるいは閉鎖		cm	他動的開大または閉鎖の程度まで自動的にできなければならない	・同上 ・ハーネスの調整不適 ・当事者の関節に障害あり
5	口元あるいは前ボタン位での手先具の開大あるいは閉鎖	口元 前ボタン	cm cm	肘90°屈曲位の自動開閉の70％以上は必要	・同上
6	張力安定性		cm	約20kgの牽引力で断端からソケットが2.5cm以上ずれるか、ハーネスが破損してはならない	・ソケットの適合不良 ・ハーネスの調整不適 ・ハーネスの材質不良
7	圧迫適合と快適さ	良　普通　不良		加圧力が不適合、不快感、痛みなどの原因となってはならない	・ソケットの適合不良（きつさ、ゆるさ、押さえ、チャンネルの確保など） ・トリミング不良
8	義肢の重さ		kg		

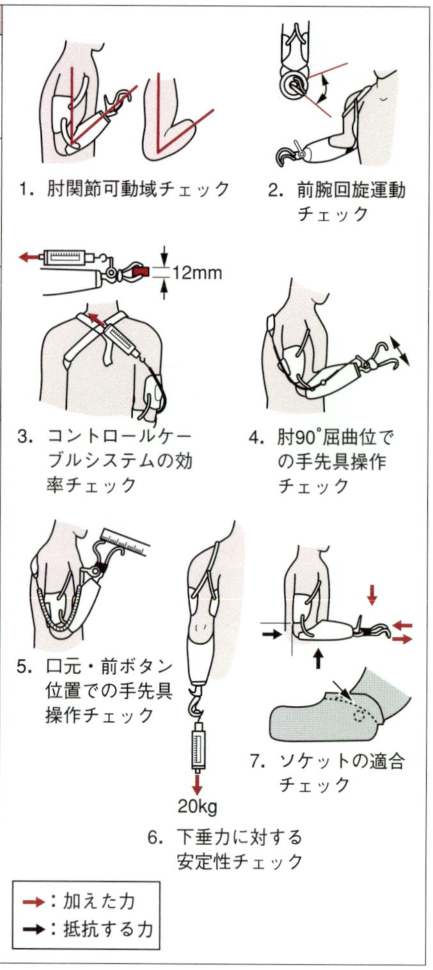

図7a　チェックアウトの方法1（文献5より引用、一部改変）

すように行うことでできる。また、前開きの服を着せて服と義手を同時に着るように装着する場合も多い。

- 義手のチェックアウト．

☐ 義手のチェックアウトの目的は、完成した義手（仮義手含む）が、義手使用者が装着に問題がないか、義手操作が十分かつ実用的に可能かどうかを評価することである．

☐ 完成した義手（仮義手含む）は、切断者のニーズを把握できているか、切断者が義手を理解しているかを確認することである．

☐ 問題がある場合には、さまざまな視点で原因を探り問題を解決しなければならない．

☐ チェックアウトの方法と問題時の考えられる主な原因について図に示す（図7a、b）．

	検査項目	成績 上腕	成績 肩離断	標準	通常の欠陥
1	義手除去時の断端の可動範囲	外転 回旋 屈曲 伸展		外転（健180°）90° 回旋（健60°）45° 屈曲（健180°）90° 伸展（健60°）30°	・拘縮，筋力低下，断端長が短いなど断端や肩関節そのものに障害
2	義手の肘屈曲範囲			義手肘屈曲　135°	・前腕幹部のトリミング不良 ・肘装置の調整不良
3	義手装着時の断端の可動範囲	外転 回旋 屈曲 伸展			・ソケットの適合不良 ・ソケットのトリミング不良
4	義手装着時の肘の自動的屈曲範囲			肘完全屈曲　135°	・ケーブルハウジングが長すぎる ・前後のフェアリードの間隔が狭い ・ハーネスの調整不適 ・ケーブルの走行不良 ・義手操作の動きが拘束されている
5	肘完全屈曲に要する肩の屈曲角			肩の屈曲角は45°をこえてはならない	・ハーネスの調整，ケーブルの走行不良 ・肘装置の調整不良
6	肘を（90°から）屈曲するのに必要な力	kg	kg	4.5kgをこえてはならない	・レバーループの位置，高さが不適 ・コントロールケーブルの走行不良
7	操作効率	％	％	効率は少なくとも50％以上であること	・ケーブルの走行不良 ・ケーブルとハウジングの太さが不適応 ・ケーブルやハウジングが不良 ・ハウジングが長すぎる ・レバーループの位置，高さが不適
8	肘90°屈曲位でのフックまたはハンドの開大あるいは閉鎖	cm	cm	肘90°屈曲位での手先具は完全開大あるいは閉鎖すること	・同上 ・ハーネスの調整不適 ・力源となる肩甲帯の障害 ・義手操作運動が束縛されている
9	口元および前ボタン位置でのフックまたはハンドの開大・閉鎖	口　　cm 前ボタン位 　　　cm	cm cm	手先具の開大あるいは閉鎖は最小限度50％はできなければならない	・同上
10	肘固定の不随意的動き			歩行時または側方60°挙上するときに肘固定装置が作動してはならない	・肘コントロールケーブルの締めすぎ ・肘コントロールケーブルの走行が不適
11	義手回旋時のソケットの安定性			ソケットは断端の周囲でスリップしてはならない	・ソケットの適合不良
12	トルクに対するソケットの安定性	kg	kg	肘軸より約30cmの先端部で内外旋両方向ともに1kgの引っぱりに抵抗できなければならない	・ソケットの適合不良 ・ハーネスの調整不適 ・ターンテーブルの締め付け不足
13	張力安定性	cm	cm	約20kgの牽引力に対し断端からソケットが2.5cm以上ずれるか，ハーネスが破損してはならない	・ハーネスの調整不適 ・ハーネスの材質不適 ・ソケットの適合不良
14	圧迫適合および快適さ	良 普通 不良	良 普通 不良	加圧力が不適合，不快感，痛みなどの原因となってはならない	・ソケットの適合不良（きつさ，ゆるさ，押さえ，チャンネルの確保など） ・トリミング不良
15	義手の重さ	kg	kg		

図7b　チェックアウトの方法2（つづき）（文献5より引用，一部改変）

- 前腕義手のチェックアウトのポイント．

☐ 義手装着時および除去時の肘関節屈曲可能角度：
　　方法：義手装着時および除去時の肘の屈曲角度を計測する
　　基準：ソケット装着によってかわらないのが普通である
　　　　　顆上支持ソケットの場合は，多少の制限はやむをえないが過度の制限や圧迫はないか確認する
　　異常の原因：ソケットの不適合，ソケットのトリミング不良，肘継手のアライメント不良

☐ 義手装着時および除去時の前腕回旋角度：
　　方法：義手装着時および除去時の前腕の自動運動角度を計測する
　　基準：ソケット装着時の回旋角度は，除去時の1/2はできるのが普通
　　異常の原因：ソケットの不適合，ソケットのトリミング不良

☐ コントロールケーブルの効率：
　　方法：手先具の開閉に要する力とコントロールケーブルを介して手先具の開閉に要する力との比率を％であらわしたものである．随意開き式フックの場合は，1.4kg以上にならないようにゴムで設定肘関節は，90°
　　1.2cmの木片を使用
　　基準：効率は70％以上でなければならない
　　異常の原因：コントロールケーブルのアライメント不良，ケーブルシステムの設定不良，ワイヤーの不良，ケーブルハウジングの不良

$$効率(\%) = \frac{手先具に要した力}{ケーブルを引くのに要した力} \times 100$$

☐ 肘90°屈曲位でのフックの開大率：
　　方法：肘90°屈曲位に固定して，フックを開大（閉じる）させる
　　基準：フックを最大範囲まで開大（閉じる）できなければならない
　　異常の原因：ケーブルシステムの異常，ケーブルやハーネスの調整不良，肩関節障害

☐ 口元および股部でのフックの開大率：
　　方法：フックを口元およびズボンの前ボタンのところでフックを最大範囲まで開大（閉じる）させ，肘90°時の開大距離と比較する
　　基準：効率は70％以上でなければならない
　　異常の原因：ケーブルシステムの異常，ケーブルやハーネスの調整不良，肩関節障害

$$効率(\%) = \frac{口元および股部でのフックの開き(cm)}{他動的開大最大値(cm)} \times 100$$

☐ 下垂力に対する引っぱり安定性テスト：
　　方法：義手をまっすぐにのばし手先具に秤を取り付け，これに 23kg の牽引力を加える．切断者にはこれに抵抗するように指示する
　　基準：2.5cm 以上のずれがおこってはならないし，ハーネスの損傷も起きない
　　異常の原因：ソケットの不適合，ハーネスの調整不良，ハーネスの素材に問題

☐ ソケットの適合および圧迫時の装着感：
　　方法：肘 90°屈曲位に固定して手先具にそれぞれ抵抗を加える
　　基準：ソケットの違和感，疼痛があったり，ソケットが抜けてはならない
　　異常の原因：ソケットの不適合，上腕カフの不適合

☐ 義手の重量：
　　方法：秤で義手の重量をはかる
　　基準：切断者の無理のない重量であること

- **上腕義手のチェックアウトのポイント．**

☐ 義手装着時の断端の可動範囲：
　　方法：義手を装着させた状態で肩関節の可動域を測定する
　　基準：屈曲 90°，伸展 30°，外転 90°，回旋 45°の可動域があるべきである．しかし，断端長によっては無理なときもある．短断端の場合は，ソケットの安定性をはかるため肩峰をおおい外転制限ができる
　　異常の原因：ソケットの適合不良，ソケットのトリミング不良，肩関節の問題

☐ 義手の肘屈曲範囲：
　　方法：肘継手を他動的に最大屈曲させ，角度計の中心を肘継手に一致させ，角度を測定する
　　基準：135°以上であること
　　異常の原因：前腕ソケットのトリミング不良，肘継手の問題，コントロールケーブルの問題

☐ 義手装着時の肘の能動（自動的）屈曲範囲：
　　方法：自動的に肘継手を最大屈曲角度まで屈曲させて，屈曲角度を測定する

　　　　基準：135°以上であること
　　　　異常の原因：ハーネスの不適合，ケーブルハウジングが長すぎる，コントロールシステムの問題
□ 肘完全屈曲に要する肩の屈曲角：
　　　　方法：数回肘継手を最大屈曲させたときの肩関節の屈曲角度を測定する
　　　　基準：肩屈曲角度は45°以下であること
　　　　異常の原因：ハーネス調整不良，ケーブルシステム不良，肘継手の不良，断端か肩関節に問題あり
□ 肘を（90°から）屈曲するのに必要な力：
　　　　方法：上腕部を垂直に保ち，肘継手を遊動にし，前腕部を肘90°屈曲位で支持し，ハンガーに秤を付け，ハーネス方向に引き，前腕部が動きはじめたとき（肘継手が屈曲しはじめた）の秤の値を測定
　　　　基準：4.5kgをこえてはならない
　　　　異常の原因：レバーループの長さ，位置の不良，ケーブルシステムの不良
□ コントロールシステム操作方式の効率（操作効率）：
　　　　方法：手先具を開閉するためにコントロールシステムが有効に働いているか調べる
　　　　　　前腕義手と同じ方法で手先具単体の開きに要する力とハンガーを引っぱりケーブルを介して操作するときに要する力との比で効率をはかる
　　　　基準：効率は50％以上であること
　　　　異常の原因：レバーループの長さ，位置の不良，ケーブルシステムの不良

$$効率(\%) = \frac{手先具に要した力}{ケーブルを引くのに要した力} \times 100$$

□ 肘90°屈曲位でのフックの開大あるいは閉鎖：
　　　　方法：肘90°屈曲位でフックが完全に開くかをみる
　　　　基準：開き幅を測定，効率が50％以上でなければならない
　　　　異常の原因：ケーブルシステムの不良，肩甲骨・肩に問題あり
□ 口およびズボンの前ボタンの位置でのフックの開大と閉鎖：
　　　　方法：フックを口元およびズボンの前ボタンのところでフックを最大範囲まで開大させ，他動的開大距離と比較する
　　　　基準：効率は50％以上でなければならない
　　　　異常の原因：レバーループの長さ，位置の不良，ケーブルシステムの不良

$$効率(\%) = \frac{口元および股部でのフックの開き(cm)}{他動的開大最大値(cm)} \times 100$$

- [ ] トルクに対するソケットの安定性：
    - 方法：肘継手90°に固定させ，フックの根元（肘継手の軸から約30cm）に秤を引っ掛けてソケット軸に対して回旋する方向に約1kgの力で引っぱり，その力に抵抗させる
    - 基準：力に抵抗できること，肘継手の回転盤が回旋しない
    - 異常の原因：ソケットの不適合，ハーネスの調整不良，肘継手回旋部分の締めつけ不十分
- [ ] 下垂力に対する張力安定性：
    - 方法：前腕義手同様，23kgの牽引力を加える．切断者にはこれに抵抗するように指示する
    - 基準：2.5cm以上のずれがおこってはならないし，ハーネスの損傷も起きない
    - 異常の原因：ソケットの不適合，ハーネスの調整不良，ハーネスの素材に問題
- [ ] 適合感とソケット圧迫時の快適さ：
    - 方法：前腕義手と同様
    - 基準：ソケットの違和感，疼痛があったり，ソケットが抜けてはならない
    - 異常の原因：ソケットの不適合，断端の問題
- [ ] 義手の重さ：
    - 方法：秤で義手の重量をはかる
    - 基準：切断者の無理のない重量であること

4 作業療法介入のすすめかた―能動義手の操作訓練を行う場合

- [ ] 義手の操作訓練は，切断者が将来に行うと考えられる動作や活動をさまざまな環境や条件を考慮して行う．その方法や対策について作業療法士は，動作や自助具・環境から具体的な指導を行う．
- [ ] 基本操作訓練・応用操作訓練・ADL訓練・IADL訓練では，適時に義手本体または各部品の評価と選定および調整を行う．

A. 前腕義手の操作訓練

1. 基本操作訓練

- 手先具の開閉を行う．

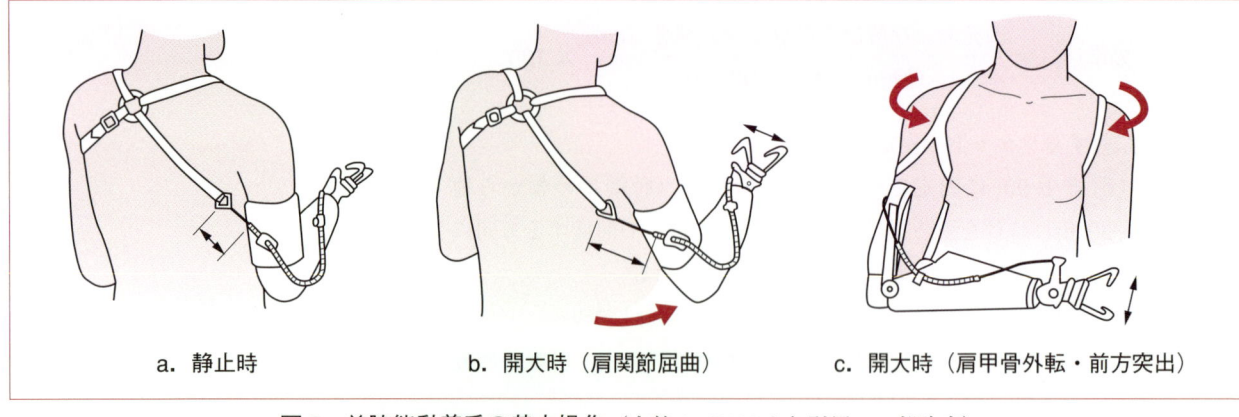

| a. 静止時 | b. 開大時（肩関節屈曲） | c. 開大時（肩甲骨外転・前方突出） |

図8　前腕能動義手の基本操作（文献4，P146より引用，一部改変）

- [ ] 最も多く使用される随意開き式フック（手先具）を開閉する場合，肩甲骨の外転と肩関節屈曲の運動を行うことでハーネスが張り，ケーブルが引かれることで力が手先具に伝わりフックが開く．閉じる場合は，ハーネスをもとにもどすことでフックも閉じた状態にもどる（図8a，b，c）．
- [ ] フックの握りの力（prehension force；ラバーの枚数）は，当面2枚からはじめ，切断者の状態により調整し，1.5kg（ラバー3枚）程度にしていく．これは，切断肢の筋力が弱い場合は開大が困難となり，また，断端痛が出現することがあるので注意する．
- [ ] 開大が困難な場合は，断端や肩の動きを介助しながら動きの力の入れ具合（運動方向やスピード）を誘導介助し，操作を獲得してもらう．

- 物体の把持・離しを行う．

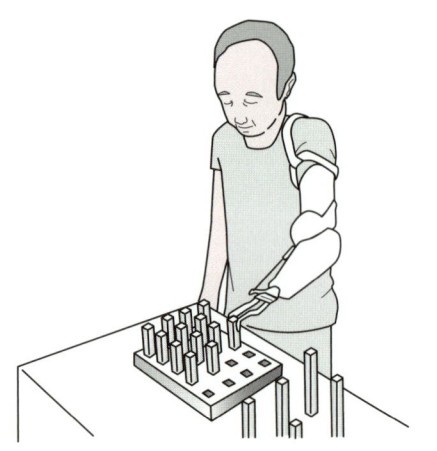

図9　基本操作訓練：立方体の移動

- [ ] 大きさ（小→大），形（立体→円），材質（滑りにくい→滑りやすい）など容易な把持が可能な物体から把持が困難な物体に段階づけすることにより，義手での物体把持の訓練を行う（図9）．
- [ ] 平面や高さ環境を変化させることでリーチ動作を取り入れた物体の移動などを体験する．そのときは，物体を落とさないように注意する（図10）．

2. 応用操作訓練

- 義手と残存肢で物体を操作する．

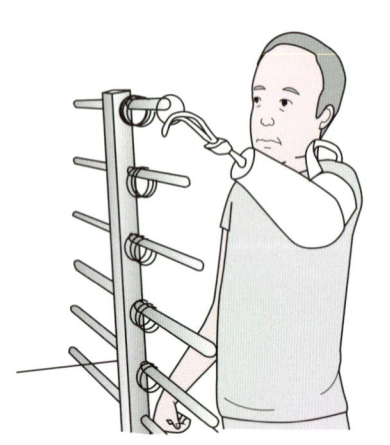

図10　基本操作訓練：物体（リンク）の移動・リーチ動作

- [ ] 義手の基本操作後は，日常生活などで具体的かつ積極的に行われる両手動作訓練を行う．

□ 義手は，ハーネスとコントロールケーブルで操作されているため残存肢の肩関節や肩甲帯の運動に影響を及ぼす．そのため両手動作で物体の操作を行うことで残存肢と義手の強調させた運動を習得させる（図11）．

- 趣味的活動を取り入れる．

□ 趣味的活動などの作業を取り入れて，積極的な両手動作を促すことができる（図12）．
□ 趣味的活動を取り入れることで，その活動の成功体験で義手を活用した新たな趣味や活動などへの動機づけにも役だつ．

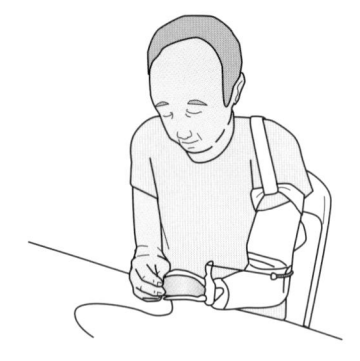

図 11　応用動作訓練：両手動作による物体操作

3. ADL 訓練と IADL 訓練

- 片手動作より義手の活用で義手の有効性を感じる．

□ 義手の応用動作後は，義手を活用した ADL 訓練を実施する．切断後から片手動作や残存肢（断端）を活用した動作から義手を活用することにより動作のスピードや効率化に注意を促すことが大切である．片手でもできていたことでも義手を使用することにより作業の完成度や効率などの義手の有効性を感じてもらう．

- 生活に役だつ日常生活動作を取り入れる．

□ ADL の方法は，男女や年齢，生活様式により大きく異なる場合もある．そのために十分なコミュニケーションをはかり，切断者の生活様式について把握して，具体的な動作環境を設定して，使用する道具などにも注意を払う．

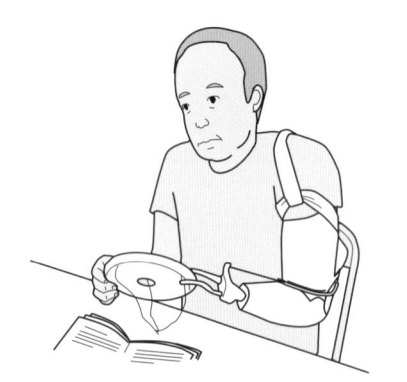

図 12　応用操作訓練：趣味的活動の活用

- 調理や家事など IADL 訓練を実施する．

□ 義手は，ADL のみならず，家事や就労などの IADL で活用することも可能である．むしろ ADL でなく家事などでの活用が義手の有効性を感じられる場面は多い（図13）．
□ ADL と同様に操作する対象物や活動する環境などを考慮して，具体的な活動環境設定を行なうことで，実用的な義手使用のイメージを捉えてもらう（図14）．

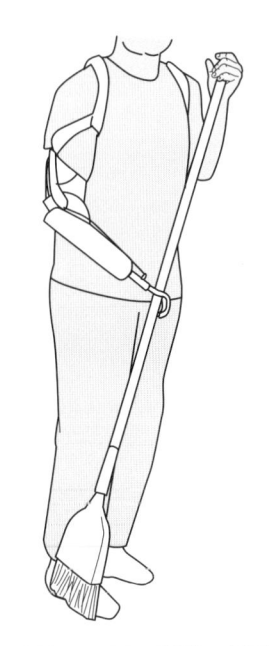

図 13　ADL・IADL 訓練：掃除

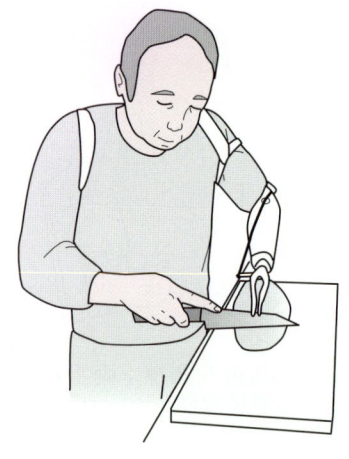

図14 ADL・IADL訓練：調理

4. 職業前訓練（就学前訓練）

☐ 職場や学校での使用が必要な場合は，職場環境・学内環境を関係者から情報収集して，十分なシミュレーション訓練ができるようにする．

☐ 作業療法士は，可能な限り職場や学校への訪問を実施して，より現実的な対策が行えるように物的環境・人的環境の調整に関してもアプローチする必要がある．

B. 上腕義手の操作訓練

☐ ここでは，前腕義手とことなる基本操作に焦点をあて説明を行う．

☐ 応用操作訓練・ADL訓練・IADL訓練・職業前訓練は，前腕義手での説明を参考にしていただきたい．

1. 基本操作訓練

- 手先具の開閉を行う．

☐ 最も多く使用される随意開き式フック（手先具）を開閉する場合，肩甲骨の外転と肩関節屈曲の運動を行うことでハーネスが張り，ケーブルが引かれることで力が手先に伝わりフックが開く．閉じる場合は，ハーネスをもとにもどすことでフックも閉じた状態にもどる（**図15a, b**）．

☐ フックの握りの力（prehension force；ラバーの枚数）は，当面2枚からはじめ，切断者の状態により調整し，1.5kg（ラバー3枚）程度にしていく．これは，切断肢の筋力が弱い場合は開大が困難となり，また，断端痛が出現することがあるので注意する．

☐ 開大が困難な場合は，断端や肩の動きを介助しながら動きの力の入れ具合（運動方向やスピード）を誘導介助し，操作を獲得してもらう．

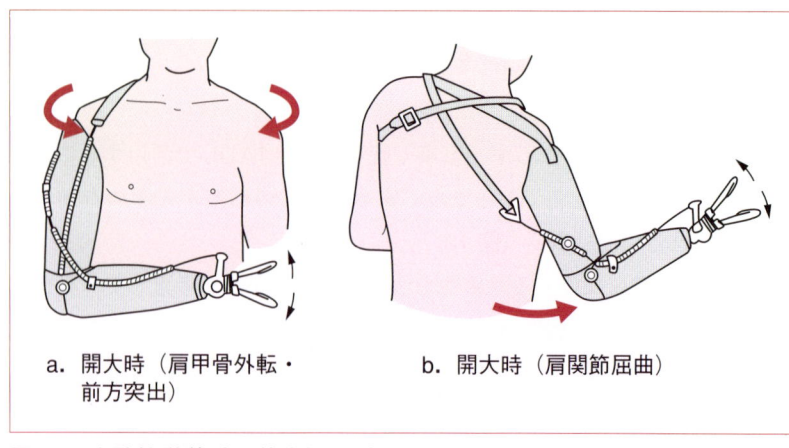

a. 開大時（肩甲骨外転・前方突出）　　b. 開大時（肩関節屈曲）

図15 上腕能動義手の基本操作（フック開大）（文献4より引用，一部改変）

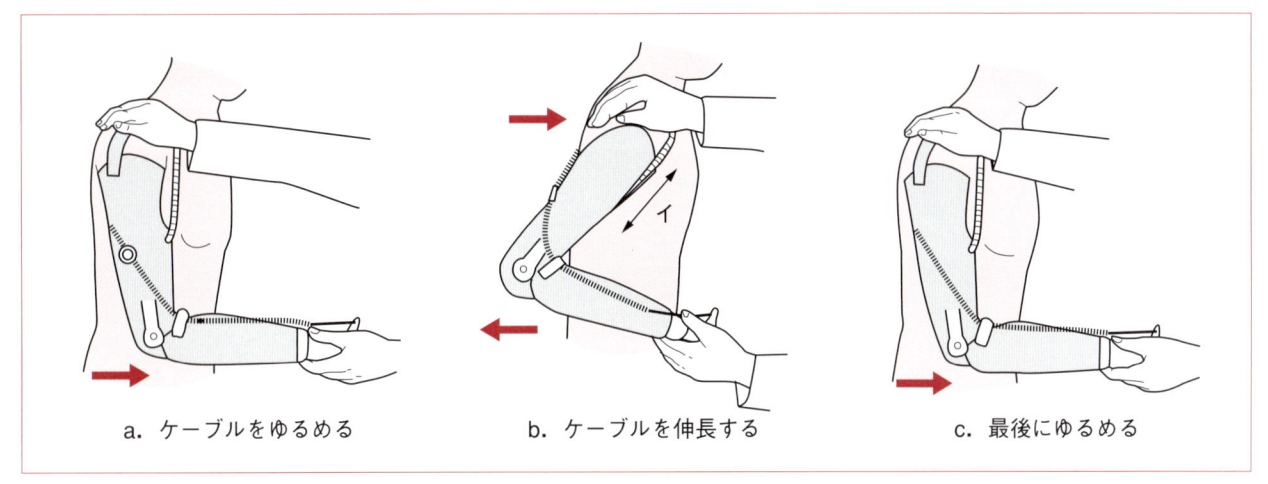

| a. ケーブルをゆるめる | b. ケーブルを伸長する | c. 最後にゆるめる |

図16　上腕能動義手（肘継手のロック）の基本操作の理解（文献4より引用，一部改変）

- 肘継手の操作（ロック・アンロック）．

☐ 肩甲骨の下制，肩関節の伸展により，肘のロック・アンロック操作を行う．
☐ 肘の曲げ伸ばしと，肘を随意の位置でとめる（肘継手ロック）ことができ，手先具の開閉（肘継手ロック時）を行うことができる．肘をロックしている状態とアンロック（フリー）の状態により，手先具の開閉の動きと肘の曲げ伸ばしの操作が行え，このような義手の機構とコントロールを理解してもらう（図16a，b，c）．

- 肘継手の屈曲と伸展．

☐ 肘継手をフリーにし，両側の肩甲骨の外転・前方突出，肩関節屈曲・伸展の動きで，前腕幹部をあげおろしし，肘継手を屈曲・伸展させる．
☐ 断端に過度な圧迫刺激を入れることなく動作を確認するため断端や肩の動きを誘導介助し，操作を獲得してもらう．この際，肩関節屈曲の際に，フックが切断者の顔に急に近づくため，リスクを配慮し動作を誘導する．
☐ 肘継手（肘関節）がロックされている場合→手先具の開閉が可能．
☐ 肘継手（肘関節）がロックされていない場合→肘の屈曲・伸展が可能．

- フックの開閉と肘継手操作のコンビネーション訓練．

☐ 基本操作や応用操作，ADL・IADLでは，フックの開閉と肘の屈伸を

- □ そのため，物品を使用した把持や離しを行うときには，肘関節90°固定のフックの開閉から段階的に肘関節の角度を他動的にかえながら行う．
- □ 最終的には，肘関節の屈伸操作を能動で行い肘関節の角度をかえながらフックの開閉を行い，物品の把握・離しの操作を行う．

5 筋電（電動）義手について

- ・筋電（電動）義手とは．

- □ 筋電（電動）義手は，装飾性と機能性を併せ持った義手であり，体外力源義手の1種類である．
- □ 電動モーターを力源としたもので，バッテリーにより駆動される．筋電は，電動モーターをコントロールすることに用いられる．
- □ 筋電とは，筋肉を収縮するときに発生する微弱電流で，この電位差で電動モーターをコントロールし，ハンド（手先具）の開閉などを行う．

- ・主なハンドの制御方法．

- □ ON／OFF制御：筋の収縮（筋電発生）により装置がON状態になり，筋の弛緩により装置がOFFの状態になる．そのため一方の筋でハンドを開き，もう一方の筋でハンドを閉じることになる．つまり，ON状態ではハンドは開閉の動き，OFFではハンドは動かず，また，ハンドの開閉スピードは一定である．
- □ 比例制御：ハンドの開閉については，ON／OFF制御と同じであるが，発生する筋電の大きさでハンドの開閉スピードが調整できる．つまり，簡単に説明すると筋電が小さいとハンドのスピードは遅く，筋電が大きいとハンドのスピードははやくなる．

- ・筋電（電動）義手の特徴．

- □ 筋電（電動）義手の特徴を能動義手（フック型・ハンド型）と比較して表にあらわす（表2）．

- ・筋電義手のプログラム・供給システムの流れ．

- □ 作業療法の評価は，能動義手とほぼ同じである．しかし筋電（電動）

表2 筋電義手と能動義手の機能的特性の比較（文献6, P7より引用）

	筋電義手	能動フック	能動ハンド
外観	よい	不恰好	よい
手先具の巧緻性	劣る	すぐれる	劣る
手先具の開閉速度	やや遅い	はやい	やや遅い
把持力	すぐれる	劣る	すぐれる
把持力の調節	可能	困難	困難
操作感覚	自然	不自然	不自然
上肢肢位による操作の影響	なし	あり	あり
ハーネスケーブルによる衣服の問題	なし	あり	あり
重量	重い	軽い	やや重い

義手の場合は，義手装着前訓練としての筋収縮・分離訓練を行う中で，義肢装具士と協力して仮ソケットを用いた訓練用筋電（電動）義手を作成することである（図17）．
- また，保守・管理のメンテナンスも重要で使用者である切断者にも教育が必要である．

> ・筋電義手の作業療法の流れ．

- オリエンテーション，切断肢・断端の評価などは，能動義手と同様に介入前から十分な注意や情報収集が重要である．この点は，前に記述したので参考していただきたい．
- 装着前訓練は，筋電信号の検出と分離を行うが，主に，①筋電義手を仕組む，②電極の位置の選定，③筋収縮訓練を行うことである．
- 利き手交換訓練など残存肢に対するアプローチも忘れてはならない．
- 装着訓練は，基本操作訓練として，①ハンドの「開き」「閉じ」，②ハンドのさまざまな位置での「開き」「閉じ」，③物品を使用した「握り」「離し」，④握った物品の移動などを行う．応用動作として，①両手動作を主とした作業活動を行う．また，②ADL訓練やIADL訓練も能動義手と同様に行うことが重要である．
- もちろん，フォローアップを行うことで，筋電（電動）義手の有効性や課題なども明確に把握することが可能である．

6 介入後評価のポイントと実際

> ・フォローアップで効果と課題を把握する．

- 在宅での日常生活や職場・学校などでの社会生活で，義手をどのよう

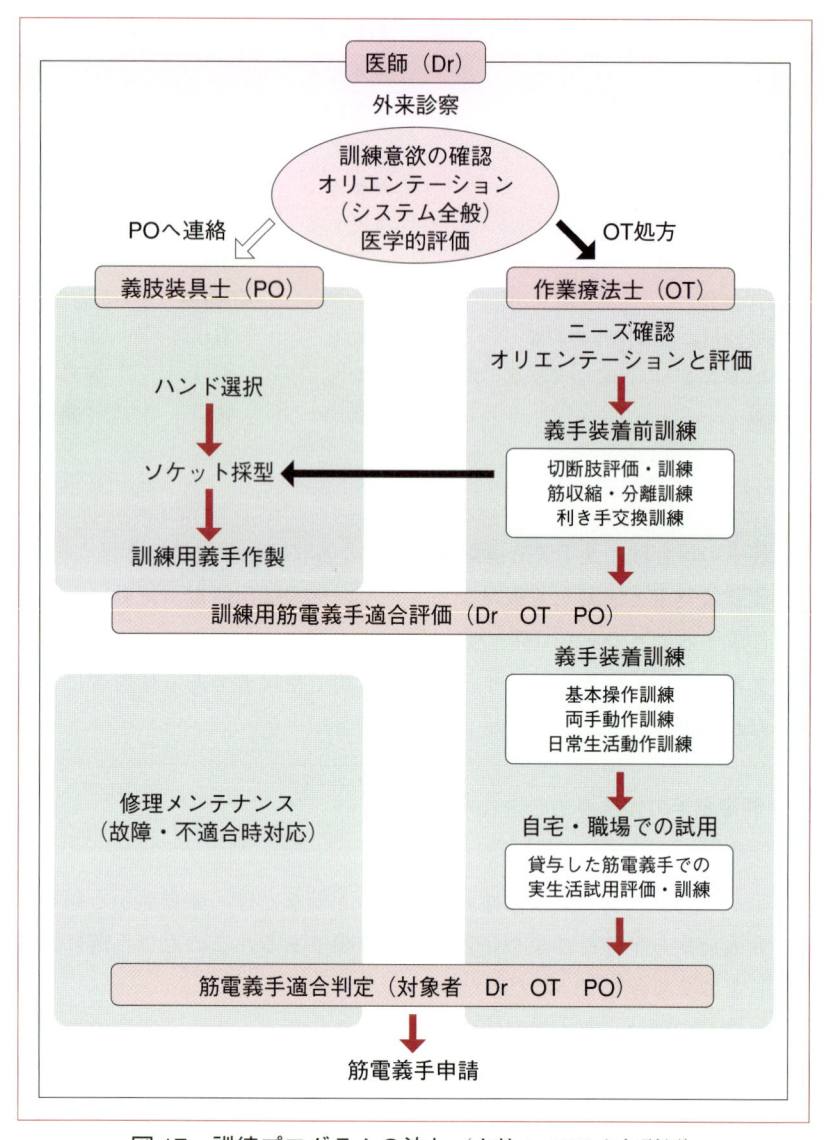

図17 訓練プログラムの流れ（文献6，P23より引用）

に使用しているのか？その作業療法の効果は？義手の有効性は？などを確認するため訪問を実施することでフォローアップを行う．
- フォローアップの時期は，在宅復帰や社会復帰後の約6ヵ月〜1年程度で行うことが適切である．
- フォローアップでは，切断者へのインタビューも含め家族や関係者からの意見も聴取する．
- フォローアップでの結果で判明した義手の有効性・課題などの内容は，切断者にも伝える．また，作業療法プログラムなどについてもよい参考資料となる．

- 切断者から学ぶ．

□ 切断者は，作業療法を経過するに従って義手や生活に対してより具体的なイメージを獲得できる．そのため日常生活や社会生活での行為・活動の獲得に伴い，義手で「可能なこと」・「限界」・「要望」が具体化できる．
□ 切断者自身が，義手の操作のスキルがアップすることで，更なる生活行為や活動の幅が広がることがある．その切断者自身の経験や作業過程を作業療法士は見逃すことなく記録し，その後の評価や訓練に活かすことが重要である．
□ また，切断者個々により生活様式や義手の活用方法なども異なるので，切断者の生活や義手（部品）についても状況や必要に応じて接し，他職種（チームスタッフ）の協力を得ることで部品の開発やアプローチ方法を模索する．

7 切断者および家族への指導・支援

- 切断者自身が義手のエキスパートになるように指導する．

□ 義手は，道具である．義手を活用することで故障や破損は起こりうることを理解する．そのため義手の機構はもちろん，メンテナンス方法や対応策を指導することは忘れてはならない．
□ 切断者である義手使用者が主体的に義手を語り，義手の評価者でなければならない．また，作業療法士の専門的な視点とともに義手使用者の立場に立ち，切断者と語りあうことが切断者の生活支援につながる．
□ 義手の使用者である切断者が，これから義手を使用する切断者の先輩義手使用者になれることは多く，よき相談者であり理解者となる．作業療法士は，そのような環境・関係つくりを調整することも役割の1つである．

8 まとめ

□ 切断者のニーズを十分に把握して，身体的側面のみならず心理的側面も十分に考慮して作業療法を展開する．
□ 義手は，道具である．使用者の生活や作業に適した義手を選択することが重要である．また，義手にこだわらず裸手で行うことや自助具の適用も考慮する．
□ チームワークで取り組み，切断者の意見を十分に取り入れ，既存の義手や方法に依存せず，新たな視点や方法で切断者の生活を支援する．

文献

1) 古川　宏：義手の訓練．別冊整形外科 No4：239-244，1983
2) 日本整形外科学会 他編：義肢装具のチェックポイント，第7版，医学書院，2007
3) Wellerson.T.L：A Manual for Occupational Therapist of the Rehabilitation of Upper Extremity Amputees. American Occupational therapy association. 1958
4) 澤村誠志：切断と義肢，医歯薬出版，2007
5) 古川　宏 他：図解　作業療法技術ガイド，文光堂，2004
6) 陳　隆明：筋電義手マニュアル，全日本病院出版会，2006
7) 大庭潤平 他：片側前腕切断者における筋電義手と能動義手の作業能力の比較—両手を用いたADLと心理的影響について—，総合リハ，34（7）：673-679，2006
8) 三上真弘 他：最新義肢装具ハンドブック，全日本病院出版会，2007

（大庭潤平）

16 頸髄損傷に対する作業療法

> **View Point　全体像把握に必要なことは何か？**
> - 頸髄損傷の多くは，交通事故，スポーツ，転落，転倒などによる外傷などによって頸椎の過屈曲・過伸展，骨折・脱臼により脊髄を通る運動・知覚の伝導路が遮断される．
> - 主症状として，運動・知覚・呼吸・自律神経機能・排尿・排便・性機能障害などによるADL障害が起こり，これらが作業療法の対象となる．
> - また合併症としては尿路感染，褥瘡の出現頻度が高く，拘縮，痙縮，異所性骨化，深部静脈血栓などがある．

1 はじめにおさえておくべきこと

> - 損傷部位や障害の程度によるが，受傷後できるだけ早期から障害に応じた作業療法を開始する．
> - MMT・感覚検査によって残存機能レベルを判定することで，ある程度のゴールが予測可能である．

- [ ] Zancolliの分類[1]：C5～8の機能レベルが細かく分けられ，残存機能レベル分類に広く用いられる．レベルごとのADL達成度が示される．元々は手指機能分類のために作成されたものである（**表1**）．
- [ ] 矢部の分類[2]：C5～Th1の筋肉が上・下部別であらわされており，Zancolliの分類とともに用いられている（**表2**）．
- [ ] 米国脊髄損傷協会（ASIA）[3]で作製された神経機能の評価は，スコアにより運動・知覚機能を評価し施設間などで行われる横断的研究の統計処理に適している（**表3**）．
いずれの分類もADLの予後判定の参考となる．
- [ ] 重症度分類：麻痺の程度に基づいたFrankelの分類[4]（**表4**）が広く用いられている．Maynardの分類，ASIA impairment scaleなどはFrankelの分類を改訂したものであり，筋力の程度など曖昧な部分をより具体化している．

2 介入前評価のポイントと実際

- [ ] 医学的情報・禁忌は，主治医（術者）から直接入手するのが好ましい．

表1　ザンコリーの分類

最下位機能髄節	基本機能	基本機能筋群	分類		亜型分類
C5	肘屈曲	上腕二頭筋 上腕筋	Ⅰ	A	腕橈骨筋（−）
				B	腕橈骨筋（＋）
C6	手背屈	長橈側手根伸筋 短橈側手根伸筋	Ⅱ	A	手背屈 弱い
				B	手背屈強い 1. 円回内筋（−）橈側手根屈筋（−） 2. 円回内筋（＋）橈側手根屈筋（−） 3. 円回内筋・橈側手根屈筋・上腕三頭筋（＋）
C7	手指伸展	総指伸筋 小指伸筋 尺側手根伸筋	Ⅲ	A	尺側手指の完全伸展 橈側手指および母指は伸展不能
				B	橈側および尺側手指の完全伸展可能 母指伸展弱い
C8	手指伸展 母指伸展	総指伸筋 示指伸筋 長母指伸筋 尺側手根屈筋	Ⅳ	A	尺側手指の完全屈曲可能 橈側手指および母指は屈曲不能 母指の完全伸展可能
				B	橈側および尺側手指の完全屈曲可能 母指屈曲弱い 母指球筋弱い 母指球筋弱い，手内筋麻痺 浅指屈筋は（＋），または（−）

表2　矢部の分類

		筋力5〜3	筋力3〜2
C5	上	上腕二頭筋	
	下	腕橈骨筋	
C6	上	長橈骨手根伸筋	橈側手根伸筋
	下	短橈側手根伸筋	円回内筋
C7	上	円回内筋・上腕三頭筋，橈側手根屈筋	尺側手根伸筋，総指伸筋，尺側手根屈筋
	下	尺側手根伸筋・屈筋総指伸筋	長・短母指伸筋
C8	上	長・短母指伸筋	浅・深指屈筋
	下	浅・深指屈筋	長母指屈筋
Th1	上	長母指屈筋	骨間筋
	下	骨間筋	

- □ 評価はベッドサイドにて行い，禁忌事項を念頭に行う．
- □ 他動・自動可動域，測定可能な筋力（キーマッスルを念頭に），上肢の基本機能，握力，ピンチ力，感覚などの評価を行う．
- □ 評価後，残存機能レベルを確認し身体耐久性，筋力，可動域，ADL機能を増加させる考えで，スプリントやサスペンションスリング（図1）などの適応を確認する．
- □ 評価・訓練のほか，臥床肢位を観察し筋の伸張，短縮，変形が起こらない肢位をとっているか，指示された肢位をどの程度理解しているか観察する．

メモ　残存機能レベルとその動き（図2）．

・C4：僧帽筋　肩甲帯の挙上，C5：三角筋　肩の屈曲・外転：上腕二頭筋　肘屈曲
・C6：長橈側手根伸筋　手関節伸展　C7：上腕三頭筋　肘伸展

- ベッド上で観察すべき点．

- □ C4・C5では残存筋の偏りが多く，肩外転，肘屈曲，前腕回外位での筋の短縮が起こりやすい．可動域訓練・ストレッチはもちろんである

表3 神経機能評価[3]（文献3より改変）

ASIA[3]

- が，脱力（リラクゼーション）の指導が重要になる．
- □ C6・C7では機能的把持（図3・テノデーシス）を助長するように，手指屈曲・手関節伸展・手指伸展・手関節屈曲を念頭にトータルパターンでの他動運動を心がける．またアーチ，対立，web spaceの確保，splint作製の検討も視野に入れるべきである．
- □ 受傷より3ヵ月までは，神経学的回復が著明であり再評価は継続して行うべきである．

3 作業療法介入のすすめかた

- 車いす期の介入．

- □ 車いす期に入ると他患とのかかわりも多くなり，身体状況について悲観することも考えられ十分注意してかかわらなくてはならない．
- □ 多くの場合「一生車いすの生活」が理解の限界であるようで，上肢や体幹の障害についての理解は，家族を含めて理解できない場合が多い．
- □ ケースにかかわるスタッフ全員と共通なゴールを設定し，どのような

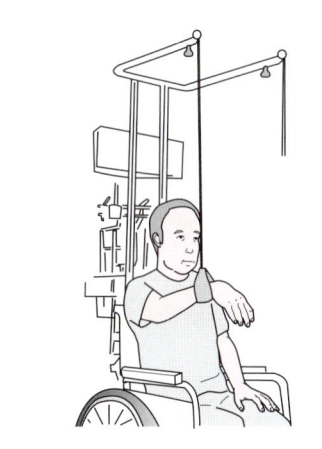

図1　サスペンションスリング

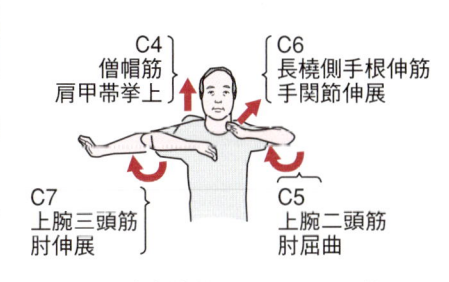

図2　残存機能レベルとその動き

表4　Frankelの分類

麻痺の程度	説明
A 完全	損傷高位以下の知覚または運動の完全麻痺
B 知覚のみ	損傷高位以下の運動完全麻痺：知覚は仙髄節を含み，ある程度温存されるもの
C 無用な運動	損傷高位以下にある程度筋力はあるが，実際には役に立たない
D 有用な運動	損傷高位以下に有用な筋力があり，下肢を動かすことができ，補助歩行または独歩が可能である
E 回復	神経症状のないもの：すなわち筋力減弱，知覚麻痺，括約筋障害がなく，反射の異常はあってもよい

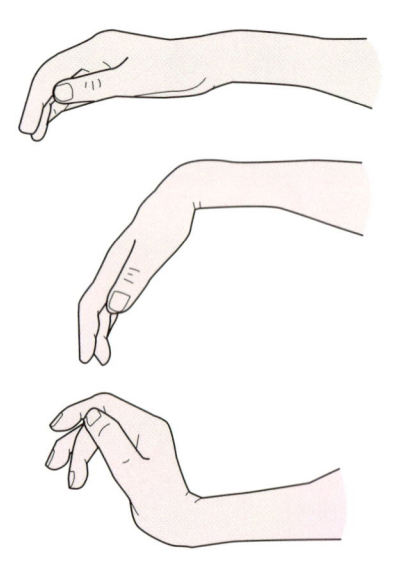

図3　テノデーシスアクション

質問に対しても「同じ答え」でかかわれることが，最低限のフォローとなる．

メモ　治療プログラムの作成

・チャートを埋めるようなMMT，ROM，感覚など評価と合わせて，残存機能レベルによって獲得できるADLに合わせた動作分析が治療プログラムの判定に大いに役だつ．

4 身体機能以外の評価（症状）と対処法

- 脊髄を損傷することによって起こる運動麻痺，感覚障害などの主症状が作業療法の主な対象となるが，以下の症状に対しても十分な理解と対処方法についても学習の必要がある．

1. 脊髄ショックの症状

☐ 損傷部以下の脊髄反射の消失・弛緩性麻痺・感覚脱失，尿閉が起こる．脊髄ショック期が終わると損傷髄節支配の筋は弛緩性であるが，一般に反射は亢進し痙性麻痺をひき起こし，医学的な管理が重要な期間である．

2. 運動麻痺（完全麻痺と不全麻痺の判別方法）

☐ 損傷髄節を反映し，完全損傷の場合，損傷髄節以下の運動麻痺を生じる．不全損傷の鑑別には仙髄の機能レベル（肛門括約筋の収縮，知覚）の有無で判断される．

☐ 不全麻痺と完全麻痺の判別は，最下位仙髄節（S4-5）の運動・知覚が完全に脱失しているものが完全麻痺，それ以外を不全麻痺という（ASIA）．運動麻痺によるADLの低下に対し作業療法訓練，自助具の作成などADLの向上が必要とされる．

3. 感覚障害

☐ 損傷髄節を反映し，残存機能レベルの判定に役だつ．また，後角障害，中心部障害では感覚解離が生じ，不全損傷の判定にも活用される．

4. 呼吸不全

☐ 急性期では損傷脊髄に浮腫が生じ，麻痺のレベルは上行しており循環障害によって麻痺が増悪している．横隔神経（C3～5）に及ぶと横隔膜や肋間筋など呼吸筋麻痺により急性呼吸不全を生ずる．呼吸理学療法の対象となり排痰テクニック（スクイージング）の実践，指導が必要となる．

5. 起立性低血圧

- 急なBed Up，排便などにより麻痺域に循環血液が貯留し低血圧を呈することがある．対策として，下肢の挙上，腹帯を巻く，下肢に弾性包帯を巻く（ストッキングテクニック）などがある．

6. 体温調節障害

- 麻痺域の発汗障害・血管運動の障害で気温が高いときにはうつ熱，低いときには低体温に陥るときがある．衣服，エアコンで室温の調節，腕・頸部を湿らせ気化熱を利用するなどが考えられる．

7. 自律神経過反射

- 一過性の高血圧発作を示す．症状として徐脈，頭痛，異常な発汗，心悸亢進，立毛，顔面紅潮などを示す．麻痺域の感覚障害域への有害刺激（褥瘡，圧迫，熱傷，陥入爪）や膀胱・直腸の拡張が原因となる．高血圧の発作が原因となり最悪の場合死に至ることもある．対処としては，原因を除去することが最優先となる．

8. 深部静脈血栓

- 腫脹と発熱が主症状となる．血栓が肺に移動すると肺塞栓となり命にかかわる事態となる．発生した場合は，血栓融解療法と安静が最優先される．マッサージなど血流があがるような訓練（血栓の移動を促す）は避けるべきである．

9. 褥瘡

- 感覚障害・運動麻痺により骨突出部に持続的な圧迫が原因となる阻血性壊死である．発生すると完治しにくく，予防が最良の治療となる．
- 車いす用のクッション（**図4** ロホクッション）の重要性などの患者教育とプッシュアップ，体位交換などの医療スタッフの意識向上，患者はもちろん家族への動作学習・習得が重要になる．

10. 異所性骨化

- 異所性骨化は骨組織以外の軟部組織に新生骨形成をみるもので，好発部位は麻痺域の股・膝関節でROM制限を生じる．
- 発生機序は解明されていないが，可動域制限の放置・過度の可動域訓練が原因の1つと考えられ，慎重な可動域訓練が要求される．
- 廃用性の骨萎縮は比較的急速に進行し，病的骨折の原因となる．

11. 性機能障害

- 男性の性機能は神経依存性が高いため障害が大きい．泌尿生殖器感染

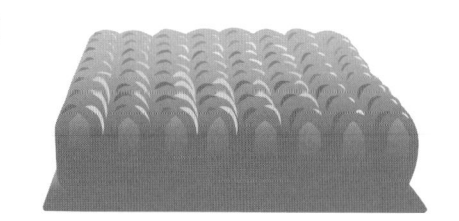

図4 ロホクッション

表5　頸髄損傷者の ADL 自立難易度

高位 ←――――――――――――――――――――――――――――――→ 低位

(機能レベル) zancolli	C4	C5	C5・6		C6					C6〜C8
ADL　自家例	両側 C4	両側 1A	両側 1B	1B 2A	両側 2A	2A 2BⅠ (自立境界)	両側 2BⅠ	2BⅠ, Ⅱ	両側 2BⅡ	両側 2BⅢ〜

（以下、各ADL項目について自立難易度を示す図表）

- コミュニケーション
  - ナースコール
  - 書字
  - 電話
- 食事
  - 固形物摂取
  - 液状物摂取
- 整容
  - 歯磨き
  - 髭剃り
  - 整髪
  - 爪切り
- 更衣
  - 上衣
  - 下衣
  - 靴・靴下
- 起居・移動
  - 座位（起き上がり）
  - 座面までの足上げ
  - ベッド―車いす移乗
- 排泄
  - 集尿器着脱（♂）
  - 自己導尿（♂）
  　　　　　（♀）
  - 座薬挿入
  - 便座移動
  - 後始末
- 入浴
  - 洗い場移乗
  - 洗体・洗髪
  - 浴槽出入り
- 自動車運転
  - 手動装置での運転
  - 運転座席移乗
  - 車いす積み込み

◎→：阻害因子がなければ，90〜100％の症例が自立した機能レベル
●┄┄◎：50〜90％未満の症例が自立した機能レベル
注）阻害因子：上肢の非機能性，関節可動域制限，痛み，褥瘡，高齢など

（国立身体障害者リハビリテーションセンター作業療法室；1991）

予防をはじめ，性交遂行能力改善の治療が試みられている．最近ではバイアグラなどの ED 改善薬の服用で性交渉，妊娠の例も報告されている．
☐ 女性の性機能はホルモン依存性が高いのであまり障害は生じないが，受傷後 3〜6 ヵ月間は無月経になることが多い．
☐ 出産に関しては，高リスクとなり総合的に管理できる医療機関での出産が必要となる．
☐ 男性，女性を問わず，専門的な知識を有する医療機関での診察，治療，管理が必要となる．

- 獲得できる残存機能レベル別 ADL 到達度．

☐ 残存機能レベルが ADL 到達度を決定する第 1 の要因であるが，残存機能レベルのみで考えられるべきではない．筋力，可動域，筋緊張，バランス，身体形態，生活歴，既往歴，性別，年齢，心理精神面，環境，介護者の有無・介護能力，訓練内容も大きくかかわってくる．
☐ 別表に頸髄損傷者の ADL 自立難易度（**表 5**）を示すが，あくまでも作業療法の戦略・指標の 1 つと考え，訓練方法・内容，自助具の作製，福祉器機の紹介など作業療法士の知識や力量，努力などによっても到達度が左右されることを忘れず治療訓練にかかわっていく必要がある．

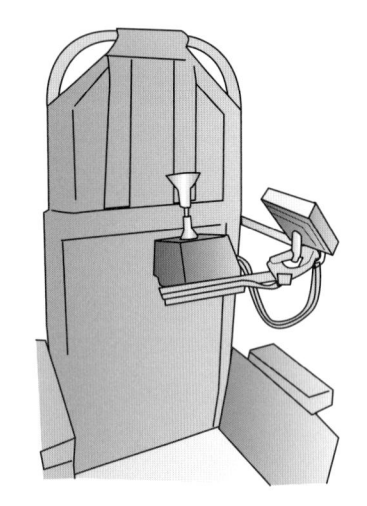

図 5　チンコントローラー型電動車いす

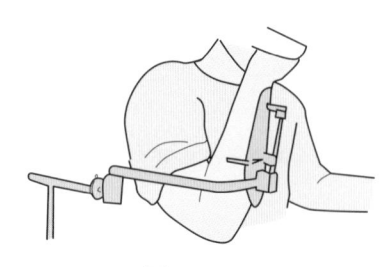

図 6　BFO

5 脊髄完全麻痺の ADL

1. C3，4 頸損者
☐ 残存筋がほとんどなくほぼ ADL は全介助となる．工学的なアプローチが有用となり，チンコントローラ型の電動車いす（**図 5**）の使用，環境制御装置の導入，特殊な入力デバイスを利用したパソコン操作，マウススティックの利用を考えなければならず，頸部の筋力，座位保持の方法，マウススティックの作製・使用訓練，機器の選定などが中心となる．

2. C5 頸損者
☐ 主動作筋として三角筋と二頭筋が残存するが，ADL は機器に依存することも多い．
☐ C5a の頸損者の場合残存筋が弱くサスペンションスリング，BFO（**図 6**），ポータブルスプリングバランサー（PSB）（**図 7**）などの補装具で筋力を補い食事動作などの ADL を行うことができる場合がある．
☐ C5b になると残存筋は強く，普通型車いすの平地駆動，手関節固定装具と万能カフ（**図 8**）を用いた食事や一部の整容動作が可能となる．

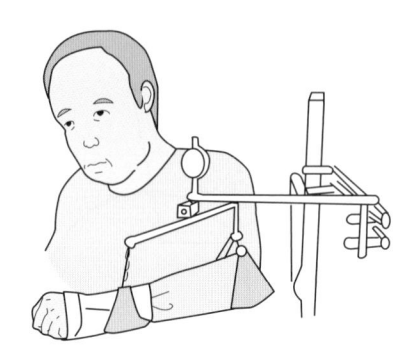

図 7　ポータブルスプリングバランサー（PSB）

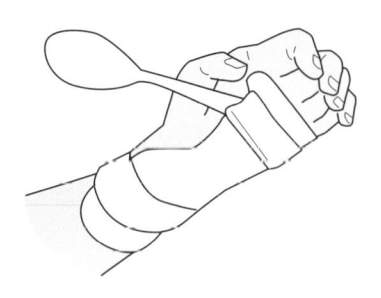

図 8　手関節固定装具と万能カフ

3. C6頸損者

- [ ] C5の残存筋に加え，長橈側手根伸筋が残存し手関節固定装具の必要がなくなり，万能カフのみでのADLが可能になる（図9）．
- [ ] 筋力の弱いC6Ⅱaの場合，手関節固定装具の必要となるがカックアップではなくスパイラル型（図10）の作製が有効となる場合が多い．スプリント素材の幅や巻き方によって固定力を容易に調整でき，筋活動を行いながらの固定が可能となり，筋力が向上し十分な固定力が得られると装着の必要はなくなる．加えて面倒な採型やストラップの作製が不要となりカックアップと比較し作製が容易である．
- [ ] C6bⅡになると，肩甲帯周囲筋や大胸筋（鎖骨部）の強化・動作訓練により肘伸展筋を用いないプッシュアップ（図11）（肘ロック）が可能となりベッド―車いす間の移乗動作，対象者の身体能力や理想的な訓練で乗用車の移乗・運転も可能となる場合がある．
- [ ] 前述のテノデーシスアクションを用い把持動作を強化する機能的把持装具（図12）の適応についても考慮に入れるべきである．

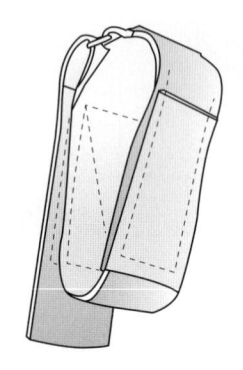

図9　万能カフ

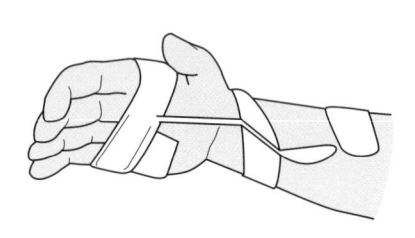

図10　スパイラル型スプリント

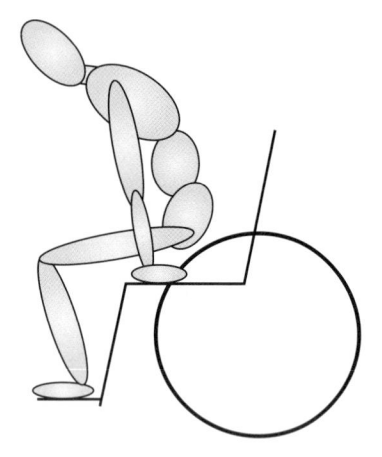

図11　肘ロックでのプッシュアップ

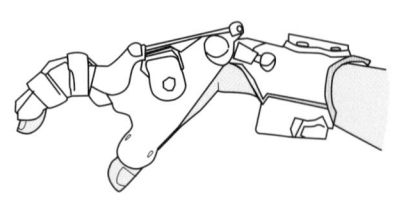

図12　機能的把持装具

4. C7頸損者

- [ ] 上腕三頭筋が残存し車いす上のADLがほぼ自立の可能性が多い．筋力訓練，プッシュアップ，バランス訓練，移乗動作，トリックモーションなどのダイナミックな動作訓練が必要となる．

5. C8頸損者

- [ ] C6頸損者に加え上腕三頭筋が残存し，手指屈曲も可能となる．筋力訓練，プッシュアップ，バランス訓練，把持訓練などが必要となるが，車いす上のADLがほぼ自立の可能性が多い．

- 食事動作．

- [ ] 残存機能がC5あれば食事動作は可能であるが，筋力，手関節固定装具，スプーンの角度調整でその効率は大きくかわってくる．
- [ ] 三角筋の肩屈曲・外転，二頭筋の肘屈曲に注目しがちであるが，外旋筋の動きが重要になり筋力が不十分であると，肩外転位での食事となり効率が悪くなる（図13）．
- [ ] スプーンの柄の角度も重要で60°〜90°の角度をつけることによって，肩の角度も自然となり効率がよくなる．（スプーンの素材は，アルミ製をすすめる．ステンレス製に比べると加工しやすく，ベッドサイドでの微調整も容易である．）

- プッシュアップ・移乗動作．

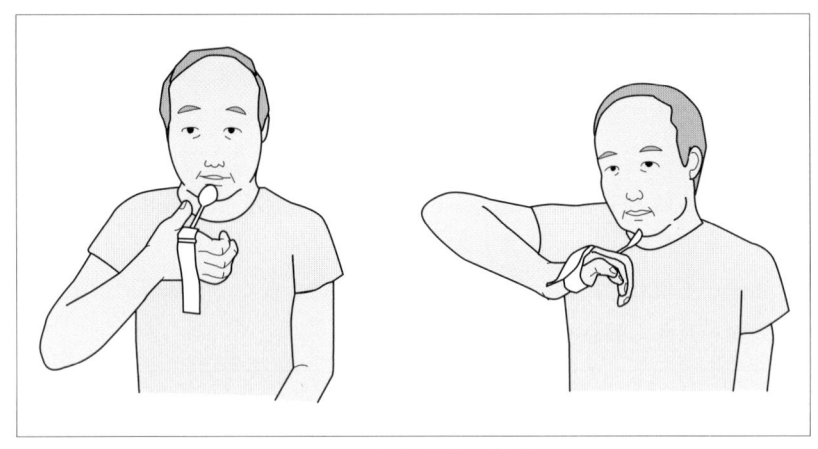

図13　食事動作の効率

☐ 肘伸展筋が機能しないC6レベルでも，筋力・体型・上肢長・筋緊張などのさまざまな条件と訓練法次第で，プッシュアップや移乗動作が可能となる場合がある．

6. プッシュアップ
☐ 残存筋の肩周囲筋，体幹前面の大胸筋（鎖骨部），頸部の筋力は必須である．
☐ 手掌面（指先）を後方につくようにし，体重を掛けても伸展状態（肘ロック）を保つことができる．
☐ 重心の移動を考慮し，頭部が膝より前に出ないよう注意し（前倒れ防止），胸をはるようにやや後方に身体を押し伸ばす．
☐ 訓練・介助では対象者の前面より身体を支持し（胸部を誘導するように），前倒れや肘折れに注意し行う．

7. 移乗動作
☐ プッシュアップ動作が完成された後，獲得すべき動作である．
☐ 車いすをベッドに直角につける方法（直角アプローチ）と側方につける（側方アプローチ）がある．

8. 直角アプローチ（図14）
☐ 残存筋の少ないC6aでも獲得の可能性がある．
☐ 動作はプッシュアップの応用であり，プッシュアップにイザリを合わせ前方（後方）に移動して行く．
☐ ベッド上にサテン生地，アルミマット（キャンプ用）などを敷き摩擦を軽減する工夫が必要である．

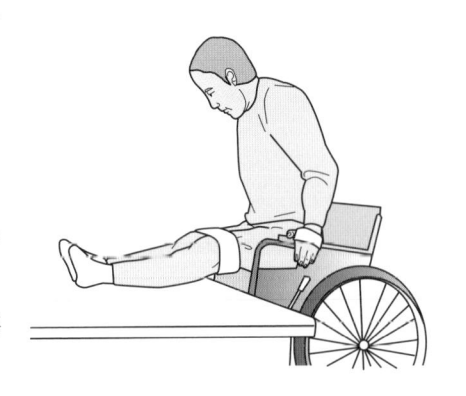

図14　直角アプローチ

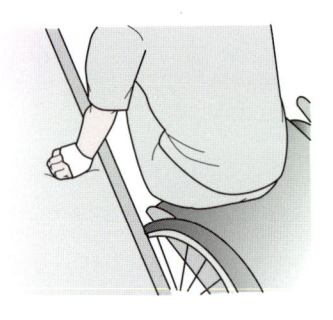

図15　側方アプローチ

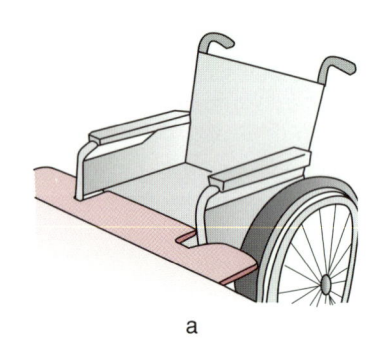

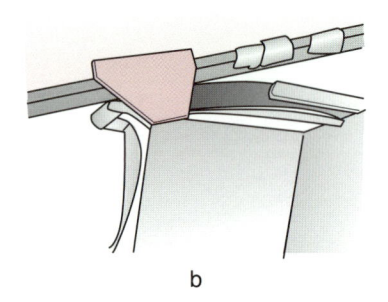

図16　トランスファーボード
a
b

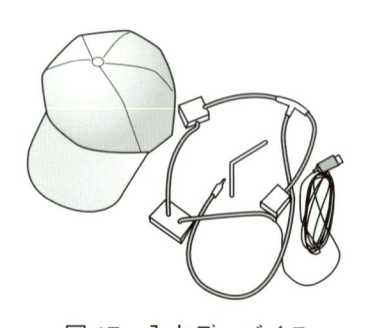

図17　入力デバイス
アクテブライズ株式会社製「マウス to マウス」
ジャイロセンサーを用い頭部動きでポインター操作を行い，呼気スイッチでクリックを行う．従来の赤外線センサーの物と比較し安価で面倒なドライバーの設定などが不要である．

9. 側方アプローチ（図15）

- □ 前方アプローチと比較し，トイレや乗用車への移乗と応用が可能であるが，動作の獲得は困難でありC6bⅡが自立の上限であると考えられる．
- □ 軸となる側の手掌を中心に弧を描くように殿部を移動させ，動作を完成させて行く．
- □ 動作が不慣れな時期は軸となる手掌の移動も多く，訓練時には転落の危険も大きく細心の注意が必要である．

> - いずれの場合も車いすの形状が動作獲得の阻害因子の1つとなり，安易な車いすの選定はすべきではない．
> - 直角・側方とも十分なプッシュアップが得られず殿床距離が低い場合など，トランスファーボード（図16）を使用しての訓練，自立の方法もあり車いすの選定，福祉機器の導入は安易にすべきではない．

10. パソコン操作

> - メールを用いたコミュニケーション，ホームページの閲覧など，現代社会では年齢・性別をこえて一般的なツールとなったパソコンであるが，頸損者の場合キーボード・マウスの操作に訓練場面や自助具などの介入が必要な場合が多い．

- □ C4レベルなど高位損傷者では，マウススティックやヘッドスティックでのキーボード操作は以前より実践されてきた．
- □ OS付属のスクリーンキーボードで，より入力が容易となった．
- □ 最近では，赤外線センサーやジャイロセンサーを用いた入力デバイス（図17）が開発され，頭部などのわずかな動きでもマウスでの入力が可能となっている．
- □ C5・C6レベル：リーチ範囲の拡大やトリックモーションの獲得など，食事動作の前段階の訓練として用いられることが多い．
- □ キーボードの選定（大きさ）やトラックボールの導入など物理的な要因が大きくかかわってくる．
- □ 座位姿勢や自助具の作製・選定（キーボード・マウス）など作業療法士としてかかわる範囲は今後も増えて行くと思われ，より柔軟な発想と最新機器の動向を把握すべきである．

メモ　乗用車の運転（図18）

- 運転免許の適正試験では，ハンドル操作能力，ブレーキ操作，座席への移乗，車いすの積み込みなどの能力が要求され，自立の上限としてC6レベルが考え

られる．運転動作・移乗動作を想定した訓練，スイッチ類の改造などOTとしてかかわる分野は多いが，運転免許の交付はあくまでも公安委員会の管轄である．

> **メモ　スポーツ**
> ・頸損者が行うスポーツとして，クアドラグビー（図19），サッカー（図20），ツインバスケット，陸上競技などさまざまな競技があり，作業療法士として入院中から退院後もかかわっていける分野である．

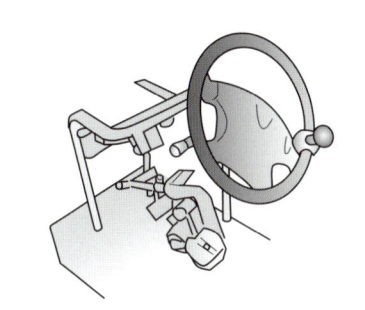

図18　乗用車の運転

11. 頸損者の就労

- [ ] ほかの身体障害者と同様に雇用・就労に対して障害者雇用納付金制度などによる就労支援の制度がある．
- [ ] 対象者の機能を最大限に拡大することが就労の最大の可能性を生む．
- [ ] 職場復帰，復学（学生の場合），再就職と必要な能力の把握が最大のカギとなる．
- [ ] 制度の理解と使い方，他スタッフ（特にケースワーカー）との連携が重要となる．
- [ ] 障害者就労支援施設についての理解を深める必要がある．

> **メモ　最近の動向**
> ・転倒など軽微な衝撃で頸髄損傷となる高齢者が増加傾向にある．この場合，多くの既往歴も抱えていることや不全損傷になる場合が多く，作業療法の阻害因子となることが多い．
> ・より専門的な医学知識，治療技術，法制度の活用・理解が要求される場面が多くなっている．

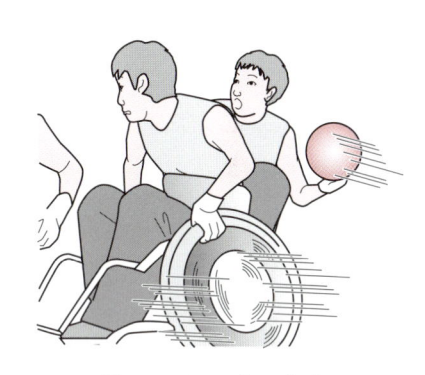

図19　クアドラグビー

6 まとめ

- [ ] 対象者・家族への関節可動域や筋力の維持など基本的な機能維持方法はいうまでもないが，セラピスト自身がさまざまな症状・治療法・社会資源の活用法などに深い理解を持ち，他の職種との連携をはかった上で，対象者にかかわるすべてのスタッフが同じ言葉・対象者の言葉でわかりやすく説明・指導の必要がある．
- [ ] 社会や家庭に復帰した対象者に追跡調査を行い，機能維持や最新の福祉器機などの情報提供も行うべきである．

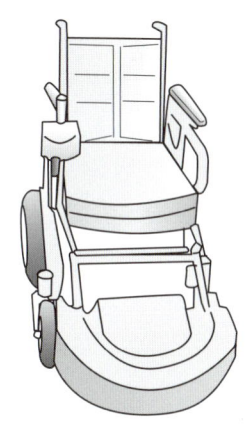

図20　電動サッカー

文献

1) Zancolli E : Surgery for the quadriplegic hand with active strong wrist extention reserved. *Clin orthop Res*, 112：101-112, 1975
2) 矢部　裕：麻痺手の再建．リハビリテーション医学全書16，脊髄損傷その他

対麻痺(今井銀四郎編), 医歯薬出版, 138-174, 1972
3) Ditunno JF : International Standards for Nerological and Function Classification of Spainal Cord Injury, Revised, American Spainal Cord InjuryAssociation, 1992
4) Frankel HL, et al : The value of postural reduction in the initial management of closed injuries of the spine with paraplegia and tetraplegia. *Praplegia, 7* : 179-192, 1969

(小渡　充)

17 腕神経叢麻痺（機能再建術前後）に対する作業療法

> **View Point　機能再建術前後のリハビリテーションに必要なことは何か？**
> - 腕神経叢損傷例では損傷の高位レベルにもよるが，特に節前損傷で複数の神経根を損傷した場合は，麻痺は不可逆的であり，年齢や患者の希望により術式が選択される．
> - 術式にもよるが機能再建術後，良好な成績を獲得するには適応した術式によって獲得されるバイオメカニクスを理解しておくことである．
> - いずれの術式でも獲得されうる機能は受傷前とは異なる方法で作動するため，円滑な機能転換を促進する必要がある．
> - 再建術式が決定した段階から，最終的に獲得されうる機能について患者に再三説明を繰り返し，再建機能についての理解を深めさせる．

1 はじめにおさえておくべきこと

> - 機能再建術の分類：①筋腱移行術，②神経移植術，③神経移行術，④遊離筋肉移植術，⑤関節固定術の5つの方法がある．

- ☐ 筋腱移行術：原則としてはdonor muscle（ドナー筋）として選択されるには最低でもMMT（manual muscle test；徒手筋力検査）4レベル以上の筋力が残存していること，donor muscle 1つで再建する機能は1つであり，機能の得失を考慮して，可能な限りsynergist（共同筋）が選択される．
- ☐ 神経移植術：神経損傷を被った部分で大きな欠損が生じた場合に行われる．主には腓腹神経や前腕外側皮神経が用いられるが，血管柄つきで神経移植を行う場合もある．
- ☐ 神経移行術：比較的新鮮例（通常は6ヵ月以内）に行われる．donor nerve（ドナー神経）として選択される神経としては，副神経終末枝，横隔神経，反対側の第7頸神経根（以下，CC7），肋間神経内側枝がある．またOberlin法（部分尺骨神経移行術）のように神経を展開して1部の神経束を移行する方法もある．CC7移行術ではrecipient nerve

（レシピエント神経）に直接縫合することが困難なため，血管柄つき神経移植を介して縫合する．

- ☐ 遊離筋肉移植術：陳旧例においても適応することができる機能再建術である．滑走距離が良好で，長い腱部を有することから通常は donor muscle としては薄筋が選択される．薄筋を用いることで，複数の関節が走行可能であり，複数機能を同時に再建することができる．donor nerve には副神経終末枝や肋間神経内側枝などを用いる．当院では全型麻痺例に対して，Doi の考案した Double free muscle transfer（以下，DFMT 法）を行って肘屈曲，手指物体把持機能を再建している

- ☐ 関節固定術：以前は肩機能再建として肩関節固定術を行うこともあったが，術後に寝返りが行えないなどの理由から，現在当院では行っていない．全型麻痺例で DFMT 法を適応し，良好な手指機能が獲得された症例においては移植筋の筋収縮を有効にさせるため，手関節固定術を施行する．DFMT 法では物体把持機能も獲得可能だが intrinsic minus hand を呈す場合には，手指機能をより有効とするために MP 関節の関節包短縮術を施行する．また IP 関節を固定することで移植筋の筋収縮が MP 関節の良好な運動として反映される場合には IP 関節固定術を行う．

- ☐ 腕神経叢損傷では機能再建が数回にわたって行われることもまれではない．それゆえ各術式に合わせた作業療法が必要であり，有用な上肢機能の獲得には，それらすべての再建機能を単独で，あるいは協同して作用させる必要がある．したがってバイオメカニクスを含め，それぞれの手術について理解を深めることが重要である．

- ☐ 腕神経叢損傷でたびたび問題となるのが痛みである．症例によってはまったく痛みの訴えがない場合もあるが，程度の差こそあるものの，ほとんどの症例が痛みを訴える．機能再建術後に上肢の動きが認められるようになると痛みの訴えが減少するが，それまでの間，薬物に依存することなく TENS（transcutaneous electrical nerve stimulation；経皮的電気神経刺激法）などを用いて対処することも重要となる．

2 介入前評価のポイントと実際

- 術前作業療法介入前に以下の評価を行う．
1) 対象者の個人的な背景（受傷原因，合併症の有無，保険など）
2) 関節可動域（自動・他動），肩関節の亜脱臼を含む変形など
3) 徒手筋力検査
4) 痛みの評価：VAS（Visual analogue scale；視覚的アナログ目盛り）
5) 知覚評価
6) ADL（activities of daily living；日常生活活動）

7) 障害に対する認知度，理解度

- 腕神経叢損傷は高エネルギー損傷であり，骨折や切創を合併していることが多い．その後の治療に影響を与えるような合併症がある場合（例えば骨折など）には，手術待機期間に適切な作業療法を実施する必要がある．
- 一過性の電導障害で筋力低下をきたしている場合もまれではなく，損傷タイプの確定の意味からも，手術待機期間中は定期的に回復筋と残存筋の筋力評価を実施する．

3 術前作業療法介入のすすめかた

- 腕神経叢損傷の術前作業療法の介入は，①上位型麻痺，②全型麻痺，③下位型麻痺に大別される．

- 上位型麻痺（C5, 6 または C5, 6, 7 損傷）：このタイプの麻痺では肩の挙上および肘屈曲が不能となるが，肘伸展および前腕以遠の機能は温存される．しかしながら損傷時の高位レベルや損傷程度にもばらつきがあり，この麻痺に対してこの機能再建と一概に決定づけることはできない．したがって術前訓練では損傷程度や重症度が判明するまでは，肩甲骨のモビライゼーション（図1），肩および肘の関節可動域の維持と当該筋肉（棘上筋，棘下筋，三角筋，上腕二頭筋）の萎縮予防としての電気刺激，残存筋の筋力維持・増強に努める．第5頸神経根が節後損傷であれば，前鋸筋が収縮可能な症例もある．この際は前鋸筋の筋力増強訓練も行う．また神経移行術の際に donor nerve として選択される神経の支配筋についても，術前から筋力増強訓練を行っておく．適応される術式によっても術後の作業療法は異なってくるが，術前の早い時期に肘の屈曲角度が調節可能な金森式スリング（図2）を作成し，肩の亜脱臼を予防することも重要である．

- 全型麻痺（C5～Th1）：このタイプでは損傷を被った上肢全体に運動・知覚麻痺が生じており，無感覚ゆえの二次的障害についても十分に説明し，日常生活上での患側上肢の管理についても指導を行う．機能再建術では神経移行術により長胸神経，肩甲上神経，腋窩神経，筋皮神経，橈骨神経の再建が行われるほか，DFMT法にて肘屈曲および手指物体把持機能が再建される．術前訓練では必要最低限の関節可動域の確保，肩甲骨のモビライゼーションと神経移行による再建が見込まれる筋への電気刺激を行って筋萎縮を予防し，肩甲骨周囲筋の筋力増強訓練，神経移行術の際に donor nerve として選択される神経の支

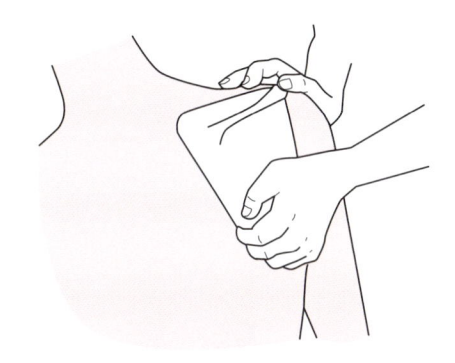

図1　肩甲骨のモビライゼーション

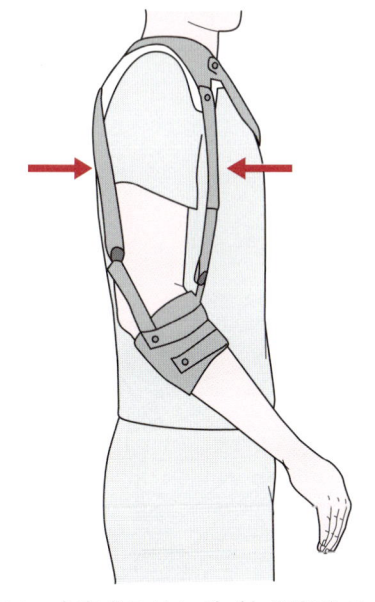

図2　金森式スリング（矢印部分のストラップはマジックテープにより長さ調節が可能）

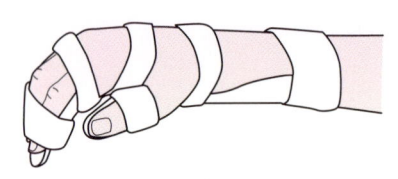

図3　良肢位保持用スプリント

表1　良肢位保持用スプリントの作成方法

① 熱可塑性スプリント材にて手関節中間位のカックアップ部を作成する．
② 母指を対立位保持にする母指部を作成し，接着部に塩化ジクロロメタンを塗布し，ヒートガンで過熱後①と接着する．
③ 手指を伸展位に保持する手指部を作成する．
④ ①と③を接着するための脚を2本成型する．
⑤ ①，③と④のそれぞれの接着面に塩化ジクロロメタンを塗布し，ヒートガンで過熱後接着する．
⑥ ストラップを取り付けて装着する．
＊一般に良肢位保持のスプリントは1ピースで成型，作成するように記載されている本も多いが，実際に完全な麻痺手に対して，1ピースで作成することは困難である．したがってスプリントの強度や適合性を高くするためにも，それぞれのパーツを作成し接着する方が容易である．

配筋への筋力増強訓練，スリングおよび良肢位での安静保持用スプリント（**表1，図3**）の作成・装着による変形予防が重要となる．この時期から術後の禁忌事項を含め，機能再建術により獲得される機能の説明を再三行い，患者自身の理解を深めていくことも重要となる．

☐ 下位型麻痺（C8, Th1）：このタイプはまれであり，手関節の機能が低下してはいるものの残存されていることが多い．したがって手術は筋腱移行術と遊離筋肉移植術の併用による機能再建が行われることとなる．術前訓練としては変形の予防を含む関節可動域の維持・改善とスプリントの作成，筋腱移行術を視野にいれた残存筋の徹底した筋力増強訓練が重要である．

4 機能再建術後の作業療法介入のすすめかた

- 腕神経叢損傷の機能再建は，数回の手術によって行われることがほとんどである．術後の作業療法の介入については損傷タイプ別ではなく，機能再建術の分類：①筋腱移行術，②神経移行術，③遊離筋肉移植術，④関節固定術，に大別して説明する．

A. 筋腱移行術（肩関節機能再建）後介入のプロトコル
1. 多数筋腱移行術（Harmon法）後のセラピー：1〜4週

- 術後はエアプレーン装具（図4）にて肩関節をゼロポジション固定とし，移行筋の安静をはかる．固定が苦痛とならぬよう，随時装具のフィッティングチェックを行う．
- 前腕以遠の関節の他動・自動運動を開始する．

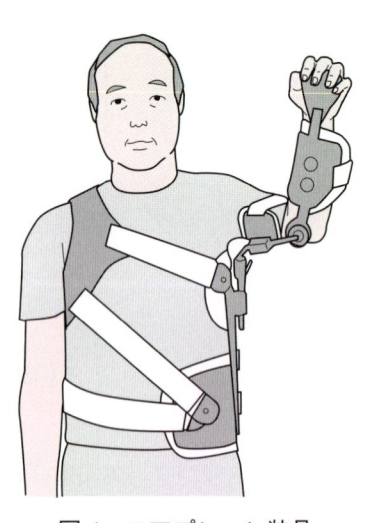

図4　エアプレーン装具

- 上腕カフが適切に上腕にフィットしていないと，正中または尺骨神経を強く圧迫してしまうため，フィッティングには特に注意が必要である（図5）．装着時にも手指にシビレが出現していないか，たびたびチェックする．
- 筋腱移行の力源である三角筋後部線維，広背筋，上腕二頭筋，上腕三頭筋が収縮を起こすような激しい運動を行わないように指導する．

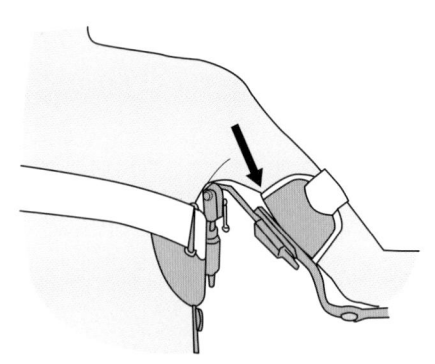

図5 上腕カフ（矢印部分で圧迫のフィッティングをチェックする）

2. 4〜8週のセラピー

- 移行した筋腱の縫合部は最大収縮に耐えられるほどの抗張力までは回復してはいないが，ある程度の筋収縮に耐えられるまでには回復している．また4週間以上の安静固定は，いたずらに関節拘縮を招来することになる．したがってこの時期より愛護的他動運動と最大筋収縮の50％程度の等尺性収縮を開始し，拘縮の改善と筋萎縮予防を行う．等尺性収縮はあくまでもセラピストの監視下で行うこととし，勝手に行わないように注意を促す．

- エアプレーンの固定角度は，術後8週までは変更しない．
- 4週からの訓練では固定角度からの肩の挙上，肘の他動屈伸を徐々に開始する．この期間内に正常可動域まで回復させることはない．
- 等尺性収縮を行う際には，特に上腕二頭筋と上腕三頭筋が同時収縮しないように注意する．
- 三角筋後部線維の単独収縮が困難な症例には，健側の同筋が単独収縮が可能となるように学習させ，次いで両側性に行うようにするとよい．広背筋についても健側で単独収縮を学習させた後，両側性に行う．

3. 8〜12週のセラピー

- 移行筋腱の縫合部は正常とはいかないまでも，かなりの抗張力を有すことになる．したがってこの時期より積極的な筋力増強訓練を開始し，エアプレーンの肩挙上角度も徐々に減少させていく．さらに肘も完全に固定するのではなく，制限つきながら自動屈曲と伸展が行えるようにする．

- エアプレーンの肩の固定角度は1週ごとに20°ずつ挙上角度を減じていく．エアプレーンでは物理的に30°以下の肩内転は行えないため，残り2週を30°固定とし，12週で除去するか，エアバッグ（中村ブレース社製，図6）のクッションを減らしたものを使用してもよい．
- 関節可動域訓練では10〜12週をめどに正常可動域を獲得するように

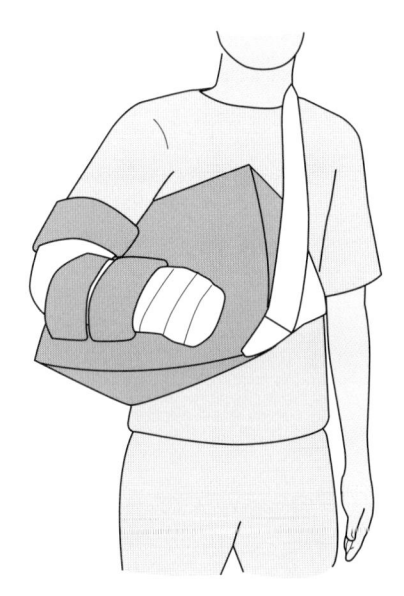

図6 エアバッグによる固定
（中村ブレース社製）

する．
- [ ] 最大筋収縮の80％の筋力で求心性収縮を行う．ただし可動範囲は正常角度の50％以内にとめる．
- [ ] 移行筋腱の個別の筋力増強訓練を行った後，セラピストが肩を他動的に最大外転位まで移動させ，移行筋腱を同時収縮させるようにして，その角度を保持するようにする．

4．12週以降のセラピー

> - 移行筋腱の縫合部はほぼ正常な抗張力まで改善しており，積極的な筋力増強訓練に十分耐えうる．肩外転固定による拘縮が残存している場合には，積極的な関節可動域訓練を行う．日常生活での上肢の使用制限も解除し，患側上肢の積極的な使用を促進する．

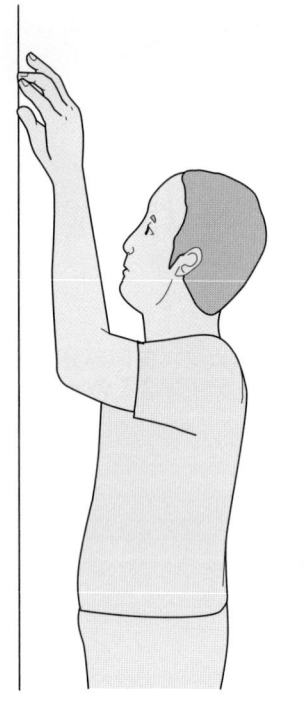

図7　壁に指を這わせながらの肩挙上訓練

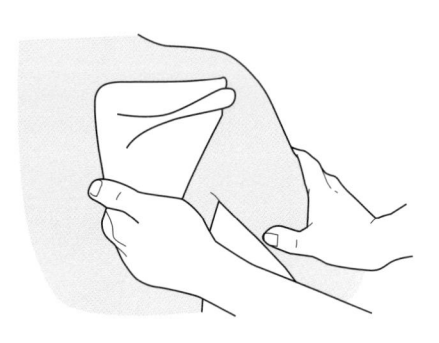

図8　肩甲骨内転訓練

- [ ] 移行筋腱個別の積極的な筋力増強訓練を行った後，肩挙上の積極的な訓練を施行する．
- [ ] 移行筋腱の同時収縮に伴う肩挙上が円滑に行えない場合は，筋電図バイオフィードバック装置（以下，EBF装置）を導入してもよい．
- [ ] 移行筋腱の筋力低下により肩が挙上できない場合には壁に指を這わせながら挙上訓練を行う（図7）．
- [ ] この時期に肩外転拘縮が残遺する場合には，ホットパックなどの温熱療法を施行の後，積極的な関節可動域訓練を行う．この際，肩甲骨の内転角度が増大しないように，肩甲骨内側縁をしっかり保持して行う（図8）．
- [ ] 日常生活でも積極的に患側上肢の使用を促す．

> 多数筋腱移行術におけるよりよい訓練を行うためのポイントとコツ
> - 術前よりdonor muscleの筋力増強訓練を徹底して行っておく．
> - 多数筋腱移行術では術前にdonorに予定されている筋であっても，移行に際し，十分な長さが確保できないなどの理由によってdonorとして利用できない場合もある．したがって術式が予定とは異なる場合もまれではない．訓練開始前にどの機能の再建を目的にどの筋が移行されたかを執刀医と十分に話し合う必要がある．可能であれば手術見学を行うとよい．
> - 訓練開始前に執刀医から付着部の縫合強度についての情報を得ておく．
> - 新しいバイオメカニクスについて理解を深め，筋力増強訓練をすすめていく．
> - 術後4週から等尺性収縮を開始するが，過剰な筋収縮を行うと移行

筋付着部で cut out する危険性もあるため注意が必要となる．

B. 多数筋腱移行術の場合の介入後評価のすすめかた

- 術前，術後の肩挙上能の回復とそれに伴う能力障害（日常生活動作）の改善がどのようであるかを確認する．

☐ 術後 8 週以降：肩内転（固定角度まで），屈曲，外転，内外旋の他動関節可動域，肘の自・他動関節可動域
☐ 10 〜 12 週以降：肩，肘の自・他動可動域，筋力
☐ 12 週以降：筋力（等運動筋力測定器の利用も可能），ADL テスト
☐ 必要に応じて DASH

C. 筋腱移行術（肘屈曲機能再建）後介入のプロトコル
1. Steindler 変法後のセラピー：1 〜 2 週

- 移行した内側上顆の骨癒合が得られるまでは，シーネ固定は継続する．
- 廃用予防を目的とした肩および手指の自・他動運動を行う．

☐ 術後 2 〜 3 日から廃用予防目的に肩の他動運動と，シーネ内での手指の他動・愛護的自動運動を行う．

2. 2 〜 4 週のセラピー

- この時期はまだ上腕骨に固定した骨片の骨癒合が得られてはいないため，訓練を行う際は依然として注意が必要である．固定角度から屈曲方向の運動は骨接合部に過剰な力が加わることはない．

☐ シーネ内で肘の他動屈曲を開始する．

3. 4 〜 8 週のセラピー

- この時期でも骨片は充分な骨癒合が得られてはいないが，拘縮を発生させないためにも骨接合部に負担が加わらないよう注意しながら肘伸展と手関節および手指の関節可動域訓練を開始する．本術式後では －45°以上の肘伸展を獲得させると，donor muscle の elongation を生じ，返って肘屈曲力が弱いか，あるいは十分な自動

> 屈曲が行えないこともまれではない．したがって肘の伸展は最大でも－45°にとめる方がよい．安静固定に伴う筋力低下も進行しており，この時期より最大筋力の50％程度で等尺性収縮を開始する．

☐ 固定をシーネから可動域制限付きのスプリントに変更する．術後6週まではシーネ固定角度に設定し，術後6週からは日中，他動屈曲のセルフエクササイズが行えるように屈曲のみ制限を解除する．
☐ 愛護的な肘伸展，肘屈曲90°での回外，手関節伸展と手指伸展の関節可動域訓練を開始する．
☐ 回内，手関節屈伸，手指屈伸の等尺性運動を開始する．

4. 8〜12週のセラピー

> - この時期では個人差もあるものの，ある程度の骨癒合が得られている場合がほとんどである．X線で十分な骨癒合が確認できれば積極的な筋力増強訓練を開始する．十分なSteindler効果が得られていない場合には手関節伸筋群の作用が少ない場合もあるので，EBF装置を用いて注意深い観察を行う．肘の屈曲拘縮が残遺する場合は積極的な関節可動域訓練を行う．スプリントは肘の伸展制限のみとし，日常生活での使用も徐々に許可していく．重作業は術後12週までは控える．

☐ 肘伸展制限付きスプリントは訓練時を除き，継続的に装着する．
☐ 動かし方の"コツ"が理解できていない場合はEBF装置を用いた筋再教育を開始する．
☐ 回内，手関節屈曲，手指屈曲の積極的な筋力増強訓練を開始する．
☐ Steindler効果が得られ難い場合は手関節伸筋群の同時収縮が行えていない場合もある．また固定期間中に筋力低下を生じる場合もあるため，必要に応じて手関節伸展の筋力増強訓練も行う．

5. 12週以降のセラピー

> - 12週になれば骨癒合は成熟し，固定性は強固となっている．患側上肢の使用制限を解除し，日常生活での積極的な使用を許可する．筋力的に問題がなければ作業療法は終了してよい．

☐ 日常生活全般で患側上肢の使用を開始する．
☐ 筋力が不十分な場合は積極的な徒手抵抗や重錘バンドを使用した筋力

増強訓練を継続する．
- [ ] スプリントは除去してもよいが，除去後に肘伸展角度が増大する場合は増大を認めなくなるまで継続的に装着する．

> Steindler 変法におけるよりよい訓練を行うためのポイントとコツ
> - 術前より donor muscle の筋力増強訓練を行っておく．
> - 移行部の高い強度が得られる点で移行にあたっては骨付きで行われる場合が多いが，訓練前に移行方法の情報を得ておく．可能であれば手術見学を行うとよい．
> - 筋力増強の際には donor muscle のみでなく，手関節および手指伸筋も訓練の対象とし，より有効な効果を得るようにする．
> - 術後 8 週までに行う等尺性収縮は移行部に過剰な緊張が加わらないように，筋力をコントロールしながら行う．

D. Steindler 変法の場合の介入後評価のすすめかた

> - 術前，術後の肘屈曲の回復とそれに伴う能力障害（日常生活動作）の改善がどのようであるかを確認する．

- [ ] 術後 2 週以降：肘屈曲の他動関節可動域
- [ ] 術後 4 週以降：肘伸展の他動可動域，移行筋減張位での手関節，手指の自・他動関節可動域
- [ ] 術後 8 週以降：肘の自動関節可動域，移行筋の筋力（術前機能を含む）
- [ ] 術後 12 週以降：筋力（等運動筋力測定器の利用も可能），ADL テスト
- [ ] 必要に応じて DASH

E. 筋腱移行術（手関節伸展，母指・手指伸展再建）後介入のプロトコル

1. 津下法後のセラピー：1〜4 週

> - 術後 2〜3 日後から廃用予防として肩の自動・他動運動を行う．
> - この時期は移行腱縫合部が再断裂する危険性があるため，日常生活上での注意点についての説明も行う．

- [ ] 肩を安静にする三角巾などは使用させないようにし，内外旋を含めた肩の自動運動を行う．

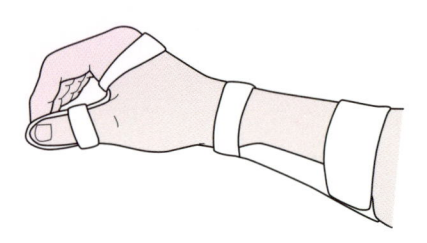

図9 術後4週からの安静固定用スプリント

2. 4週〜6週のセラピー

- シーネ固定を除去し，安静固定用のスプリント（図9）を作成し，装着を開始する．術後6週までは訓練時以外は終日固定とする．
- この時期では固定期間中に発生した拘縮の除去を行う．
- 再建機能の機能転換を円滑にするため，筋再教育を開始する．

- [ ] スプリントは手関節背屈30°，母指外転位，MP軽度屈曲位，IP過伸展位となるように作成する．
- [ ] スプリントを除去し，他動運動を行う．
- [ ] 再建機能についてたびたび説明を行い，新たな手関節・手指伸展がどのようにすればよいのか，十分に説明する．
- [ ] 移行前のdonor muscleの作用について説明しながら，同筋を単独収縮するように促進し，新たな運動様式を理解させる．
- [ ] 新たな機能についての理解が不十分な場合にはEBF装置を用いるとよい．
- [ ] 必用であれば瘢痕マッサージを開始する．
- [ ] 浮腫軽減目的にcoban（3M社製，自着性テープ）によるラッピングを行う．

3. 6週〜8週のセラピー

- この時期に術後固定が原因と考えられる著明な関節拘縮が残遺する場合は，正常可動域を獲得することが重要である．機能転換が不十分な場合は引き続き筋再教育を継続し，再建機能を有用なものとすることも重要なポイントとなる．

- [ ] 固定用スプリントは除去する．ただし8週までは夜間のみ装着する．
- [ ] 拘縮が著しい場合はダイナミックスプリントを利用する．
- [ ] 機能転換が不十分な場合はEBF装置を利用した筋再教育も継続するが，小物品を用いた軽作業を導入し，機能転換を促進してもよい．
- [ ] 軽い筋力増強訓練を開始する．
- [ ] 日常生活での軽い作業での使用を開始する．

4. 8週以降のセラピー

- 移行筋腱縫合部の抗張力は増大し，日常生活での使用には十分に耐えられる．ただし重作業での使用は12週までは控える．

- ☐ 重作業を除く日常生活での手の使用が可能である．
- ☐ 関節拘縮や筋力低下が残遺する場合には引き続き関節可動域訓練と筋力増強訓練を継続する．

津下法におけるよりよい訓練を行うためのポイントとコツ
- 術前より donor muscle に対して筋力増強訓練を行っておく．
- 訓練開始前に執刀医から移行腱の縫合強度の情報を得ておく．可能であれば手術見学を行うとよい．
- 筋再教育の際に，やみくもに力むだけでは円滑な機能転換が得られないことを理解しておく．

F．津下法の場合の介入後評価のすすめかた

- 術前，術後の手関節，手指伸展の回復とそれに伴う能力障害（日常生活動作）の改善がどのようであるかを確認する．

- ☐ 術後 4 週以降：肘以遠の自・他動関節可動域
- ☐ 術後 8 週以降：肘以遠の筋力（術前機能を含む）
- ☐ 術後 12 週以降：ADL テスト
- ☐ 必要に応じて DASH

G．神経移行術（第 5 頸神経根移行による肩・肘伸展再建）後介入のプロトコル

1．第 5 頸神経根→肩甲上神経，橈骨神経への移行術後のセラピー：1〜2 週

- 術後 1 週後から作業療法が開始される．
- 手術により神経移植を解して神経移行が行われており，縫合部に断裂をきたすような緊張が加わることはないが，肩関節が不安定であり，術直後より亜脱臼の予防が必要である．

- ☐ 術後はエアバッグを使用し，肩関節の亜脱臼を予防する．
- ☐ 抜糸後，棘上筋，棘下筋，上腕三頭筋への電気刺激（低周波または中周波）を開始する．刺激は最大上刺激とする．

2．2 週〜筋電図上で target muscle の回復確認までのセラピー

- この時期からは肩関節の拘縮の発生を予防する．
- target muscle の筋萎縮が進行するため，できる限り筋萎縮を予防す

> る．
> • 残存筋の筋力増強を開始する．

- ☐ 術後2〜3週で固定をエアバッグから金森式スリングに変更する．
- ☐ 肩関節の拘縮予防目的に亜脱臼に注意しながら他動運動を開始する．金森式スリングの継続的な装着により，容易に内旋拘縮を起こすため，外旋は積極的に行う．
- ☐ 僧帽筋，菱形筋などの肩甲骨周囲筋（可能であれば前鋸筋も）の筋力増強訓練を開始する．

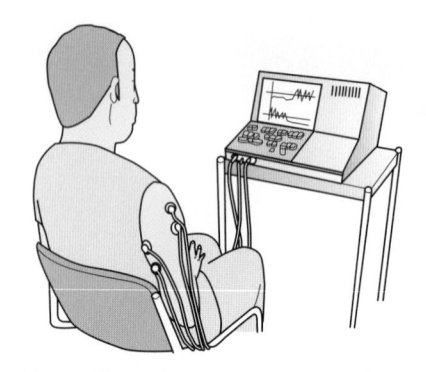

図10 筋電図バイオフィードバック装置による筋再教育

3. 筋電図上での回復確認後〜MMT2レベルまでのセラピー

> • この時期は target muscle の円滑な機能転換を促進する必要がある．

- ☐ 筋再教育を開始する．
- ☐ 棘上筋は深層に位置するため EBF 装置の利用が困難である．この場合両側性に肩外転を行うようにして訓練を行う．
- ☐ 棘下筋，上腕三頭筋には EBF 装置を利用する．
- ☐ 棘下筋と上腕三頭筋の同時収縮を認める場合は，EBF 装置の2チャンネルを利用し，分離収縮を学習させる（図10）．

4. MMT2レベル以降のセラピー

> • この時期では積極的な筋力増強をはかる．

- ☐ 筋再教育と平行して積極的な筋力増強訓練を行う．
- ☐ 肩関節の亜脱臼が認められなくなるまで金森式スリングは継続的に装着を行う．

> 第5頸神経根移行術におけるよりよい訓練を行うためのポイントとコツ
> • 訓練開始前に執刀医から移行神経の縫合緊張の情報を得ておく．可能であれば手術見学を行うとよい．
> • 棘下筋，上腕三頭筋の分離収縮の学習ははやくはじめるほど促進効果が高い．
> • 筋再教育の際に，やみくもに力むだけでは円滑な機能転換が得られないことを理解しておく．

H. 第5頸神経根移行術の場合の介入後評価のすすめかた

> - 術前，術後の肩関節，肘伸展の回復とそれに伴う能力障害（日常生活動作）の改善がどのようであるかを確認する．

- ☐ 術後4週以降：肩の関節可動域
- ☐ 筋電図で再神経支配確認後：筋電図 EMG による筋収縮
- ☐ 回復筋力が MMT2 レベル獲得後：筋力
- ☐ MMT4 レベル獲得後：等運動筋力測定器の利用も可能，ADL テスト
- ☐ 必要に応じて DASH

I. 神経移行（健側第7頸神経根移行による肩・肘伸展再建）術後介入のプロトコル

1. 健側第7頸神経根移行術（recipient nerve：肩甲上神経，上神経幹後束）：術後1〜筋電図上で target muscle の回復確認までのセラピー

> - 術後1週から作業療法が開始される．
> - 神経移行にあたっては血管柄付き神経移植が行われており，縫合部に過剰な緊張が加わることはないが，肩関節が不安定であり，術直後より亜脱臼を予防する必要がある．

- ☐ 術後4週間は三角巾などによって肩の亜脱臼を予防し，以後は金森式スリングに変更する．
- ☐ 健側の関節可動域訓練を開始する．ただし肩の90°以上の挙上を行うと痛みとしびれを訴える場合があるため，その場合には4週間は肩の挙上を90°以内にとめる．
- ☐ 健側の筋力増強訓練を開始する．特に肩内転，内旋，肘伸展，回内，手関節および手指伸展は積極的に行う．
- ☐ 肩の亜脱臼に注意しながら recipient 側の他動運動を開始する．
- ☐ 低周波または中周波を使用し，target muscle への電気刺激を開始する．筋力が MMT2 レベルに回復するまで継続して行う．

2. 筋電図上での回復確認後〜 MMT2 レベルまでのセラピー

> - この時期は target muscle の円滑な機能転換を促進する必要がある．

- ☐ 筋再教育を開始する．
- ☐ 棘下筋，三角筋，上腕三頭筋には EBF 装置を利用する．

☐ 棘下筋，三角筋，上腕三頭筋の同時収縮を認める場合は，EBF 装置の 2 チャンネルを利用し，分離収縮を学習させる．この際健側上肢の肩内転，内旋，肘伸展，回内，手関節および手指伸展に伴う筋収縮のうち，力の込め方の違いによって生じるわずかな筋収縮の差を target muscle 間と連動させるイメージで行うように指導する．

3. MMT2 レベル以降のセラピー

- この時期では積極的な筋力増強をはかる．

☐ 筋再教育と平行して積極的な筋力増強訓練を行う．
☐ 肩関節の亜脱臼が認められなくなるまで金森式スリングは継続的に装着を行う．

健側第 7 頸神経根移行術におけるよりよい訓練を行うためのポイントとコツ
- 訓練開始前に執刀医から移行神経の縫合緊張の情報を得ておく．可能であれば手術見学を行うとよい．
- donor 側の筋力増強は軸索の sprouting を促進すると考えられており，積極的に行う．
- 棘下筋，三角筋，上腕三頭筋の分離収縮の学習ははやくはじめるほど促進効果が高い．
- 筋再教育の際に，やみくもに力むだけでは円滑な機能転換が得られないことを理解しておく．

J. 健側第 7 頸神経根術の場合の介入後評価のすすめかた

- 術前，術後の肩関節，肘伸展の回復とそれに伴う能力障害（日常生活動作）の改善がどのようであるかを確認する．

☐ 術前：健側の運動，知覚機能（表 2）
☐ 術後翌日～（各週毎）：健側の神経脱落症状
☐ ほかの評価項目，時期については C5 神経根移行術に準ずる．

K. 神経移行（肋間神経移行による肘屈曲再建）術後介入のプロトコル

1. 肋間神経→筋皮神経（上腕二頭筋）移行術のセラピー：1〜4週

> - 術後2〜3日後から作業療法が開始される．
> - この時期では移行した肋間神経縫合部が断裂しないように注意深い介入が必要である．
> - 神経縫合部の緊張にもよるが，術後の患側上肢の管理方法について十分に説明を行い，患者の理解を深めることも重要である．

- □ 術後はエアバッグを使用し，肩外転60°，肘屈曲90°で固定し，移行した肋間神経を保護する．
- □ 固定外関節の関節可動域訓練を開始する．
- □ 抜糸後は筋萎縮予防目的に上腕二頭筋への電気刺激を開始する．刺激強度は最大上刺激とする．筋力がMMT2レベルに回復するまで継続して行う．
- □ 肩の過剰な屈曲，外転と伸展は移行した神経に過剰な緊張が加わることを説明し，就寝時には上腕部の下にクッションをおくなど，上肢の管理を徹底するように指導する．

2. 4週〜筋電図上での回復確認までのセラピー

> - この時期では移行した肋間神経を依然として保護されなければならず，引き続き患側上肢の管理を徹底する．また固定による拘縮の除去と筋萎縮予防に努める．

- □ 固定はエアバッグから金森式スリングに変更する．
- □ 肩の関節可動域訓練を開始する．金森式スリングを使用すると肩は常に内旋位固定となり，拘縮を発生しやすいため，特に外旋は積極的に行う．
- □ 手術記録や術者から神経縫合部に緊張が加わらない角度を確認し，肩の屈曲，外転，内外旋の関節可動域訓練を開始する．
- □ 肘の関節可動域訓練も開始するが，肘は−15°〜−20°以上の伸展を行わないように注意する．最終的にはこの角度で屈曲拘縮を発生させる．
- □ 術後10週以後は上腕二頭筋のsqueeze test（grasping pain）を行い知覚線維の再生を確認する．

表2　術前の健側の運動，知覚機能 1

Pre and Postoperative Assesment of CC7 Transection

Patient Name :　　　　　　　　　　　　　　　　　　Date of Op. :

*MOTOR

(1) Manual Muscle Testing

Date.		/	/	/	/	/	/	/	/	/	/	/
		Pre−op.	1d	3d	1w	2w	3w	1m	2m	3m	6m	1y
Shoulder	Flx.											
	Ext.											
	Abd.											
	Add.											
	Ext.rota.											
	Int.rota.											
Elbow	Flx.											
	Ext.											
Forearm	Pro.											
	Supi.											
Wrist	Flx.											
	Ext.											
Thumb	Flx.											
	Ext.											
	Abd.											
	Add.											
	Opp.											
Digits	EDC.											
	FDP/S											
	Abd.											
	Add											

(2) Force : kg

	Grasp											
	Key Pinch											
	3Jaw Chack											

(3) KIN-COM : Nm

Shoulder	Flx.	/	/	/	/	/	/	/	/	/	/	/
	Ext.	/	/	/	/	/	/	/	/	/	/	/
	Abd.	/	/	/	/	/	/	/	/	/	/	/
	Add.	/	/	/	/	/	/	/	/	/	/	/
	Ext.rota.	/	/	/	/	/	/	/	/	/	/	/
	Int.rota.	/	/	/	/	/	/	/	/	/	/	/
Elbow	Flx.	/	/	/	/	/	/	/	/	/	/	/
	Ext.	/	/	/	/	/	/	/	/	/	/	/
Forearm	Pro.	/	/	/	/	/	/	/	/	/	/	/
	Supi.	/	/	/	/	/	/	/	/	/	/	/
Wrist	Flx.	/	/	/	/	/	/	/	/	/	/	/
	Ext.	/	/	/	/	/	/	/	/	/	/	/

表2　術前の健側の運動，知覚機能2（つづき）

*SENSORY

(1) Numbness on the volar finger tip：(−)(±)(＋)(＋＋)(＋＋＋)

Date.		/	/	/	/	/	/	/	/	/	/	/
	Pre−op.	1d	3d	1w	2w	3w	1m	2m	3m	6m	1y
Thumb												
Index												
Middle												
Ring												
Little												

(2) Static 2PD on the volar finger tip

Thumb												
Index												
Middle												
Ring												
Little												

(3) Moving 2PD on the volar finger tip

Thumb												
Index												
Middle												
Ring												
Little												

(4) Semmes-Weinstein Monofilament test on the volar finger tip

Thumb												
Index												
Middle												
Ring												
Little												

(5) Deep Tendon Reflex

Biceps												
Triceps												
B.R												

observation：

Department of Rehabilitation, Ogori Daiichi General Hospital

3. 筋電図上での回復確認後〜MMT2レベルまでのセラピー

> • この時期は上腕二頭筋の円滑な機能転換を促進する必要がある．

☐ EBF装置を利用して筋再教育訓練を開始する．
☐ 筋再教育開始時は，深呼吸をして息ごらえしながら体幹をやや前屈，回旋させ，胸に力をこめるように指導する．
☐ この時期は電気刺激による筋萎縮予防は継続する．

4. MMT2レベル以降のセラピー

> • この時期では積極的な筋力増強をはかる．

☐ 徒手抵抗や重錘バンドを利用した筋力増強訓練を開始する．
☐ 筋持久力の改善を目的とした持続収縮訓練も追加して行う．
☐ 肘の伸展が−15°〜−20°でとまるようになればスリングは除去してもよい．
☐ この時期でも移行神経を保護することや，無感覚ゆえの外傷，熱傷についても再三説明を行い，患側上肢の管理を徹底させる．

> 肋間神経移行術におけるよりよい訓練を行うためのポイントとコツ
> • 訓練開始前に，執刀医から移行神経の縫合緊張と縫合部に緊張が加わる肩の挙上角度の情報を得ておく．可能であれば手術見学を行うとよい．
> • 肘の自動屈曲時には回外位を呈すが，筋力増強訓練は回内位でも行うとよい．

L. 肋間神経移行術の場合の介入後評価のすすめかた

> • 術前，術後の手関節，手指の回復とそれに伴う能力障害（日常生活動作）の改善がどのようであるかを確認する．

☐ 術後4週以降：肘の関節可動域
☐ 術後10週以降：上腕二頭筋のsqueeze test（grasping pain）．
☐ 筋電図で再神経支配確認後：EMGによる筋収縮
☐ 回復筋力がMMT2レベル獲得後：筋力
☐ MMT4レベル獲得後：等運動筋力測定器による筋力，ADLテスト
☐ 必要に応じてDASH

M. 神経移行（Oberlin 法による肘屈曲再建）術後介入のプロトコル

1. Oberlin 法後のセラピー：1〜3 週

- 術後 2〜3 日後より作業療法は開始される．
- この時期では固定外関節の拘縮予防と上腕二頭筋の筋萎縮予防，残存筋の筋力増強に主眼がおかれる．

☐ 肘は屈曲 90°で固定される．
☐ 肩機能が喪失している場合は三角巾またはスリングを使用して亜脱臼を予防する．
☐ 前腕より末梢の関節可動域訓練および筋力増強訓練を開始する．
☐ 抜糸後より上腕二頭筋への電気刺激を開始する．刺激強度は最大上刺激とする．筋力が MMT2 レベルに回復するまで継続して行う．

2. 3 週〜筋電図上での回復確認までのセラピー

- 本術式では，肩の関節可動域訓練を行っても移行した神経に過剰な緊張が加わることはない．したがってこの時期より肩の積極的な関節可動域訓練が可能である．

☐ 固定は金森式スリングに変更し，徐々に肘の伸展角度を改善させる．
☐ 肩の関節可動域訓練を開始する．金森式スリングを使用すると肩は常に内旋位固定となり，拘縮を発生しやすいため，特に外旋は積極的に行う．
☐ 肘の関節可動域訓練も開始するが，肘は −15°〜−20°以上の伸展を行わないように注意する．最終的にはこの角度で屈曲拘縮を発生させる．

3. 筋電図上での回復確認後〜MMT2 レベルまでのセラピー

- この時期は上腕二頭筋の円滑な機能転換を促進する必要がある．

☐ EBF 装置を利用して筋再教育訓練を開始する．
☐ 筋再教育開始時は，手関節の屈曲と尺屈に伴う筋収縮を行うように指導する．
☐ 回復筋力に合わせ，EBF 装置の設定を徐々にあげていく．

4. MMT2 レベル以降のセラピー

> - この時期では積極的な筋力増強をはかる．

- ☐ 徒手抵抗や重錘バンドを利用した筋力増強訓練を開始する．
- ☐ 筋持久力の改善を目的とした持続収縮訓練も追加して行う．
- ☐ 肘の伸展が−15°〜−20°でとまるようになればスリングは除去してもよい．

> Oberlin法におけるよりよい訓練を行うためのポイントとコツ
> - 訓練開始前に執刀医から移行神経の縫合緊張の情報を得ておく．可能であれば手術見学を行うとよい．
> - 肘の自動屈曲時には回外位を呈すが，筋力増強訓練は回内位でも行うとよい．

N. Oberlin 法の場合の介入後評価のすすめかた

> - 術前，術後の手関節，手指の回復とそれに伴う能力障害（日常生活動作）の改善がどのようであるかを確認する．

- ☐ 術前：手関節屈曲と尺屈筋力，尺骨神経領域の知覚
- ☐ 術後翌日〜（各週毎）：手関節屈曲と尺屈筋力，尺骨神経領域の知覚
- ☐ ほかは肋間神経移行術に準ずる．

O. 遊離筋肉移植術（肘屈曲・手指伸展再建）後介入のプロトコル

1. DFMT 法 1st stage 後のセラピー 2 週〜4 週

> - 術後1週間，移植筋のモニタリングにて血行が安定しており，末梢の腱縫合が 2weave 以上で interlacing suture（編み込み縫合）が行われた症例では 2 週より作業療法が開始される．
> - この時期での最大の目的は移植筋末梢の腱縫合部の癒着の予防と筋萎縮の予防である．
> - 1 日に 1 回，肘部で移植筋に圧迫を加え，他動的に縫合部を滑走させる．

- ☐ 固定をシーネから良肢位保持用のスプリントに変更する．
- ☐ エアバッグとスプリントにより，肩外転 60°，肘屈曲 90°，手関節中間位，MP 屈曲 45°〜60°，IP 伸展位または軽度屈曲位とし，作業療法時

以外では移植筋は保護される．
- [ ] 移植筋の緊張を取り除いた状態で肘屈曲と手指の関節可動域訓練を開始する．
- [ ] 関節可動域訓練後，肘屈曲90°，手関節中間位，手指を愛護的屈曲位に保持して，肘部で移植筋に圧迫を加え，他動的に腱を滑走させて手指伸展を行う．これは移植筋の筋力がMMT2レベルに回復するまで継続して行う（図11）．
- [ ] 抜糸後は移植筋への電気刺激を開始する．移植筋は無感覚のため，刺激強度には十分に注意し，やけどを予防する．移植筋の筋力がMMT2レベルに回復するまで継続する．
- [ ] 患側上肢の管理について十分な説明を行い，移植筋に対する保護の説明を再三行う．

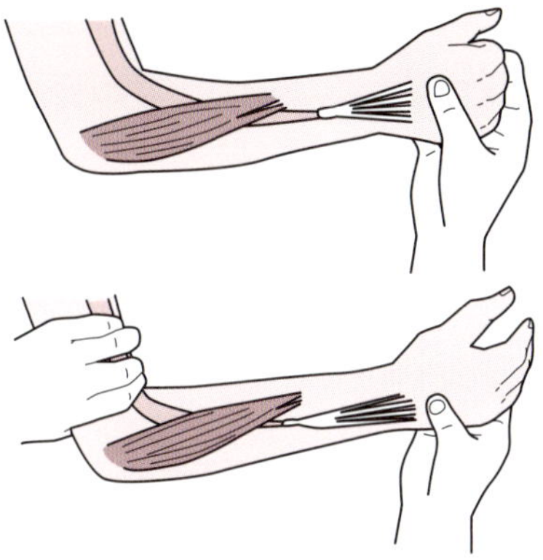

図11 DFMT 1st stage 後の他動的腱滑走訓練

2. 4週〜8週のセラピー

- この時期では移植筋末梢の縫合部の抗張力は増大し，徐々に肘の他動伸展が行える．
- 固定による肩甲骨の可動性の低下と筋力低下に対し訓練を開始できる．

- [ ] 術後8週までに肘伸展は−50°前後までには改善しておく．
- [ ] エアバッグ上での肘の固定角度も徐々に伸展させておく．
- [ ] 手指の他動屈曲は手掌─指尖間距離（Tip-palmer distance：TPD）0cmにさせる．
- [ ] 肩甲骨のモビライゼーションと肩甲骨周囲筋の筋力増強訓練を開始する．

3. 8週から筋電図上での回復確認までのセラピー

- この時期では移植筋縫合部の抗張力はさらに増大する．固定により移植筋のmyostatic contracture（安静による筋の短縮）により肘伸展が困難な場合には積極的な肘伸展を行う．

- [ ] 肩から肘の固定はエアバッグから金森式スリングへと変更する．
- [ ] 金森式スリングの肘角度は徐々に増大し，最終的には肘伸展−30°となるようにする．
- [ ] 肩の60°までの屈曲，外転と外旋の関節可動域訓練を開始する．
- [ ] 患側上肢の管理について再度説明を行う．

4. 筋電図上での回復確認後〜MMT2レベルまでのセラピー

- この時期は移植筋の円滑な機能転換を促進する必要がある．

☐ EBF装置を利用した筋再教育訓練を開始する．
☐ 開始にあたっては肩甲骨の内転に伴う筋収縮を行うよう指導する．
☐ 回復筋力に合わせ，EBF装置の設定を徐々にあげていく．

5. MMT2レベル回復後のセラピー

- この時期では移植筋の積極的な筋力増強を行い，日常生活での患側上肢の使用を促進する

☐ 肩の亜脱臼がなく，肘の伸展が−30°でとまっていれば金森式スリングは除去する．
☐ 手関節固定術が施行されるまではスプリントの使用は継続する．
☐ 徒手抵抗や重錘バンドを利用した積極的な筋力増強訓練を行う．
☐ 筋持久力の改善を目的とした持続収縮訓練も追加して行う．
☐ 日常生活でも患側上肢でバッグを保持するなど，患側上肢の使用を促進する．

DFMT法1st stageにおけるよりよい訓練を行うためのポイントとコツ
- 訓練開始前に執刀医から移植筋腱の縫合緊張と強度の情報を得ておく．可能であれば手術見学を行うとよい．
- 肩甲骨周囲筋，特に肩甲骨内転の筋力増強は軸索のsproutingを促進すると考えられており，術後4週以降は積極的に行う．
- 移植筋への圧迫による手指伸展は，MP〜DIPまでの3つの関節の総和が最低でも30°以上となるように行う．

P. DFMT法1st stageの場合の介入後評価のすすめかた

- 術前，術後の肘，手指伸展の回復とそれに伴う能力障害（日常生活動作）の改善がどのようであるかを確認する．

☐ 術後2週以降：移植筋の圧迫による手指関節可動域
☐ 術後4週以降：肘伸展の他動可動域
☐ 筋電図で再神経支配確認後：EMGによる筋収縮
☐ 回復筋力がMMT2レベル獲得後：肘屈曲，手指伸展筋力
☐ MMT4レベル獲得後：等運動筋力測定器による肘屈曲筋力，ADLテ

スト
☐ 必要に応じて DASH

Q. 遊離筋肉移植術（手指屈曲再建）後介入のプロトコル
1. DFMT 法 2nd stage 後のセラピー 2 週〜4 週

- 術後1週間，移植筋のモニタリングにて血行が安定しており，末梢の腱縫合が2weave以上でinterlacing sutureが行われた症例では2週より作業療法が開始される．
- この時期での最大の目的は，移植筋末梢の腱縫合部の癒着の予防と筋萎縮の予防である．
- 1日に1回，肘部で移植筋に圧迫を加え，他動的に腱縫合部を滑走させる．

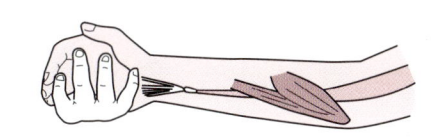

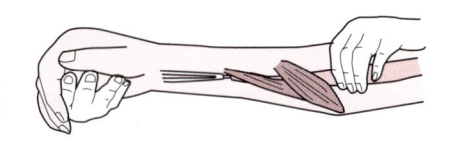

図 12　DFMT 2nd stage 後の他動的腱滑走訓練

☐ 移植筋の緊張を取り除いた状態で肘屈曲と手指の関節可動域訓練を開始する．
☐ 関節可動域訓練後，肘屈曲90°，手関節中間位，手指を愛護的他動伸展位に保持して，肘部で移植筋に圧迫を加え，他動的に腱を滑走させて手指屈曲を行う．これは移植筋の筋力がMMT2レベルに回復するまで継続して行う（図12）．
☐ 上記以外は1st stage後に準じて行う．

2. 4 週〜8 週のセラピー

- この時期では移植筋末梢の縫合部の抗張力は増大し，徐々に肘の他動伸展が行える．
- 固定による肩甲骨の可動性の低下と筋力低下に対し訓練を開始できる．

☐ 手指の他動伸展はMP伸展-30°，IP完全伸展が同時に行えるまで改善させておく．
☐ 上記以外は1st stage後に準じて行う．

3. 8 週から筋電図上での回復確認までのセラピー
☐ 1st stage後に準じて行う．
☐ 術後12週以降は移植筋のsqueeze test（grasping pain）を行って知覚線維の再生を検査する．

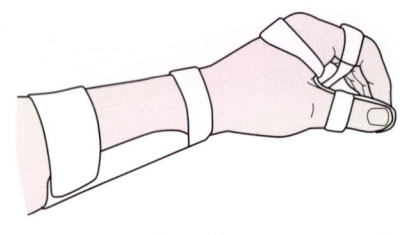

図13 MPの伸展ブロック付きスプリント

4. 筋電図上での回復確認後〜MMT2レベルまでのセラピー

- この時期は移植筋の円滑な機能転換を促進する必要がある．
- 一たん，移植筋が同時収縮を起こす習慣が身につくと，後に分離することが困難となる場合もあるため，早期より分離収縮を学習させる必要がある．

☐ EBF装置を利用した筋再教育訓練を開始する．
☐ 筋再教育開始時は，深呼吸をして息ごらえしながら体幹をやや前屈，回旋させ，胸に力をこめるように指導する．
☐ 第2移植筋の単独での筋再教育訓練に平行して，第1移植筋と同時収縮を起こさないよう，EBF装置の2チャンネルを使用して，移植筋の交互収縮も学習させる．
☐ 上記以外は1st stage後に準じて行う．

5. MMT2レベル回復後のセラピー

- この時期では移植筋の積極的な筋力増強を行い，日常生活での患側上肢の使用を促進する．

☐ スプリントは良肢位保持のものからMP伸展が−30°以上の伸展が行えないもの（図13）に変更し，積極的な手指の自動運動を行うようにする．
☐ 小物品の把持訓練や両手での重量物のリフティングなど，獲得された手指機能を積極的に使用する作業を導入する．
☐ 患側上肢を利用した机上での物品の押さえ，体幹と患側上肢でのarm trunk prehension（上肢—体幹物体把持）など，再建機能の応用動作を導入した訓練も実施する．
☐ 上記以外は1st stage後に準じて行う．

DFMT法 2nd stageにおけるよりよい訓練を行うためのポイントとコツ
- 訓練開始前に執刀医から移植筋腱の縫合緊張と強度の情報を得ておく．可能であれば手術見学を行うとよい．
- 移植筋への圧迫による手指屈曲は，MP〜DIPまでの3つの関節の総和が最低でも30°以上となるように行う．

R. DFMT法 2nd stageの場合の介入後評価のすすめかた

- 術前，術後の肘，手指屈曲の回復とそれに伴う能力障害（日常生活

動作）の改善がどのようであるかを確認する.

- ☐ 術後2週以降：移植筋の圧迫による手指関節可動域
- ☐ 術後4週以降：肘伸展の他動可動域
- ☐ 術後12週以降：移植筋の squeeze test（grasping pain）.
- ☐ 筋電図で再神経支配確認後：EMGによる筋収縮
- ☐ 回復筋力がMMT2レベル獲得後：肘屈曲, 手指伸展筋力
- ☐ MMT4レベル獲得後：等運動筋力測定器による肘屈曲筋力, ADLテスト
- ☐ 必要に応じてDASH

S. 手関節固定術後の介入のプロトコル

1. 手関節固定術後のセラピー：1～6週

- 術後2～3日から作業療法が開始される.
- 手関節は背側に皮切を加えてプレート固定されるため, 同部での伸筋腱の癒着を予防することが重要となる.
- 手指を他動的に最大屈曲位に保持し, 次いで自動伸展を行わせ, 伸筋腱を最大限滑走させる.
- セルフエクササイズとして, 日中は1時間ごとに15～20回の自動運動を行わせる.

- ☐ 術後の厚い包帯から薄い包帯にかえる.
- ☐ 固定性が不十分な症例には掌側支持のカックアップスプリントを作成する.
- ☐ 手指の他動運動を行う.
- ☐ 伸筋腱が最大に滑走するよう自動運動を行う.
- ☐ 浮腫軽減のための Coban（3M社製）によるラッピングを行うこともできる.
- ☐ セルフエクササイズについて説明を行う. ①自身の反対側の手で患側上肢の手指を完全屈曲位に保持し, その位置から自動伸展を行わせる. ②回数は15～20回を1セットとし, 就寝まで1時間ごとに行う.

2. 6週からのセラピー

- この時期では骨癒合も良好となっており, 日常生活での使用にも十分に耐えうる.

☐ スプリントは終日除去される．
☐ ほかの再建機能を利用し，患側上肢の積極的な使用を促進する．

> 手関節固定術におけるよりよい訓練を行うためのポイントとコツ
> - 訓練開始前に執刀医から固定状態と剥離操作を行った腱の状態についての情報を得ておく．可能であれば手術見学を行うとよい．
> - 一般に行う腱剥離術後とは異なるが，頻回に自動運動を行って癒着を予防する．

T. 手関節固定術の場合の介入後評価のすすめかた

> - 術前，術後の手関節効果が与える手指機能の影響とそれに伴う能力障害（日常生活動作）の改善がどのようであるかを確認する．

☐ 作業療法開始時：手指の関節可動域
☐ 術後6週：手指屈伸の筋力，ADLテスト
☐ 必要に応じてDASH

U. 手指MP関節関節包縫縮術後介入のプロトコル

1. 1週～6週のセラピー

> - 術後2～3日後より作業療法は開始される．
> - この時期は縫縮した関節包の保護と，同部での屈筋腱の癒着の予防が重要である．
> - 手指IP関節を他動的に最大伸展位で保持し，次いで自動屈曲を行わせ，屈筋腱を最大限滑走させる．
> - セルフエクササイズとして，日中は1時間ごとに15～20回の自動運動を行わせる．

☐ 縫縮した関節包を保護するためにshort armのMP伸展制限付きスプリント（図13）を作成する．
☐ 術後の厚い包帯から薄い包帯にかえる．
☐ スプリント装着下で手指の他動運動を行う．
☐ 屈筋腱が最大に滑走するよう自動屈曲を行う．
☐ 浮腫軽減のためのCobanによるラッピングを行う．
☐ セルフエクササイズについて説明を行う．①自身の反対側の手で患側上肢の手指IPを完全伸展位に保持し，その位置から自動屈曲を行わせる．②回数は15～20回を1セットとし，就寝まで1時間ごとに行う．

2. 6〜12週のセラピー

> - この時期では縫縮した関節包の強度は十分ではないため，依然として保護が必要である．

- [ ] スプリントは前腕部を切除してもよいが，MPの伸展制限は術後12週までは継続して装着する．
- [ ] ほかの再建機能を利用し，患側上肢の積極的な使用を促進する．

3. 12週以降のセラピー

> - この時期では縫縮した関節包の強度は，日常生活での使用に耐えられるまでとなっている．

- [ ] MP関節の伸展が−30°以上にならなければ，スプリントは除去する．
- [ ] 日常生活での積極的な使用を促進する．

> 手指MP関節関節包縫縮術におけるよりよい訓練を行うためのポイントとコツ
> - 訓練開始前に執刀医から縫縮した関節包の状態，禁忌となる伸展角度の情報を得ておく．可能であれば手術見学を行うとよい．
> - 術後はスプリントによってMPの伸展を予防するが，術後早期から積極的な手指の自動屈伸を行って，関節包縫縮効果が最大となるように努める．

V. 手指MP関節関節包縫縮術の場合の介入後評価のすすめかた

> - 術前，術後の手指機能の回復とそれに伴う能力障害（日常生活動作）の改善がどのようであるかを確認する．

- [ ] 作業療法開始時：手指の関節可動域（MP関節の他動伸展は測定しない），筋力
- [ ] 術後12週：手指MP関節の他動伸展，ADLテスト
- [ ] 必要に応じてDASH

W. 手指 IP 関節固定術後介入のプロトコル

1. 1）1 週～6 週のセラピー

- 術後 2～3 日後より作業療法は開始される．
- 固定が強固であればスプリントを作成する必要はない．
- MP 関節の自・他動運動を積極的に行い，関節固定の効果を最大限得るようにする．
- セルフエクササイズとして，日中は 1 時間ごとに 15～20 回の自・他動運動を行わせる．

☐ 術後の厚い包帯から薄い包帯にかえる．
☐ MP 関節の他動運動を行った後，自動屈伸を行う．
☐ 浮腫軽減のための Coban によるラッピングを行うこともできる．
☐ セルフエクササイズについて説明を行う．①自身の反対側の手で患側上肢の手指 MP 関節の他動運動を行った後，自動屈伸を行わせる．②回数は 15～20 回を 1 セットとし，就寝まで 1 時間ごとに行う．

2. 6 週からのセラピー

- この時期では骨癒合も良好となり，日常生活での使用に耐えうる．

☐ MP 関節屈伸の筋力増強を開始する．
☐ 日常生活での患側上肢の積極的な使用を促進する．

手指 IP 関節固定術におけるよりよい訓練を行うためのポイントとコツ
- 訓練開始前に執刀医から縫縮した固定性の情報を得ておく．可能であれば手術見学を行うとよい．
- 術後は積極的な手指の自動屈伸を行って，術後早期から関節固定の効果が最大となるように努める．

X. 手指 MP 関節関節包縫縮術の場合の介入後評価のすすめかた

- 術前，術後の手指機能の回復とそれに伴う能力障害（日常生活動作）の改善がどのようであるかを確認する．

☐ 作業療法開始時：手指の関節可動域
☐ 術後 6 週：手指屈伸の筋力
☐ 術後 12 週：手指 MP 関節の他動伸展，ADL テスト

☐ 必要に応じて DASH

5 まとめ

☐ 腕神経叢損傷では損傷程度，高位レベル，麻痺のタイプ，年齢によって術式が決定され，再建には数回の手術が行われることもまれではない．したがって各術式におけるセラピーを継続しながら，追加手術のセラピーを行わなければならず，場合によっては相反する目的の訓練を行わなければならない場合もある．きわめて専門性の高い治療技術となる．

☐ 各術式のバイオメカニクスについての知識をもとに，再建機能が最大の効果を発揮するよう，プロトコルに沿って治療をすすめていくことが重要である．

☐ 治療成績は個体差によって左右されるが，長期にわたる治療期間内は，患者の話を傾聴し，よき理解者またはアドバイザーとなって，患者自身のモチベーションを維持していくことも重要である．

文献

1) 津下健哉：私の手の外科―手術アトラス，第3版，南江堂，1995
2) Chuang DCC, Cheng SL, Wei FC, et al.: Clinical evaluation of C7 transection: 21 patients with at least 2 year's follow-up. Br J Plast Surg, 51: 285-290, 1998
3) 服部泰典，土井一輝，藤真太郎 他：腕神経叢損傷機能再建術における健側第7神経根移行術の経験．日手会誌，18: 213-217, 2001
4) Oberlin C, Beal D, Leechavengvongs S, et al, Nerve transfer to biceps muscle using a part of ulnar nerve for C5-C6 avulsion of brachial plexus: Anatomical study and report of four cases. J Hand srug, 19-A: 232-237, 1994
5) Doi K, Muramatsu K, Hattori Y, et al.: Restoration of prehension with the double free muscle technique following complete avulsion of brachial plexus. J Bone Joint Surg, 82-: 652-666, 2000
6) 仲木右京，椎名喜美子：腕神経叢損傷のリハビリテーション，原 徹也（編），腕神経叢損傷診療マニュアル，全日本病院出版会，247-256, 1995
7) 志水宏行，椎名喜美子：腕神経叢損傷に対する作業療法，OTジャーナル 37: 365-370, 2003
8) 土井一輝，渡邊政男：遊離筋肉移植術のリハビリテーション．MB Med Reha, 44: 1-8, 2004
9) 渡邊政男，土井 輝：末梢神経障害のリハビリテーション．MB Med Reha, 67: 72-79, 2006

（渡邊政男）

18 末梢神経損傷に対する作業療法

> **View Point**
> - 末梢神経の構造を理解する．
> - 末梢神経の損傷形態・程度分類，およびそれによる回復予後を理解する．
> - 末梢神経損傷による障害のメカニズムを理解する．
> - 評価の意義を理解し，的確な訓練・装具を導入する．

1 はじめにおさえておくべきこと

- 末梢神経の構造．

☐ 末梢神経の模式図を図1に示す．
☐ 末梢神経には有髄神経と無髄神経がある．
☐ 有髄神経は軸索が髄鞘（ミエリン鞘）におおわれ，絶縁体である髄鞘を跳躍する電導（跳躍電導）が起きるため神経電導速度ははやい．
☐ 無髄神経は軸索が数本束になりシュワン細胞に囲まれている．跳躍電導がないため有髄神経と比べて神経伝導速度は遅い．
☐ 有髄神経および無髄神経の複数本が神経周膜におおわれて神経束を構成し，神経束複数本が神経上膜に囲まれて末梢神経が構成されている．

- 末梢神経の損傷の程度分類．

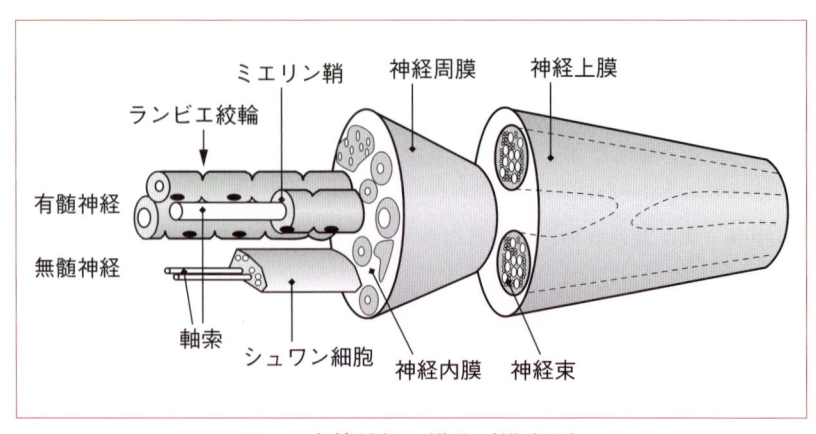

図1 末梢神経の構造（模式図）

表1 末梢神経の機能損傷分類

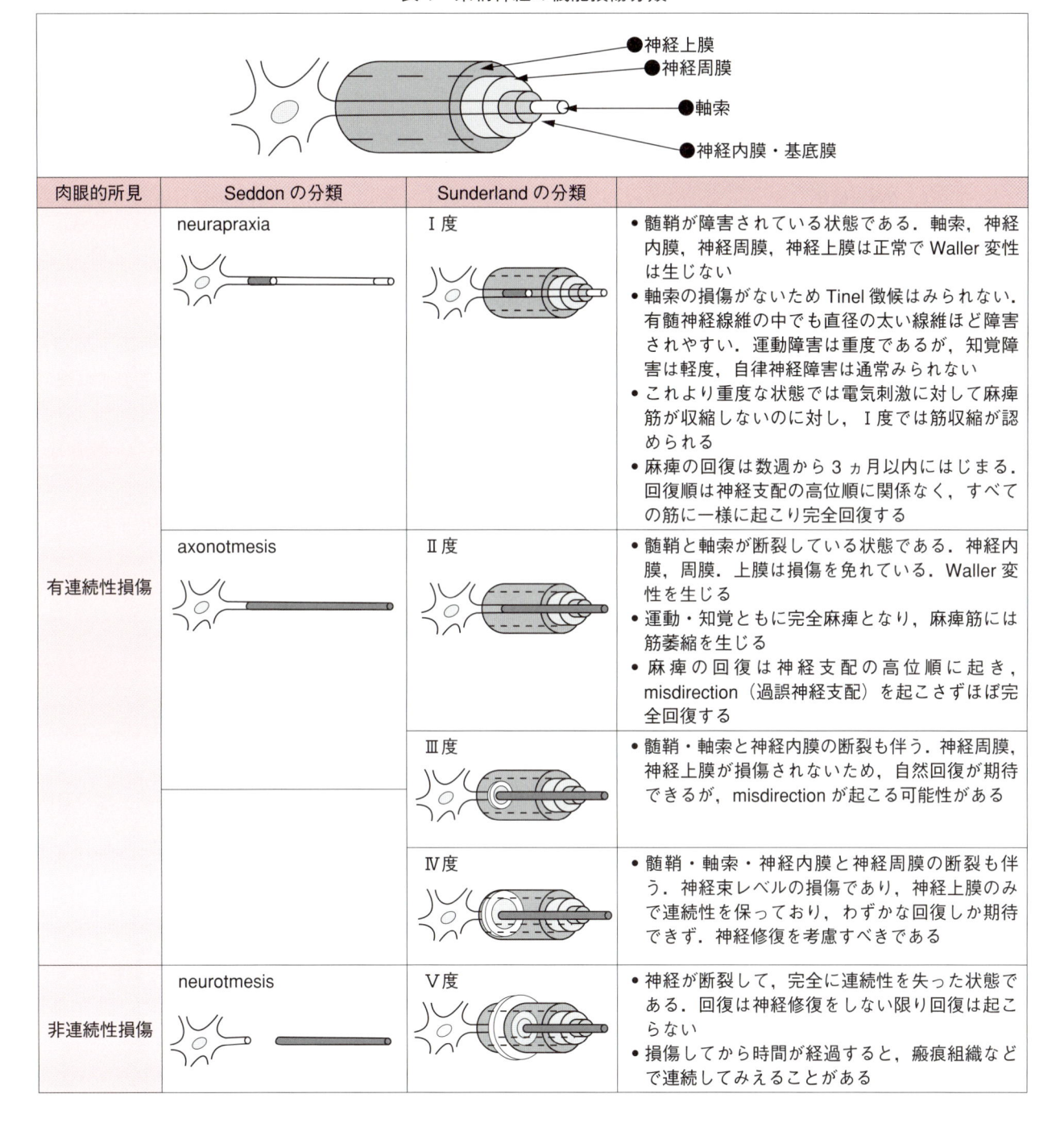

肉眼的所見	Seddonの分類	Sunderlandの分類	
有連続性損傷	neurapraxia	Ⅰ度	・髄鞘が障害されている状態である．軸索，神経内膜，神経周膜，神経上膜は正常でWaller変性は生じない ・軸索の損傷がないためTinel徴候はみられない．有髄神経線維の中でも直径の太い線維ほど障害されやすい．運動障害は重度であるが，知覚障害は軽度，自律神経障害は通常みられない ・これより重度な状態では電気刺激に対して麻痺筋が収縮しないのに対し，Ⅰ度では筋収縮が認められる ・麻痺の回復は数週から3ヵ月以内にはじまる．回復順は神経支配の高位順に関係なく，すべての筋に一様に起こり完全回復する
	axonotmesis	Ⅱ度	・髄鞘と軸索が断裂している状態である．神経内膜，周膜，上膜は損傷を免れている．Waller変性を生じる ・運動・知覚ともに完全麻痺となり，麻痺筋には筋萎縮を生じる ・麻痺の回復は神経支配の高位順に起き，misdirection（過誤神経支配）を起こさずほぼ完全回復する
		Ⅲ度	・髄鞘・軸索と神経内膜の断裂も伴う．神経周膜，神経上膜が損傷されないため，自然回復が期待できるが，misdirectionが起こる可能性がある
		Ⅳ度	・髄鞘・軸索・神経内膜と神経周膜の断裂も伴う．神経束レベルの損傷であり，神経上膜のみで連続性を保っており，わずかな回復しか期待できず．神経修復を考慮すべきである
非連続性損傷	neurotmesis	Ⅴ度	・神経が断裂して，完全に連続性を失った状態である．回復は神経修復をしない限り回復は起こらない ・損傷してから時間が経過すると，瘢痕組織などで連続してみえることがある

☐ 末梢神経損傷の程度の分類は，SeddonによるものとSunderlandによるものがある（表1）．

☐ Seddonの分類のneurapraxia（一過性神経不動化）は，SunderlandのⅠ度に相当する．

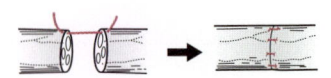

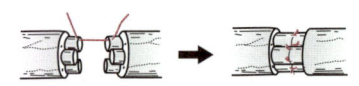

a. 神経上膜縫合[1]
b. 神経束縫合[1]
c. ケーブル神経移植[2]
d. 神経束間移植[3]

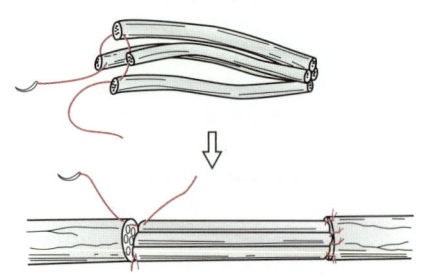

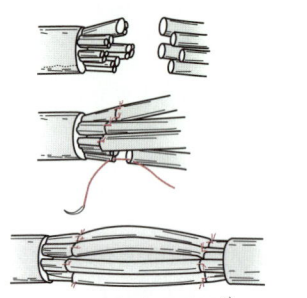

図2　神経修復法

- [ ] Seddonの分類のaxonotmesis（軸索断裂）は，Sunderlandの分類のⅡ度に相当する．
- [ ] Seddonの分類のneurotmesis（神経断裂）は，Sunderlandの分類のⅤ度に相当する．
- [ ] Seddonのneurapraxia・axonotmesisおよびSunderlandの分類のⅠ度からⅣ度は目視的に連続性が保たれている有連続性損傷である．
- [ ] SeddonのneurotmesisおよびSunderlandのⅤ度は目視的に連続性が断たれている非連続性損傷である．

- 末梢神経に対する修復法および手術．

- [ ] 末梢神経損傷でSunderlandの分類のⅣ・Ⅴ度の場合は，神経の修復手術が行われる．
- [ ] 神経の欠損がなく，そのまま縫合しても緊張が高くならない場合は，切断端の端々縫合がされる．
- [ ] 端々縫合には神経上膜縫合と神経束縫合がある（図2a，b）．
- [ ] 神経の欠損があり，かつそのまま縫合すると緊張が高い場合，神経移植が行われる（図2c，d）．

- 末梢神経の回復過程．

- [ ] 末梢神経損傷後の回復は，前出のSunderland分類の損傷程度により異なる．
- [ ] Ⅰ度では，数週から3ヵ月以内にはじまる．回復順は神経支配の高位順に関係なく，すべての筋に一様に起こり完全回復する．
- [ ] Ⅱ度以上では，損傷部位以遠の軸索にWaller変性を生じる．

メモ　Waller変性
・切断された末梢神経線維の切断部遠位側の髄鞘・軸索が変性・破壊消滅する現象のことである．この変化は線維の径が細い方がはやく，大きな径になるほど遅い．約2週間で完成する．

- [ ] Waller変性完成後，Ⅱ度・Ⅲ度の損傷では，initial delay（初期遅延）を経て軸索再生が損傷部位遠位に向けておきる．軸索再生の速度は1日につき1～2mmである（図3）．

メモ　initial delay（初期遅延）
・神経損傷部の関門を軸索が通過するのに約1週間かかる．

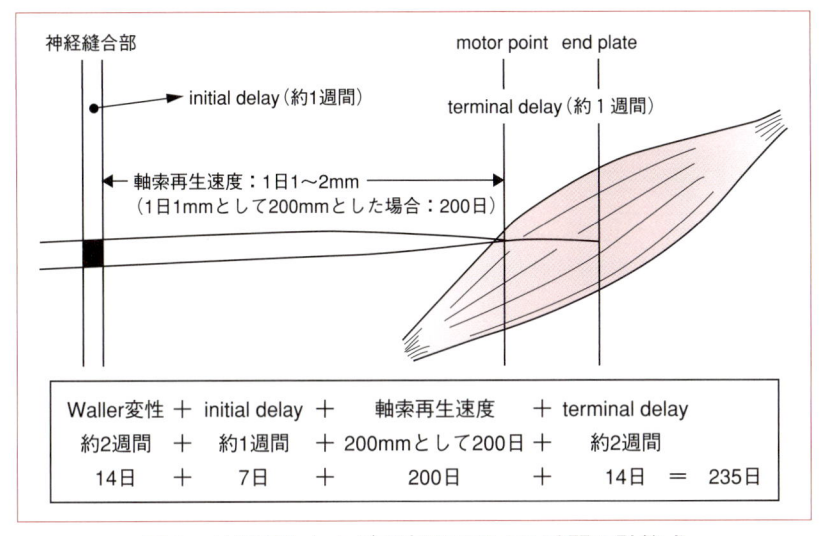

図3 神経再生および再支配に要する時間の計算式

> **メモ** 軸索再生速度
>
> ・神経損傷部から標的筋の神経筋接合部までの距離を軸索再生の速度（1～2 mm／day）で計算すると大まかな再支配までの日数がわかる．
> ・軸索再生速度は一様でなく，下記の「●末梢神経修復後の回復予後に影響する因子」に記した内容で変化を生ずる．

> **メモ** terminal delay（終末遅延）
>
> ・再生軸索が神経筋接合部の筋終板へと取り込むのにかかる時間，約1週間を要する．

☐ Ⅳ度・Ⅴ度の損傷では，神経修復術がされてから initial delay を経て軸索再生が損傷部位遠位に向けておきる．

☐ 軸索再生が順調に起きているか否かの評価は，損傷神経に知覚神経が含まれていれば Tinel 徴候で確認することができる．損傷神経に知覚神経が含まれていない場合は経時的な筋力評価（徒手筋力検査）により，筋の回復の高位を評価して確認できる．

> **メモ** Tinel 徴候
>
> ・知覚神経の軸索再生の確認する方法である．再生過程の軸索の先端は髄鞘におおわれておらず，刺激に対して過敏である．各神経の走行に沿って末梢側から中枢方向に三角ハンマーで叩くと固有知覚領域に放散痛を訴える部位がある．その部位が軸索再生の先端である．この位置を継時的に記録しておく．その部位が1日1～2 mm の速度で末梢へ前進していれば順調な回復が得られていると考えてよい（図4）．

●末梢神経修復後の回復予後に影響する因子．

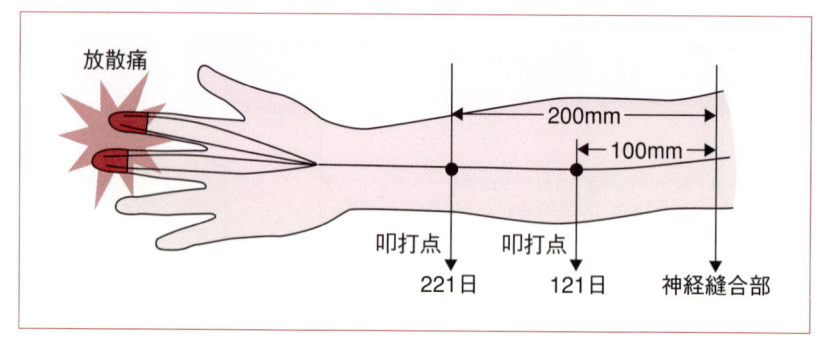

図4 Tinel徴候（正中神経の場合）

（軸索再生速度を1日1mmとする）

- misdirection（過誤神経支配）：神経再生時に元来その神経線維が支配していた器官でない別の器官を支配する現象．運動と知覚・知覚と自律神経との間，運動神経間・知覚神経間でも起こる．
- 高位損傷：①障害される量・範囲ともに大きくなる．②神経再生速度と筋・知覚受容器までの距離が長い高位損傷ほど回復に時間を要し，神経の再生が順調であったとしても脱神経状態で放置される．そのため，損傷部位が中枢側であるほど，遠位の筋は長期間脱神経状態となり変性がおきる可能性が高くなり，機能の再獲得は困難となる．
- 知覚受容器も同様で放置されることにより萎縮・消失し機能の再獲得が難しくなる．
- 年齢：若年者ほど良好とされる．
- 受傷から縫合までの時間：短期間ほど良好とされる．
- 周辺組織の合併損傷なども瘢痕・癒着などが神経再生を阻害する可能性を高くする．

2 介入前評価のポイントと実際

- 末梢神経損傷に対する評価と意義．

- 末梢神経縫合後の評価は，現状の把握はもちろん，状況に応じた訓練を導入するためにも適宜行わなければならない．
- Tinel徴候により，図4の基準に合致しているか否かで，軸索再生が順調か否かの判断ができる．
- その前進が認められない場合は，なんらかの軸索再生の阻害因子があると考え，神経剥離術（図5）や神経移植術（図2c，d）などの手術を検討する．

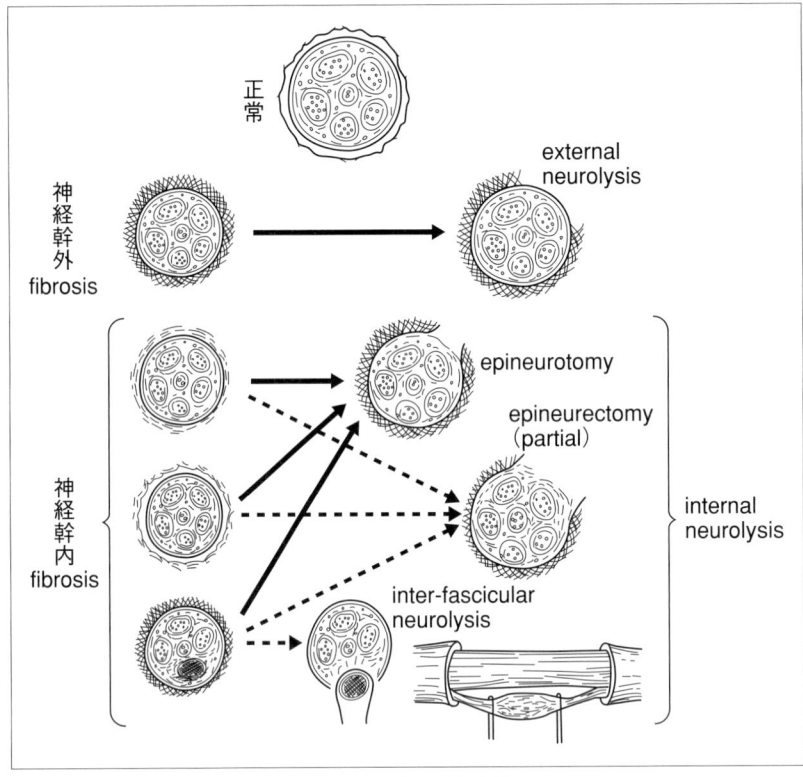

図5 神経剥離術[4]

1. 運動機能評価

☐ 運動機能評価は，神経損傷による支配筋の麻痺と機能残存筋をみきわめる上で重要である．また，麻痺筋・機能回復筋・機能残存筋（非麻痺筋）などの状態により訓練内容が異なるため，経過中の状態の把握も必要である．

> • ごまかし運動（trick movement）．

☐ 運動機能評価でみきわめの必要があるのは，「ごまかし運動」である．
☐ ごまかし運動は一見正常にみえるが，実はさまざまな代償的動作よって行われている場合がある．
☐ ごまかし運動には，動的腱固定効果（dynamic tenodesis effect）や跳ね返り運動，代償運動などがある．
☐ 尺骨神経麻痺による手指の内外転の障害に手指の屈筋と伸筋が作用したり，橈骨神経麻痺の際の母指IP関節伸展障害に短母指外転筋や短母指屈筋などが作用したりすることがその代表例である．

> • 末梢神経麻痺の変形・徴候．

- [ ] 末梢神経損傷により支配筋に麻痺が生じた場合，各神経で特徴的な徴候・変形がみられる．各神経麻痺によりあらわれる運動障害は上肢における末梢神経の特徴で述べる．

> ・筋力評価．

- [ ] 筋力の評価には，徒手筋力評価（以下 MMT）が用いられる．
- [ ] MMTで筋収縮がはっきりしない場合，すなわちMMT0か1かはっきりしない場合には，筋電図（EMG）や脱神経筋が電気刺激に対する刺激閾値が高いことを利用して，低周波や中周波などの電気刺激装置を用いて筋収縮の有無を確認するのも簡便な方法である．
- [ ] 筋力評価を行う意義は，初期には麻痺筋・機能残存筋を区別して高位レベル診断のために，経過中には回復状態の確認と訓練内容の変更のために行う．
- [ ] 筋力評価の頻度は最低1ヵ月に1回行うことが望ましい．

> ・関節可動域検査（ROM検査）．

- [ ] 運動麻痺が長期続く状態におかれると，筋が短縮したり，関節周囲組織の短縮や関節相対面の癒着などで運動が制限されたりすることにより，関節可動域（以下ROM）に制限が生ずる場合がある．
- [ ] ROMの検査では，単にROM制限の有無・程度を知るだけでなく，その原因についても追求し，その改善方法を検討する．

2. 知覚機能評価

- [ ] 知覚機能評価については，**19** 末梢神経損傷後の知覚再教育の項に述べる．

3. 自律神経機能評価

- [ ] 末梢神経には，運動・知覚神経だけでなく，恒常性を司る自律神経も含まれている．
- [ ] 発汗や血管の拡張・収縮による体温調整や血流調整などを行うものである．
- [ ] 浮腫が顕著であったり，発汗が失われていたり（桜井・Montagna法，Minor法），40°の温水に数分間手を浸しても皺ができない（O'Riain wrinkle test：）ことなどの評価が行われる．
- [ ] 自律神経の状態は知覚神経と相関があるとされており，知覚評価の客観性が疑われる小児などにはその代用にできる．
- [ ] これらテストは周囲からの自律神経再生が起きるため，損傷6ヵ月以

降には信頼性が失われる．

4. ADL評価
- ADLもしくは職業を遂行する上で，末梢神経損傷による運動・知覚障害がどのように影響するかは，損傷された神経や高位レベルなどから，大まかな障害像の予測は可能である．
- 単にADLの可・不可の判断をするのでなく，代償動作を含めて，どのように手の使用をしているのか，手の使用を可能とするためのスプリントや自助具の選択の参考にするためにも，また，手の残存機能の総合的評価という意味合いでも重要となる．

5. 情報の整理
- 神経損傷の部位や程度，合併損傷の有無ならびに程度，神経縫合の緊張状態などの情報を収集する．
- 末梢神経には破格や2重支配などがある場合もあり，運動・知覚機能評価と情報から想起できる障害像が実像と一致しない場合もある．そのため，可能性を検索し情報を整理することは障害像を明確に理解することに役だつ．

3 作業療法介入のすすめかた

> ● 末梢神経縫合後の訓練プログラム．

1. 早期の神経縫合術後訓練プログラム
- 早期の神経縫合術後のリハビリテーション訓練で最も注意すべきは，少なくとも initial delay の完了する約3週間は，神経縫合部が離開するような伸張力を加えてはならないことである．
- 縫合神経の緊張状態が高くなく，血管損傷や不安定な骨折など重篤な合併損傷がある場合を除き，縫合神経に緊張がかからない部位・方向への運動は修復術後1週間頃より開始する．
- 縫合部に伸張力がかからないように方向・範囲の運動制限をするにはスプリントを用いる（図6）．
- 関節拘縮の軽減を慎重にすすめる．また，神経縫合部が関節に近い部分や関節の直上であったりすると，関節運動の回転軸との位置関係により，縫合部への伸張力が強くかかる可能性があるため特に注意すべきである．
- 腱や筋の合併損傷がある場合は，筋や腱の修復後の訓練プログラムを参考にして，他組織の治癒を阻害しないように訓練を遂行する．

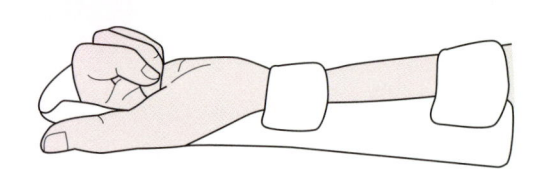

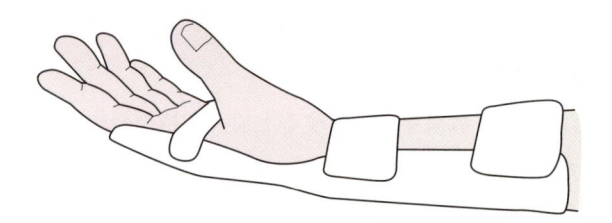

掌側面での神経損傷の場合，修復された神経の緊張状態にもよるが，手関節の伸展制限をして，修復神経に緊張がかからないようにする．この場合，屈筋腱などの損傷がなければ手指の運動は修復術後1週間頃には開始する．合併損傷を考慮する必要もあり，屈筋腱の損傷があれば，屈筋腱の治療方針も参考にして方針を決める．
手関節については，修復術後3週間ほどで完全固定を解除して，徐々に伸展させる．
ただし，修復部位が手関節に近い場合は，手関節の伸展による機械的離開力が修復神経に働くため1〜2週伸展開始を遅らせる必要がある．

図6　神経縫合後の関節肢位コントロール

2．運動機能訓練

1）拘縮解離と予防

☐ 神経縫合から3週間程度経過した後，固定により発生した拘縮の解離を開始する．漸次負荷量を多くして他動ROM訓練や拘縮解離用のスプリントなどを導入する．

☐ 麻痺筋の短縮などによる筋性拘縮の予防には麻痺筋の伸張で対応する．

☐ 麻痺筋は外力による損傷を防ぐ腱・筋紡錘の機能も失っており，過度な伸張は筋に損傷を与える危険性があるため注意が必要である．

☐ 変形に対してはスプリントの装着，他動ROM訓練で対応する．

☐ 浮腫の軽減には，患肢の高挙や弾性包帯による圧迫・波動マッサージ器などを用いる．なお，拘縮は完成してからの完全解離は困難であるため，予防を第一のアプローチとして運動可能な範囲で積極的に行うべきである．

2）麻痺筋・機能回復筋に対する訓練

☐ 運動機能訓練の指標には，評価の項で述べたMMTを用いるのが簡便で表2にその概要を示した．

☐ 基本的には，現状にあるMMTの結果の1段階上を目標とする．MMT；0では固定により生じた拘縮の解離と拘縮予防が中心となる．麻痺手の拘縮の発生原因は，運動麻痺による筋の不動による短縮（退縮）・機能筋と麻痺筋との関節にかかる力の不均衡による変形・自律神経機能の低下による浮腫などである．

☐ 訓練は，他動ROM訓練が中心となる．MMT0レベルでの低周波・中周波などの電気刺激装置による筋萎縮防止は，諸家により効果が論じられているが効果については可否が分かれるところである．

☐ MMT1〜3では拘縮の解離・予防に加えて，筋の随意収縮の改善を目

表2 MMTを基準とした目標と訓練プログラム

MMT	0	1	2	3	4～5
評価基準	筋収縮なし	筋収縮あるが関節運動なし	重力除去位で全可動域関節運動可能	抗重力位での全可動域関節運動可能	弱い抵抗運動に打ち勝てる　～　正常
目標	・筋収縮獲得 ・筋萎縮予防 ・関節可動域維持 ・変形予防	・重力除去位での関節運動獲得 ・関節可動域維持 ・変形予防	・抗重力位での関節運動獲得 ・関節可動域維持 ・変形予防	・筋力増強 ・関節可動域維持 ・変形予防 ・ADLでの使用	・筋力増強：より強い抵抗に対して抗することが可能な筋力の獲得 ・ADLでの使用
訓練内容	関節可動域訓練				
		電気刺激（低周波・中周波）			
		EMG biofeedback (positive biofeedback)			
		重力除去位訓練			
			他動的肢位保持訓練		
			抗重力運動		
					抵抗運動

標とする．随意収縮が十分に行えない場合は，電気刺激装置を利用して筋収縮をはかることや随意収縮のモニターとしてEMGバイオフィードバック（以下EMG BF）を利用することで筋収縮の学習を促す．
- ☐ MMT2～3では重力除去位での自動運動から抗重力運動を目標にする．具体的な方法としては他動的に抗重力位をとらせ，その肢位を保持させる他動運動保持訓練を行い，抗重力運動可能なMMT3レベルの筋力増強を目指す．
- ☐ MMT3では軽い抵抗運動を加え，MMT4以上ではより強い抵抗に打ち勝てるように積極的に筋力増強をすすめる．
- ☐ ホームエクササイズは回復筋が易疲労であることを考慮して1時間に10分程度の訓練にとめ，過度な訓練はかえって筋力増強を阻害すること，麻痺筋は持久力などを含め厳密にいえば受傷前の状態にならないことを患者に説明する必要がある．

3) 神経―筋再教育

- ☐ 運動神経間にmisdirectionがある場合に錯誤運動が生じる．このような状態の場合は，筋活動の分離と機能転換を目的としてEMG BFを用いて筋収縮の促通あるいは分離をはかる．

4) スプリント（装具）療法

- ☐ 末梢神経損傷に対するスプリントの目的は，麻痺による変形の予防・抑制と麻痺筋の運動の補完が目的である．
- ☐ 麻痺筋に対しての拮抗筋の短縮を防ぐのもスプリントの目的の1つである．
- ☐ 重力や拮抗筋による伸張により麻痺筋が損傷されることからも防ぐ効

果を持っている．各変形に対するスプリントについては**表3〜5**中のスプリントの目的と種類に示した．
- 麻痺手を正常に近い形でADLに参加させるために患者の状況に合致したスプリントを導入することも有効である．
- スプリントの装着後は，接触性皮膚炎などの皮膚のトラブルを起こすことがあるため，長期間装着したままにせず，皮膚のチェックと清潔に配慮する．

3. 知覚機能訓練

- 知覚機能の訓練には，脱過敏療法（desensitization）・知覚再教育（sensory re-education）を行う．詳細については，**19**末梢神経損傷後の知覚再教育の項に述べる．

1）上肢における末梢神経の特徴

a．橈骨神経麻痺（表3）

- 橈骨神経麻痺の運動障害は，多くの伸筋の麻痺（伸展障害）がおきることが特徴である．
- 橈骨神経麻痺は厳密にいえば，上腕三頭筋の麻痺による肘伸展障害も含まれる．
- 高位麻痺は，手関節伸展と手指の伸展・母指の伸展と外転が障害され下垂手を呈する．
- 低位麻痺は，手関節伸展は障害されず，手指の伸展・母指の伸展と外転が障害され下垂指を呈する．
- 低位麻痺の中で，知覚障害を呈さずに運動障害のみを呈すものを後骨間神経麻痺という．
- 高位麻痺に対しては，手関節伸展，手指伸展，母指の伸展・外転障害に対して，トーマス型懸垂スプリントなどが適応となる．
- 低位麻痺に対しては，手指伸展，母指の伸展・外転障害に対して，スパイダースプリントなどが適応となる．

b．正中神経麻痺（表4）

- 高位麻痺では，前腕の回内障害，手関節掌屈時橈側手根屈筋の麻痺のため尺屈傾向となる．また，母指の屈曲・対立障害，示指・中指の屈曲障害となり，祈祷（宣誓）手を呈する．
- 低位麻痺では，手内筋の麻痺のみとなるため，母指の対立が障害されサル手を呈する．
- 高位麻痺との鑑別が必要な麻痺に前骨間神経麻痺がある．
- 前骨間神経麻痺の特徴は，知覚障害も呈さないこと，母指の屈曲障害と示指の屈曲障害となり，perfect "O" testでtear drop sign（涙のしずく）を呈する．また，肘の伸展時の回内は円回内筋で可能であるが，方形回内筋が回内の主動作筋となる肘の完全屈曲時では不十分となる．

表3 橈骨神経麻痺

高位レベル	運動障害・変形・徴候 スクリーニングテスト	麻痺筋	スプリント（目的および名称）
高位麻痺	肘伸展不能 手関節背屈障害 ⇒ ①下垂手	⇒ 上腕三頭筋 • 肘筋 • 橈骨筋 ⇒ 長橈側手根伸筋	手関節伸展・手指伸展 ⇒ ②トーマス型懸垂スプリント ⇒ ③聖隷浜松式橈骨神経高位用スプリント
低位麻痺	手関節背屈時橈屈	• 短橈側手根伸筋	手指伸展・母指伸展外転 ⇒ ⑤スパイダースプリント ⇒ ⑥聖隷浜松式橈骨神経低位用スプリント
低位麻痺（後骨間神経麻痺）	手指伸展障害 ⇒ ④下垂指 小指単独伸展障害 母指橈側外転障害 示指単独伸展障害 母指伸展障害	★回外筋 ★指伸筋 ★小指伸筋 ★尺側手根伸筋 ★長母指外転筋 ★示指伸筋 ★長母指伸筋 ★短母指伸筋	★後骨間神経麻痺：運動麻痺のみ，知覚障害なし

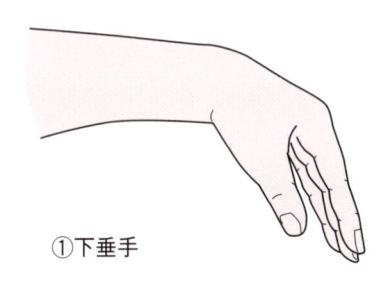

①下垂手

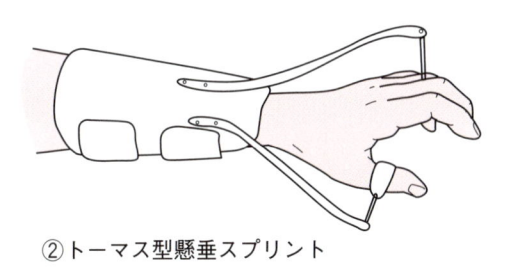

②トーマス型懸垂スプリント

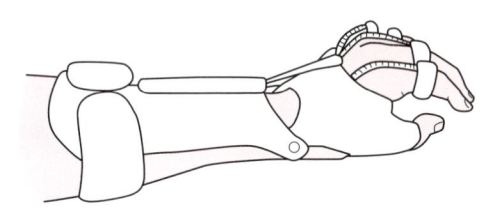

③聖隷浜松式橈骨神経高位用スプリント

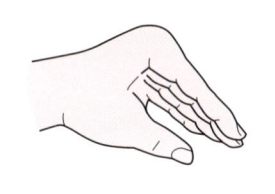

④下垂指

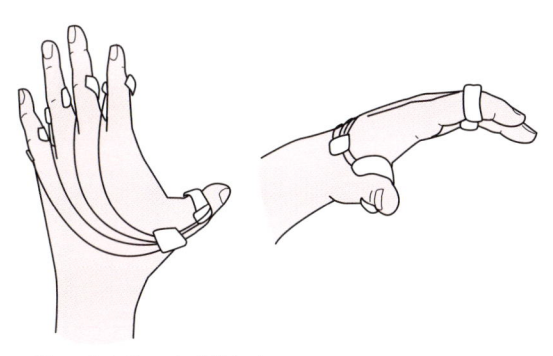

⑤スパイダースプリント

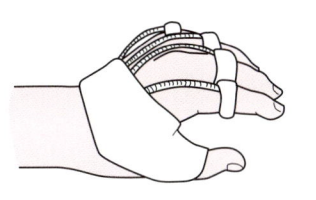

⑥聖隷浜松式橈骨神経低位用スプリント

表 4　正中神経麻痺

高位レベル		運動障害・変形・徴候 スクリーニングテスト	麻痺筋	スプリント（目的および名称）
高位麻痺		前腕回内障害 手関節屈曲時尺屈 手指屈曲障害 母指屈曲障害 ⇒ ①祈祷（宣誓）手	・円回内筋 ・橈側手根屈筋 ・長掌筋 ・浅指屈筋	手関節の支持性・母指対立 ⇒ ②長対立スプリント 手関節背屈を利用した指屈曲による摘み ⇒ ③手関節 hinge スプリント
	前骨間神経麻痺	示指（中指）屈曲障害 母指屈曲障害 ⇒ ④ perfect "O" test 肘屈曲時前腕回内障害	★深指屈筋（示指） ★長母指屈筋 ★方形回内筋 ★前骨間神経麻痺：運動麻痺のみ，知覚神経なし	
低位麻痺		母指対立障害 ⇒ ⑤サル手	・短母指外転筋 ・母指対立筋 ・短母指屈筋（浅頭） ・虫様筋（第1・第2）	母指対立 ⇒ ⑥短対立スプリント

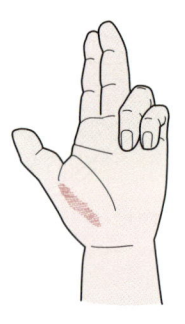

①祈祷（宣誓）手

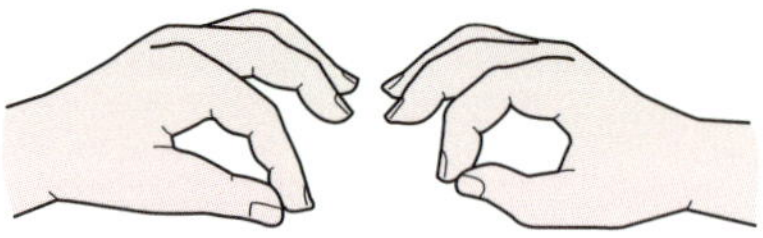

tear drop sign
④perfect "O" test

母指球筋の萎縮

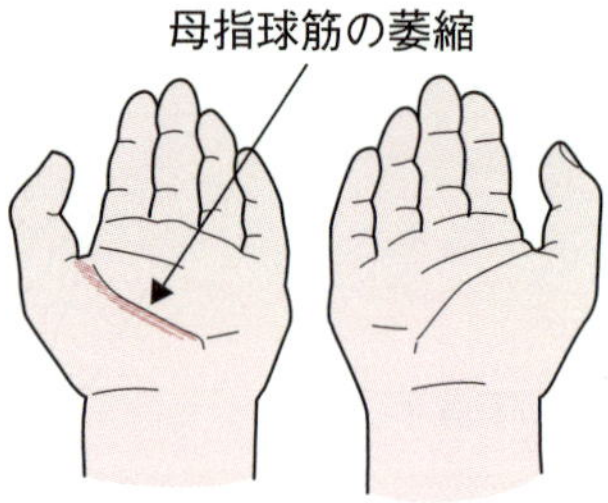

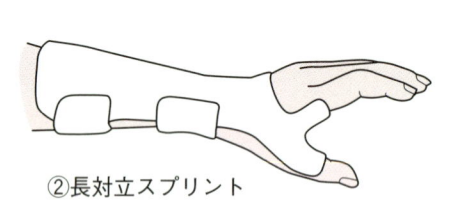

②長対立スプリント

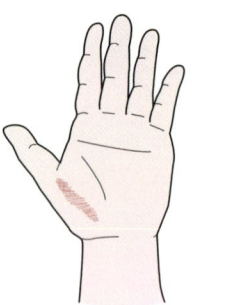

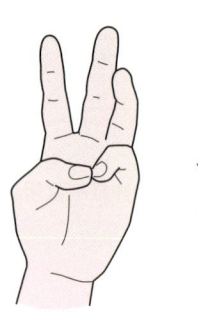

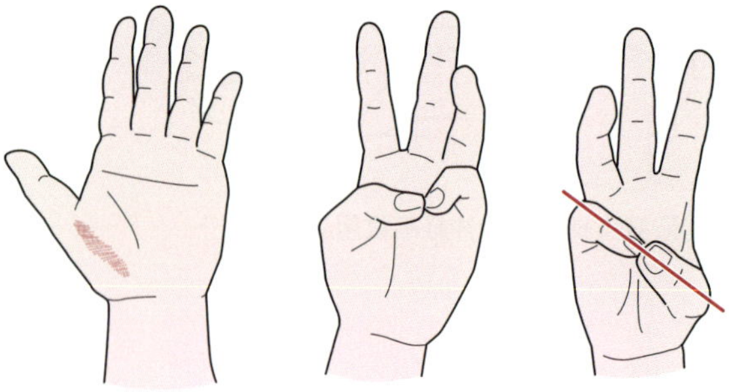

⑤サル手　　母指対立が障害された手　　正常手

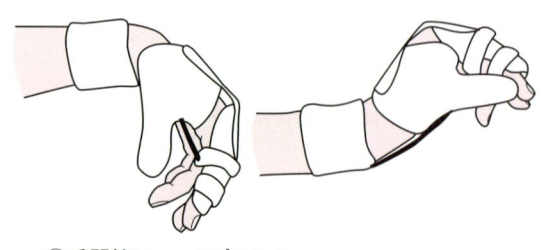

③手関節hingeスプリント

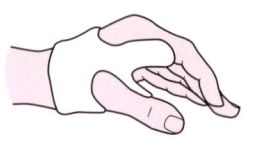

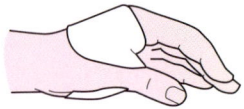

⑥短対立スプリント

母指球筋の麻痺はなく母指対立運動は障害されない.
- □ 高位麻痺には，手関節の支持性と母指対立位の保持のための長対立スプリントが適応となる.
- □ 高位麻痺の機能的装具として，摘み動作を可能とするためには手関節 hinge スプリント（RIC スプリントなど）が適応となる.
- □ 手関節 hinge スプリントは，高位麻痺の回復がみられない場合の腱移行である．手関節伸筋を手指屈筋に移行する際の術前からの訓練としても有効である.
- □ 低位麻痺に対しては，母指対立障害に対して短対立スプリントの適応となる.

> **メモ**
> ・母指対立運動は，回内運動を伴うものであり，長・短対立スプリントでは厳密にいえば母指対立は得られず母指掌側外転スプリントである.

c．尺骨神経麻痺（表5）

- □ 尺骨神経麻痺では，尺側手根屈筋と環指と小指の深指屈筋に麻痺と多くの手内筋の麻痺が特徴である.
- □ かぎ爪指変形は，高位麻痺では深指屈筋が麻痺しているために，DIP 関節に深指屈筋の牽引力がかからないため，低位麻痺と比較して軽度になる.
- □ 短小指屈筋の麻痺のために総握りの際に尺側の CM 関節の屈曲がおきず拳が浮き上がる.
- □ 骨間筋の麻痺のために cross finger test が不能・Egawa 徴候での中指の外転不能・小指の内転が障害される Wartenberg 徴候がみられる．また，side pinch 時に母指内転筋の麻痺を FPL（長母指屈筋）が代償する Froment 徴候がみられる.
- □ 尺骨神経麻痺のスプリントの適応は，かぎ爪指変形の MP 関節の過伸展防止を目的としたスプリントが適応となる.

> **メモ** かぎ爪指変形とかぎ爪手変形
> ・かぎ爪指変形は，尺骨神経麻痺により clawing（かぎ爪）が環・小指におきている状態である．一方，かぎ爪手変形は，正中神経麻痺と尺骨神経麻痺の両方の麻痺により clawing が全指におきている状態である.

2）機能再建

- □ 神経縫合後，機能回復までに要する時間の長期化が予想され，ADL 上明らかな障害がある場合は internal splint という考え方から，また回復の可能性がない症例に対しては機能の再獲得を目的に機能再建手術

表5 尺骨神経麻痺

高位レベル	運動障害・変形・徴候 スクリーニングテスト	麻痺筋	スプリント（目的および名称）
高位麻痺	尺側指 DIP 関節屈曲障害 ①かぎ爪指変形：弱	・尺側手根屈筋 ・深指屈筋（環指・小指）	尺側 MP 関節過伸展抑制（かぎ爪指変形） 手の横アーチの維持 ⇒ ⑧ MP 関節屈曲保持スプリント
低位麻痺	②かぎ爪指変形：強 ③拳の浮き上がり 手指内外転障害 ⇒ ④ cross finger test ⇒ ⑤ Egawa 徴候 ⇒ ⑥ Wartenberg 徴候 母指内転障害 ⇒ ⑦ Froment 徴候	・小指外転筋 ・短小指屈筋 ・小指対立筋 ・虫様筋（第3・第4） ・背側・掌側骨間筋 ・母指内転筋 ・短母指屈筋（深頭）	

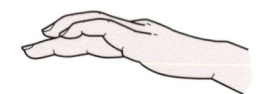

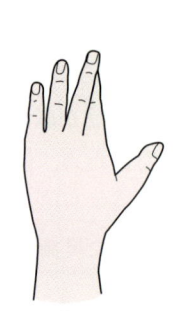

①かぎ爪指変形：弱

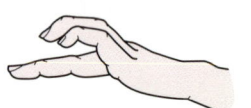

②かぎ爪指変形：強

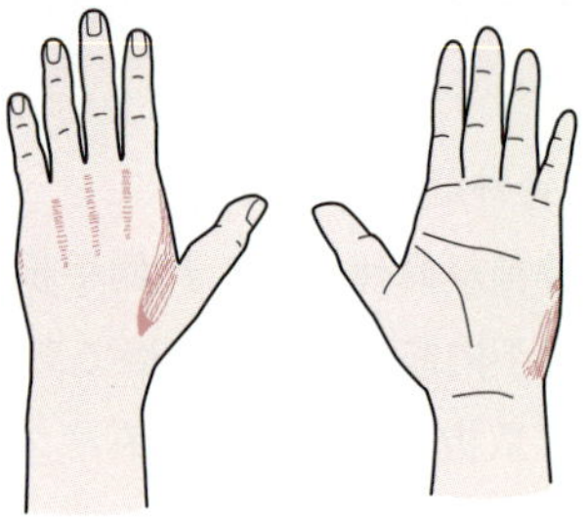

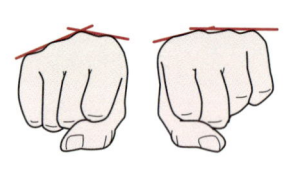

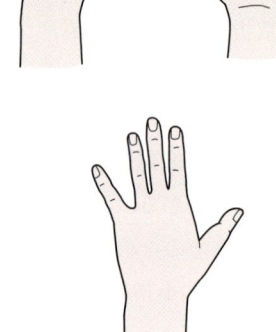

③拳の浮き上がり

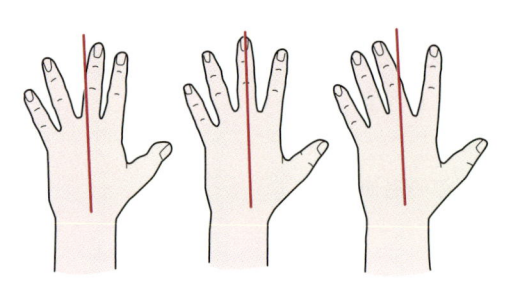

④cross finger test

⑤Egawa徴候

⑥Wartenberg徴候

母指内転筋・小指球筋・骨間筋の萎縮

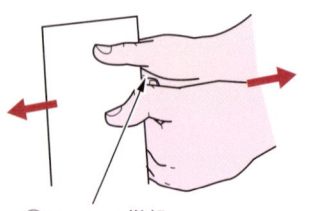

⑦Froment徴候

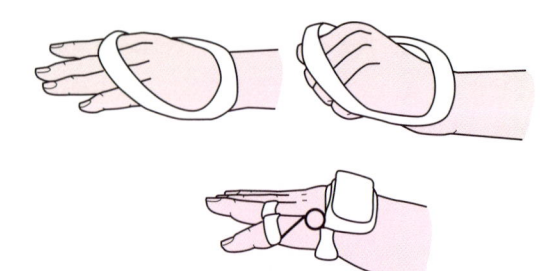

⑧MP関節屈曲保持スプリント

- □ が行われる.
- □ 機能再建の方法は神経移行,腱移行・腱固定・関節固定などがある.機能再建は,単に運動機能の再獲得を考えるのでなく,症例のADLや職業などを考慮して機能再建の計画を立てる必要がある.
- □ 患者にはすべての問題を解決できるものでないことと,機能再建手術を行うことにより,失われる機能がある可能性も説明し理解してもらう.
- □ 術前後訓練の必要性も十分に理解してもらう.腱移行の場合の術前訓練は,筋力増強や拘縮解離などの訓練,術後訓練は移行腱の癒着防止のための早期運動など腱の治癒過程を参考にして確実に行う.
- □ セラピストは,できる限り手術見学をして手術内容を確認することが必要である.
- □ 腱移行の例としては,下位正中神経麻痺の母指対立再建にPL腱を移行するCamitz法,尺骨神経麻痺によるかぎ爪指変形の矯正にFDS腱を用いるBurkhalter法,高位橈骨神経麻痺の手関節・手指・母指伸展・母指外転の再建に複数の腱を用いるRiordan法など人名を冠した方法も多くある.

4 介入後評価のポイントと実際

- □ 運動機能の評価は,MMTを基準とすると経過が追いやすく,またプログラム変更も導入しやすい.
- □ 再評価の頻度は,最低1月に1回以上行うことが望ましい.
- □ プログラム変更については,**表2**を基準に変更する.
- □ 各神経麻痺に導入したスプリントについては,効果の有無を確認しMMT3レベルに到達したら筋持久力なども考慮して装着終了するか否かの検討をする.

5 患者・家族をどう指導するか？

- 患者指導.

- □ セラピストは,末梢神経縫合後の予後や訓練方針,あるいは患肢の管理について,患者に十分な説明と指導をしなければならない.
- □ 予後に関しては,回復の速度が1日約1mmで長期の時間を要すること,さらに,神経縫合がされている場合には完全な回復に至らず,少なからず運動・知覚障害が残ること.また,二次的手術や機能再建手術を行う可能性のあることなどについて説明する.
- □ 訓練に関しては,神経再生・機能回復の状態に応じて行うが,段階的に内容を変更することと,その必要性を十分に説明する.患肢の管理

については，清潔を保つことや変形・関節拘縮予防のためのスプリント装着・自主ROM訓練・浮腫の管理なども含め，ADLで使用する際の注意も促す必要がある．
- [ ] 固定および運動制限解除後には，合併損傷などで使用禁止でない限り，可能な限りADLで手の使用をしてもらう．
- [ ] 障害を持つ手は満足に使用できないためADLから排除され，使用頻度が減少する．そのため，機能残存筋も廃用による筋力低下や筋萎縮が起きる．
- [ ] 手が有効に使用できない状態からくる廃用は，結果的に上肢全体に波及し患側の機能低下をひき起こす．また，長期間手が代償動作主体で使用されると，麻痺が回復しても，代償動作が優先されADLへの再参加が難しくなる．
- [ ] 自律神経機能の障害により皮膚の異常発汗や栄養障害により乾燥し角質化することがある．それに対しては，手の清潔と保湿クリームなどを使用して乾燥を防ぐように指導する．

6 まとめ

- [ ] 損傷が重篤で修復された末梢神経は，いかに慎重に行われたとしても少なからずmisdirectionが起き，機能障害を残す．そのほかの条件によって，再生が阻害され，二次的な手術や機能再建手術が必要になることもある．
- [ ] 末梢神経修復後のリハビリテーションは，機能回復の状態を的確に評価し状態に応じた訓練を提供し，長期間を要する回復に対応する．
- [ ] 運動機能に関しては，ROM訓練による関節拘縮とスプリントなどを用いての変形の予防，機能残存筋の筋力維持と機能回復筋の筋力増強を行う．

文献

1) 内西兼一郎 編著：末梢神経損傷診療マニュアル，金原出版，p60，1991
2) 内西兼一郎 編著：末梢神経損傷診療マニュアル，金原出版，p63，1991
3) 内西兼一郎 編著：末梢神経損傷診療マニュアル，金原出版，p64，1991
4) 平澤泰介 編著：臨床医のための末梢神経損傷・障害の治療，金原出版，p79，2000

（奥村修也）

19 末梢神経損傷後の知覚再教育

View Point
- 知覚機能の訓練は，運動機能訓練に比して，消極的になりがちである．
- その理由は，患者にとって異常な知覚状態に刺激を繰り返し入力することが非常に不快であることと，知覚の状態を客観的に示す知覚評価法もあるものの，訓練の成果の実感が持ちにくいことが考えられる．
- 筋力や ROM などの運動機能に問題がない状態であっても，知覚機能の問題により結果的に使用に耐えない手となることも少なくない．
- 知覚評価の結果が良好であっても必ずしも有効に使える手とは限らず，知覚機能と円滑な運動が連動してはじめて機能を再獲得した手といえる（図1）．
- 末梢神経損傷後の知覚再教育は欠かせないものである．

1 はじめにおさえておくべきこと

- 知覚支配領域．

□ 橈骨神経・正中神経・尺骨神経の手部の知覚支配領域を図2に示す．

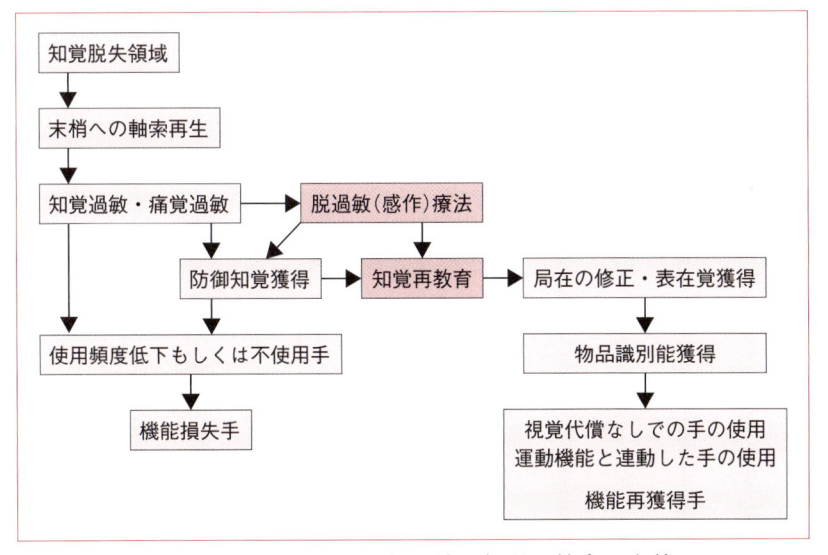

図1 知覚回復と脱過敏療法・知覚再教育の意義

a. 橈骨神経　　　　　　b. 正中神経　　　　　　c. 尺骨神経

淡色部は知覚障害領域，濃色部は固有知覚領域

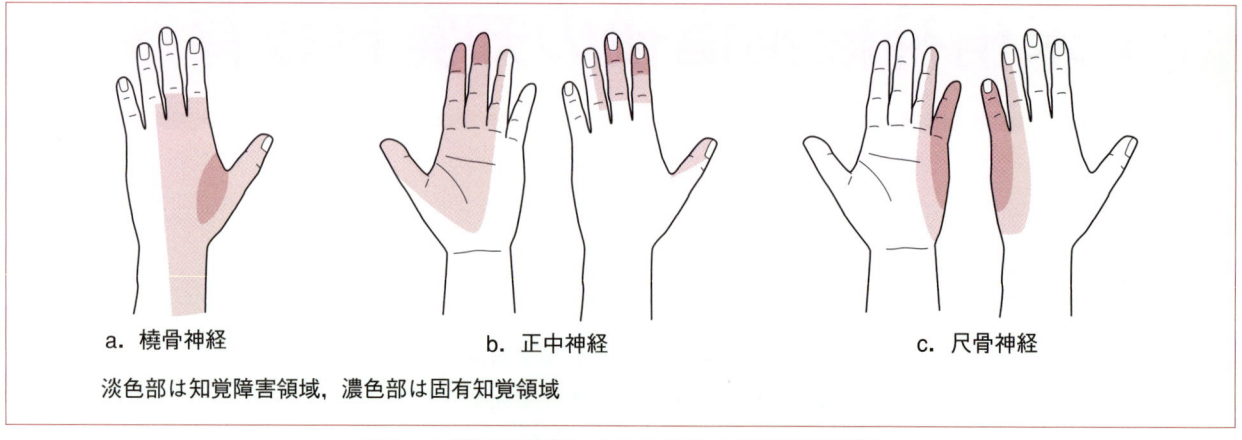

図2　末梢神経損傷による各神経の知覚障害領域

☐ 橈骨神経は手背橈側の知覚を支配しており，固有支配領域は第1指間部である．

☐ 正中神経は主に手掌橈側を知覚し，背側は母指・示指・中指・環指を支配している．固有知覚領域は，示指・中指の掌背側の末節部である．

☐ 尺骨神経は手掌背側の尺側を支配し，固有知覚領域は小指と掌背側の尺側縁である．

- 知覚回復の経過．

☐ 知覚の回復は痛覚や温度覚などの神経線維としては細い線維からはじまる（ニューロンポンプ説）．

メモ　ニューロンポンプ説
・脊髄後根神経節ニューロンに対し，軸索原形質を生産するための能力が同じと仮定すると，軸索原形質は容積の大きい，太い線維よりも細い線維の末端に到達する方がはやい（図3）[1]．

☐ 知覚受容器の回復順は，自由神経終末・マイスナー小体・メルケル触盤・パチニ小体・ルフィニ小体である．

☐ 知覚脱失部位の知覚回復の前駆症状として，知覚過敏や痛覚過敏などの異常感覚を伴うことがある．

2 介入前評価のポイントと実際

- 知覚評価とその意義．

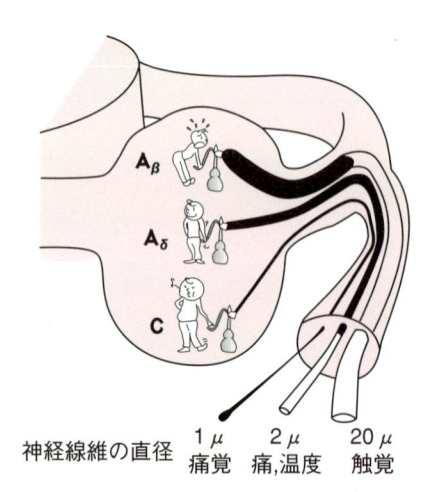

神経線維の直径　1μ 痛覚　2μ 痛，温度　20μ 触覚

図3　ニューロンポンプ説[1]

表1 知覚評価とその意義

	検査の内容 検査器具	正常値 （判定基準）	受容器	検査意義
定量的評価	①Semmes Weinstein monofilament	触覚正常：2.36 〜 2.83 番を感知 触覚低下：3.22・3.61 番を感知 防御知覚低下：3.83 〜 4.31 番を感知 防御知覚脱失：4.56 〜 6.65 番を感知 測定不能：6.65 番の感知不能	メルケル触盤 ルフィニ小体	静的触覚受容器閾値 ⇒遅順応性（SA：slowly adapting receptor）受容器 　物品をつぶしたり，落としたりしないように持続して把持する機能
定量的評価	②static 2 point discrimination	正常 ＜ 5mm 6mm ＜ 良 ＜ 10mm 11mm ＜ 可 ＜ 15mm	メルケル触盤 ルフィニ小体	静的触覚受容器の密度分布の測定
定量的評価	③moving 2 point discrimination	45 歳以下　　　46 歳以上 正常＜3mm　　正常＜4mm 異常＞4mm　　異常＞5mm 物品識別良好≦6mm	マイスナー小体 パチニ小体	動的触覚受容器の密度分布の測定
非定量的評価／痛覚	④定量型知覚計	正常：10g の加重で痛みを感じる 鈍麻：10g 以上の加重で痛みを感じる 脱失：20g の加重でも痛みを感じない 過敏：8g 以下で痛みを感じる	自由神経終末 刺痛：Aδ線維 灼熱痛：C 線維	早期に回復 ⇒回復の状態確認 早期外傷予防教育の目安となる
非定量的評価／痛覚	⑤ルレット 安全ピン	痛みの有無		
非定量的評価／温度覚	⑥温冷覚計	正常：10℃と 50℃の識別が可能 鈍麻：0℃と 60℃の識別が可能 脱失：0℃と 60℃の識別が不可能	自由神経終末 温覚：C 線維 冷覚：Aδ線維 　　：C 線維	早期に回復 ⇒回復の状態確認 早期外傷予防教育の目安となる
非定量的評価／温度覚	温水入り試験管 冷水入り試験管	温度差の識別		
非定量的評価／動的触覚	⑦256cps 音叉 30cps 音叉	音叉の振動板での感受の有無 健常部の結果の感受の応答比較	256cps 音叉 パチニ小体	動的触覚受容器閾値 ⇒速順応性（QA：quickly adapting receptor）受容器 　物品を触ることによる布・紙やすりの目地の違い，物品の性状の識別機能・巧緻性に関与
非定量的評価／動的触覚			30cps 音叉 マイスナー小体	
非定量的評価／静的局在	SW4.31 番 ⑧消しゴム付き鉛筆など	正常：指腹部：3mm 以内の誤差	過誤神経支配（misdirection）の評価	
非定量的評価／動的局在	⑧消しゴム付き鉛筆など	正常：指腹部：刺激線と平行で 3mm 以内の誤差 　　　手掌部：刺激線と 45°以内の角度誤差，15mm 以内の誤差		
非定量的評価／物品識別能	⑨新潟大学式物品識別検査	12 種類の物品を指 1 本でなぞり，その識別能を評価．9/12 以上判別で ADL での支障なし	物品の識別能力の評価	
非定量的評価／物品識別能	Moberg pick up test	10 種類の物品を操作して，物品認知の時間を計測 開眼と閉目で 2 回ずつ計測 健側と患側・開眼と閉目の時間差が小さいほど機能良好 健側（正常値）：閉眼／開眼＝ 2.5		

①Semmes Weinstein Monofilament　②static 2 points discrimination　③Moving 2 points discrimination

痛覚　④定量型知覚計　　　　　　　　　　　　　　　　⑤ルレット

温度覚　⑥温冷覚計　　　　　　　動的触覚　⑦振動覚検査（挿絵は音叉256cps）

⑧局在検査　　　　　　物品識別能　⑨新潟大学式物品識別検査

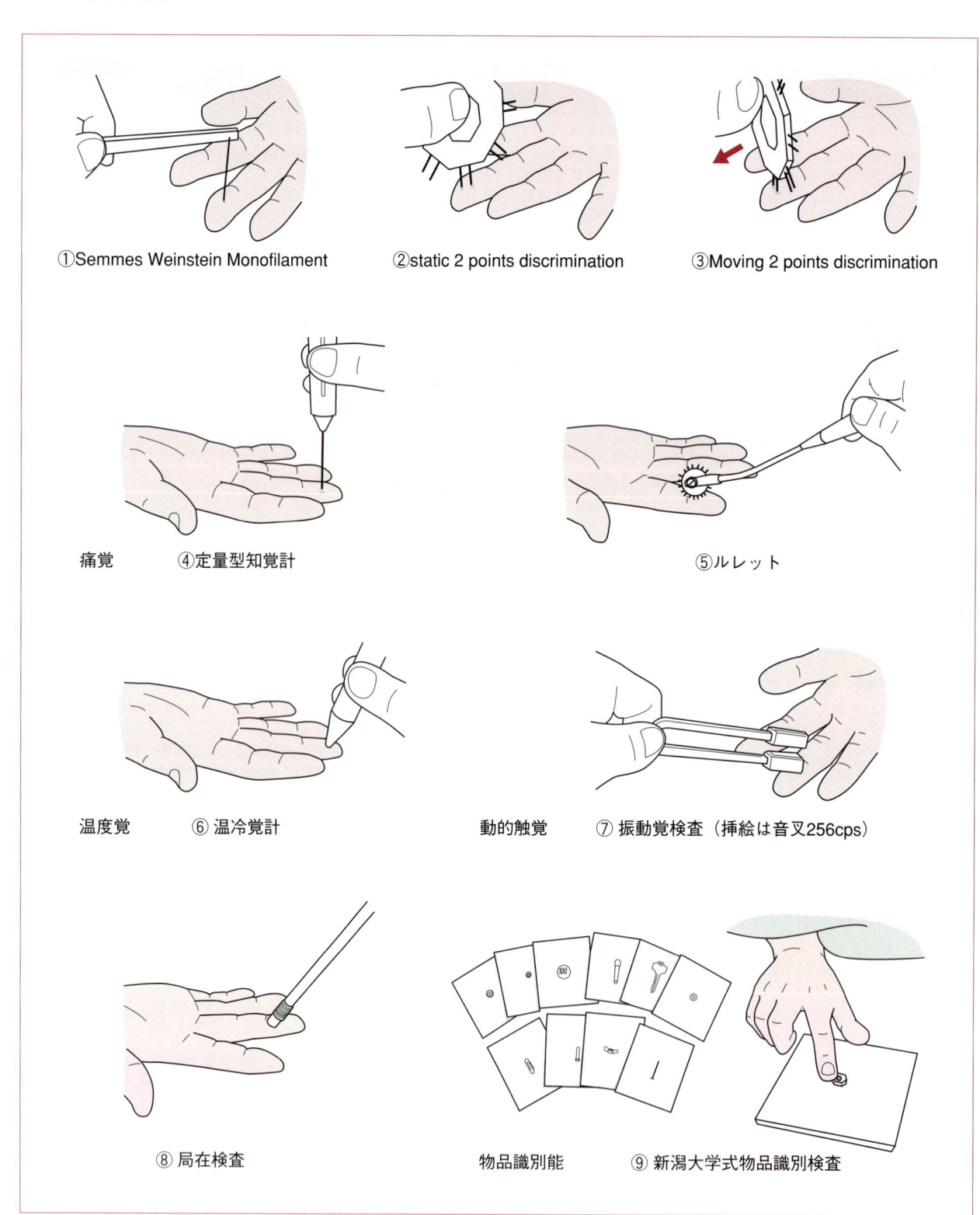

図4　表1―知覚評価とその意義―の関連図

- ☐ 知覚機能評価は，損傷部位以下での知覚障害の程度と回復状態を把握するために行う．
- ☐ 知覚評価は，数値化される定量的なものと数値化されない非定量的なものがある．
- ☐ 定量的評価には，知覚受容器の閾値を把握するSemmes-Weinstein monofilament test（以下SW），知覚受容器の密度分布の状態を把握する2点識別覚検査（2point discrimination test）がある．
- ☐ 非定量的な評価には，痛覚・温度覚・振動覚などがある．
- ☐ そのほかには，局在検査・物品識別覚などがある．
- ☐ 知覚評価は，少なくとも3ヵ月に1回は行うことが望ましい．
- ☐ しびれ感や痛みなどの異常感覚や知覚・痛覚過敏についても把握しておく必要がある．
- ☐ しびれ感や痛みなどの異常感覚は知覚回復の前駆状態であったり，強い痛みやしびれ感が使用の妨げとなったりすることがある．
- ☐ しびれ感や痛みなどの異常感覚についてはVAS（visual analogue scale；視覚的アナログ目盛り）やface scaleなどを用いると把握しやすい．
- ☐ 知覚評価の正常値・意義については表1，図4に示した．

3 作業療法介入のすすめかた

1. 脱過敏療法（desensitization）

- ☐ 知覚回復に伴い，知覚・痛覚過敏などの異常知覚が発生する．
- ☐ 異常知覚は自然に解消する症例もあるが，多くの症例は残存して運動機能と知覚評価結果が良好であっても手の使用を消極化させる原因となる．
- ☐ 知覚再教育の前段階として，脱過敏療法により異常知覚の解消を行う必要がある．
- ☐ 方法としては，ベルクロやフェルト・スポンジなどを棒に巻きつけたDowel texture（図5）を異常知覚部位に接触させる方法や綿・米・マ

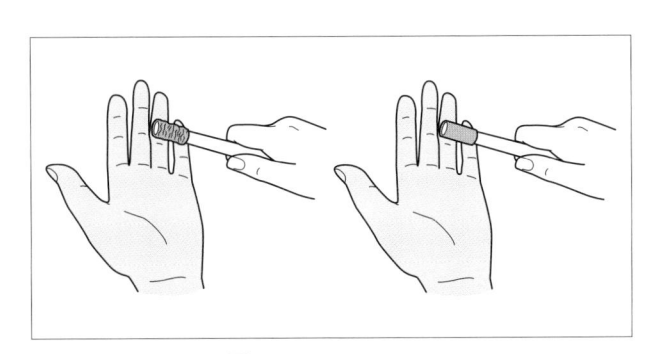

図5　Dowel texture

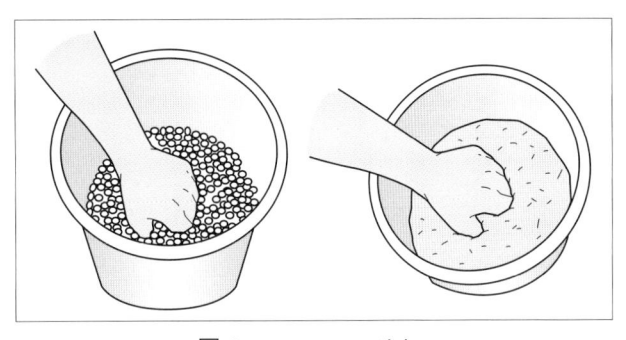

図6　contact particles

表2　知覚再教育訓練

訓練開始基準	SW：untestable — 4.56	SW：4.31 以下	初期訓練が視覚なしで可能となった段階で開始
解釈	脱失—防禦知覚脱失	防禦知覚低下	
訓練・指導	・外傷・熱傷などへの注意を促す. ・自律神経の障害も考慮して、手の清潔やマッサージ，皮膚の保湿などを指導する. ・異常感覚・痛覚過敏に対する脱過敏療法 ・知覚受容器への圧迫刺激入力	・初期 視覚あり ⟹ 視覚なし を繰り返す ・局在の修正（手指や消しゴム付き鉛筆の消しゴムによる） ・布やサンドペーパーの目地の荒さの識別 ・形状の異なる物品（立方体・直方体・球体・円盤など）の識別 ・形状の類似している物品の識別	・晩期 ・米や大豆などの粒状物を充填した容器内から物品を取り出す ・視覚なしにボルトとナットを組み合わせる
目的・目標	・防禦知覚低下により、外傷・熱傷を負う可能性が高くなるため保護の意識付けをする ・不潔による炎症・感染、乾燥から保護する ・異常知覚・痛覚過敏解消	・misdirectionによる局在の混乱を修正する ・大まかな物品識別の獲得 ・表在感の獲得 ・物品識別の獲得	・ADLで使用できる手の獲得 ・運動機能と連動した手の知覚の獲得

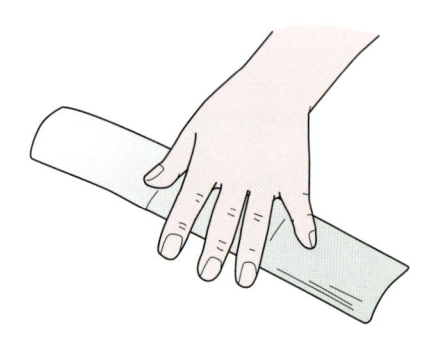

図7　ホームエクササイズ用訓練道具

カロニ・大豆などを充填した容器の中に手を入れさせるcontact particles（図6），マッサージ用のバイブレーターや電動歯ブラシなどで振動を加える方法などがある．

☐ いずれの方法も不快感になんとか耐えられる程度の刺激のものから開始し，不快感が消失したら，徐々に不快感が強い素材に変更する．

☐ ホームエクササイズは図7にあるようにベルクロのフック・ループやネオプレーンゴムなどの触感の異なる素材を準備する．訓練時間は，最低1日3回程度10分間程度行わせる．

2. 知覚再教育

☐ 防禦知覚が脱失および低下している状態では，外傷への注意や清潔・保湿の管理を促す．

☐ 表2に示したように，本格的な知覚再教育はSWで4.31が認識できるようになってから開始する．

☐ SWで4.31が認識できるようになったら，局在修正と表在覚の獲得を目的とする．局在認識は，知覚神経間にmisdirection（過誤神経支配）により，異なる部位や異なる指の支配が起きている場合にその修正を行う．

☐ 局在の修正は，開眼した状態で部位を確認しながら，消しゴム付き鉛

←・　局在のズレを示す

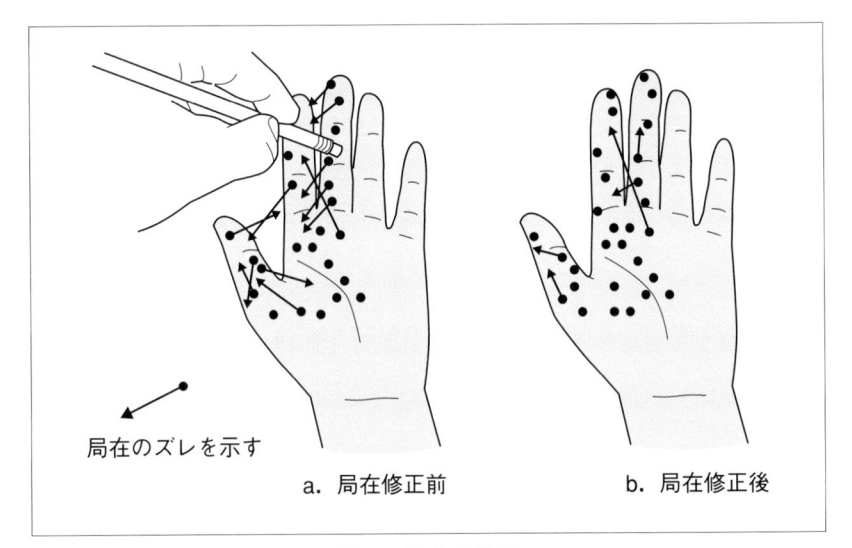

　　　　a. 局在修正前　　　　b. 局在修正後

図8　局在の修正

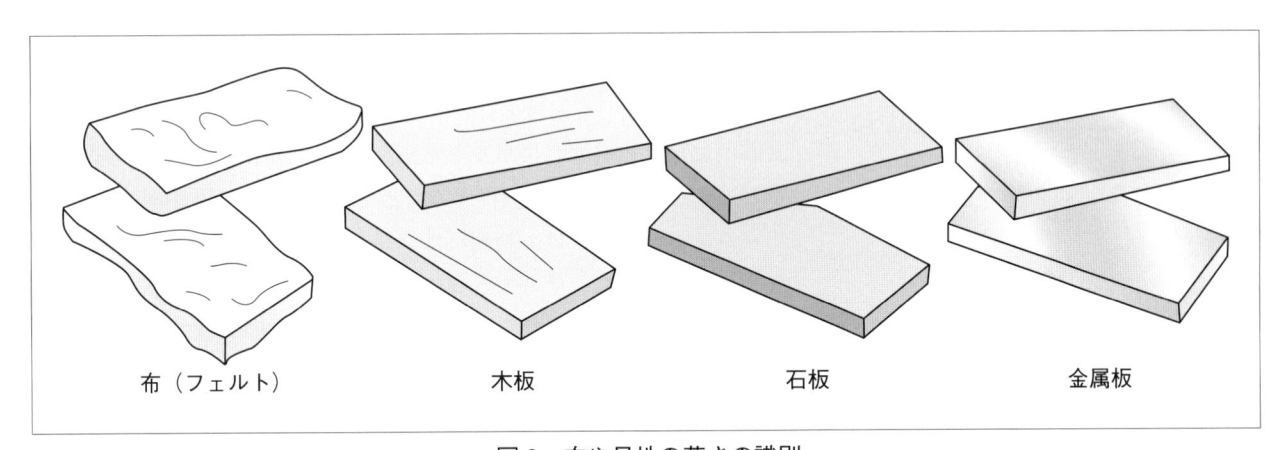

布（フェルト）　　木板　　石板　　金属板

図9　布や目地の荒さの識別

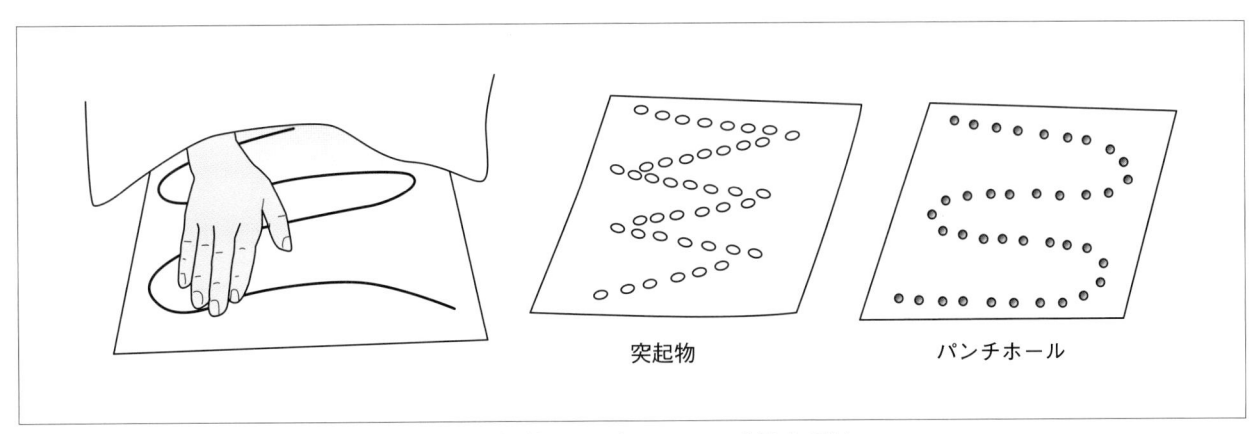

突起物　　パンチホール

図10　視覚なしで紐のルートを追う訓練

筆の消しゴムの部分で刺激を加え部位の認識をし，次に閉眼して同様の刺激を行いその部位を示させる．その部位にズレがある場合は再度開眼させ刺激して認識させる．その行為を繰り返し，確実に部位を認識できるようにして局在の修正を行う（図8）．

☐ 表在覚の獲得を目的として布や目地の荒さの識別（図9），図10のような紐や突起物・ホールパンチ（穴）でつくられたルートを視覚なしでなぞることや，立方体・直法体・球体・円盤など単純で明らかに形状の異なる物品を用い大まかな物品識別（図11）を行う．これらが解消したら，物品認識の確立のために形状の似ているものや硬貨・日用品の識別に移行する．

☐ いずれの訓練も局在の修正と同じように，最初は視覚とともに認識させ，次に視覚なしにというような段階づけを行い，視覚なしに識別が可能になるまで繰り返す．

☐ 図12のような箱を用いたり，米や大豆など粒状の物品を充填した容器の中から物品を取り出したりする訓練も有効である．

☐ 知覚の訓練部位を限局するには，図13のように，手袋を切って限局したい部位を露出して訓練を行う．

☐ 最終的には，視覚なしにボルトとナットを組み合わせるなどの運動機能と連動した手の知覚を獲得することを目的とする（図14）．

☐ ホームエクササイズは，初期には，局在の修正を中心とし，その後は硬貨などを用いて，その大きさの違いや表面レリーフの違いの識別を有視覚・無視覚の状態で行わせる．集中力の持続を考え10分以内で最低1日3回程度行わせる．

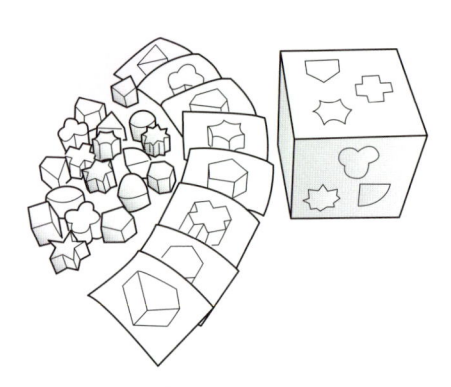

図11 物品識別訓練のために使用する玩具

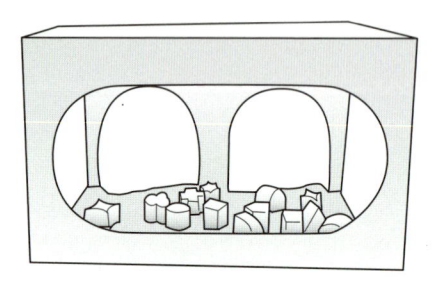

図12 物品識別訓練のために使用する玩具（図11）を訓練用の箱に入れた状態

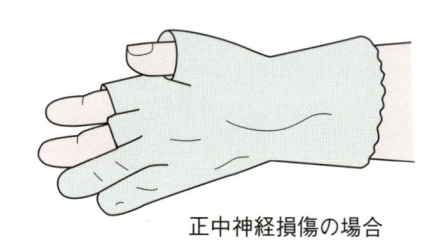

正中神経損傷の場合

図13 知覚訓練用の知覚部位限局するための手袋

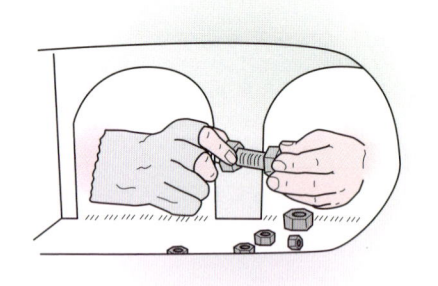

図14 無視覚状態でのボルトとナットの組み合わせ

4 介入後評価のポイントと実際

☐ 知覚機能訓練介入後の評価は，知覚の回復にはSWや2点識別などの定量的な評価を用いて結果を比較する．また，異常知覚（脱過敏療法の効果）についてはVAS（visual analogue scale）やface scaleの変化を比較するとわかりやすい．

☐ 物品識別能の検査結果についての経時的比較も，総合的な手の機能を把握する助けとなる．

☐ 検査の頻度は，最低3ヵ月に1回行うことが望ましい．

5 患者・家族をどう指導するか？

☐ 特に知覚脱失もしくは防禦知覚が脱失した状態（SW4.56以上）では，痛みを感じにくいため患者本人が気づかない間に外傷を負う可能性が高くなる．

☐ 家事などでは，熱された鍋や給湯口などに触れていることに気づかず熱傷を負うことなどが考えられる．そのため，患者には知覚脱失部位

の視覚的代償を用いた確認をするよう指導する．これらを指導し，危険回避を認識してもらう．

6 まとめ

□ 知覚機能に関しては，回復段階での異常知覚の解消と回復過程での局在の修正・表在覚・物品認識などの再獲得により，最終的には視覚の代償を必要としなくすることと，運動機能と連動できる手の再確立を目標とする．

文献
1) 内西兼一郎監訳：知覚のリハビリテーション，協同医書出版社，p115，1994

（奥村修也）

20 屈筋腱修復（縫合）後の作業療法
―早期運動療法アプローチ

> **View Point　なぜ早期運動療法が必要なのだろうか？**
> - 手の外傷でしばしば起こる屈筋腱断裂は，屈筋腱縫合術の対象となる．
> - 縫合術後のリハビリテーションで最も困難な問題は，縫合された腱が癒合の過程で，癒着を起こすことである．
> - ゆえに，早期から癒合腱に対して再断裂を起こさない程度の運動を行いながら，腱の癒着を防ぎ，十分な滑走性と抗張力のある腱の動きを取り戻すことが屈筋腱修復後の早期運動療法のポイントとなる．

1 はじめにおさえておくべきこと

> - 運動療法の分類：屈筋腱縫合後の作業療法の方法には，①固定法，②早期他動運動療法，③早期他動屈曲・自動伸展運動療法，④早期自動運動療法，の4つの方法がある．

☐ 固定法：腱縫合術後，背側ブロッキング装具にて3週間固定し，その後，関節可動域訓練および自動運動を開始する（3週間固定法）．小児や治療に協力的でない患者が対象となる．癒着のリスクはあるが，再断裂は回避できる．

☐ 早期他動運動療法：術後1～3日後から，背側ブロッキング装具を装着し，装具をしたまま縫合腱に指他動運動をDIP，PIP，MP関節の順に，1日数回行うもので（図1），術後4週以降，装具を外して，自動運動を開始する．この運動で3mmの滑走が得られ，修復腱の癒着を回避でき，再断裂のリスクも低いとされている．

☐ 早期他動屈曲・自動伸展運動療法：背側ブロッキング装具にゴムバンド牽引を取りつけた装具で指他動屈曲し，ゴムバンド牽引力をとり除くためゴムバンドをアンカーからはずし，指自動伸展する方法（modified Kleinert法またはChow法：図2a，b，c）．1週目から4週まではゴムバンドによる指運動を，1～2週まではDuran法を施行し，4週以降，指自動運動を行う．

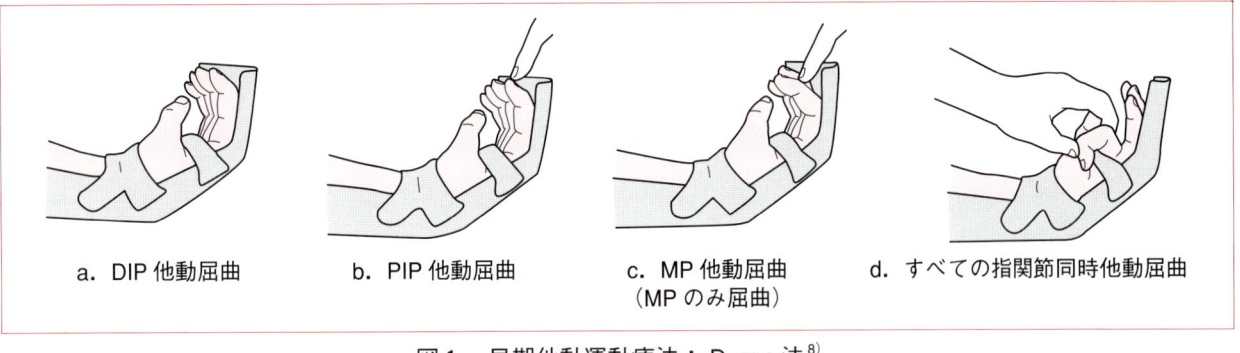

a. DIP 他動屈曲　　b. PIP 他動屈曲　　c. MP 他動屈曲　　d. すべての指関節同時他動屈曲
　　　　　　　　　　　　　　　　　　（MPのみ屈曲）

図1　早期他動運動療法：Duran 法[8]

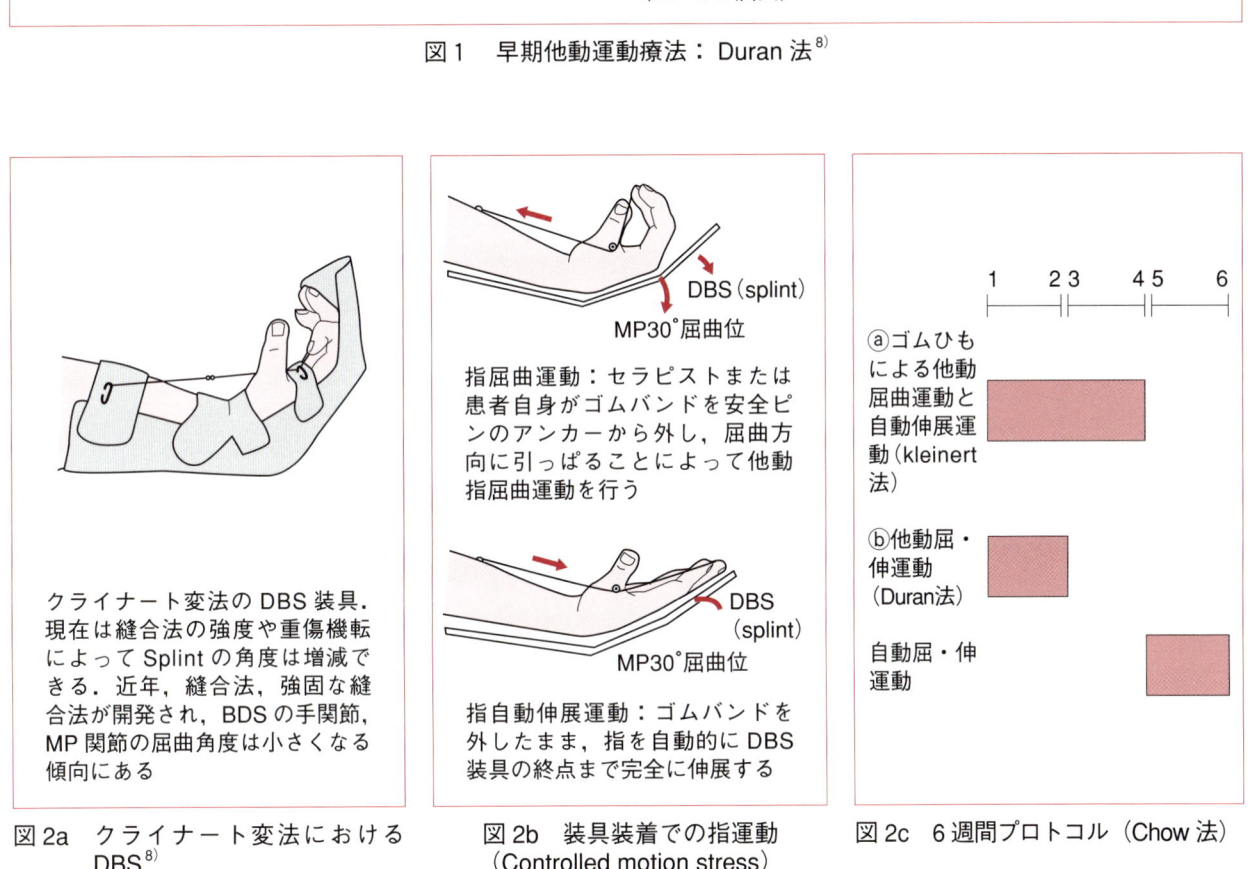

図2a　クライナート変法における DBS[8]

クライナート変法の DBS 装具．現在は縫合法の強度や重傷機転によって Splint の角度は増減できる．近年，縫合法，強固な縫合法が開発され，BDS の手関節，MP 関節の屈曲角度は小さくなる傾向にある

図2b　装具装着での指運動（Controlled motion stress）

指屈曲運動：セラピストまたは患者自身がゴムバンドを安全ピンのアンカーから外し，屈曲方向に引っぱることによって他動指屈曲運動を行う

指自動伸展運動：ゴムバンドを外したまま，指を自動的に DBS 装具の終点まで完全に伸展する

図2c　6週間プロトコル（Chow 法）

ⓐゴムひもによる他動屈曲運動と自動伸展運動（kleinert 法）

ⓑ他動屈・伸運動（Duran 法）

自動屈・伸運動

- 早期自動運動療法：術後1〜3日後から，背側ブロッキング装具療法とともに modified Kleinert 法を同様に行うが，これと平行して縫合腱に対して低負荷の自動運動を行い，縫合腱の自動収縮（place and hold 法：図3）を1日2回，セラピストまたは手の外科医の監視下で行わせ，4週以降，自動運動を開始する．癒着のない，抗張力のある腱の機能が取り戻せるとされている．
- 早期運動療法の適応：損傷機転，損傷部位，屈筋腱縫合法，腱損傷以外の損傷，細菌感染の有無，創の術後経過，患者の了解・協力の程度を早期運動療法施行前に確認しておく．

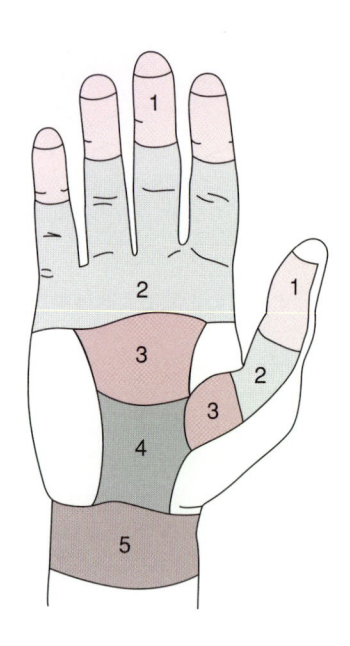

図4 ゾーンの分類[4]

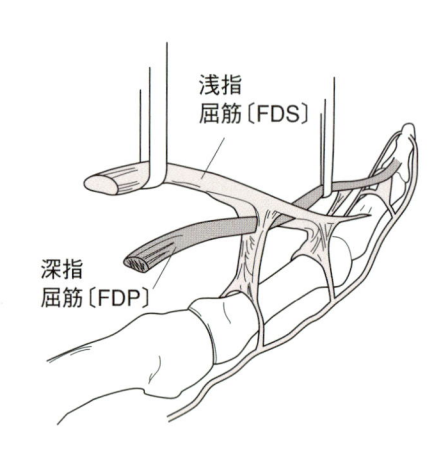

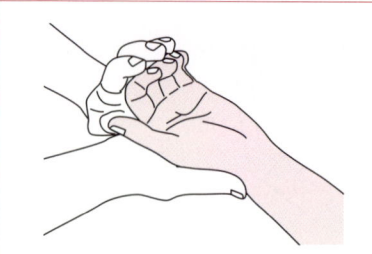

図5 腱交差[5]
浅指屈筋〔FDS〕
深指屈筋〔FDP〕

a. 縫合腱を含むすべての指をセラピストが完全屈曲位にするよう他動的に保持する

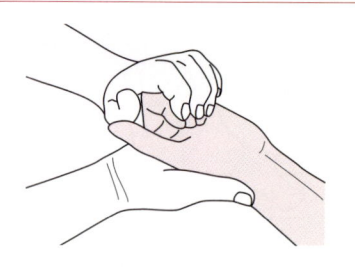

b. 屈曲位に保持された指を，セラピストの保持を取り除いたまま，患者自身でその肢位を2～3秒間保持する

図3 早期自動運動療法：place and hold 法[3]

- 損傷部位の分類：損傷部位を5つのゾーンに分ける（図4）．

☐ ゾーン1は指先から中手骨中央まで，ゾーン2はMP関節からpalmar creaseまで，ゾーン3は手掌部から手根管の入り口まで，ゾーン4は手根管を含む手首まで，ゾーン5は前腕部と分けている．

☐ 特にゾーン2は浅屈筋と深屈筋が腱交差（図5）を形成している場所で，術後，最も腱の癒着が起こりやすく，かつては手術の対象にならないとされ，Normans landとよばれていた．しかし，昨今の手の外科手術の進歩により，外科的介入が可能となっている．

メモ 縫合後の癒合過程

・一般に，血腫形成（止血 hemostasis）数分，炎症期（inflammation）0～3日，増殖期（proliferation）3～12日，再生期（remodeling）3日～数ヵ月といわれている．縫合後，1週目は縫合直後より抗張力は低下し，約4週で縫合直後の抗張力を取り戻す．このため，3週の終わりまでは注意深い介入が必要とされる．6週で縫合腱は抗張力を増し，12週で，縫合部の成熟はほぼ正常に近づく．

2 介入前評価のポイントと実際

- 早期運動療法介入前に，以下の評価を行う．
  1) 対象者の個人的な背景（職業など）
  2) TAM（total active motion）による関節可動域（他動・自動）測定
  3) VAS（visual analogue scale；視覚的アナログ目盛り）
  4) 知覚評価（必要があれば）
  5) 手指機能に着目したADL（activities of daily living）評価

6）DASH（disabilities of shoulders, arms and hands）
7）理解度，心理的状態の評価

☐ 損傷腱のみでなく，隣接する関節や筋の状態をチェックする．健側との比較をすることができる．
☐ 対象者が早期運動療法に協力的かどうかみきわめる．

メモ　TAM または％TAM 法とは？

- 指屈筋腱の滑走の程度を評価する関節可動域測定方法．DIP，PIP，MP 関節の屈曲角度の総和から DIP，PIP，MP 関節の進展 lag を引いたものを TAM という（図6）[7]．
- TAM＝（DIP 屈曲＋PIP 屈曲＋MP 屈曲）－（DIP 進展 lag＋PIP 進展 lag＋MP 進展 lag）
- この関節可動域の得点を，健側比で算出したものを，％TAM で表示する．
％TAM＝損傷側 TAM ÷健側 TAM（両側損傷の場合は 275°）× 100
- この結果から術後の成績を5段階に分類している．Excellent 85％以上，Good 75％以上，Fair 65％以上，Poor 55％以下である．

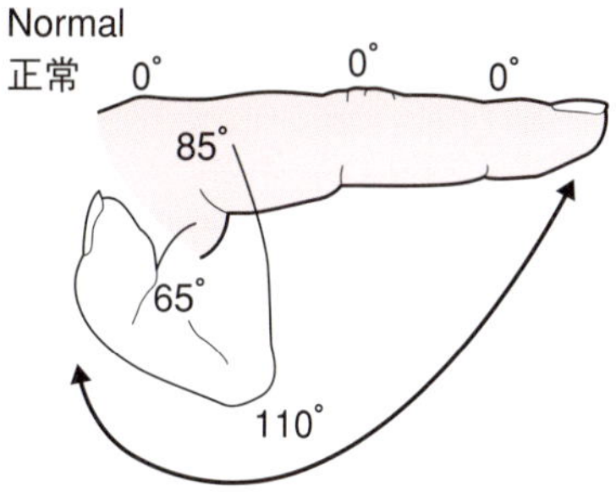

正常		
自動 active	屈曲 flexion	伸展不全 extension lack
MCP	85°	0°
PIP	110°	0°
DIP	65°	0°
計	260°	0°

total active motion（TAM）
260°－0°＝260°

図6　TAM（関節可動域測定方法）

3 屈筋修復後の作業療法介入のすすめかた

- 屈筋修復後の作業療法介入は，①ゾーン1，2，3，4の場合と，②ゾーン5，6の場合に大別される．

☐ ゾーン1，2，3，4 は Normans land を含む手掌部以遠の癒着の起きやすい部位である．このため比較的再断裂を起こしやすい部位であり，慎重な運動負荷が必要となる．
☐ ゾーン5，6は手根管部で，手指部に比べて滑走性も大きく癒着が起きにくいが，深指屈筋，浅指屈筋の縫合腱が手根管内にある場合，ほかの腱との癒着が考えられるので注意が必要である．また，自殺未遂などで正中神経損傷を伴うことがある

A．ゾーン1，2，3，4の場合の術後介入プロトコル

☐ ゾーン1，2，3，4の中で，Normans land を含む指および手掌部の損傷，損傷部位による介入の一次修復の場合について述べる（長母指屈筋損傷のプロトコルは除く）．

1. 1〜4週のセラピー

- 術後，1〜3日後から作業療法（運動療法）が開始される．
- この時期の縫合腱はストレスに対して再断裂しやすいので，注意深い介入が必要．
- 縫合腱の滑走を行う必要があるので，縫合腱をゆるめた肢位（DBS装着）での自動伸展，他動屈曲運動（ゴムバンド牽引による）で腱鞘内での滑走を行う．
- セラピストや執刀医の監視下で，1日2回，縫合腱を十分他動屈曲したままで，患者に屈筋の自動収縮を行わせる方法（place and hold法）を用いてもよい．
- 退院後のホームエクササイズを準備する．4週間の終わりまでにDIP関節の自動関節可動域が50％をこえていれば最終成績は期待がもてる．

☐ 術後の厚い包帯（bulky dressing）から薄い包帯にかえる．または，創面がみえる透明の絆創膏に変更する（商品名：ヴィシターム）．

☐ splintの作製：dorsal blocking splint（DBS）を作製する（**表1，図7**）．

表1　splintの作製方法

① 熱可塑性splint材にて，手関節3°掌屈，MP関節45°〜60°屈曲，IP完全伸展位で採型する．
② ストラップを取りつけた後，手掌MP関節手掌溝部と前腕掌側に安全ピンを取りつける．
③ 損傷指を含む4指の爪先にフック（ゼムクリップを丸めて用いて可）をアロンアルファなどで接着する．
④ これにナイロンコードを取りつけ，手掌MP関節手掌溝部に取りつけられた安全ピンの中を通して，手関節部で輪ゴムにつなぎ，前腕部に取りつけられた安全ピンにかける．

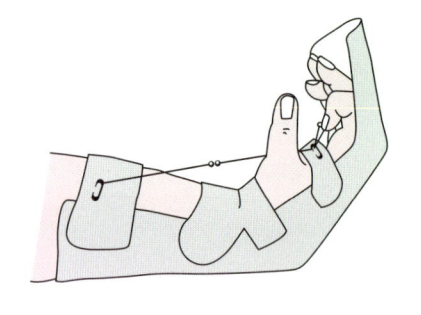

☐ 装具をしたまま，他動関節可動域訓練（Duran法）を行う（**図1**）．

☐ splint装着のまま，早期他動屈曲・自動伸展運動療法（modified Kleinert法，Chow法）を施行する（**図2**）．1時間毎に10〜15回施行を就寝まで行う．

☐ 夜間はsplint装着のまま，指伸展位にて固定する．

☐ place and hold法を行い，セラピストまたは手の外科医監視下で約1日2回施行することができる（**図3**）．

☐ 浮腫の軽減のため，コーバンラッピング（自着性テープをスパイラル状に巻く方法）やfriction massageを施行することも可能である．これは指先部から中枢に向かって，MP関節周辺のリンパの集中してい

図7　dorsal blocking splint（DBS）[2]
背側ブロック装具，安全ピン3〜5本，ベルクロストラップ，輪ゴム，指先につけるフック（ゼムクリップを半分に切って1/2を90°に曲げ，爪の接着面をつくる，またはホックを使用），接着剤（アロンアルファ）を準備し，図のような形に完成する．

る周辺に軽いマッサージを加える方法である．
- ☐ 抜糸後，温熱療法（バイブラバスなど）を開始できる．
- ☐ ホームプログラムを準備する：退院後のホームエクササイズが成功の鍵となるので，説明の用紙を患者に渡す．その用紙には，① エクササイズの方法，② 回数（約1時間毎10〜15回，就寝まで），③ 就寝時はDBS装着のまま指伸展位保持すること，④ 運動時の痛み，腫れなどの項目をチェックして，異常があれば直ちに連絡できるよう，担当セラピストの連絡先を明記する．

- 早期運動療法直後の観察・チェックのポイント．
  1) 術後の浮腫の状態を把握する
  2) 運動後の炎症症状の増大（熱感・浮腫）の有無
  3) 修復腱部および周辺の疼痛の有無

2．4〜6週のセラピー

- 縫合された腱は徐々に抗張力を増す．この時期は，関節可動域いっぱいの自動運動と筋力強化訓練に主眼がおかれる．また，長時間DBS装具を装着していたために引き起こされる指伸展制限（特にPIP）が異残していることがあるので，これが観察された場合はPIP関節下に小さなパッキングを挿入するとよい．いずれにしても正常な可動域の獲得がポイントとなる．この時期の患者は自動運動が許されるので，つい，重い物（バケツの水）を持ったりしがちだが，まだ，再断裂の危険があることを知らせ，手の使用方法について十分な説明を行う．

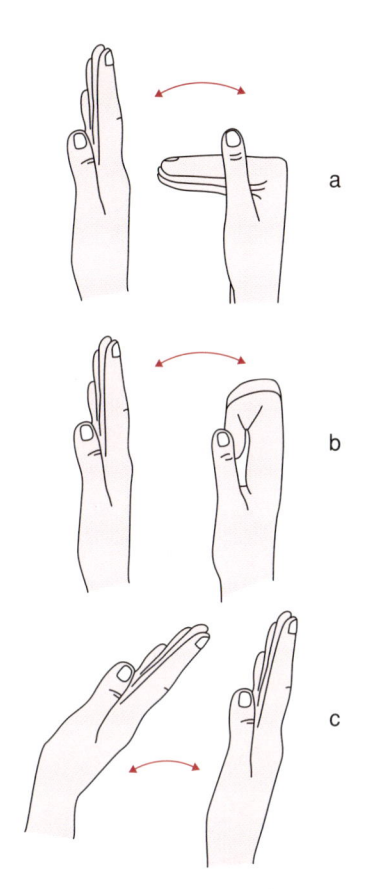

図8 腱滑走訓練[6]

- ☐ DBS（splint）は外される．ただし，夜間のみ6週まで装着する．
- ☐ 腱滑走訓練 gliding exercise をホームエクササイズに加える（図8）．これは，縫合腱に対する滑走性を促進する訓練で，手関節と指運動の肢位を変化させることで，より大きな滑走性を得るための指の自動屈曲，伸展運動である．
- ☐ 抵抗の少ないパテでの自動運動の開始：最も弱い強度（ランク）のパテを用いて，握り・離しの動作や，スティックなどでパテをのばす作業を行う（図9）．
- ☐ ブロッキングエクササイズ blocking exercise を開始できる．TAMの成績が不良の場合は，腱にストレッチを加えて癒着乖離をはかることができる．
- ☐ 縫合腱の滑走性を確実に行わせるために，MP関節とPIP関節を完全に固定し，DIP関節のみの運動を行わせることで深指屈筋の単独の腱

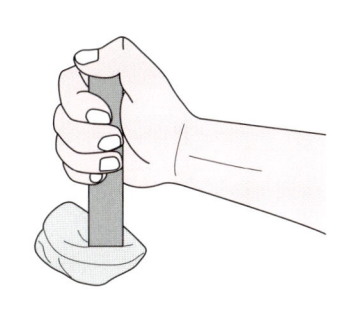

図9 スティックを用いたパテの伸張練習

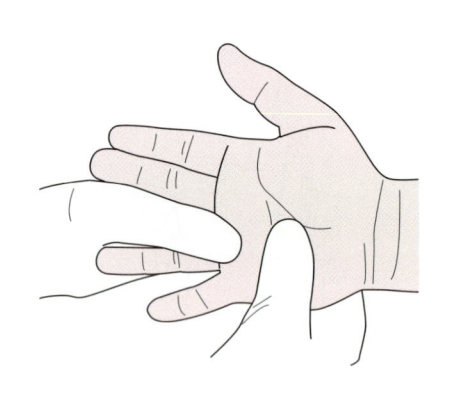

図11 ミルキングエクササイズ

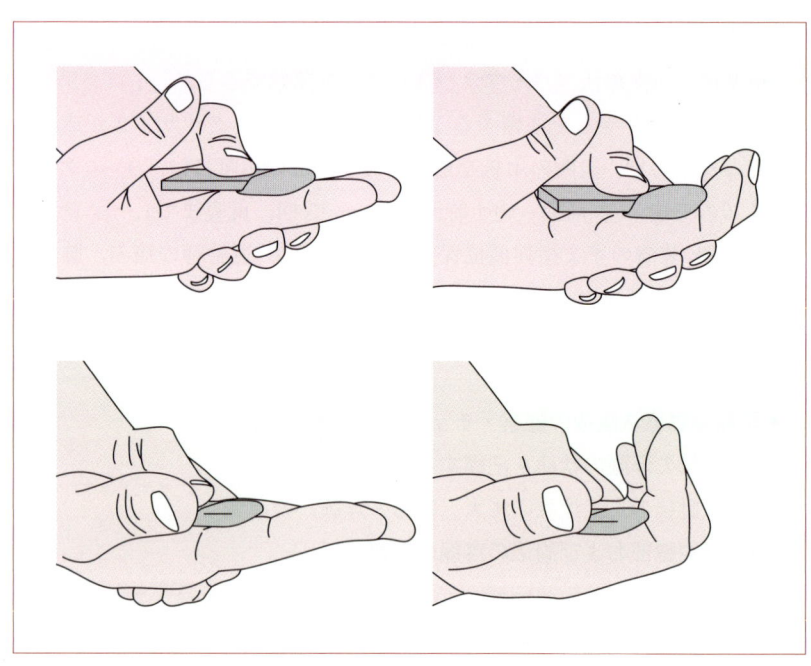

図10 ブロッキングエクササイズ

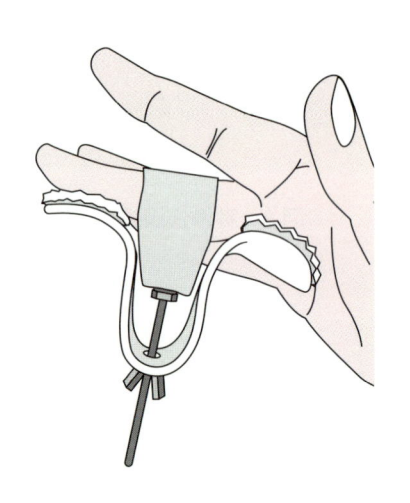

図12 PIP関節屈曲拘縮矯正装具

滑走が得られる．
- 逆に，MP関節を完全に固定し，浅指屈筋の単独滑走性を行わせる方法で固定にブロッキングスプリント（図10）を用いる．縫合腱の成熟の得られる6週以降に用いることができる．
- ミルキングエクササイズ milking exercise を開始できる．これは腱鞘内で癒着が起こっている縫合腱に対して，乳搾り（milking）の要領で腱書と中の腱をもみほぐしながら，腱鞘内の縫合腱を乖離させる手技のことを指す（図11）．
- 軽い手関節と指関節のストレッチ運動が可能である．
- PIP関節の伸展拘縮があれば，矯正装具の検討を行う（図12）．

3. 7〜8週のセラピー

- 筋力と制限のある関節可動域に対して，作業活動を利用した介入が効果的である．ただし，まだ，この時期にも再断裂の可能性があるので要注意．腱の滑走性が非常によい患者は，十分な注意なしに手を使用する傾向があるので注意する．

- 必要があれば瘢痕マッサージやシリコンジェルシート（Smith & Nephew 製）を清潔にした瘢痕部に密着させるなどの瘢痕管理 scar management を行う（図13）．効果に個体差はあるが，効果的である．

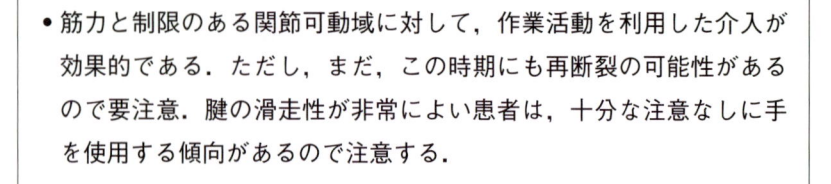

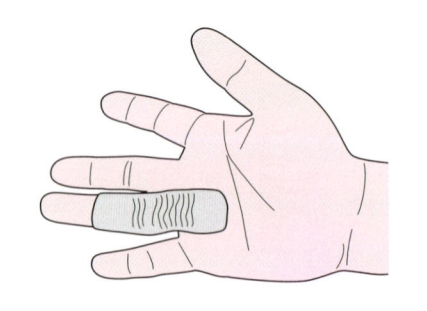

図13 シリコンジェルシート（商品名：シカケア）

- ☐ PIP関節屈曲拘縮もしくは手外筋の短縮があれば，装具療法で矯正可能である．これには手関節および，指関節を同時に伸展する装具が効果的である．
- ☐ 夜間，持続矯正で関節拘縮除去を目的とした装具の装着が可能である．
- ☐ 軽作業が可能になる．
- ☐ 日常生活での手の使用，家事での使用（重量物保持以外）が可能になる．
- ☐ 普通のADL動作や，事務職者では縫合された指の使用が可能になる．

4．8週以降のセラピー

> - 8週以降は修復腱の抗張力も増し，事務仕事や家事などに患指を用いてもよい．ただし，重作業は12週までは行えない．外来で週1回程度のチェックでよくなるが，引き続き患者とのコミュニケーションが必要である．

- ☐ 日常生活全般に手の使用が可能である．
- ☐ 癒着による関節可動域制限が残っていれば癒着乖離，関節可動域訓練を継続する．
- ☐ 筋力増強訓練が可能である．

> **ゾーン1，2，3，4損傷におけるよりよい早期運動療法を行うためのポイントとコツ**
> - 運動負荷後の炎症症状の改善には，クーリング（冷却）を施行する．ビニール袋に水と氷片を3〜5個入れたものを包帯の上から指周辺全体をおおうように用いる．約10〜15分間で外すこと．
> - 縫合後の腱の回復には，修復方法や受傷機転の違いおよび個人差があるので，執刀医と十分な話し合いを行うこと．可能であれば，担当のセラピストは腱縫合術を見学すること．
> - 早期から腱の滑走性が良好な患者は再断裂の可能性が高いとの報告もあるので，8週までは再断裂には要注意が必要である．
> - 6週以降，急に関節可動域の改善がなくなる症例では，速やかにジョイントジャックなどのsplintの導入を検討する．
> - 退院後（術後3〜5日），自宅から外来通院となるので，ホームプログラムを詳細に作成し，再断裂を回避するよう患者に十分な説明を行う．
> - セラピストは腱修復の方法，腱修復後の腱の治癒過程について十分な知識をもつことが重要である．

B. ゾーン1，2，3，4の場合の介入後評価のすすめかた

> ・術前，術後の腱の滑走性の回復と，それに伴う能力障害（日常生活動作）の改善がどのようなものかを確認する．また，就労や就学，スポーツへの影響を考慮する．

- [ ] 2週以降：他動関節可動域測定が可能になる．
- [ ] 4週以降：関節可動域（他動・自動）・TAM法を用いて測定が可能となる．
- [ ] 拘縮があるときは，4週以降頻回に関節可動域をモニターする．
- [ ] 6週以降，手指機能検査（簡易上肢機能検査：STEF，パーデュー・ペグボードテスト Purdue pegBoard test など）を行う．
- [ ] ADL test を行う．
- [ ] 必要に応じて DASH を行う．
- [ ] 必要に応じて知覚検査を行う．
- [ ] 術後12週になれば，握力測定（健側比），ピンチ力（健側比）測定ができる．

C. ゾーン5，6の場合の術後介入のプロトコル

- [ ] ゾーン5，6の術後作業療法介入の手順は下記の通りである．横手根靱帯を含む手関節，前腕遠位部の損傷，正中神経損傷を考慮する．
- [ ] ゾーン1，2，3，4損傷に準じるプロトコルは省略し，異なっている部分のみ記載した．

1. 1〜3週のセラピー

- [ ] ほぼ，ゾーン1，2，3，4損傷に準じる．

2. 3〜5週のセラピー

- [ ] 3週以降，自動運動を開始する．特にFDS（浅指屈筋）とFDP（深指屈筋）の異なった滑走を行わせるために，手関節は中間位のままMP関節の伸展，PIP関節屈曲を行う運動をホームエクササイズと併用する．
- [ ] 手関節軽度屈曲位でFDPとFDSのブロッキングエクササイズを導入する．
- [ ] 神経修復が同時に行われているのならば，ROMは装具内で施行する．

3. 4週〜5週のセラピー

- [ ] 瘢痕管理を行う（図13）．

4. 6週以降のセラピー
☐ 筋力増強訓練を実施する．
☐ もし，筋の短縮や癒着が認められる場合は，手関節中間位で，指完全伸展位での矯正装具を作製する．

5. 10～12週のセラピー
☐ 握力測定が可能である．
☐ 就労が可能になるが，神経損傷がある場合は神経の回復に依存する．

ゾーン5, 6損傷におけるよりよい治療を行うためのポイントとコツ
- ほぼゾーン1, 2, 3, 4損傷に準じる．
- この部位の損傷は正中神経損傷を伴うことが多いので，末梢神経損傷に対する介入法のアプローチを配慮する．
- 術後3週後からの軽い自動運動の導入は，FDS（flexor digitorum superfieialis；浅指屈筋）とFDP（musculus flexor digitorum profundus；深指屈筋）との癒着を防ぐためにも，また十分な滑走を得るためにも重要である．

D. ゾーン5, 6の場合の介入後の評価のすすめかた
☐ ゾーン1, 2, 3, 4に従う．

4 介入後評価のポイントと実際
☐ 腱修復術後の期待される結果は十分な腱の滑走性の確保であり，また同時に手指・手関節の伸展lagをきたさないことがポイントとなるので屈曲と同時に伸展にも十分な注意を払う．
☐ 十分な抗張力を持った腱をとりもどしているかどうかの指標は握力であるが，健側比80％を目標にする．
☐ 症例によっては縫合部の瘢痕が残っていることがあり，屈曲制限の因子となることがあるので注意を要する．
☐ 複合損傷例では末梢神経損傷，軟部損傷などの影響を考評価する．腱損傷患者の多くは，職業上も趣味活動でも手指を多用していることが多く，重篤な損傷などの結果，完全な回復が得られない場合は個々の活動制限の因子についても評価する．

5 患者，家族をどう指導するか？
☐ 腱縫合術後の運動療法は，時間ごとの指運動を行うこと（夜間は時間ごとの指運動はしない）や，装具の装着が正しく行えているかどうかなど，細かなホームエクササイズの課題が多いため，患者にとっては大変なストレスになることがある．

- □ わかりやすく書面にして方法や回数などを説明し，ときには DBS 装具自体に，時間や回数などを書いて注意を喚起するとよい．
- □ 家族の方にも同じように説明しておくことは，課題の遂行の確実性やストレスを理解してもらえることなどの利点がある．
- □ 特に学童期の患者には十分な家族への説明と理解を行う．
- □ 何か異変があったときは，直ちに連絡をとるよう担当セラピストの連絡先を知らせておく．

6 まとめ

- □ 屈筋腱修復後のセラピーは縫合方法，腱の癒合過程，縫合された腱にかかる運動負荷などを十分考慮したうえで行われる，きわめて専門性の高い治療技術である．
- □ 腱の解剖学や生体力学などの基礎知識をもとに，プロトコルに沿って治療をすすめていくことが重要である．
- □ 対象者は人であり，生体反応には個体差がある．臨床における患者の縫合された腱の示す反応や主訴を注意深く観察し，傾聴し，その経験を次の治療に生かすことが重要である．

文献

1) Duan RJ, Houser RG, Stover MG : Management of flexor kaceration in Zone2 using controlled passive motion postoperative ; y. in Hanter JM, Schneider LH, Mackin EJ, Bell JA (eds) : Rehabilitation of the Hand. CV Mosby, St. Louis, 217-224, 1978
2) Chow J, Thomes L, Dovelle, S, et al. : A conbined regimen of controlled motion following flexor tendon repair in "no mans land". Plast Reconstr Surg 79：447-453, 1987
3) Silfverskiold KL, May EJ : Flexor tendon repair in Zone II with a new suture technique and an early mobilization program combining passive and active motion. J Hand Surg 19A：53-60, 1994
4) Schneider LH, Hunter JM, Norris TR, et al. : Delayed flexor tendon repair in no-mans land. J Hand Surg 2：452-455, 1997
5) Hunter J, Schneider L, Mackin E, et al. (eds), Rehanilitation of the Hand, Mosby, St Louis, 1990
6) Allen BN, Frykman GK, Unsell RS, et al. : Euptured flexor tendon tenorrhaphies in zone II : Repair amd rehabilitation. J Hand Surg 12A：18-21, 1987
7) 内山裕雄，井上久共訳：手の診察マニュアル　原著第3版，南江堂，110-112, 1991
8) 石井清一：手の臨床，メディカルビュー，118-119, 1998

（坪田貞子）

21 伸筋腱修復（縫合）後の作業療法（以下ハンドセラピー）

> **View Point　伸筋腱修復後のハンドセラピーはなぜ必要か？**
>
> - 修復術後のハンドセラピーで最も重要なことは，修復腱に対して再断裂を起こさない程度の運動負荷を行いながら，腱の癒着を防ぎ，十分な滑走性と抗張力をもった腱の機能をとりもどすことである．
> - このため，伸筋断裂では，腱修復（腱縫合）後の作業療法（以下ハンドセラピー）が必要となる．
> - 代表的なハンドセラピーには 3 週間固定法と早期運動療法（早期他動運動法・早期自動運動法）などがある．
> - 3 週間固定法は，主に小児，高齢者などコンプライアンスの低い患者が対象となる．
> - 早期運動療法は，強固な縫合を行い術後早期から運動負荷を行うもので，患者のコンプライアンスが良好な患者が対象となり，腱剥離術など追加手術を少なくする利点がある．
> - ただし，早期運動療法はリスクを伴うもので，手の外科医と伸筋腱修復後のハンドセラピーを経験したセラピストによって行われることが望ましい．
> - 伸筋腱損傷のハンドセラピーでは，スプリント療法なしには考えられない．適切なスプリントの選択と確かな制作技術が良好な結果につながる．

1　はじめにおさえておくべきこと

- 外科的介入に際して必要なこと．

☐ 手背部までは，伸筋腱は皮下にあって，骨にも近く軟部組織が少ないため骨折などが発生しやすい[1]．その上，腱自体が薄いため，縫合が難しく，解離しやすい．また，手関節部以外は繊維性腱鞘が無いため[1]それ自体の癒着は，起こりにくい．しかし，損傷原因や合併症によっては癒着を警戒しなければならない．加えて，受傷部位や損傷の程度によっては，伸展機構（Extensor-mechanism）の完全な回復が困難な

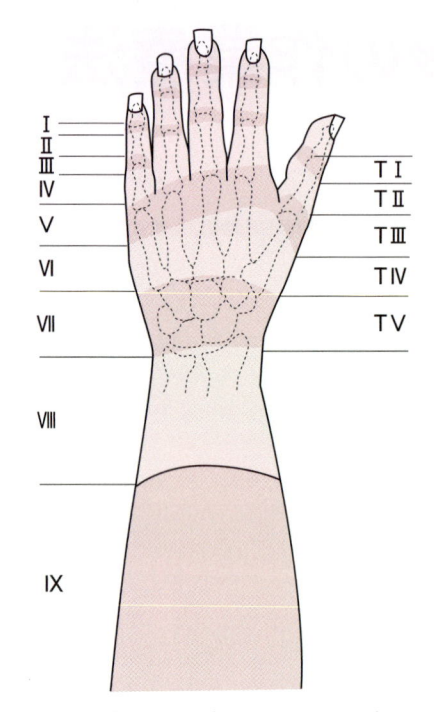

図1 手指・手関節・前腕および母指の伸筋腱損傷区分（文献3より引用）

こともあり，伸筋腱修復後の機能的な予後を決定する要因となるので注意深いセラピープログラムが必要である[2]．

☐ また，可能であれば担当セラピストは腱修復術に立ちあって，修復腱の損傷程度，縫合法と縫合後の張力などを，介入前に執刀医と確認しておくことが，術後の再断裂を防止し，安全なセラピーを行う上からも望ましい．

- ハンドセラピー介入前に確認すること．

☐ 修復時期の確認：新鮮例，陳旧例，または一次修復，二次修復．
☐ 受傷区分の確認（図1）[3]：8区分に区分される．区分によってセラピーのプロトコルが異なるので正確に把握しておくこと．
　①手背腱膜部：区分1〜5まで．陳旧例では，手内筋，手外筋のバランスがくずれなど特有な変形（スワンネック変形・ボタン穴変形）を伴い，関節拘縮に移行しやすいので注意が必要である．
　②固有腱部：区分6〜8まで．腱自体も太くなりなり大きな滑走が可能である．
☐ どのような縫合法が予定されているのか．
☐ 選択すべき治療プロトコルを確認する．

2 介入前評価のポイントと実際

- 救急外傷などで搬入された場合は，術後に評価することも多い．しかし可能であれば，術前に必要な情報の収集と評価を行うことが望ましい．

☐ 情報の収集と評価は次のとおりである．
　①年齢，性別：年齢が治療成績に影響する．一般には若年ほど良好な結果が期待できる．
　②受傷機転：切創，挫滅，引き抜きなど．
　③合併損傷の有無：皮膚損傷・軟部損傷・骨折・血管損傷・神経損傷など．
　④受傷から縫合までの期間，術式（縫合強度）．
　⑤X線・MRI診断結果の確認．
　⑥既往歴の有無：糖尿病・高血圧など．
　⑦痛み：VAS（visual analogue scale；視覚的アナログ目盛り）（10cm法）．
　⑧浮腫（指周囲または手背部の周径）．
　⑨関節可動域：

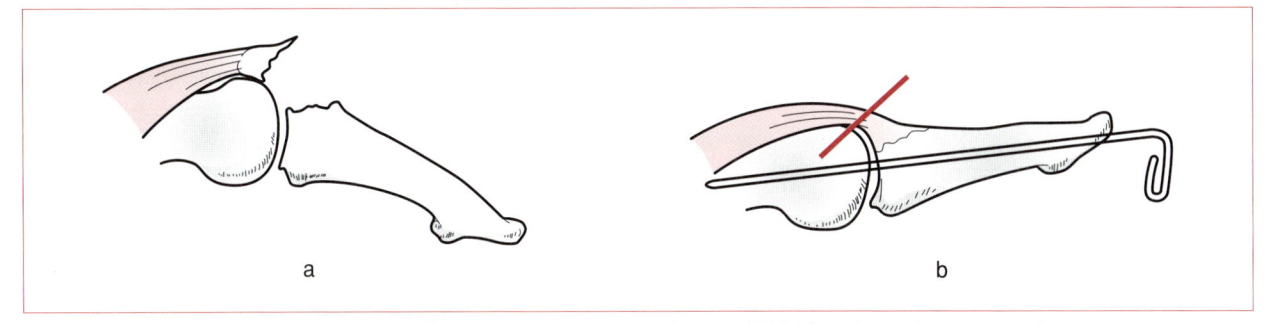

図2 マーレット骨折におけるピンニングによる観血的整復（文献4より引用）

a）自動，他動 ROM：関節拘縮の有無
b）TAM（total active motion），TPM（total passive motion，%TAM）（[20]屈筋腱損傷の項を参照）：伸筋腱の滑走距離の指標，特に伸展角度の不足の程度を確認．
⑩患者の職業・趣味活動：具体的な手の使用法の確認．

[3] 作業療法（ハンドセラピー）介入のすすめかた

- 一般的には zone1〜4 の損傷は，zone5〜7 の損傷に比べ予後不良なことが多い．以下に，区分毎にその介入プロトコルについて述べる．
- また，術後の浮腫は腱の滑走を阻害する要因となるので可能な限り早期から浮腫のコントロール：コーバンラッピング（Corban Rapping technique：[20]屈筋腱損傷の項を参照）を開始することが重要である．

☐ 区分（Zone）1．マーレット損傷（閉鎖または開放損傷）．DIP 関節屈曲拘縮ではスワンネック変形となるので注意が必要である．
①骨損傷または剥離骨折がない場合は，そのまま固定，伴っている場合は，整復後はピンニング固定（**図2**）[4] が施行される．
②両者とも，固定肢位は DIP 関節完全伸展，またはやや過伸展位の伸展スプリント（**図3a**）を用いて，終日装着させ，6，7 週間持続して装着する．
③固定期間中，拘縮予防として，PIP 関節は DIP 関節を伸展したまま 80°〜90°の範囲で，ゆっくりとした自動運動（**図3b**）をさせることができる．
④6，7 週間固定後，軽い自動・他動運動を開始できるが夜間装具は，もう2週間継続する．
⑤術後8〜12週後，スプリントは完全に外され，その後4週間かけて

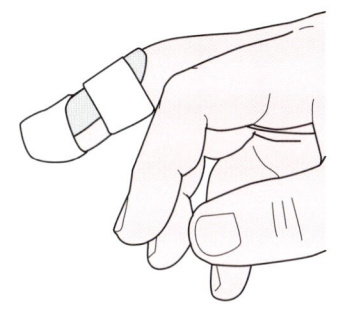

a．背側伸展位固定型

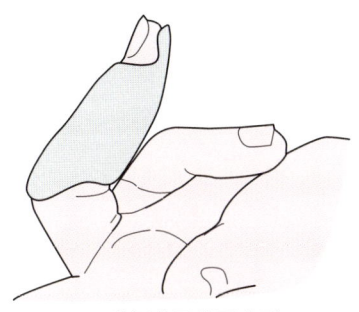

b．掌側伸展位固定型

図3 マーレット指用スプリント

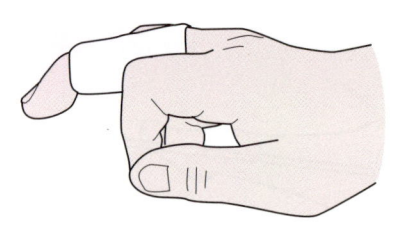

図4 PIP関節固定スプリント　伸展固定位

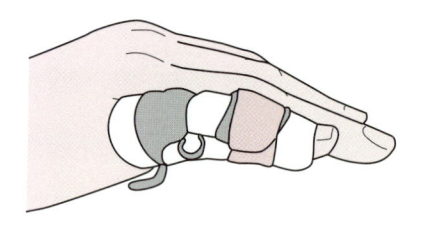

図5 カペナー・スプリント（Capner splint）

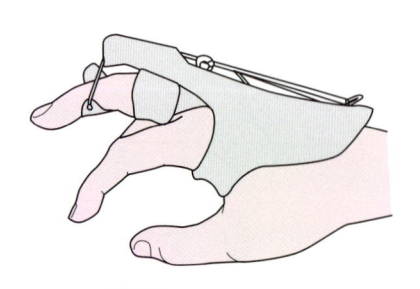

図6 動的伸展スプリント（Dynamic Extension splint）

抵抗運動に移行する．

⑥8週以降も断裂の可能性があるので，外出や仕事など危険が予想される場合は，10週までスプリントは必要に応じて装着する．

☐ 区分（Zone）2．骨折や軟部損傷を伴いやすいが，頻度はzone.1に比較して少ない．ハンドセラピー・プロトコルはzone.1に準じて行う．

☐ 区分（Zone）3．この部の損傷を疑うときは，MP関節を屈曲位にするとPIP関節伸展が起こることで判別できる．このとき，PIP関節周辺に違和感があれば中央策（central slip）の損傷を疑う．PIP関節屈曲拘縮を起こすとボタン穴変形に移行するので注意が必要である．開放損傷では外科的修復が行われる．

①術後キルシュナーワイヤーにて固定し（図4），PIP関節を伸展位に2，3週間固定（ギプス固定）．

②PIP関節伸展位で，DIP関節屈曲の自・他動運動は，術後2，3日から開始される．これは，斜支靱帯の拘縮を予防し，伸展機構を末梢に移動させることによって，修復部の緊張を低下させることができる．

③その後さらに2週間固定ののちカペナースプリント（Capener splint）（図5）を装着させ，指伸展，屈曲運動を行う．ただし，コイルの抵抗に注意し，5週までは，30°まで屈曲するよう指導する．

④6週以降，日中はスプリント・フリーとするが，夜間スプリントとしてもう2週間装着する．ただし，伸展角度不足が残っているならもう2週間，日中も装着させる．

⑤6，7週から，完全屈曲，抵抗運動を開始できる．

☐ 区分（Zone）4．この損傷は手内筋腱の停止部の中枢側の単純な横切創でおこる．この部位の損傷はしばしば基節骨骨折を合併しやすく，もし，合併した場合，縫合腱の癒着が発生しやすいので注意が必要である．安定した骨固定と早期の運動療法が望ましい[5]．

①修復後，動的伸展装具（図6）を作成し，早期運動療法を開始する．これは手関節，MP関節伸展位とし，アウトリガーを取り付けゴムバンド牽引により，指自動屈曲，他動伸展を1時間に10回行わせる．また，PIP関節屈曲防止（ブロッキング）を作成し，過度な屈曲から縫合腱を保護する．

②同時に，セラピストは作業療法室にて，術後1週間以内に，腱の滑走訓練を開始する[5]．
　a）手関節とMP関節伸展位でPIP関節の屈曲，伸展他動運動を施行（図7a）．
　b）手関節，PIP関節およびDIP関節を伸展したまま，MP関節の屈曲，伸展他動運動を施行する（図7b）．

③運動時以外，装具はIP・MP関節および手関節は伸展位に固定され

a. DIP関節伸展位でPIP関節を他動伸展・屈曲
b. IP関節伸展位でMP関節の他動伸展・屈曲運動

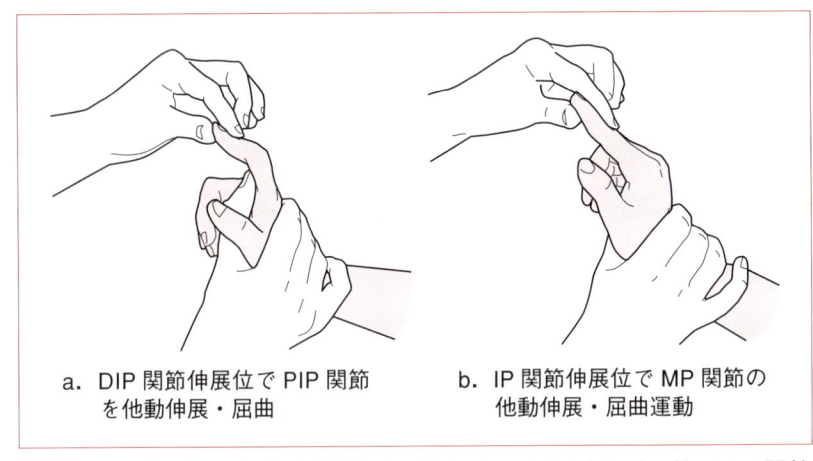

図7 セラピストによる腱のモビライゼーション手技：手関節，MP関節伸展位保持位

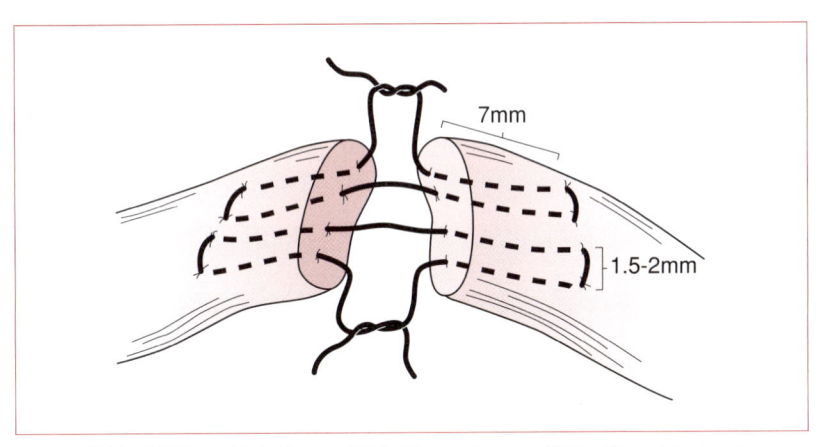

図8 伸筋腱損傷の縫合法：2重水平マットレス縫合（Double horizontal mattress suture）

4～6週まで装着される．さらに夜間スプリントは2週間延長する．
④術後4週から，MP関節，PIP関節の愛護的なROM訓練を開始する．
⑤その後さらに4週間の間に，漸次，運動を増加させ抵抗運動に移行させる．

- 区分（Zone）5．パンチングなどで伸筋腱をこえてMP関節までに損傷が及ぶことがある．
- 区分（Zone）6．損傷機転が相手を殴ったことによる咬傷で発生し，細菌感染にたいする治療が優先される[5]．この部分の腱はうすく平坦なので，一般には，Double horizontal mattress suture縫合（図8）[6]が行われる．皮下組織があり，比較的癒着を生じにくい．伸展できないことよりも，完全屈曲（完全グリップ）できないことがADLでは問題となる．

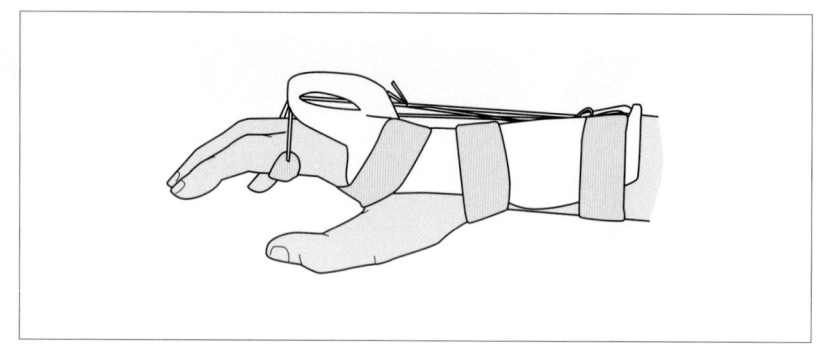

図9　伸筋腱修復後（zone5，6）のための動的指伸展スプリント

☐ 上記　区分（Zone）5．6の術後ハンドセラピー：
　①動的伸展スプリントまたは掌側スプリントいずれかで治療できる．
　②手関節固定を伴う動的伸展スプリント（図9）は，PIP屈曲運動を制限するか，またはその程度は術者の意見に従う．
　③掌側スプリント固定方は，手関節の角度は基本的には術中に決定されるが，手関節20°伸展，MP関節30°屈曲位にし，IP関節をフリーとする．
　②装具装着したまま，少なくとも1時間15回の指自動屈曲，他動伸展を行わせる．
　③それ以外は，手関節，MP関節以外はフリーとする．
　④4〜6週固定され，その後さらに2〜4週，夜間スプリントとする．
☐ 区分（Zone）7．この区分は手関節部（手根骨部）で6つのコンパートメントをもった伸筋支帯にあたる．滑膜腱鞘のトンネルを滑走するので屈筋腱の滑走と似ている．屈筋腱に近い直径があるので強固な縫合が行いやすい．伸筋支帯中枢部の腱の浮き上がり現象（bowstring）に注意する．
☐ 区分（Zone）8：前腕部の損傷で，屈筋腱と同様なコンセプトで行う．但し．伸筋腱断端の血行不良には注意が必要である．
☐ 上記　区分（Zone）7．8の術後ハンドセラピー：
　①動的伸展スプリントまたは掌側固定スプリントによって行われる
　②手関節は20°〜30°伸展位で術後4週まで，固定される．
　②装具固定期間中，手関節伸展位のままで，IP自動屈曲，伸展運動を行わせる．
　②4週から，スプリントフリーで手関節自動伸展運動を開始する．
　④4週から，必要に応じて，瘢痕ケアを行う．
　⑤6週以降，手関節伸展および軽い抵抗運動を開始する．
　⑥さらにもう6週までに強い抵抗運動を行う．
　⑦指屈曲，伸展力を強化し，中等度の握り動作訓練を開始．漸次握力

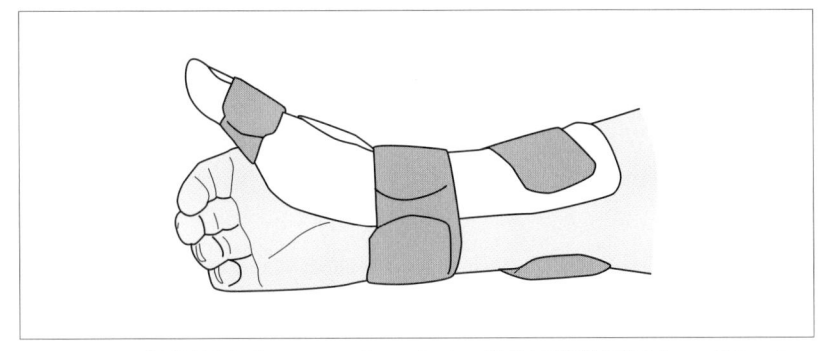

図10 母指伸筋腱（zone1，2）のための静的母指伸展固定スプリント

を強化する．
⑧12週までに完全グリップ．最大握力を獲得する．
□母指：Zone1～5に区分（図1）．

- Zone1：マーレット損傷（mallet thumb），発症はおおくはない．
- Zone2：基節骨部のハンドセラピーは両zoneとも同じプロトコルである．

①50％以下の部分切断は，保存的に，母指IP伸展装具を用い，術後5日目から自動運動を開始する．
②外科的修復術後は母指，橈側外転，手関節40°伸展位（図10）にて4～6週間固定．夜間はもう2週間装着する．橈側外転は母指と示指のウェブを保つために必要である．
②自動伸展運動はおよそ3週から開始する．
③6週から抵抗運動を開始する．
④部分断裂（50％）以下なら，術後10週から愛護的自動運動を開始できる．

- Zone3.4：CMC関節まで広がる．長母指伸筋，短母指伸筋の両方の断裂がある．この部分の腱は薄いので標準的な縫合が行われる．
- Zone5：伸筋支帯にあたり長母指伸筋の滑膜腱鞘部で複雑である．
- Zone3～5ハンドセラピー：この部の損傷とくに，CMC関節上の損傷は長母指伸筋と母指外転筋が損傷されるため，可能な限り動的伸展スプリント（図11）を使用する．これは，前腕を基盤にしたスプリントで，IPとMP関節の自動屈曲ができる．術後2～4日以内に開始されることが癒着防止の上からも望ましい．

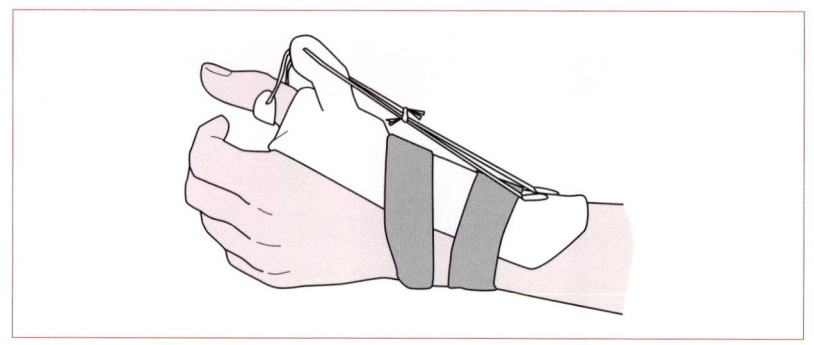

図11　母指伸筋腱修復後（zone3〜5）のための動的母指伸展スプリント

4 介入後評価のポイントと実際

☐ 腱の滑走性の獲得とそれに伴う関節可動域，握力，つまみ力の評価を行う．

☐ 伸筋腱の癒着が残っていても，手関節部での動的腱固定効果（Dynamic tenodesis effect）により，短縮を見逃すことがあるので注意が必要である[7]．

☐ 最大努力下での握力検査は12週までは実施しない．

☐ （％TAM）を用いて，術後の最終成績を保存する．これは，今後のセラピーの反省や改善の資料となる．

☐ 主観的評価であるDASH[8]などの評価結果を保存する．これは，今後のセラピーの反省や改善への資料となる．

5 患者・家族をどう指導するか？

☐ 複合損傷がなければ一般的には腱損傷修復後（縫合術後）の入院期間はおよそ3〜5日間であり，以後外来通院となる．

☐ 装具装着方法やホーム・エクササイズの方法を入院中から理解，実行してもらい，退院時，書面やイラストにして患者に渡し，いつでも確認できるようにすることが術後の良好な成績を得る重要なポイントである．

☐ また，自宅などで腱の再断裂といったアクシデントに見舞われることがあるので，もし，腱修復された指に違和感を覚えたらすぐに病院へ連絡するよう担当者の連絡先を知らせておくことが必要である．再断裂が起こっていれば手術が必要になることが多い．

☐ 腱損傷のハンドセラピーの良好な成績を達成するためには，患者の協力なしにはなし得ない．このためには，患者・セラピスト間の良好な信頼関係が，モティベーションを高め，ホーム・エクササイズなどを正しく行ってくれる基となる．同時に，本人だけでなく家族への指導も，患者本人への励ましにもなり効果的である．

6 まとめ

☐ 伸筋腱のセラピーでは腱の癒着が起こっても屈筋腱を利用して癒着を改善できるので，重度な機能障害には至らないといわれていた．しかし，癒着から起こる屈曲 lag は握力の低下となり，逆に伸筋腱の過度な伸張（elongation）は指伸展障害となり，加えて骨折を伴った場合は，腱の癒着の発生率は高く高度な機能障害になる危険性が高い．

☐ 屈曲 lag と elongation の配分をどうするかが治療のポイントとなる．伸筋腱損傷を安易なものと考えず，早期からの周到な治療計画と手技が必要である．

文献

1) 上羽康夫：手その機能と解剖，改訂第 3 版，金芳堂，128-130，2005
2) Evan. R. B. and Burkhalter, W E. a study of the dynamic anatomy of extensor tendons and implications for treatment. J HAND Surg, 11A：774-779，1986
3) Kleinert HE, Verdon C：Report of the committee on tendon injure. J Hand Surg〔Am〕8：704-798，1983
4) Hunter-Mackin-Callahan Rehabilitation of the hand and upper extremity Fifth Wdition Vol 1 Mosby, Inc，2002
5) Crosby CA, Wehbe MA：Early protected motion after extensor tendon repaire. J Hand Surg〔Am〕24：1061-1070，1999
6) Prosser R, Conolly W.B：Rehabilitation of the hand and upper limb B.H Elsevier Science Limited. 67-68，2003
7) 木野義武：新・旧伸筋腱損傷の治療　新臨床整形外科全書 8A，金原出版，282-286，1981
8) Joyce Y.P Wong, et al. The use of Disabilities of the arm, shoulder and hand Questionnaire in rehabilitation after acute traumatic hand injures. J HAND THER, 20：49-59，2007

（坪田貞子）

22 骨折に対する作業療法

> **View Point　X線のみかた**
> - 軟部組織損傷例の作業療法においては，損傷組織の修復状態を主に術後または受傷後からの経過日数で予測するが，骨折例の作業療法においては，損傷組織（骨折部）の修復（癒合）状態を主にX線所見にて視覚的に判断する．
> - そのためX線評価は医師任せでなく，作業療法士もその技術を可能な限り習得するべきである．
> - X線からは骨癒合状態だけでなく，さまざまな情報が得られる．

- [ ] 転位方向：受傷時のX線で骨片の転位方向を確認しておく．転位側には骨欠損が生じやすく，再転位も起こしやすいので注意を要する．
- [ ] 骨癒合状態：骨折線の状態，仮骨形成の程度，皮質骨・骨梁の連続性で判断する．以前のX線と比較検討し，再転位していないかも含めて確認する．
- [ ] 内固定の固定性：さまざまな内固定材料・方法の固定力を理解しておく．内固定材料が目的の部位に正確に設置されているか否かを評価し，固定力の強さを判断する．また内固定材料が関節運動や筋・腱の滑動を阻害していないか，内固定材料のゆるみが生じていないか確認する．
- [ ] アライメント：骨・関節の形態は正常であるか評価する．異常があれば，それによる臨床症状を解剖学的に予測する．異常な形態を見分けるためには，正常の形態を理解しなければならない．
- [ ] 骨萎縮：高齢者の骨粗鬆症による萎縮だけでなく，若年者でも外傷後の栄養障害による萎縮が起こりうる．陰影の濃さや皮質骨の厚さで判断する．萎縮例では陰影は薄く（黒く写る），皮質骨は薄い．逆に正常例では陰影は濃く（白く写る），皮質骨は厚い．しかし関節部付近は皮質骨が薄いため，正常例でも陰影は少し濃く（黒っぽく）写る．
- [ ] 関節の状態：関節裂隙の狭小化，軟骨下骨の硬化像より関節軟骨の状態を評価する．また関節の変形や強直の有無をみる．変形性関節症では上記に加えて，骨の肥大・形態異常，異所性化骨，骨棘形成の有無などを確認し，それによる可動域制限などの臨床症状を予測する．
- [ ] 関節運動の状態：強固な拘縮例では正常の滑らかな関節運動ではなく，open book様の異常な関節運動が起こる場合がある（図1）．可動域訓練を行っても効果のない症例では，最大他動屈曲・伸展位の正確なX

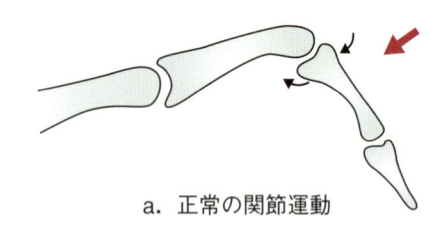

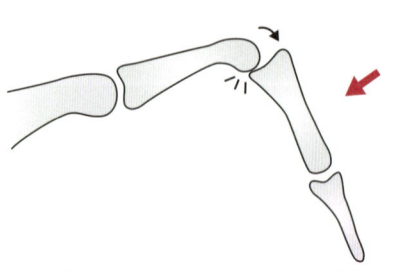

a. 正常の関節運動

b. 異常な（open book様の）関節運動

図1　関節運動の評価

線側面像にて関節運動が正常であるか評価する．
☐ 異常陰影：骨腫瘍，石灰沈着などの有無を確認する．

I．橈骨遠位端骨折の作業療法
1 はじめにおさえておくべきこと

> ・橈骨遠位端の正常なアライメントを理解する（図2）．橈骨遠位端骨折によるアライメント異常は，さまざまな臨床症状を呈することがある．

☐ 傾斜角の増加：傾斜の高上方向への可動域制限が生じやすい．例えば，橈骨遠位端部の尺側傾斜角（radial inclination）が増加すると傾斜の高上方向である橈屈制限が生じる．また掌側傾斜角（volar tilt）が増加すると背屈制限が生じる．

☐ 傾斜角の低下：傾斜の低下方向への（volar tilt が dorsal tilt になった場合は傾斜の高上方向への）可動域制限が生じやすい．例えば，volar tilt が消失して dorsal tilt になった場合，傾斜の高上方向である掌屈制限が生じる．傾斜角の極端な異常は将来的に手関節のバランスの崩れから手根不安定症が発生する可能性がある．

☐ 尺骨プラス変異（Ulna plus variance）：尺骨と月状骨・三角骨の間に存在する三角線維軟骨（Triangular Fibro Cartilage：TFC）が損傷されやすい．受傷時に TFC を損傷する場合があるが，ulna plus variance であれば，TFC 損傷は助長されやすい．

☐ 遠位橈尺関節の離開：橈骨と尺骨の遠位を結ぶ三角靱帯（掌・背側の遠位橈尺靱帯）の損傷が疑われる．遠位橈尺関節が（亜）脱臼し，回内・外制限，疼痛を生じやすい．

☐ 手根不安定症：さまざまな不安定症があるが，よく遭遇する配列異常としては，DISI 変形（Dorsal Intercalated Segment Instability）と VISI 変形（volar Intercalated Segment Instability）がある（図3）．Chauffeur 骨折の中には舟状—月状骨間離開例（Scapho-Lunate dissociation）を呈し，DISI 変形を認めることがある．

> ・手関節掌背屈運動時の橈骨手根関節と手根間関節の運動の割合を理解する．

☐ Volz によれば手関節背屈時，橈骨手根関節は 66.5％，手根間関節は 33.5％で，掌屈時，橈骨手根関節は 40％，手根間関節は 60％の割合で可動している[1]．

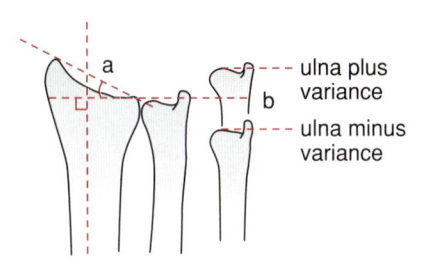

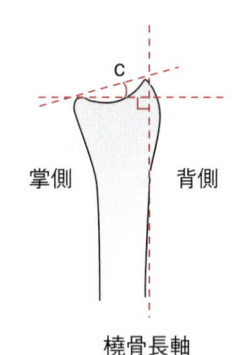

図2 橈骨遠位端のアライメント
a radial inclination 約23°
b ulna variance 0mm
c volar tilt 約11°

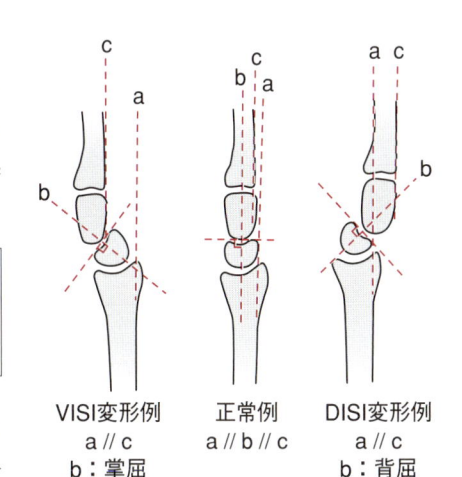

図3 DISI 変形，VISI 変形
VISI変形例 a∥c b：掌屈
正常例 a∥b∥c
DISI変形例 a∥c b：背屈

- 拘縮は骨折部位に最も近い関節に強く発生しやすいといえる．故に橈骨遠位端骨折例では橈骨手根関節に拘縮が強く発生し，手根間関節での代償運動が生じやすくなる．

- 手関節橈尺屈運動時の近位手根列の動きを理解する（図4）．

- 上述したように橈骨遠位端骨折例においては，橈骨手根関節に強い拘縮が発生する．そのため作業療法においては，手関節橈尺屈運動による近位手根列の動きを利用して橈骨手根関節の拘縮を改善させるとよい．

2 介入前評価のポイントと実際

- 作業療法介入前に以下の評価を行う．

- 受傷原因：交通事故や転落などによる高エネルギー損傷か，転倒などによる低エネルギー損傷かをみきわめる．高エネルギー損傷例は高度な不安定型骨折・骨欠損，合併損傷を伴いやすく，治療に難渋するため，早期からのきめ細かい評価と治療が特に必要である．
- 初期治療内容および手術所見：保存的治療が可能であったのか，観血的治療が必要であったのか，合併損傷があったのか，観血的治療例では手術侵襲を加えた部位，骨欠損の程度と骨移植の有無，内固定の固定力を確認する．
- X線画像所見：前述したので省略する．
- 主治医からの情報：初期治療の詳細，今後の治療方針と注意点を確認する．
- 観察，面接：特に作業療法室入室・在室時の患側手の管理状態を観察し，患側手の挙上位がとれているか，必要以上の安静肢位または運動をしていないか確認する．その後の面接にて詳しい受傷原因や社会的背景を聴取するとともに患側手の管理方法を十分に指導する．
- 腫脹の評価：腫脹の程度を評価し，運動できる状態か評価する．腫脹は炎症の1症状であるため，ほかの症状とともに高度に発生していれば安静位保持，アイシングなどが必要となる．
- 疼痛の評価：疼痛の部位と程度を評価する．特に骨折部位と一致していなければ合併損傷を疑い，原因を追究する．
- 拘縮の予測：骨折部の隣接関節の拘縮だけでなく，骨折部および手術侵襲部周囲の軟部組織による拘縮が発生することを予測し，早期から予防・改善をはかる．
- 損傷神経の評価：知覚，運動，自律神経症状を評価し，経過を観察す

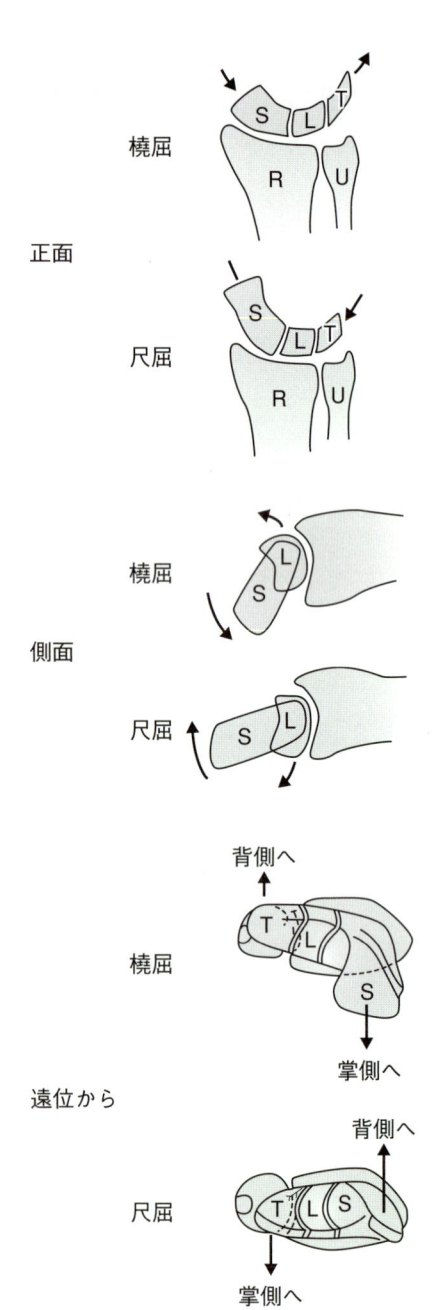

図4 橈尺屈運動時の手根骨の動き[2]

る．

3 作業療法介入のすすめかた

- 外固定期，自動運動期，他動運動期，骨癒合期に大別してすすめる．

☐ 自動運動期：骨折部において，仮骨形成はわずかに認められるが，骨折線は明瞭で，皮質骨の連続はあまり認められない状態．
☐ 他動運動期：骨折部において，仮骨形成が認められる．骨折線は徐々に不明瞭となり，皮質骨の連続が認められる状態．
☐ 骨癒合期：強固な骨癒合が得られた状態．骨折線は不明瞭で，完全な皮質骨の連続が認められる状態（図5）．
☐ 上記のX線所見に加えて，内固定があればその固定力は骨癒合状態に+αと考える．逆に骨萎縮があれば骨癒合状態に-αと考える．
☐ 橈骨遠位端骨折後のlocking plate固定例で，清重が提唱するcondylar stabilizing法[3]（locking機構を有するplateでsubchondral tangential support）がなされていれば外固定は不要とされている．その場合は術直後より外固定期と自動運動期の作業療法を行う．locking plateにて骨接合術がなされても，locking screwによるsubchondral tangential supportが不十分な場合は術後に矯正損失が生じやすい．その場合は外固定期の作業療法から行うほうがよいと考えられる（図6）．

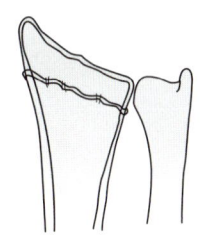

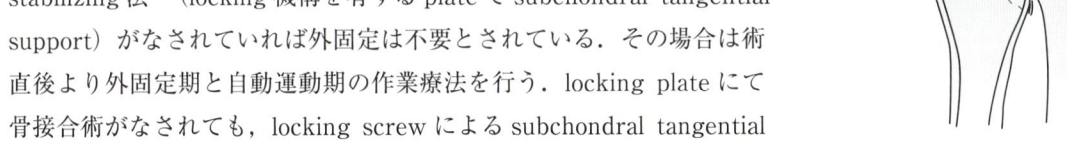

a. 自動運動期

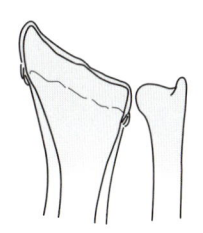

b. 他動運動期

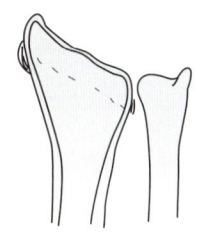

c. 骨癒合期

図5　骨癒合の状態

A. 外固定期の作業療法

- 非固定関節の自・他動運動を行い，拘縮を予防する．

☐ 患側上肢の挙上位を徹底させ，浮腫の予防・改善をはかる．必ず消失するまで継続させる．
☐ 骨折部での屈筋腱・伸筋腱群の癒着および方形回内筋の拘縮が発生しやすい（図7）．
☐ 骨折部以遠では腫脹・浮腫が発生し，筋・靱帯・関節包などの軟部組織による拘縮も生じやすい．また骨折部での屈筋腱・伸筋腱群の癒着を助長するだけでなく，他部位での癒着が生じる恐れもあるため腫脹・浮腫は徹底的に改善させる．
☐ 上記の理由により，骨折部以遠の母指・手指の運動は最も重要であるが，創外固定器などの固定力の強い外固定でなければ，母指・手指の運動は骨折部に負荷がかかりやすいので注意を要する．
☐ 固定力が弱い外固定の場合は，前腕長軸近位方向への負荷を避けた他動運動後にplace holding程度の軽い自動運動を行うとよい．

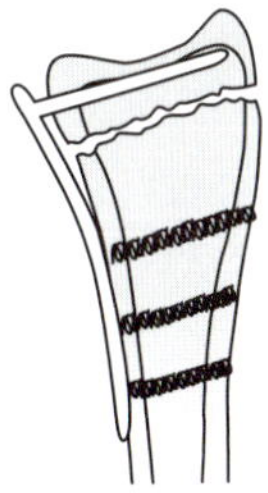

a. subchondral tangential support（＋）

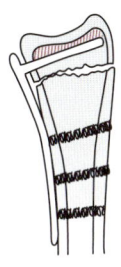

b. subchondral tangential support（－）

図6　Locking plateによる骨接合術

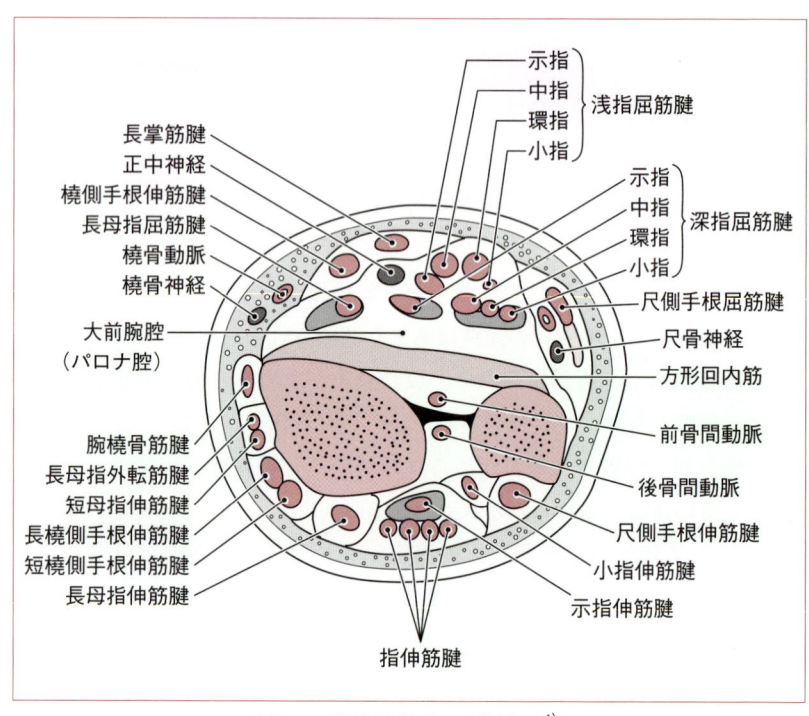

図7 前腕遠位部の横断面[4]

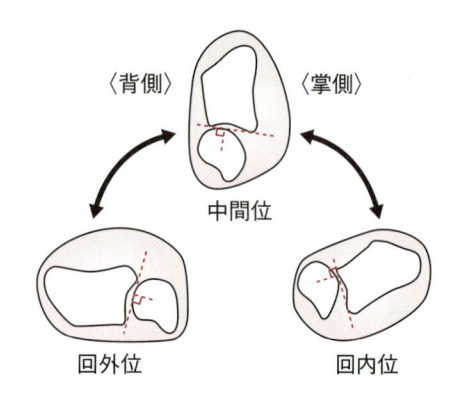

図8 前腕回旋肢位による遠位橈尺関節の（掌背側方向における）動き

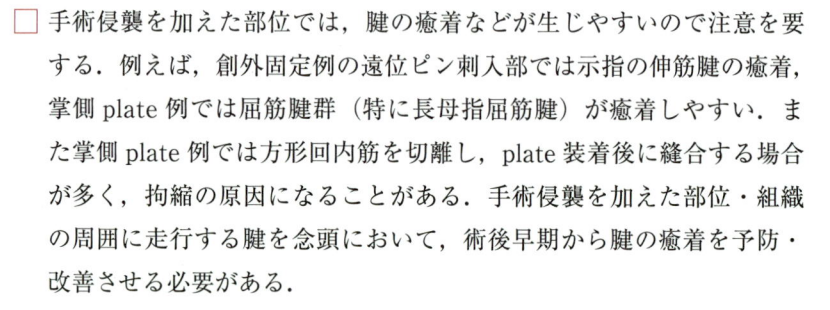

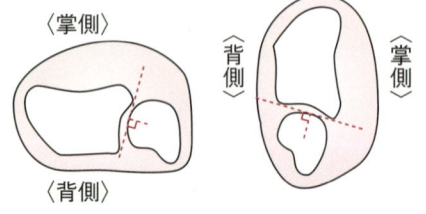

図9 前腕回外位と手関節他動尺屈位での遠位橈尺関節における橈骨と尺骨の掌背側方向での位置関係

□ 手術侵襲を加えた部位では，腱の癒着などが生じやすいので注意を要する．例えば，創外固定例の遠位ピン刺入部では示指の伸筋腱の癒着，掌側 plate 例では屈筋腱群（特に長母指屈筋腱）が癒着しやすい．また掌側 plate 例では方形回内筋を切離し，plate 装着後に縫合する場合が多く，拘縮の原因になることがある．手術侵襲を加えた部位・組織の周囲に走行する腱を念頭において，術後早期から腱の癒着を予防・改善させる必要がある．

B. 自動運動期の作業療法

• 外固定除去後，前腕回旋と手関節の自動運動を開始する．

□ 前腕回旋肢位によって，掌背側方向における橈骨と尺骨の位置関係は変化する（図8）[5]．
□ 前腕回外位と手関節（他動）尺屈位は，掌背側方向における橈骨と尺骨の位置関係が類似しており（図9），これを回外運動に利用するとよい．すなわち，手関節（他動）尺屈位での前腕回外運動を行うとよい[6]．しかし，TFC 損傷合併例ではこの方法は用いてはいけない．
□ 前述したように手関節の可動域獲得のためには，拘縮が強く生じる橈骨手根関節の可動域をいかに獲得するかがポイントである．そのため

には掌背屈運動ばかりでなく，橈尺屈運動も行うことが有効である．手関節全方向への運動が行える円錐形のリストラウンダーは効果的な回転運動ができる治療器具であり，獲得可動域に応じて段階づけが可能である（図10）．

- [ ] リストラウンダーにて手関節の可動域を獲得した後，受傷後の安静固定による筋力低下や骨折部での癒着による機能不全を発生しやすい手関節背屈筋の強化と腱の滑動運動を行う．
- [ ] 早期手関節他動運動：著者は外固定除去直後から手関節部以遠を遠位方向に牽引することで骨折部への負荷を減じながら，手関節他動運動を行っている（図11）[7]．この方法は有効な方法といえるが，簡単な手技でないため安易に用いることは避けたい．

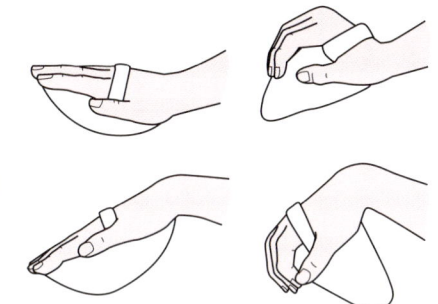

図10 リストラウンダーによる手関節運動

C. 他動運動期の作業療法

- 前腕回旋と手関節の他動運動を開始する．

- [ ] 他動回外運動においても前述した手関節（他動）尺屈位での回外運動を行うとよい．
- [ ] 前腕回旋用動的splintを用いるのもよい．
- [ ] 手関節掌背屈可動域改善に関しては，リストラウンダーで橈骨手根関節の動きを引き出した後，手関節掌背屈器やOベルト（図12）を用いて漸次矯正していく．
- [ ] 積極的な筋力強化とADL（activities of daily living；日常生活活動）での患側手の使用を行う．しかし患側で手をつき，体重をかけることは骨折部に最も負荷がかかるので禁止する．

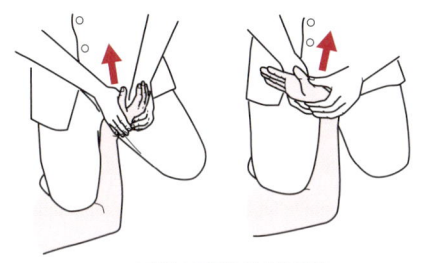

D. 骨癒合期の作業療法

- [ ] 患側で手をつき，体重をかける訓練（compression exercise：図13）を行い，手をつくことに対する痛みと恐怖心を軽減させる．

a. 早期手関節他動運動

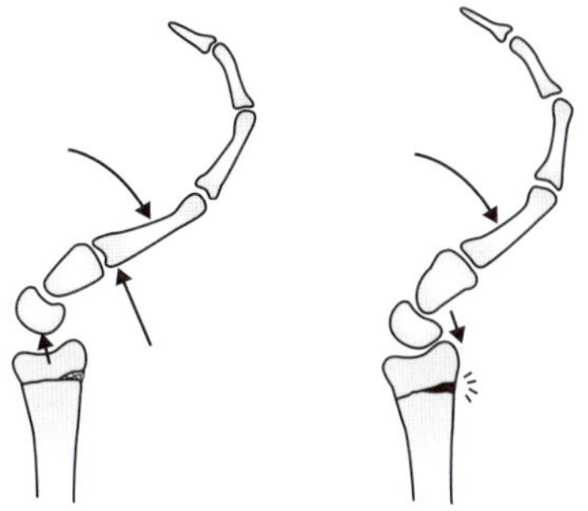

早期手関節　　単純な手関節
他動背屈運動　　他動背屈運動

b. 早期手関節他動背屈運動と単純な手関節背屈運動のX線比較

図11

4 介入後評価のポイントと実際

- [ ] X線画像所見：定期的に撮影されるX線写真の評価を継続し，運動量・負荷の指標とする．
- [ ] 主治医からの情報：症例の状態を報告し，治療方針を統一する．
- [ ] 観察：患側手の管理状態，自主訓練の状況を観察し，必要に応じて指導する．
- [ ] 浮腫の評価：長期間残存する浮腫は軟部組織の線維化を生じ，拘縮を助長するだけでなく，新たな拘縮を発生させるため徹底的に改善させなければならない．最善の方法は患側手挙上位での自動運動である．

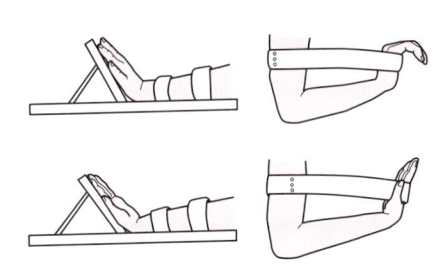

a. 手関節掌背屈器　　b. Oベルト

図12 手関節掌背屈器とOベルト

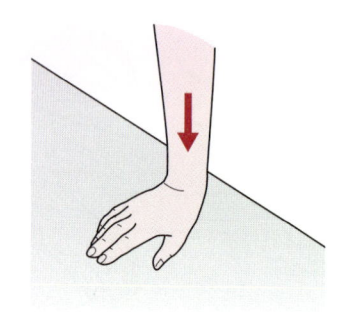

図13　compression exercise

その運動前・後でどれくらい改善するのか症例自身に評価させ，自覚させることが大切である．

- [ ] 疼痛の評価：安静時痛と運動時痛の部位と程度を評価する．安静時痛では夜間眠れないほどの疼痛が生じていれば，運動量・負荷のかけすぎや CRPS（Complex Reginal Pain Syndrome；複合性局所疼痛症候群）を疑う．しかし疼痛は対象者の主観的な訴えであるため熱感，圧痛，発赤などの併発症状の有無を参考に注意深く評価し，原因を明らかにする必要がある．運動時痛ではもちろん暴力的な運動による痛みは避けなければならないが，持続的な弱い運動においても必ず多少の痛みはともなうものであり，痛みの部位がターゲットとした拘縮組織を伸張していることから出現しているものか否かを評価することが大切である．
- [ ] 拘縮の評価：拘縮の治療は予防が最も大切であるが，発生した拘縮に対しては正確に原因組織を診断し，的確な作業療法を行うことが重要である（表1）[8]．
- [ ] 関節可動域の評価：経時的に測定し，作業療法の効果判定を行う．また拘縮の評価と関連づける．
- [ ] 筋力の評価：関節可動域と同様に経時的測定を行い，作業療法効果を判定する．
- [ ] 損傷神経の評価：経時的に評価し，回復状況を把握する．回復が思わしくない場合は主治医に報告する．
- [ ] ADL および職業前評価：できない動作は何が原因なのか詳しく分析し，可能な限り作業療法にて改善させる．

表1　拘縮の組織別評価

①皮膚性	伸張による皮膚の蒼白化
②骨・軟骨性	X 線によりアライメント・OA 変化（＋）
③関節（構成軟部組織）性	dynamic tenodesis による拘縮角度の変化（−）
④腱（癒着）性	dynamic tenodesis による拘縮角度の変化（＋）
⑤筋性	外来筋…手関節より近位にある腱性拘縮と同じ
	骨間筋…MP 関節肢位による PIP，DIP 関節の拘縮角度の変化（＋）
⑥神経性	末梢神経麻痺…弛緩性麻痺，知覚障害の有無
⑦混合型	上記の総合診断

5 まとめ

- [ ] 可動域訓練においては手関節（他動）尺屈位での前腕回外運動，手関節橈尺屈運動を含めた手関節の回転運動を行うとよい．
- [ ] 骨折部および手術侵襲部周囲の筋・腱が原因による拘縮も生じやすい

ため注意を要する．
☐ 近年，橈骨遠位端骨折の初期治療法は目覚ましく進歩している．セラピストも各治療法を理解しておくことが必要と考えられる．

II．手根骨骨折の作業療法
1 はじめにおさえておくべきこと

- 手根骨部の機能解剖および手根骨骨折の特徴を理解しておく．

☐ X線側面像では手根骨同士は重なり合い，個々の骨をみることは難しいが，月状骨，舟状骨，有頭骨，大菱形骨は判断できるようにしたい．それにより橈骨月状骨角（radiolunate angle），舟状月状骨角（scapholunate angle）などが計測でき（図14），前述したDISI変形やVISI変形を発見することができる．

☐ また骨癒合状態の判断が難しい場合は，断層撮影，CT，MRIなどの特殊撮影が有効である．

☐ 個々の手根骨は自由に各方向へ動くのではなく，近位手根列と遠位手根列で動くと理解するとよい．筋腱の停止部をもたない手根骨では，遠位にある筋腱停止部からの力は遠位手根列から近位手根列へ伝達される．

☐ 遠位手根列からは舟状骨へ掌屈する力，三角骨へ背屈する力が作用しており，バランスがとれて正常のアライメントになっている．

☐ 舟状骨は近位手根列と遠位手根列にリンクしており，手関節に急激な掌屈・背屈力が加わると骨折を生じやすい．手根骨骨折の約8割が舟状骨骨折である（図15）．

☐ 舟状骨は手関節中間位では掌側に30°〜60°（約45°）傾斜しているため，単純なX線では骨折の診断が難しい．そのため舟状骨の傾斜をなくすため，指屈曲（手関節20°〜30°背屈）・手関節最大尺屈位でとる舟状骨撮影が有効である．

☐ 舟状骨の近位部は関節軟骨に被われて栄養血管が供給されていないため，近位部骨折例では遷延治癒または偽関節となりやすい．慎重な作業療法が必要である．

☐ 舟状骨偽関節例には骨移植を併用した骨接合術が行なわれるが，術後の経過においても血行の影響により移植骨の遠位部は癒合しやすく，近位部は癒合しにくいので注意を要する．

☐ 月状骨も周囲を関節軟骨に被われており，栄養血管の供給が少ない．

☐ 有鉤骨の掌側には尺骨神経が走行しているため，骨折の合併症として尺骨神経麻痺を生じることがある．尺骨神経は有鉤骨部で知覚枝と運

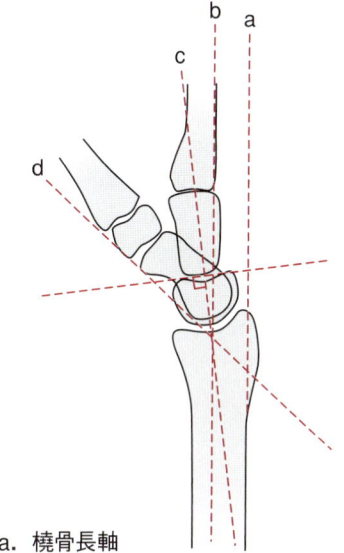

a．橈骨長軸
b．有頭骨長軸（第3中手骨長軸）
c．月状骨長軸
d．舟状骨長軸

図14　手関節角度の計測線の引き方

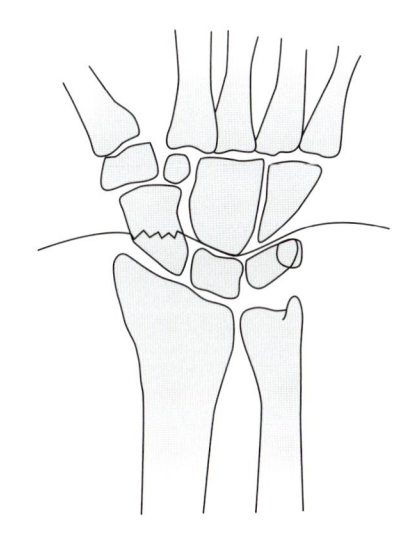

図15　近位手根列と遠位手根列をリンクする舟状骨

動枝に分岐しているため，その症状は知覚障害のみ，運動障害のみ，知覚・運動障害とさまざまであり，注意深い評価が必要である．また有鉤骨鉤の骨折はゴルフ，野球などのスポーツが原因で起こりやすく，放置しておくと有鉤骨鉤を pulley としている尺側指の屈筋腱は，その部位で摩耗して皮下断裂を起こすことがある．

☐ 最も多用する母指の基部をなす大菱形骨は key joint となる第1CM関節を形成しており，その第1CM関節は多方向に広い可動域を有するとともに，骨折の既往がなくても変形性関節症を生じやすい関節である．

☐ 第1CM関節内骨折例では，まず解剖学的な第1CM関節面の再建を重視し，可能な限り痛みがなく，変形性関節症が生じにくい関節にすることが大切である．次に可動域においては母指対立動作の獲得を優先させる．

> - 手根骨骨折の作業療法においては，上記の解剖学的特徴を理解しておき，橈骨遠位端骨折の作業療法とほぼ同様に評価，訓練をすすめるとよい．

☐ 手根骨骨折には脱臼をともなう例があり，脱臼例では手根不安定症が生じやすい．そのため脱臼をともなう骨折例では安静時・運動時痛とも，X線の評価を参考に特に慎重に作業療法をすすめる必要がある．手根不安定症が疑われる場合は手関節軽度背屈位の splint で保護し，可動域訓練は自動運動のみとする．手関節が拘縮したとしても可能な限り痛みのない関節にすることが大切である．

2 まとめ

☐ 手根骨骨折の作業療法においては手根骨の機能解剖および各骨骨折の特徴を理解し，特殊撮影を含むX線から得られる情報を基に訓練をすすめる．

☐ 靱帯損傷をともなう脱臼骨折例では手根不安定症の出現に十分注意する必要がある．場合によって手関節は拘縮させ，可能な限り痛みのない関節にすることもある．

Ⅲ．中手骨骨折の作業療法
1 はじめにおさえておくべきこと

> - 中手骨骨折に限らず，手指骨骨折例の外固定は手関節背屈，母指対立，示指～小指 MP 関節屈曲，PIP，DIP 関節伸展位（safety position）が最良の固定肢位である．この肢位は母指では母指内転筋

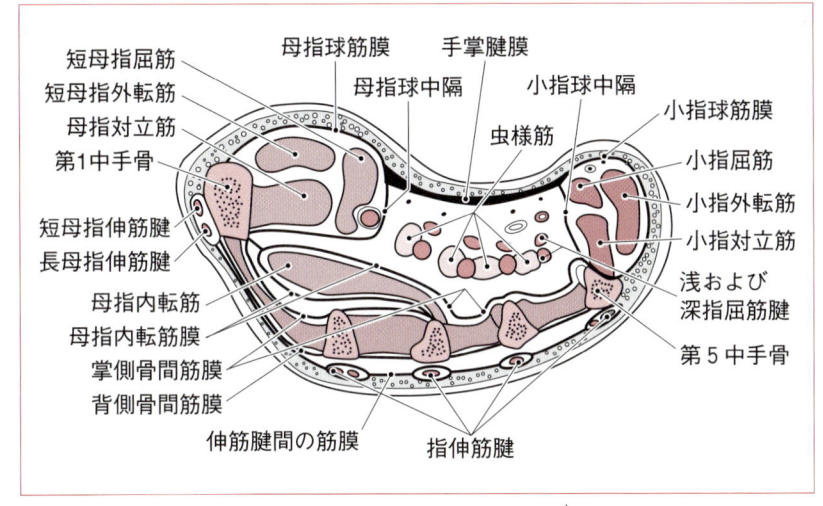

図 16　手掌中央部の横断面[4]

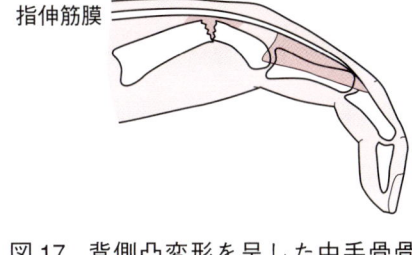

図 17　背側凸変形を呈した中手骨骨折例

や第1背側骨間筋が緊張し，示指〜小指において側副靱帯が緊張した肢位であり，母指内転筋および第1背側骨間筋や側副靱帯による拘縮が発生しにくい．手指骨骨折の作業療法においても，一般的にまずその肢位がとれるように可動域訓練をすすめるとよい．
- 中手骨部の機能解剖および中手骨骨折の特徴を理解しておく．

☐ 中手骨周囲にある伸筋腱，屈筋腱，骨間筋，母指内転筋などの主要な軟部組織（図16）が，骨折によって拘縮を発生させることを予測して，可能な限り早期から予防する．

☐ 中手骨骨折では背側凸型となりやすい（図17）[9]．骨癒合が弱い例では屈曲運動での再転位に注意する．

☐ 背側凸変形により背側を走行する指伸筋腱は骨折部で癒着しやすい（図17）．それにより MP 関節の伸展拘縮，自動伸展不足が生じるため，いかに予防するかがポイントである．

☐ 骨折部周囲で屈筋腱が癒着すれば指自動屈曲不足や屈曲拘縮が生じる．

☐ 骨間筋の拘縮例では，まず MP 関節の（過）伸展制限と MP 関節（過）伸展位での PIP，DIP 関節の屈曲制限が生じ，進行すると指の swan-neck 変形へ移行する．

☐ 母指内転筋の起始，停止をもつ第1〜3中手骨骨折例では特に母指内転拘縮に注意する．

☐ 母指では第1CM 関節内骨折の Bennet 骨折や Roland 骨折が発生しやすい．

☐ 中手骨骨折例では手背部に強い浮腫を生じやすい．浮腫によって中手骨に隣接する指伸筋腱は浮き上がり，緊張が高くなることで MP 関節

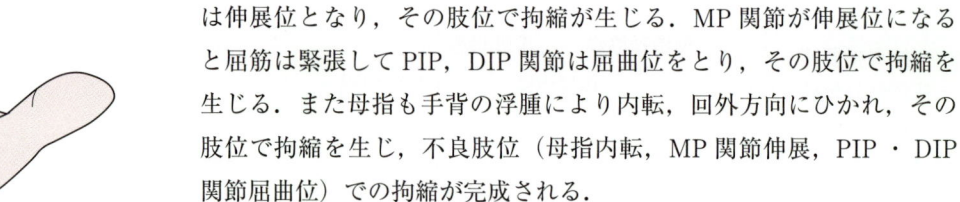

は伸展位となり，その肢位で拘縮が生じる．MP関節が伸展位になると屈筋は緊張してPIP，DIP関節は屈曲位をとり，その肢位で拘縮を生じる．また母指も手背の浮腫により内転，回外方向にひかれ，その肢位で拘縮を生じ，不良肢位（母指内転，MP関節伸展，PIP・DIP関節屈曲位）での拘縮が完成される．

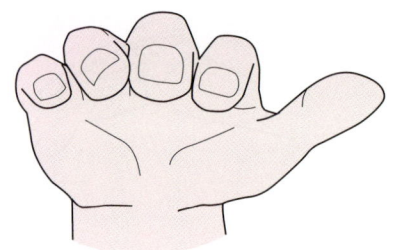

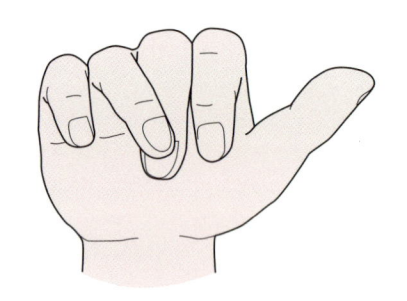

2 介入前・後評価のポイントと実際

- 中手骨骨折例においても上記の機能解剖および特徴を理解した上で，橈骨遠位端骨折例の作業療法で述べた評価を行なえばよい．

☐ 手指骨骨折では回旋変形がある．指の可動域が小さい場合は示指〜小指の爪の並びを遠位から視診して評価し，可動域が大きい場合は自動屈曲させるとcross-fingerが生じる（図18）．

図18 手指骨骨折の回旋変形例

3 作業療法介入のすすめかた

- 外固定期，自動運動期，他動運動期，骨癒合期に大別してすすめる．

A. 外固定期の作業療法

- 通常，前腕〜基節骨まで外固定されるため非固定関節の運動を行う．

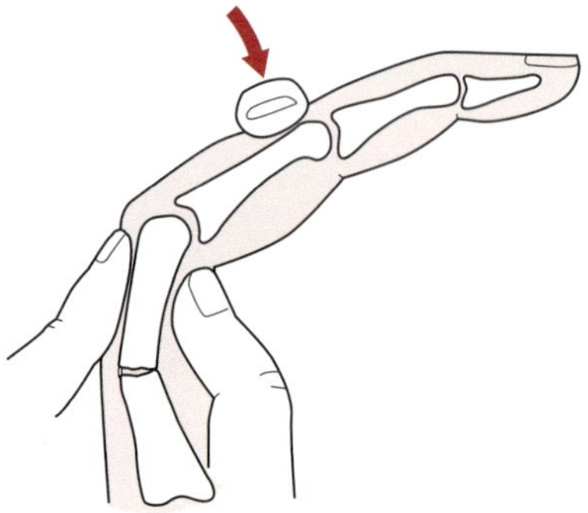

☐ 患手は挙上位を徹底させ，外固定より近位の関節は積極的な運動を行い，拘縮を予防する．PIP，DIP関節は愛護的な他動運動後にplace holding程度の自動運動を行い，拘縮を可能な限り予防する．特に不安定な斜骨折例などでは転位し，短縮を起こしやすいので注意を要する．

☐ 基部〜骨幹部骨折の内固定例ではMP関節の伸展拘縮が生じていない術後早期に，MP関節屈曲位での固定splintを作製して装着させれば必発するMP関節伸展拘縮は予防できる．しかし，自動伸展不足が発生しやすいので，1日数回splintを除去してplace holding程度の自動伸展運動を行う．

☐ 母指のBennet骨折，Roland骨折例では長母指外転筋の牽引により転位を起こしやすいので，ギプス固定あるいはthumb-spica型のsplintによる確実な外固定を行い，IP関節の運動は特に慎重に行う．

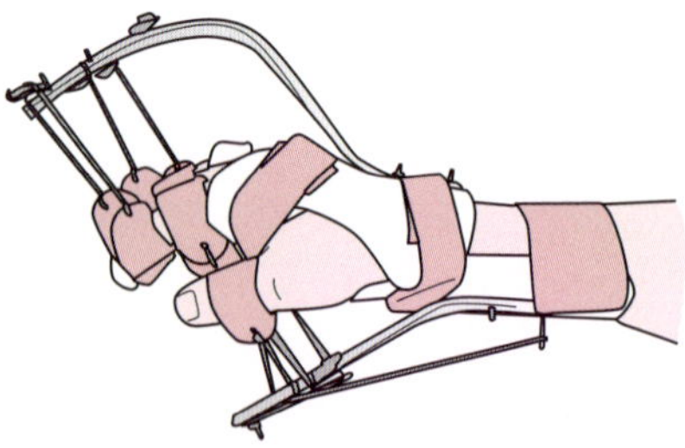

図19 遠位骨片を固定しての徒手的MP関節他動屈曲運動

B. 自動運動期の作業療法

- 外固定を除去し，CM，MP関節の自動運動と手関節の自・他動運動

図20 中手骨骨折例のearly dynamic splint

を開始する．

- 骨折部での指伸筋腱の癒着がある場合はMP～DIP関節の同時自動屈曲運動では，intrinsic minus（内在筋マイナス）様の屈曲運動になりMP関節の屈曲可動域は効果的に改善されない．まずはMP関節単関節での自動屈曲運動を行い，改善されたら同時屈曲運動へ移行する．
- 基部～骨幹部骨折例でMP関節伸展拘縮が強い場合は，遠位骨片を強固に固定して徒手的にMP関節他動屈曲運動を行う（図19）．
- 複数指の基部～骨幹部骨折例で高度な拘縮の発生が予測される場合，sandwich型のearly dynamic splintを用いて，早期から拘縮予防をはかる（図20）．
- 骨頭骨折例では可能な限りMP関節を屈曲させることで基節骨の関節面を骨折部の掌側に位置させ，遠位骨片の掌側転位を予防しながら屈曲運動をすすめるとよい（図21）．
- 骨間筋の拘縮が認められる場合は，MP関節（過）伸展，PIP，DIP関節屈曲（intrinsic minus肢位）の自動運動とMP関節内・外転自動運動を行う．
- 母指，環指，小指の基部およびCM関節内骨折例ではCM関節の自動運動，骨幹部以遠の骨折例は近位骨片を把持してCM関節の他動運動を行う（図22）．
- 摘み時に第1CM関節にかかる負荷は摘み力の5～10倍といわれているため，母指CM関節内骨折例ではこの時期の母指の使用は絶対に禁止する．

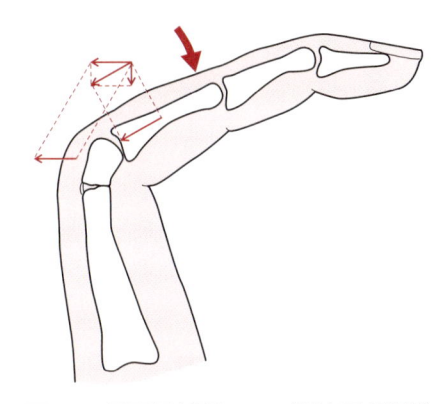

図21 骨頭骨折例のMP関節屈曲運動

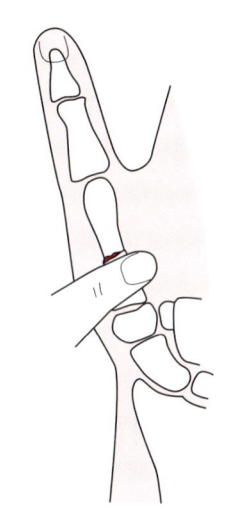

図22 近位骨片を把持してのCM関節他動運動

C. 他動運動期の作業療法

- CM，MP関節の他動運動を開始する．

- 自動運動期と同様にMP関節伸展拘縮が残存していれば，まずMP単関節での他動屈曲運動で改善させ，MP，PIP同時他動屈曲運動へ移行する．dynamic splintを利用してもよい（図23）．
- そのほか屈筋腱，骨間筋，母指内転筋などの拘縮が残存していれば，積極的な他動・自動運動で改善させる．
- ADLでの患手の使用を許可し，筋力強化を行う．

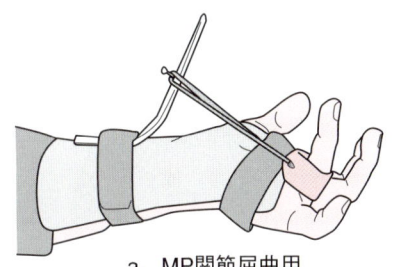

D. 骨癒合期の作業療法

- スポーツや重労働でも制限なく患手の使用を許可する．

a．MP関節屈曲用

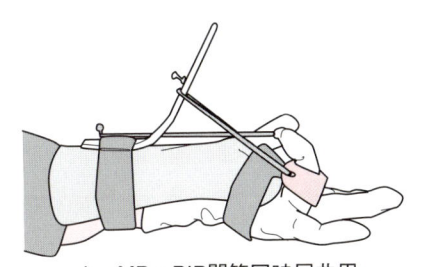

b．MP・PIP関節同時屈曲用

図23 中手骨骨折例のdynamic splint

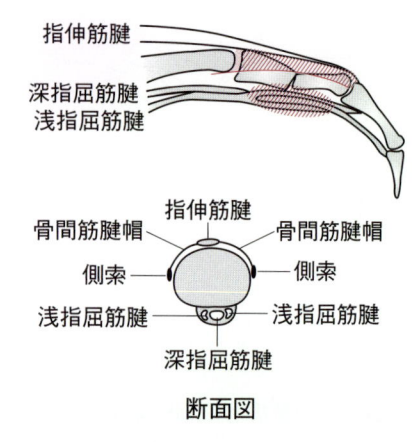

図24 基節骨骨折の掌側凸変形と周囲の解剖

Ⅳ．基節骨骨折の作業療法

1 はじめにおさえておくべきこと

- 基節骨部の機能解剖および基節骨骨折の特徴を理解しておく．

☐ 基節骨骨折では掌側凸型変形となりやすい[9]．掌側凸変形により掌側を走行する指屈筋腱は骨折部で癒着することが多い．さらに基節骨部は腱交差がある部位であり，浅指屈筋腱と深指屈筋腱の癒着（cross union）も生じやすい．また指伸筋腱においても両側の側索と指背腱膜を形成し，基節部では最も広い構造になっているため骨折部での癒着は必発する（図24）．

☐ 基節骨基部ではMP関節側副靱帯付着部の剥離骨折を生じることがある．手指より母指に多発する．

2 介入前・後評価のポイントと実際

- 基節骨骨折例においても上記の機能解剖および特徴を理解した上で，橈骨遠位端骨折例の作業療法で述べた評価を行なえばよい．

3 作業療法介入のすすめかた

- 外固定期，自動運動期，他動運動期，骨癒合期に大別してすすめる．

A. 外固定期の作業療法

- 通常，前腕〜中節骨まで外固定されるため非固定関節の運動を行う．

☐ 患手は挙上位を徹底させ，外固定より近位の関節は積極的な運動を行い，拘縮を予防する．DIP関節は愛護的な他動運動後にplace holding程度の自動運動を行い，拘縮を可能な限り予防する．特に不安定な斜骨折例などでは転位し，短縮を起こしやすいので注意を要する．

B. 自動運動期の作業療法

- 外固定を除去し，MP，PIP関節の自動運動と手関節，CM関節の自・他動運動を開始する．

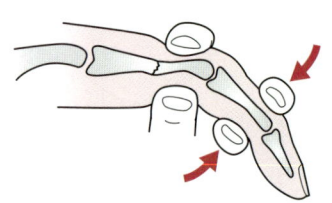

図25 基節骨骨折例の愛護的他動運動
a．PIP関節の愛護的他動運動
b．MP関節の愛護的他動運動

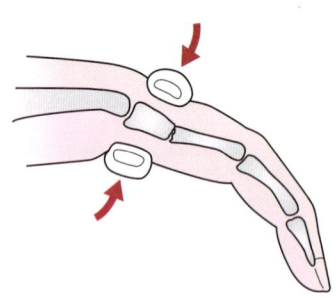

- □ 基部〜骨幹部骨折例では遠位骨片を強固に把持してPIP（IP）関節の愛護的他動運動と自動運動を行う．骨幹部〜遠位部の骨折例であれば近位骨片を押さえてMP関節の自・他動運動を行う（図25）．
- □ 基部〜骨幹部骨折例ではsandwich型のearly dynamic splintを利用してPIP関節の運動を行うのもよい（図26）．
- □ 示指〜小指のMP関節側副靱帯付着部剥離骨折例では骨片のある方向へ側屈させ屈曲，伸展運動を行うとよい．しかし屈曲運動時は側副靱帯が緊張するため，慎重に行う．
- □ 母指の基節骨骨折例では，まず多方向に広い動きをもつCM関節の可動域を獲得すればADL上の障害は少ない．MP，IP関節の可動域訓練は慎重に行い，疼痛や関節の不安定性を生じないよう心がける．

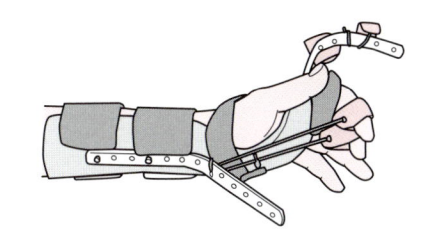

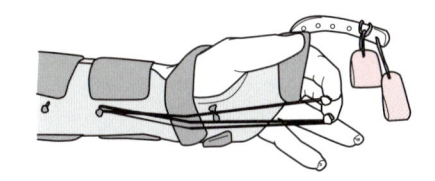

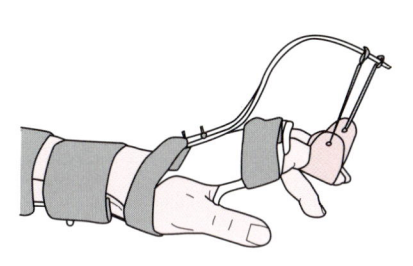

C. 他動運動期の作業療法

> • MP，PIP関節の他動運動を開始する．

- □ 残存した拘縮に対してdynamic splint，strap belt splint，screw splint（図27）などを用いて他動可動域を改善させ，積極的な自動運動にて屈筋腱・伸筋腱を近位・遠位方向へ滑動させる．
- □ ADLでの患手の使用を許可し，筋力強化を行う．

図26 基節骨骨折例のearly dynamic splint

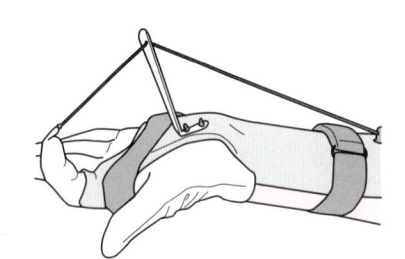

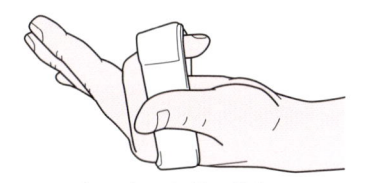

D. 骨癒合期の作業療法
- □ スポーツや重労働でも制限なく患手の使用を許可する．

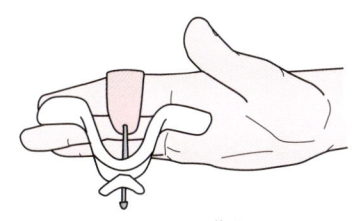

V. 中節骨骨折の作業療法

1 はじめにおさえておくべきこと

> • 中節骨部の機能解剖および中節骨骨折の特徴を理解しておく．

- □ 中節骨の掌側には屈筋腱（浅指屈筋腱付着部以遠では深指屈筋腱のみ）背側には膜状の伸筋腱があり，骨折部での癒着が生じやすい（図28）．
- □ 中節骨骨折においては浅指屈筋腱付着部より近位の骨折では背側凸，遠位の骨折では掌側凸型変形を起こす[9]（図28）．
- □ 中節骨骨折ではスポーツ損傷に多いPIP関節背側脱臼骨折，側副靱帯付着部剥離骨折，掌側板付着部剥離骨折を生じやすい．
- □ 中節骨の骨幹部は皮質骨が厚いため遷延治癒や偽関節になる場合もある．

a. dynamic splint

b. strap belt splint

c. screw splint

図27 基節骨骨折例のsplint療法

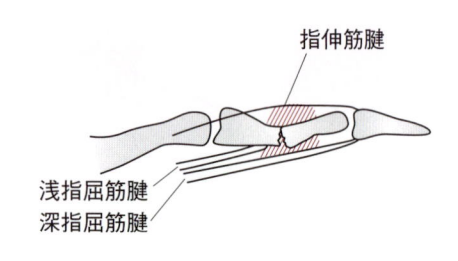

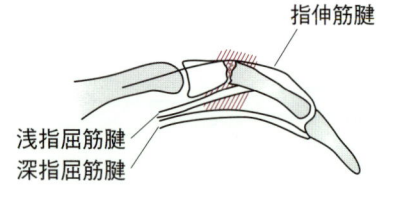

図28 中節骨骨折と周囲の解剖

2 介入前・後評価のポイントと実際

- 中節骨骨折例においても上記の機能解剖および特徴を理解した上で，橈骨遠位端骨折例の作業療法で述べた評価を行なえばよい．

3 作業療法介入のすすめかた

- 外固定期，自動運動期，他動運動期，骨癒合期に大別してすすめる．

A. 外固定期の作業療法

- 通常，前腕〜末節骨まで外固定されるため非固定関節の運動を行う．

☐ 患手は挙上位を徹底させ，外固定より近位の関節は積極的な運動を行い，拘縮を予防する．
☐ PIP 関節掌側板付着部剥離骨折例では−20°〜−30°程度の extension block splint を装着させ，早期より splint 内での屈曲運動を行なわせる．
☐ PIP 関節内骨折，基部骨折例で強固に内固定されていれば愛護的な DIP 関節の自・他動運動を行い，拘縮を予防する．

B. 自動運動期の作業療法

- 外固定を除去し，PIP，DIP 関節の自動運動と PIP 関節より近位の自・他動運動を開始する．

☐ 基節骨骨折例と同様に基部〜骨幹部骨折例では遠位骨片を強固に把持して DIP 関節の愛護的他動運動と自動運動を行う．骨幹部〜遠位部の骨折例であれば近位骨片を押さえて PIP 関節の自・他動運動を行う．
☐ PIP 関節掌側板付着部剥離骨折例では splint を除去して自動伸展運動を開始する．
☐ PIP 関節背側脱臼骨折例では基本的に自動屈曲運動と PIP 関節屈曲位での DIP 関節他動屈曲運動から開始し，その1〜2週後から PIP 関節の自動伸展運動を開始する．

C. 他動運動期の作業療法

- PIP，DIP 関節の他動運動を開始する．

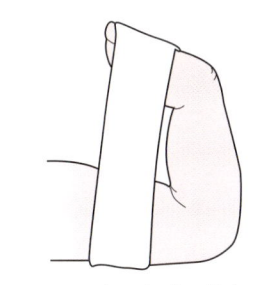

- 残存した拘縮に対して strap belt splint, screw splint（図29）などを用いて他動可動域を改善させ，積極的な自動運動にて屈筋腱・伸筋腱を近位・遠位方向へ滑動させる．
- ADL での患手の使用を許可し，筋力強化を行う．

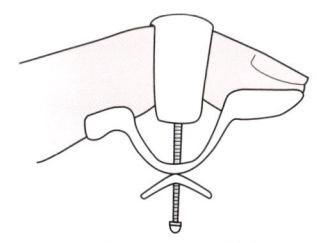

D. 骨癒合期の作業療法
- スポーツや重労働でも制限なく患手の使用を許可する．

Ⅵ. 末節骨骨折の作業療法

1 はじめにおさえておくべきこと

- 末節骨部の機能解剖および末節骨骨折の特徴を理解しておく．

- 基部には背側に終止伸腱，側方に側副靱帯，掌側に掌側板と深指屈筋腱が付着している（図30）．それぞれの付着部で剥離骨折を生じることがあり，終止伸腱付着部剥離骨折（骨性 mallet finger）が高頻度に発生する．

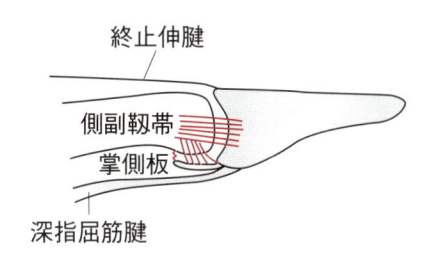

2 介入前・後評価のポイントと実際

- 末節骨骨折例においても上記の機能解剖および特徴を理解した上で，橈骨遠位端骨折例の作業療法で述べた評価を行なえばよい．

3 作業療法介入のすすめかた

- 外固定期，自動運動期，他動運動期，骨癒合期に大別してすすめる．

A. 外固定期の作業療法

- 深指屈筋腱付着部剥離骨折例は前腕～末節骨まで屈曲位固定されるが，ほかの骨折例では中節骨～末節骨までの外固定である．非固定関節の運動を行う．

- 患手は挙上位を徹底させ，外固定より近位の関節は積極的な運動を行い，拘縮を予防する．
- DIP 関節掌側板付着部剥離骨折例では −20°～−30°程度の extension block splint を装着させ，早期より splint 内での屈曲運動を行なわせる．

図29 DIP 関節用 strap belt splint と screw splint
a. strap belt splint
b. screw splint

図30 末節骨基部の解剖

B. 自動運動期の作業療法

> ・外固定を除去し，DIP 関節の自動運動を開始する．

☐ 骨性 mallet finger では積極的な DIP 関節自動伸展運動を開始する．DIP 関節の自動伸展不足がある例では，訓練時以外は DIP 関節伸展位保持用の splint を装着させ，自動屈曲運動は1日2，3回程度とする．DIP 関節の自動伸展が良好な例では，訓練時以外も splint を除去して自動屈曲運動を行なわせ，夜間は splint を装着させる．

☐ 骨幹部以遠の骨折例であれば近位骨片を押さえて DIP 関節の他動運動も行う．

☐ DIP 関節掌側板付着部剥離骨折例では splint を除去して自動伸展運動を開始する．

☐ 深指屈筋腱付着部剥離骨折例では手関節中間位〜軽度掌屈位，MP 関節 60°〜90°屈曲位，PIP，DIP 関節 0°位の背側 splint を作製し，splint 内での自動運動を開始する．また DIP 関節以外において，他関節は屈曲位として単関節で各関節の他動伸展運動を行い，関節性の屈曲拘縮を予防する．

C. 他動運動期の作業療法

> ・DIP 関節の他動運動を開始する．

☐ 残存した拘縮に対して DIP 関節用の strap belt splint，screw splint などを用いて他動可動域を改善させ，積極的な自動運動にて屈筋腱・伸筋腱を近位・遠位方向へ滑動させる．

☐ 深指屈筋腱付着部剥離骨折例では手関節〜 DIP 関節の同時他動伸展運動を徐々に行なっていく．損傷指が示指以外の場合は深指屈筋の筋腹は1つであるため，他指の同時他動伸展運動を行うことで筋腹を十分に伸張させた後，損傷指の運動を行うとよい．

☐ 骨性 mallet finger の DIP 関節自動伸展不足残存例では自動運動期の運動を継続するが，それでも改善がない場合は症例のニードにより，屈曲優位あるいは伸展優位に改善させる．

☐ ADL での患手の使用を許可し，筋力強化を行う．

D. 骨癒合期の作業療法

☐ スポーツや重労働でも制限なく患手の使用を許可する．

Ⅶ. 手指骨骨折まとめ

☐ 手指骨骨折の作業療法においては各骨折部の機能解剖，各骨折の特徴などを考慮した上で，骨折部位によって工夫を凝らした運動療法やsplint療法を行い，早期からの拘縮予防・改善をはかる．

☐ 中手骨骨折では必発するMP関節の伸展拘縮と骨折部での伸筋腱の癒着をいかにして予防するかがポイントである．また複数指の中手骨骨折例では骨間筋の拘縮にも注意を要する．

☐ 腱，靱帯付着部剥離骨折においては，その付着する組織の機能を重視し，骨癒合状態に応じた運動を行う．

☐ 母指の関節内骨折例ではまず痛みや不安定性のない母指にすることが先決である．

Ⅷ. 総まとめ

☐ 骨折例の作業療法においては，骨折部の機能解剖および各骨折の特徴を理解し，X線から得られるさまざまな情報と的確な評価を基に繊細な訓練をすすめていく必要がある．

文献

1) Volz RG, Lieb M, Benjamin J.Biomechanics of the wrist. *Clin Orthop Relat Res*, **149**：114, 1980
2) 中村正徳 他：手根骨の機能解剖．整形・災害外科 28：1479, 1985
3) 清重佳郎：中高年女性橈骨遠位端骨折に対する condylar stabilizing 法．日手会誌 19：6-9, 2002
4) 上羽康夫：手 その機能と解剖．金芳堂, 182, 190, 1985
5) 田崎和幸 他：遠位橈尺関節における前腕回内・外運動と手関節肢位の関係について．第14回日本ハンドセラピィ学会学術集会誌, 2002
6) 田崎和幸 他：前腕回外制限に対するスプリント療法の工夫．第47回日本手の外科学会学術集会誌, S40, 2004
7) 田崎和幸 他：橈骨遠位端骨折例の手関節拘縮に対する早期他動運動．第41回日本作業療法学会誌, 2007
8) 田崎和幸 他：手の外科の評価 —運動機能における臨床的なポイント—：作業療法ジャーナル 32：181-190, 1998
9) 木野義武：骨折の臨床．村地俊二，三浦隆行 編，中外医学社, 348-386, 1996

（田崎和幸）

23 変形性肘関節症に対する作業療法（保存的療法）

> **View Point　変形性肘関節症はどのようなものなのか？**
> - 変形性肘関節症は肘関節を酷使する男性の労働者に多い一次性のものとスポーツや肘関節の外傷後に生じる二次性のものに分けられる．
> - 変形性肘関節症の症状には疼痛と関節可動域制限があり，特徴的な疼痛は最終可動域で生じる．可動域制限は伸展制限が早期に生じ，前腕の回旋制限は少ない．骨棘形成によって尺骨神経の刺激症状や肘部管症候群を合併することも多い．

1 はじめにおさえておくべきこと

- 運動学・解剖学などの基礎的知識や関節可動域制限の原因を理解してセラピーを行う必要がある．
- 肘関節は腕尺関節，腕橈関節，近位橈尺関節の複合関節で屈伸運動，前腕の回外・回内運動を行う．

☐ 肘関節の屈曲・伸展運動は腕尺関節と腕橈関節によって行われ，理論上180°の屈曲が可能である．肘関節の屈曲に伴い上腕筋群・前腕筋群などが可動域を妨げ，実際は145°である．肘関節のcarrying angle（前腕と上腕長軸のなす角）は伸展位では外反位をとり，屈曲位では内反位をとる．

☐ 前腕の回旋運動は近位橈尺関節と遠位橈尺関節で行われる．近位橈尺関節では橈骨頭の回転軸は前腕回内位では2mm外方に移動し，回外位では2mm内方に移動する[1]．遠位橈尺関節では尺骨頭は最大回外位から回内45°までは尺骨を軸に橈骨が回転運動を行う．回内45°から最大回内位では並進運動を行う[2]．

- 肘関節は腕尺関節と腕橈関節によって上腕と前腕が連結され，内側・外側支持機構によって関節の安定性が維持されている．

☐ 内側支持機構（内側側副靱帯）は前方線維（anterior oblique bundle：AOB），後方線維（posterior oblique bundle：POB），横走線維（transverse segment）からなる（**図1a**）．AOBは主に外反ストレスに対する安定性保持に関与する．POBは肘関節伸展位ではゆるみ，屈曲時には緊張するため短縮や拘縮を生じると肘関節屈曲制限をきたす．

☐ 外側支持機構は橈側側副靱帯（radial collateral ligament：RL），輪状靱帯（annular ligament：AL），外側尺側側副靱帯（lateral ulnar collateral ligament：LUCL），副靱帯（accessory collateral ligament：ACL）からなる．特にLUCLは腕尺関節の安定性に関与する靱帯である．ALは橈骨頭を安定化させ，ACLはALの支持機構である（**図1b**）[3]．

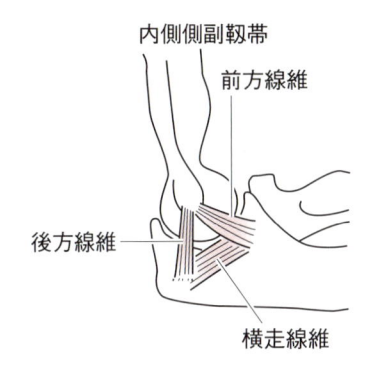

a．内側支持機構

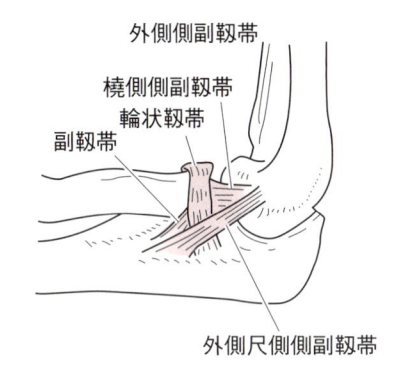

b．外側支持機構

図1　肘関節支持機構[3]

- 変形性肘関節症による関節可動域制限の原因は？

☐ 伸展制限は肘頭の骨棘形成，肘頭窩の骨増殖，腕尺関節の骨棘形成，前方関節包の線維化などによる．

☐ 屈曲制限は鉤状突起の骨棘形成，鉤状突起窩・橈骨頭窩の骨増殖，背側関節包の線維化，内側側副靱帯の後方線維の瘢痕化などでおこる．

メモ　肘部管症候群とは？

・肘部管症候群は尺側手根屈筋にあるfibrous band，尺骨神経溝の骨性隆起などが神経圧迫の原因として生じる．

・自覚症状は手指尺側のしびれ感や肘関節部の疼痛ではじまり，進行すると環・小指の知覚障害，骨間筋の筋萎縮，ピンチ力低下やボタン掛け・箸を使用する際の困難感などのADL（activities of daily living；日常生活活動）障害をきたす．

・他覚症状は尺骨神経支配領域の運動・知覚障害，肘関節部での尺骨神経の肥厚やTinel徴候，肘関節屈曲により，肘関節部痛と手のしびれ感の増悪（elbow flexion test）が認められる．

・頸椎疾患との鑑別には手関節から5cm以上近位に知覚障害があるか，あるいは尺骨神経以外の支配筋にも筋力低下があるかで鑑別できる[4]．

メモ　変形性肘関節症の分類

・四宮の変形性肘関節症の分類ではgrade Iは肘頭または鉤状突起に軽度の骨棘を認めるもの，grade IIは鉤状窩に大きな骨棘を認めるもの，grade IIIは明らかな遊離体を認めるものとされる（**表1**）[5]．

メモ　変形性肘関節症の原因となる外傷

・外傷後の変形性関節症は一次性のものに比べて頻度は少ないが，比較的若年者に発生しやすい．上腕骨顆間骨折・肘頭骨折などの肘関節内骨折および肘関節周辺部の骨折，小児期の上腕骨外顆骨折，Monteggia骨折や肘関節脱臼，内側側副靱帯損傷などで生じる．

表1　変形性肘関節症の分類[5]

Grade	関節裂隙の狭小化	骨棘	その他
I	なし（2～3mm）	鉤状突起，肘頭の関節外骨棘	
II	軽度（2mm前後）	関節内の明らかな広茎性骨棘	橈骨頭の外反変形
III	中等度（1mm前後）	関節腔内に突出した茸状の狭茎性骨棘	遊離体

2 介入前評価のポイントと実際

- 作業療法介入前に，以下の評価を行う．
  1) 対象者の個人的背景（職業など）
  2) 関節可動域（自動・他動）測定
  3) VAS（visual analog scale）
  4) 知覚評価（SWテストなど）
  5) 筋力検査
  6) 肘機能に着目したADL評価
  7) 日本整形外科学会肘機能評価（図2）[6]
  8) X線の評価

☐ 正確な評価を行い保存治療の適応と限界について知る．

- 知覚評価を行う．

☐ 手のしびれ感問診にて尺骨神経領域のしびれ感の有無を評価する．Dysesthsia（自発的な異常感覚），Paresthesia（外的刺激に対する錯感覚）を区別し，VAS（Visual analogue scale）を用いると比較的定量化できる．
☐ Semmes-Weinstein monofilament test（SWテスト）
☐ フィラメントがたわむ程度の力で皮膚に対して直角に1〜1.5秒間当てる．
☐ Static two-point discrimination test（S-2PD）
☐ ピン先を手指の長軸方向と平行に2点を同時に当て，皮膚が蒼白しない程度の力で行う．
☐ Moving two-point discrimination test（M-2PD）
☐ ピン先を手指の長軸方向と垂直に2点を同時に当て，皮膚が蒼白しない程度の力で行う．

- 筋力評価を行う．

☐ 徒手筋力テスト（MMT）を用いて行うが，特に肘部管症候群を合併している場合には骨間筋や小指球筋の筋萎縮も評価する．
☐ 尺骨神経支配筋の総合運動機能評価法として6つの特定筋のMMTで測定した筋力の和の百分比で評価する方法がある（図3）[7]．
☐ 粗大筋力では握力と横つまみ（key pinch, side pinch）の測定を行い，反対側との百分比で評価する．

図2 日本整形外科学会　肘機能評価法（文献6から引用，作成）

日本整形外科学会
肘機能評価法・関節リウマチ・関節症・関節炎　　平成16年2月
（「肘機能評価・参考」参照）

```
カルテNo.
患者名：　　　　　　　　男・女　　　才
疾患名（右・左）
合併症：
術　名：

手術年月日　　　年　月　日　　利き手：右・左
```

I．疼痛（30点）		点
・なし …………… 30点		
・　　　 …………… 25点		
・軽度 …………… 20点		
・　　　 …………… 15点		
・中等度 …………… 10点		
・　　　 …………… 5点		
・高度 …………… 0点		

II．機能（20点）………〔A〕＋〔B〕　　　日常動作に簡便法使用：はい，いいえ　　　　点

※日常動作の評価対象は，手指の機能障害による場合は「参考」の中簡便法を用いる．

〔A〕		容易	困難	不能	〔B〕	MMT	屈曲	伸展
日	・洗顔動作	2点	1点	0点	筋	5	5点	3点
常	・食事動作	2点	1点	0点		4	4点	3点
動	・シャツのボタンかけ	2点	1点	0点		3	3点	2点
作	・コップで水そそぎ	2点	1点	0点	力	2	2点	1点
	・用便の始末	2点	1点	0点		1	1点	0点
12点	・靴下の脱着	2点	1点	0点	8点	0	0点	0点

III．可動域（30点）……〔A〕＋〔B〕　　　伸展角度がプラス表示の時は0°　　　　　点

〔A〕屈伸可動域　屈曲（　°）　伸展（　°）　屈曲＋伸展＝〔A〕（　）
- 136°以上 …… 22点
- 121°～135° … 18点
- 91°～120° … 15点
- 61°～ 90° … 10点
- 31°～ 60° … 5点
- 16°～ 30° … 3点
- 15°以下 …… 0点

22点

〔B〕回旋可動域　回外（　°）　回内（　°）　回外＋回内＝〔B〕（　）
- 151°以上 …… 8点
- 121°～150° … 6点
- 91°～120° … 4点
- 31°～ 90° … 2点
- 30°以下 …… 0点

8点

IV．関節動揺性（10点）　　　　　　　　　　　　　　　　　　　　　　　　　　　点
- ・正常（動揺性なし）………… 10点
- ・10°以下の動揺性………… 5点
- ・11°以上の動揺性………… 0点

V．変形（10点）………〔A〕＋〔B〕　　　マイナス表示の時は0点　　　　　　　　点

〔A〕	内反変形の場合	外反変形の場合	〔B〕	その他の変形	屈曲（または伸展）拘縮の場合
	・なし	15°以下…… 10点		・なし…… 0点	・15°以下
	・10°以下	20°以下…… 7点		・軽度……−2点	・16°～30°
	・15°以下	30°以下…… 4点		・中等度……−3点	・31°～45°
	・16°以上	31°以上…… 0点		・高度……−5点	・46°以上

※ 肘周辺の障害に起因する神経麻痺は減点の対象とする．麻痺神経数によらない．
（尺骨神経，正中神経，橈骨神経）
- ・完全麻痺…………−20点
- ・不完全麻痺…………−10点
- ・麻痺なし………… 0点

患者自身の評価：あなたの現在の肘の状態は10点満点で何点位ですか？				/10
総合点と医師（検者）の印象点とのギャップ	治療結果に対する医師（検者）と患者のギャップ			総合点
a．ほぼ一致		満足　どちらともいえない　不満足		
b．印象点が総合点より高い	医師	＋　　　±　　　−		
c．総合点が印象点より高い	患者	＋　　　±　　　−		点

記載年月日　　年　　月　　日　検者名：

図2　日本整形外科学会　肘機能評価法（文献6から引用，作成）

$$尺骨神経運動機能度 = \frac{MMT(FCU + FDP\ V + ADM + ADP + IP3 + ID1)}{6(筋個数) \times 5(筋力)}$$

尺骨神経支配の評価対象筋
尺側手根屈筋（FCU），小指深指屈筋（FDP V），小指外転筋（ADM），
母指内転筋（ADP），第3掌側骨間筋（IP3），第1背側骨間筋（ID1）

図3　尺骨神経運動機能度[7]

- X線像の確認を行う．

□ 正面像・側面像の2方向から関節症の程度を確認する．特に関節裂隙の狭小化，骨棘形成，遊離体の有無などをチェックする．

メモ　誘発テストとスクーリングテスト
・肘屈曲テストは肘関節を最大屈曲，手関節を最大伸展させる肢位で3分間保持させ，しびれ感や疼痛の増悪がある場合は陽性とする．
・フロマン徴候は強いkey pinchをさせて母指IP関節の屈曲がみられた場合は陽性とする．
・指交差試験は中指を示指の背側で交差させ，交差できないのを陽性とする．骨間筋の機能をみるのに簡便な方法である．

3 作業療法介入のすすめかた

- 訓練のポイントは疼痛を生じさせないで関節の遊びを考慮し，関節を牽引下で運動を介助する．筋のリラクセーションを得ながらゆっくりと愛護的に行うことが大切である．
- 肘関節は異所性骨化などの関節拘縮を生じやすく，疼痛を伴う矯正は禁忌である．

□ 関節可動域訓練はリラクセーション下での腕橈関節・腕尺関節の牽引を90〜120秒加えた後にゆっくりと愛護的に自動介助運動を行う（図4）[8]．
□ 他動運動時に肘関節屈曲時に肘前方に痛みを訴える場合や，肘関節伸展時に肘後方に痛みを訴える場合には骨棘による刺激やBook openの運動になっている可能性があるので注意する．
□ 肘関節屈曲障害例では内側側副靱帯の後方線維の拘縮を伴っている場合がある．その場合には肩関節外転・外旋位，前腕回内位でゆっくりと肘関節を屈曲させると伸張しやすい（図5）．
□ 持続矯正訓練では過度な負荷を加えると拮抗筋の防御的筋収縮を生じ

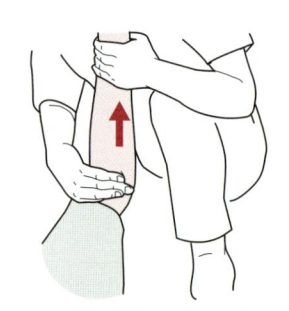

a. 腕橈関節の牽引方法

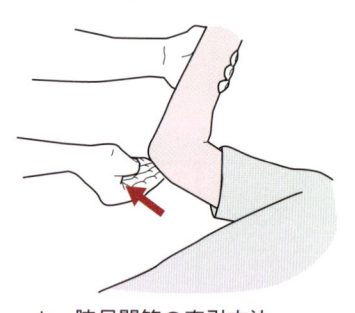

b. 腕尺関節の牽引方法

図4　腕橈・腕尺関節の牽引方法[8]

るため注意する[9]．症例に応じて自重程度の負荷から開始し，最大1kg程度にとどめる．矯正時間は症例に応じて10～15分の矯正を行う．
- ☐ 関節可動域制限が骨性の場合には筋力維持と疼痛の緩和を目的にセラピーを行う．
- ☐ 筋力増強訓練は筋収縮の様式によって等尺性訓練，等張性訓練，等速度性訓練に分けられる．疼痛がある場合には関節運動を伴わない等尺性訓練が効果的である．
- ☐ 上腕三頭筋を縦切するような後方アプローチによる肘関節形成術を予定している場合には術前の筋力増強訓練を十分に行っておく．

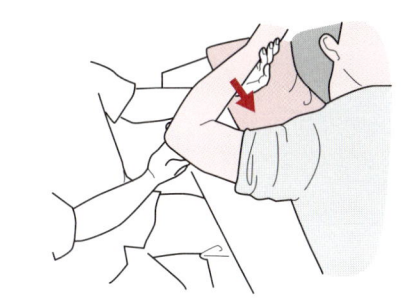

図5 内側側副靱帯（後方線維）のストレッチ方法

肩関節外転・外旋・前腕回内位で肘関節の屈曲を行う

> ・物理療法や装具療法などのセラピーを併用する．

- ☐ 物理療法は筋緊張緩和，膠原線維の伸張，鎮痛などの作用がある．関節可動域訓練などの前処置として行う．
- ☐ 炎症のある場合は交代浴を行い，また訓練前後にはアイシングを行う．
- ☐ 超音波療法の効果には温熱作用，鎮痛，筋腱の伸張性改善などがある．上腕二頭筋・上腕三頭筋筋腹の深部や上腕筋・関節包などの比較的深部にある組織に照射する場合には1MHZを用い，上腕三頭筋付着部や側副靱帯などの比較的浅部にある組織に照射する場合は3MHZを使用する（表2）．
- ☐ 骨間筋の筋萎縮を認めず，自覚症状が軽微な早期の肘部管症候群を合併している症例に用いる装具療法は，肘関節30°～40°屈曲位で尺側手根屈筋を弛緩させるため手関節を含めて固定する夜間装具を使用する．
- ☐ EMG（electromyogram；筋電図）バイオフィードバック訓練は，自動運動時や持続矯正訓練時に疼痛などにより十分な筋のリラクセーションが得られない場合に用いる．EMGバイオフードバック機器がない場合には症例に筋を触知させ，防御的筋収縮や同時収縮の有無を認識させることも重要である．
- ☐ 尺骨神経グライディング訓練は肘部管症候群を合併している症例に用いる．尺骨神経の緊張する肘関節屈曲，前腕回外，手関節伸展と神経が弛緩する肘関節伸展，前腕軽度回外，手関節屈曲運動を疼痛のない範囲でゆっくりと交互に繰り返す（図6）．

表2 超音波治療器の使用方法

照射方法	移動軽擦法
周波数	照射部位に応じて1MHZ，3MHZ
強度	1.5W/cm²
使用時間	1回10分～15分
照射回数	10～15回

4 介入後評価のポイントと実際

1) 自動・他動関節可動域を1～2週間に1回評価する．
2) 訓練前後の疼痛評価を行う．
3) 訓練前後のしびれ感の評価を行う．
4) 必要に応じて知覚評価を行う．

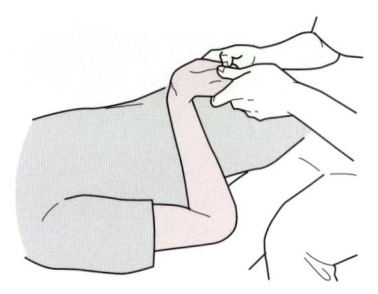

a. 神経緊張位：肘屈曲・前腕回外・手関節伸展位

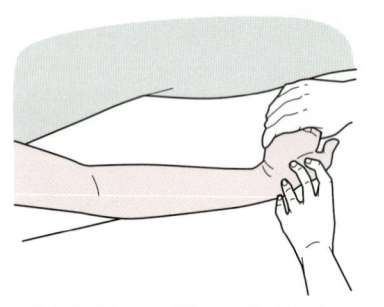

b. 神経弛緩位：肘伸展・前腕軽度回外・手関節屈曲位

図6　尺骨神経のnerve gliding訓練

5）必要に応じて肘機能に着目したADLtestを行う．
6）日本整形外科学会肘機能評価を行う．
7）X線の評価を定期的に行う．
8）1ヵ月に1回は徒手筋力測定・握力測定（健側比），ピンチ力（健側比）を行う．

- 定期的な評価を行い，1ヵ月以上セラピーを行って改善のないものや重度の肘部管症候群を合併しているものは漫然とセラピーを継続するのではなく，保存的治療の限界をみきわめる．

5 患者・家族をどう指導するか？

- 肘関節の屈曲・伸展を繰り返すような作業は控える．特に過剰な前腕回旋運動や前腕回内位での肘屈伸運動は腕橈関節の関節症を増悪させるため注意する．
- 肘部管症候群を合併している場合には肘関節を屈曲することで神経が絞扼しやすいことを説明する．
- 腕組みをしたり，患側手では長時間の携帯電話の保持は行わないように指導し，就寝時にもできる限り，肘関節伸展位をとるように心掛ける．

6 まとめ

- 肘関節の運動学や解剖学などの基礎知識を熟知し，セラピーを行うことが重要である．
- 肘関節は異所性骨化を生じやすい関節であるため関節可動域制限の原因を考慮して疼痛を伴わないような愛護的にセラピーを行う必要がある．

文献
1) 石井清一 他：前腕の回旋運動障害の病態と治療．関節外科 16（2）：83-88, 1997
2) 中村俊康：前腕回内外拘縮に対する手術．MB Orthop, 15（10）：43-49, 2002
3) 石井清一 他：肘診療マニュアル，医歯薬出版，1-12, 2007
4) 長野　昭：肘部管症候群．関節外科 25（1）：80-83, 2006
5) 四宮文男 他：変形性肘関節症におけるX線像，臨床像の検討および外科的治療について．整形外科 35：139-149, 1984
6) 日本整形外科学会肘機能評価法・関節リウマチ・関節症・関節炎．日肘会誌 11（1）：2004

7) 日本手の外科学会手の機能評価法第4版．2006
8) 西出義明 他：リウマチ肘および手に対するハンドセラピィ．運動・物理療法 16（3）：191-201, 2005
9) 櫛辺　勇 他：外傷性関節拘縮におけるセラピィの実際．ハンドセラピィ 4：21-35, 1996

（櫛辺　勇）

24 変形性肘関節症に対する術後作業療法（観血的治療）

> **View Point　術後のセラピーで重要なことはなにか？**
> - 関節拘縮を生じさせないことが原則であり，早期の運動療法・浮腫のコントロール・疼痛の緩和が重要である．
> - 肘関節は異所性骨化の好発部位であり，暴力的矯正などのセラピーによって異所性骨化や骨化性筋炎が生じ，肘関節拘縮をきたしやすい．
> - 関節可動域訓練では疼痛を生じさせず，関節の遊びを考慮して牽引下に運動を介助し，筋のリラクセーションを得ながら，愛護的に行うことである．

1 はじめにおさえておくべきこと

- 手術方法の種類：変形性肘関節症の観血的治療には Outerbrige-柏木法，骨棘切除形成術，人工肘関節置換術などがある[1]．

☐ Outerbrige-柏木法（O-K法）：関節裂隙の保たれた症例に行われることが多い．肘関節後方からアプローチし，肘頭窩の隔壁を切除して開窓し，その周囲の骨棘を切除する方法である（図1）．

☐ 骨棘切除形成術：肘関節鏡視下で行うものと直視下に行うものがある．鏡視下骨棘切除術は直視下骨棘切除術に比べ手術侵襲が少なく，術後の疼痛が軽度で関節可動域の回復もはやい．滑膜・関節内瘢痕・遊離体の摘出や骨棘および関節包の切除を行う方法である．

☐ 人工肘関節置換術：変形性関節症では関節リウマチなどと異なり，関節裂隙が比較的保たれていることが多く，運動制限の著しい高齢者に行われることが多い方法である．

2 介入前評価のポイントと実際

- 作業療法介入前に，以下の評価を行う．
  1) 対象者の個人的背景（職業など）
  2) 関節可動域（自動・他動）測定

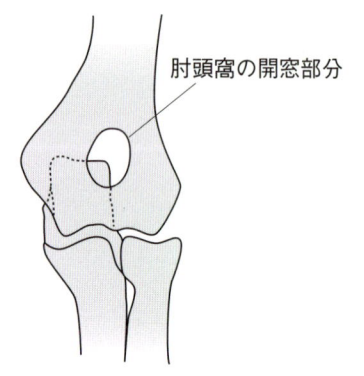

図1　Outerbrige-柏木法
（肘頭窩の開窓部分）

3) VAS（visual analogue scale）
4) 知覚評価（SW テストなど）
5) 筋力検査
6) 肘機能に着目した ADL（activities of daily living；日常生活活動）評価
7) 日本整形外科学会肘機能評価法
8) X 線の評価

□ 術前評価のポイントは，**23** 保存的療法の項を参照．

3 術後の作業療法介入のすすめかた

- 手術方法や手術所見の情報収集を行う．

□ カルテや術者から手術方法や所見，手術中の関節可動域，リスクなどについて情報を得る．

A. O-K 法および骨棘切除形成術後の介入プロトコル

□ 肘部管症候群を合併し，尺骨神経前方移動術を併用した場合には術後 10 日～1 週間ギプス固定を行った後セラピーを開始する．

1. 術後 3 日～2 週のセラピー

- 術後，3 日後から作業療法（運動療法）が開始される．
- 通常，自動運動から開始する．自動運動が不十分な場合には関節に牽引を加えた後，筋のリラクセーションや疼痛に注意しながら自動介助運動や軽い他動運動を行う．
- 関節可動域訓練は 1 日 2，3 回，訓練室で行う．
- CPM（continuous passive motion；連続的他動運動）装置を用いた訓練を開始する（表1）[2,3]．

□ CPM 装置を使用する場合には術後の炎症を増悪することもあるため，間欠的に用い，炎症症状が強い場合にはアイシングを併用する．
□ 術後の炎症があるため関節可動域訓練前後に必ず，アイシングを行う．
□ 前腕の回旋制限がある場合，近位橈尺関節の回外運動では橈骨頭を把持し，橈骨頭を内方に押し込みながら行い，回内運動は外方に押し込みながら行うと効果的である（図 2a，b）．遠位橈尺関節の回外運動は尺骨頭を掌側に押し込みながら手関節を尺屈させ，回内運動は尺骨頭

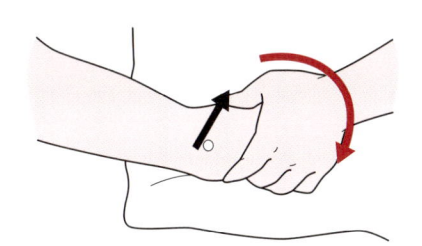

a. PRUJ での回外運動は橈骨頭を内方に押し込みながら行う

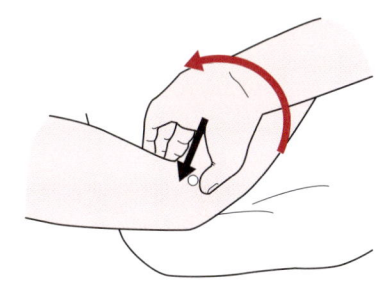

b. PRUJ での回内運動は橈骨頭を外方に押し込みながら行う

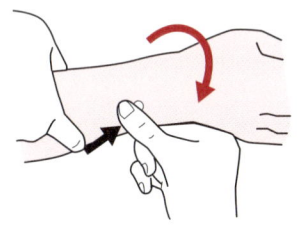

c. DRUJ での回外運動は尺骨頭を掌側に押し込みながら行う

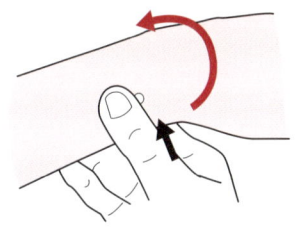

d. DRUJ での回内運動は尺骨頭を背側に押し込みながら行う

図 2 近位橈尺関節（PRUJ）および遠位橈尺関節（DRUJ）の他動運動

表1　CPMの使用方法

開始時期	術後3日目
CPMの可動範囲	・初回使用時の肘関節屈曲，伸展角度を測定し，おのおの+10°に設定 ・1日10°づつ角度を増加させる
使用回数	1日3，4回
使用時間	1回1，2時間　1日8時間程度
使用期間	2～3週間
そのほか	炎症症状が強い場合にはアイシングを併用する

を背側に押し込みながら行うと改善しやすい（図2c，d）[4]．

メモ　自動運動が難しい症例には！
・軽い他動運動あるいは自動介助運動から開始する．
・ギプス除去直後の可動域訓練では主動作筋の収縮方向に徒手的な誘導を行うと効果的である（肘関節屈曲時には上腕二頭筋を中枢方向に誘導し，伸展時には上腕三頭筋を中枢方向に誘導する）．
・ギプス固定除去後に運動方向がわかりにくい症例がみられるが，運動方向にごく軽度の抵抗を加えると固有受容器が刺激され運動をひき出せやすい．

2. 術後2週～3週のセラピー

・スケーターボードを用いた自動運動（図3）や浮腫の軽減を目的とした軽度の等尺性訓練を行う．
・上肢浴を開始する．
・持続矯正訓練（自重のみ）を開始する．対象者がリラックスできるように仰臥位で行い，屈曲方向の矯正では三角台に弾力包帯などを用いて上腕部を固定して行う．

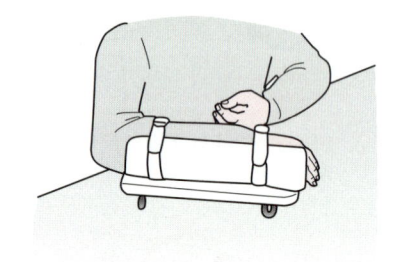

図3　スケーターボードを用いた自動運動

□ 抜糸後は上肢浴を行えるが，浮腫がみられる場合には，水温は37，38℃程度が望ましく，浮腫が高度な場合には交代浴を用いる（表2）．
□ 持続矯正訓練開始時に拮抗筋のリラクセーションが行えない場合にはEMG（electromyogram；筋電図）バイオフィードバック訓練を併用する．
□ 持続矯正訓練の時間は5分程度の短時間から開始する．疼痛の程度に応じて時間を徐々に延長し，10～15分の矯正を加える．

表2　交代浴の方法

温水（38～39℃）と冷水（10～15℃）を交互に用いる
温水5分⇒冷水1分 温水4分⇒冷水1分 温水3分⇒冷水1分 温水2分⇒冷水1分 ※浮腫の強い場合には冷水で終わる ※冬季の場合には冷水は水道水のままでよいが，夏季はペットボトルを凍らせて使用すると便利である

3. 術後3週以降のセラピー

- 持続矯正訓練（重錘使用）ではスチールバンドを用いて矯正を加える．負荷は対象者が疼痛を訴えない程度から開始し，防御的筋収縮に注意しながら最大1kg程度とする（図4）．
- 筋力増強訓練は鉄アレイやスチールバンドを用いて行う．O-K法を行った場合には骨折に注意して低負荷から開始する．
- 術後5, 6週経過後に十分な関節可動域制限が残存していれば装具療法を追加する（図5, 6）．

☐ 訓練開始後3週間前後で異所性骨化が肘関節後方にできやすいため，肘関節後方の熱感，腫脹，疼痛に注意する．

☐ 尺骨神経溝に骨化が生じた場合には尺側指のしびれ感を生じるため，しびれの訴えがあれば自動運動主体のセラピーに変更する．

☐ 術後セラピーの経験から通常，術後8週までに術中可動域の80〜90％の可動域を獲得できる．

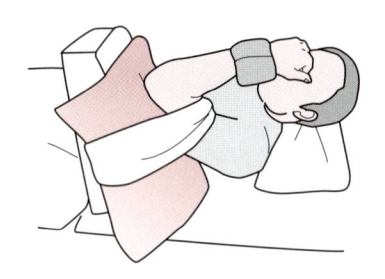

a. 屈曲方向の矯正方法

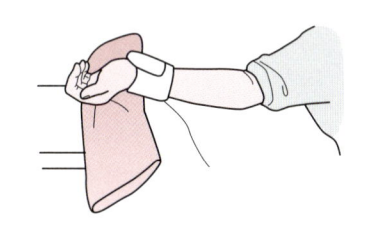

b. 伸展方向の矯正方法

図4 持続矯正訓練

メモ　肘関節拘縮の原因
- 屈曲障害は肘内側の後斜走靱帯の肥厚・瘢痕化・異所性骨化が最も多く，次に後方関節包の肥厚・骨化，上腕三頭筋の瘢痕・癒着である．
- 伸展障害では前方の関節包の肥厚が大部分である[5,6]．

メモ　肘関節の目標関節可動域
- 肘関節の実用可動域は屈曲120°，伸展−30°前腕回内50°，回外50°とされ，目標可動域になる．しかし女性の場合にはネックレスやピアスの脱着，化粧などにより肘関節屈曲角度を望んだり，美容上の面からより伸展可動域を望む場合がある．さらに変形性肘関節症では前腕の回旋障害は少ないが，近年のPCの普及により前腕回内可動域の改善を望む症例も少なくない．可能な限り実用可動域以上の可動域を早期に獲得させることが目標となる．

B. 人工肘関節置換術後の介入プロトコル

- 術後1週間ギプス固定されるため，肘関節以外のセラピーを行う．

☐ 高齢者の場合には肩関節の関節拘縮や疼痛をきたすことがあるので肩関節の自動・他動運動を行う．

☐ 肘関節部の浮腫の軽減を目的に1時間に1回は挙上位をとらせ，手指の自動運動も積極的に行わせる．

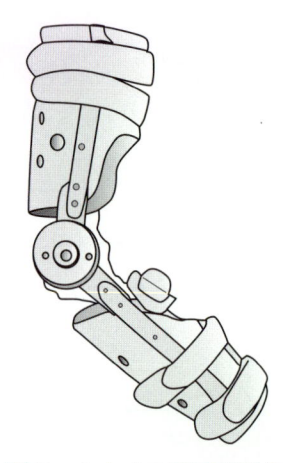

図5 タウメル継手肘装具
肘関節屈曲・伸展の矯正に用いる

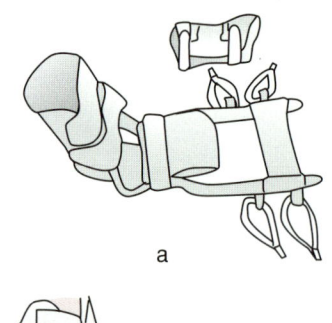

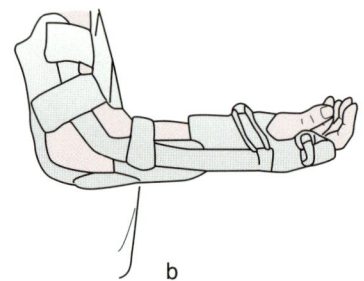

図6 Colello-Abraham Splint(改良型)
前腕の回旋制限の矯正に用いる

1. 術後1週後のセラピー

- 術後，1週から積極的な作業療法（運動療法）が開始される．
- 訓練中のみギプスシャーレを除去し，肘関節，前腕の自動運動や自動介助運動を開始する．防御的筋収縮が起こらないように疼痛に注意しながらゆっくりと動かす．
- 関節可動域訓練は1日2，3回訓練室にて行う．
- 浮腫が残存しているため，逆行性マッサージとアイシングを励行する．

☐ 肘関節・前腕の筋の同時収縮がみられる場合や防御的筋収縮がみられる場合には軽い他動運動を行う．特に術後早期には肘関節屈曲・伸展の主動作筋だけでなく，前腕の筋にも同時収縮が生じやすいので注意する[7]．

☐ 肘関節周辺部の浮腫は特に肘関節の内側に残存していることが多いので逆行性マッサージを十分に行う．

2. 術後2週後のセラピー

- 術後2週でギプスシャーレを除去する．肘関節の不安定性がある場合には1，2週間ギプスシャーレの装着を継続するか側方動揺制動肘装具を用いる（図7）．
- 筋のリラクセーションの得られやすい仰臥位で腕尺関節・腕橈関節の牽引を行った後，肘関節・前腕の自動・自動介助運動を行う．
- 上肢浴を開始する．

☐ 筋の柔軟性が不十分な場合や手術創部で皮膚と皮下組織との癒着がある場合には friction massage（摩擦マッサージ）を施行する（図8）．

☐ 浮腫が残存している場合は交代浴のほうが望ましい．

☐ 高齢者や疼痛に対する恐怖心のある症例には PNF（proprioceptive neuromuscular facilitation；固有受容性神経筋促通法）の hold-relax（保持―リラックス）などを用いると筋のリラクセーションが得られやすい．

☐ 訓練前後のアイシングを継続する．

3. 術後3週のセラピー

- 肘関節の等尺性訓練を追加する．特に後方アプローチを行っている場合には上腕三頭筋の筋力低下をきたしやすい．

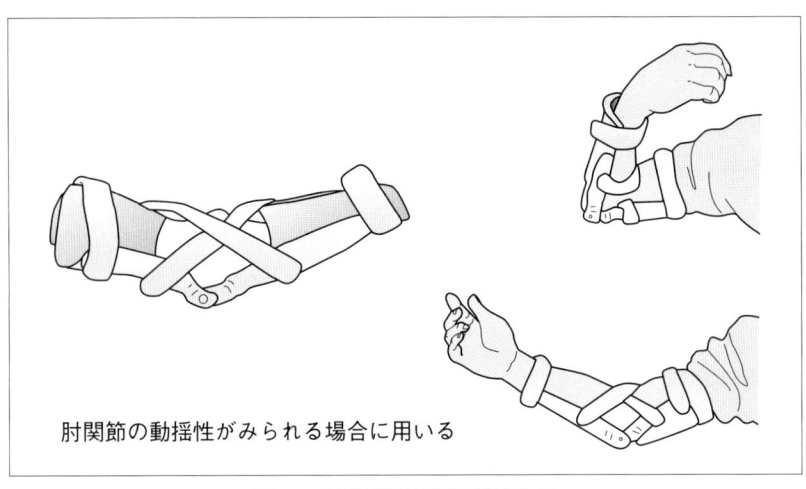

図7　側方動揺制動型肘装具
肘関節の動揺性がみられる場合に用いる

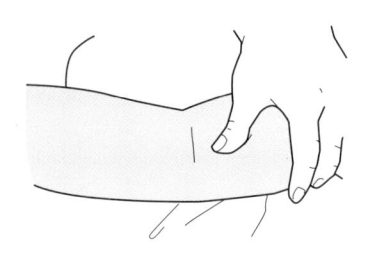

a. 上腕筋へのマッサージ

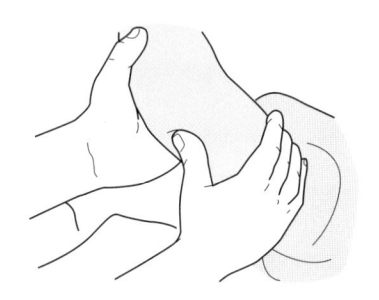

b. 上腕三頭筋へのマッサージ

図8　Friction massage

- 疼痛に応じて食事や整容動作などの低負荷のADL動作を許可する．

4. 術後4週のセラピー

- 肘関節・前腕の持続矯正訓練を開始する．自重程度の低負荷から開始し，疼痛や防御的筋収縮の生じない範囲で行う．
- 鉄アレイやスチールバンドを用いた筋力増強訓練を行う．
- 関節可動域獲得が不十分であれば，装具療法を行う．

☐ 装具療法は，訓練で得られた可動域を少しこえる程度に調整した静的装具を夜間使用して矯正位を保持する．

5. 術後12週のセラピー

- ADL，APDL（activities parallel to daily living；日常生活関連動作）での制限を解除するが，疼痛や熱感が再燃しないように注意する．

4 介入後評価のポイントと実際

☐ 自動・他動関節可動域を1，2週間に1回評価する．
☐ 訓練前後の疼痛評価を行う．
☐ 訓練前後のしびれ感の評価を行う．
☐ 日本整形外科学会肘機能評価法を行う．

- □ 必要に応じて知覚評価を行う．
- □ 必要に応じて ADL test を行う．
- □ 1ヵ月に1回は徒手筋力測定・握力測定（健側比），ピンチ力（健側比）を行う．
- □ X線の評価を定期的に行う．

5 患者・家族をどう指導するか？

- □ 術後は疼痛や熱感の程度に応じて，日常生活での運動を制限する．
- □ 装具を用いる場合には使用方法について十分な説明を行う．
- □ 尺側指のしびれ感が出現するようであれば，保存療法と同じように屈曲運動を制限したり，ADL の指導を行う．

変形性肘関節症の術後セラピーのポイントとコツ
- 関節の遊びを確保し，筋のリラクセーションを得る．
- 訓練中，訓練前後のアイシングの励行．特に肘関節後内側の浮腫に注意する．
- 自動介助運動あるいは軽い他動運動から開始する．
- 他動運動時には Book open 現象に注意する．
- 持続矯正訓練を行う場合には拮抗筋だけでなく，肩周囲筋や前腕の筋のリラクセーションも大切である．
- 術前のオリエンテーションを十分に行う．
- 訓練方法や訓練回数などを具体的に説明する．

メモ Book open 現象とは？
・関節包内運動を考慮しない他動運動時に本のページを開くように伸張側に疼痛が出現する現象で，屈曲矯正した場合には屈曲側に，伸展矯正した場合には伸展側に疼痛を生じる．

6 まとめ

- □ 変形性肘関節症の術後セラピーは関節の遊びや筋のリラクセーションを考慮し，関節拘縮を予防することが大切である．
- □ 手術方法を理解するとともに対象者の疼痛の訴えや浮腫などの反応を注意深く観察し，対応することが重要である．

文献
1) 末永直樹 他：変形性肘関節症．関節外科 25（1）：74-79, 2006
2) 高山真一郎 他：変形性肘関節症の術後のリハビリテーション―肘関節 CPM を中心に―．MB Orthop.12（7）：81-87, 1999
3) 高山真一郎 他：非外傷性の変形性関節症．NEW MOOK 整形外科 7, 金原出

版，106-115，2002

4) 櫛辺　勇 他：肘関節周辺部の骨折に対するリハビリテーション．MB Med Reha.67：1-6，2006

5) 伊藤恵康 他：肘関節拘縮の病態と関節形成術．MB Orthop.15（10）：29-35，2002

6) 白井久也 他：外傷性肘関節拘縮の治療．MB Orthop.18（4）：71-81，2005

7) 西出義明 他：RA人工肘関節置換術に対するuseful handに向けた術後療法．第10回ハンドセラピィ学会誌10：22-23，1998

(櫛辺　勇)

25 腱板断裂後の作業療法—外科後

> **View Point　早期リハビリテーションの介入について**
> - 早期リハビリテーションの対象は，腱板断裂の程度や修復方法による．
> - リハビリテーションの開始に先駆け術者とコミュニケーションをとり，患者の腱板断裂の程度や術式，後療法について情報収集をする．
> - 拘縮予防に早期からの肩関節の他動運動は効果的である．
> - 肩関節の運動が行えない症例でも，肘関節・手関節の運動を開始す

1 はじめにおさえておくべきこと

- 腱板の機能と断裂形態の分類を理解する．

☐ 腱板は棘上筋，棘下筋，小円筋，肩甲下筋の腱の総称である（図1）．
☐ 腱板は，関節包と一体となって上腕骨頭をおおい，肩関節運動時の関節包の緊張に関与し，肩挙上時には上腕骨頭を関節窩に引きつけ骨頭の安定に作用している．
☐ 回旋筋として肩甲下筋は内旋に，棘下筋と小円筋は外旋の主動作筋として働く．棘上筋は肩関節の屈曲，外転に働く．
☐ 腱板断裂は，断裂が腱の全層に及ぶ完全断裂と一部に連続性がみられる不全断裂に分類される．完全断裂はその大きさにより大断裂，中断裂，小断裂に分けられる．不完全断裂では断裂が表層のものを滑液包面断裂，深層のものを関節面断裂，腱内のみのものを腱内断裂とよぶ．
☐ 腱板断裂は加齢による腱の変性と外傷，反復動作（投球動作など）などで起こる．

- 腱板断裂の代表的な治療法を知る．

☐ 観血的治療法：腱板の修復（McLaughlin法，Debeyre法，肩甲下筋腱移行術，上腕二頭筋腱移行術など），肩峰形成術などがある．
☐ 保存的治療：肩峰下滑液包内などへの注射療法，投薬，固定，リハビリテーションなどを行う．

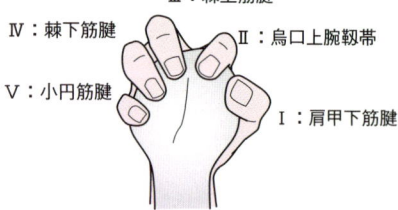

図1　腱板の付着
上腕骨頭をボールをつかむように，5本の指でつかむ．

Ⅲ：棘上筋腱
Ⅳ：棘下筋腱
Ⅱ：烏口上腕靱帯
Ⅴ：小円筋腱
Ⅰ：肩甲下筋腱

> **メモ** 癒着剥離と関節受動術
> ・観血的治療の際，腱板と滑液包など周囲との癒着剥離は，腱縫合の緊張度や被覆率に影響する．また，関節の可動域改善の点から関節受動術と同様に重要である．手術中の癒着の程度や関節受動術を行っているのかを術者に確認する．

2 介入前評価のポイントと実際

- 受傷機転や治療までの経緯，期間も重要なポイントである．

☐ 腱板断裂の原因で明らかな外傷がある場合と明らかな外傷がない変性による断裂の場合では，痛みや関節可動域制限，筋委縮の程度が異なる．

☐ 肩関節拘縮の有無も損傷の種類，期間により異なる．完全断裂では関節液が関節腔から肩峰下滑液包内に流入するため癒着が起こりにくく，拘縮が生じにくいといわれている．

- 腱板断裂では痛みを伴うことが多い．

☐ 腱板断裂では運動時痛の訴えを多く聞く．Painful arc sign（有痛弧徴候）は，肩関節の自動挙上70°付近から痛みが生じ，120°付近で消失する．烏口肩峰アーチに断裂部が衝突することにより痛みが出現し，大結節が通過することでおさまる．

☐ 夜間痛も多く，就寝時の姿勢・肢位が影響する．

☐ 圧痛は腱板の付着部付近で，断裂部位に近い大結節でよくみられる．棘下筋腱，上腕二頭筋長頭腱での圧痛も認める．

☐ 受傷直後，手術後の急性期の炎症痛なのか慢性痛なのかを区別する．

- 関節可動域の評価を行う．

☐ Shrug sign：腱板断裂では肩関節の外転運動制限を代償するために脊椎の側彎がみられる（**図2**）．

☐ 挙上時軋轢音：肩関節挙上時に断裂部が烏口肩峰アーチにぶつかり軋轢音を生じる場合がある．

☐ 腱板断裂の可動域制限はその断裂の種類や経過によりさまざまである．急性期では疼痛などにより可動域が制限されるが，その後残存している腱板や上腕二頭筋腱長頭による腱板機能の代償により肩関節挙上の改善がみられることもある．

☐ 腱板断裂により，肩甲骨―上腕骨の繋がりが弱くなるため肩甲上腕リズムにも影響がでる．

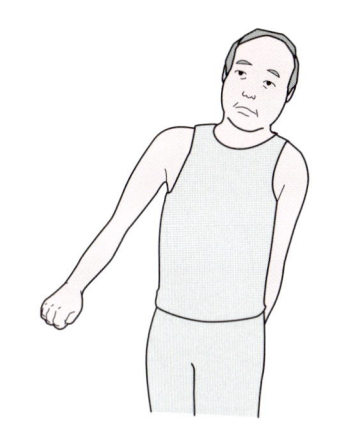

図2 Shrug sign
挙上を体幹で代償している．

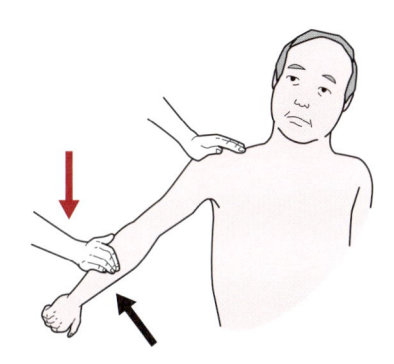

図3 棘上筋腱の評価（supraspinatus test）

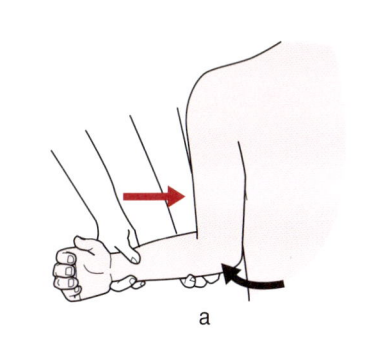

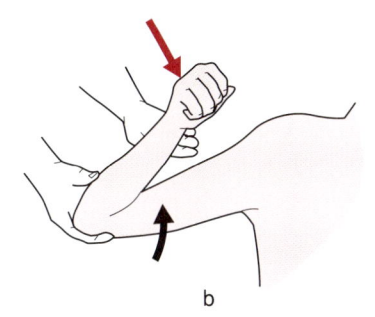

図4 外旋筋腱（棘下筋腱・小円筋腱）の評価（infraspinatus test）

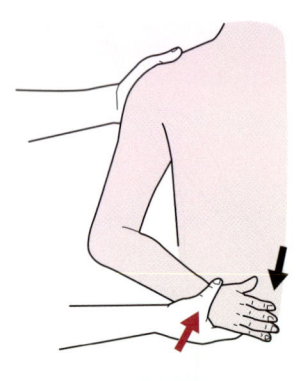

図5　肩甲下筋腱の評価（lift off test）

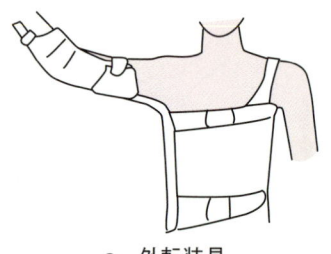

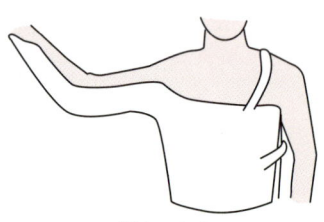

図6　腱板断裂後の固定方法
a．外転装具
b．外転ギプス

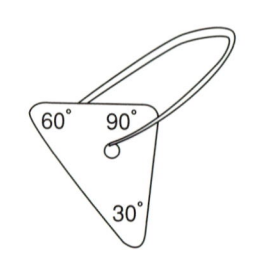

図7　アームレスト（三角枕）
腱板修復後の下垂訓練時に段階に合わせて角度をかえて使う．

- 腱板機能と筋力の評価を行う．

☐ 棘上筋腱の評価（supraspinatus test）：肩関節内旋・肘関節伸展・母指を下に向け，抵抗を加えながら肩関節を外転する．棘上筋腱に障害があると疼痛が出現し力が入らない（図3）．

☐ 外旋筋腱（棘下筋腱・小円筋腱）の評価（infraspinatus test）：下垂位・肘関節90°屈曲位，肩関節回旋中間位から抵抗を加えながら肩関節を外旋させたときの疼痛の有無で評価する（図4）．

☐ 肩甲下筋腱の評価（lift off test）：肩関節内旋・肘関節屈曲位で手背を腰に当てる（結帯位）．手掌部に抵抗を加えながら肩関節を伸展させる（図5）．

☐ 腱板機能評価と併せて，肩関節・肩甲帯の筋力評価を行う．受傷からの経過などを踏まえ廃用による筋力低下や筋委縮についても評価する．

- ADL（activities of daily living；日常生活活動）などの生活に関する情報も重要である．

☐ 腱板断裂の原因となる腱板の変性は繰り返し動作（反復動作）によってひき起こされる．
　○投球動作
　○大工仕事（肩関節挙上位での作業）
　○高所への荷物の運搬　　など

☐ 肩関節の挙上動作が制限されるが代償にて補われている場合がある．その代償のパターンを把握する．

3 肩腱板断裂に対する作業療法介入のすすめかた

- 腱板断裂の程度，術式によって後療法は異なる．

☐ 腱板修復後は縫合部への緊張による再断裂を防ぐために，肩関節外転装具や外転ギプスで固定を行う（図6）．

☐ 再断裂のリスクの少ない症例やギプス固定後の下垂訓練にアームレスト（三角枕）を用いる（図7）．

A．術後固定を行う場合のセラピー

- ギプスの固定期間とギプス除去までのプログラム．

- [ ] ギプス・装具の装着中から，手指・手関節・肘関節の運動を開始する．
- [ ] 術後およそ1週から肩甲骨面からの愛護的な他動での肩関節挙上運動と肩甲帯の運動を開始する．
- [ ] 訓練室に加え病室のベッド柵に滑車を設置し，1日2，3回程度滑車訓練を実施するように指導する．
- [ ] 再断裂のリスクが少ない症例の場合，愛護的な他動での肩関節内外旋も開始する．腱縫合部の緊張が強い場合には3〜4週ぐらいからはじめる．
- [ ] ギプス・装具を除去する時期は，損傷の程度，修復法で異なるが概ね2〜4週で除去となる．ただし，断裂が広範囲にわたる場合や腱縫合部の緊張が強い場合には6週以降となることもある．

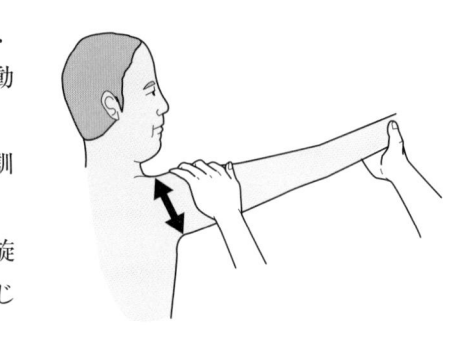

図8 肩峰下滑液包のモビライゼーション
肩峰部（三角筋部）に手を当て動かす．

- ギプス除去後はおよそ1週間かけて下垂訓練を行う．

- [ ] 下垂開始時はアームレスト（三角枕）とギプスを時間ごとに交換し，およそ1週間かけて角度を減らし下垂位にする．
- [ ] 下垂開始に伴い，疼痛の訴えがしばしば聞かれる．痛みに合わせた時間，角度の調整を行う．

- 肩関節自動運動を開始する．

- [ ] 固定を除去する頃から，肩関節の自動運動をはじめる．
- [ ] 腱板損傷では手術前より肩甲上腕リズムに影響が出ているケースがある．この場合には肩関節自動運動と併せて肩甲上腕リズムの再教育を行う．
- [ ] 肩峰下滑液包のモビライゼーションを行う（図8）．

- 肩関節可動域拡大のための方法を知る．

- [ ] 肩関節可動域の訓練にはセラピストによる可動域訓練のほかにもさまざまな方法がある．自主トレーニングなどとして用いると効果的である（図9）．

- 筋力増強を目的とした抵抗運動をはじめる．

- [ ] 抵抗運動は5〜6週目頃より開始する（場合によっては8週以降）．ゴムバンドを用いた方法（図10）やカフエクササイズ（図11）を行う．

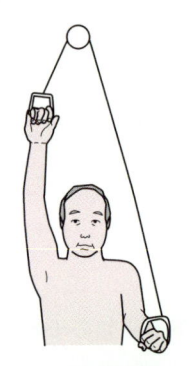

a. 滑車運動

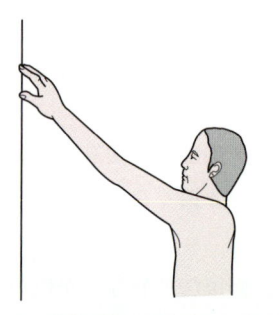

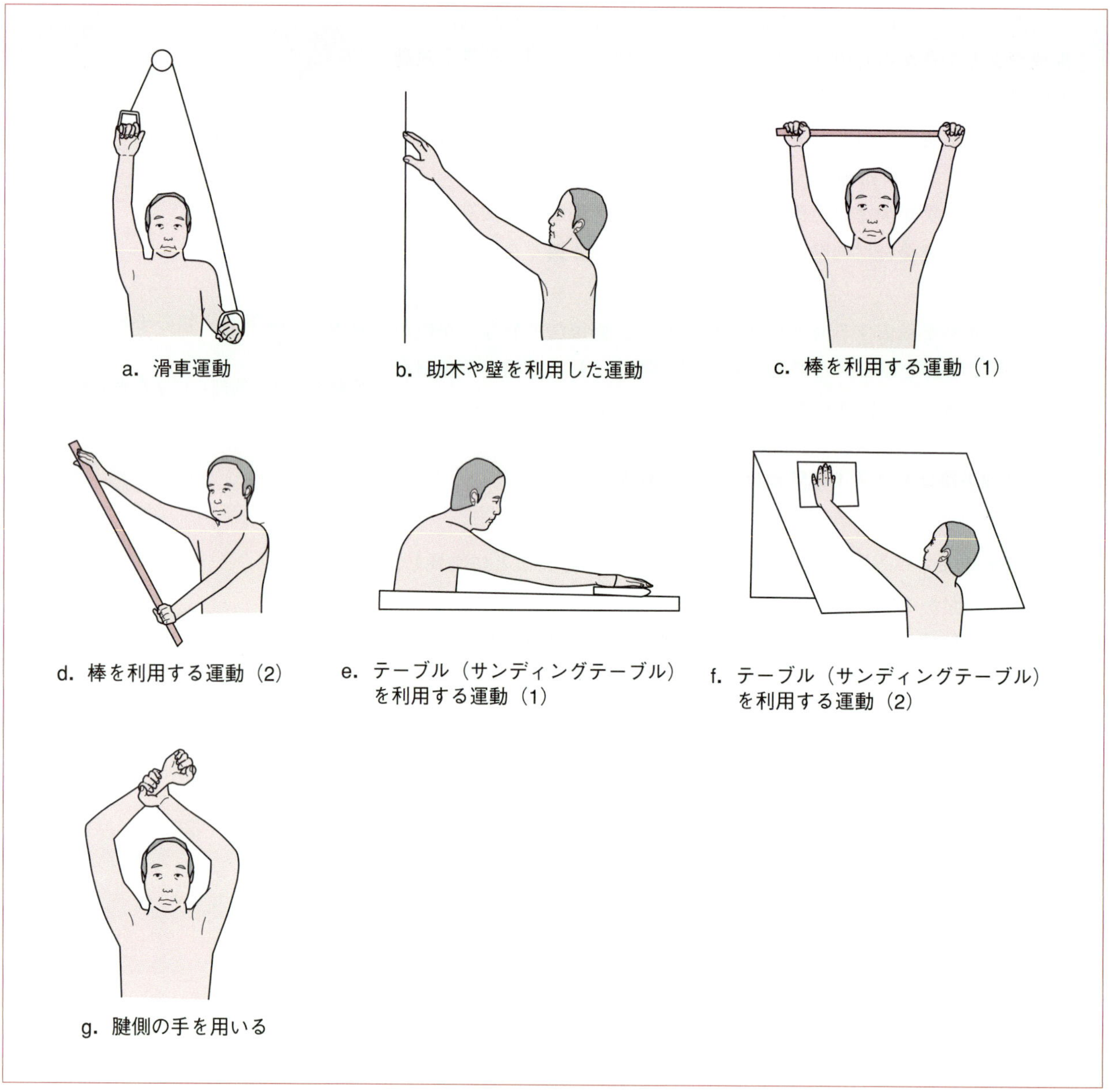

b. 助木や壁を利用した運動

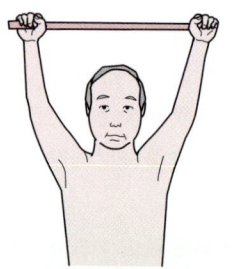

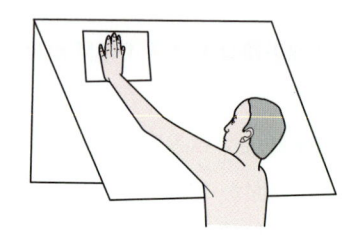

c. 棒を利用する運動（1）

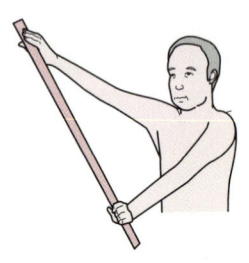

d. 棒を利用する運動（2）

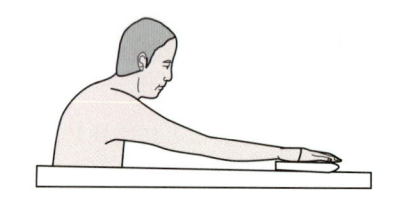

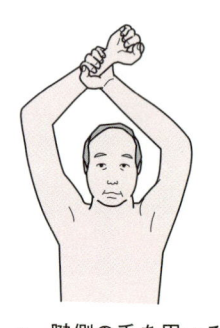

e. テーブル（サンディングテーブル）を利用する運動（1）

f. テーブル（サンディングテーブル）を利用する運動（2）

g. 腱側の手を用いる

図9　肩関節可動域改善を目的とした訓練

メモ　物理療法について
・炎症期以降では肩関節周囲筋の弛緩，鎮痛を目的とした温熱療法（ホットパックなど）を行うと効果的である．また，腫脹や熱感がある場合や訓練後にはアイスパックを用いて肩関節の冷却を行う．

・各時期における生活について．

- ☐ 固定期間中患肢は使用できない．抜糸後や創部の状態が良好であれば入浴やシャワーが許可される（図12）．
- ☐ 固定除去後は抵抗運動が開始する時期までは，重量物の把持などは行わず，身の周りの軽作業を行う程度とする（5, 6週まで）．

B. 術後固定を行わない場合（アームレストまたは三角巾の使用）のセラピー

- ☐ 術後早期より愛護的な肩関節の他動運動が許可される．2週頃よりアームレスト・三角巾は除去し肩関節の自動運動を行う．
- ☐ 3週頃より筋力増強訓練（低負荷）を開始し，少しずつ負荷を重くしていく．

4 介入後評価のポイントと実際

- 腱縫合部への緊張を考慮した評価を行う．

- ☐ 術後は，それぞれ許容されている運動内で可能な評価を選択して行う．

- 腱板機能の評価に加え，肩関節はもちろんのこと，上肢全体の機能を確認する．

- ☐ 術後は一側上肢の活動性が低下するため，肩関節以外の関節や筋力への配慮が必要である．
- ☐ 肩関節機能の評価から，腱板にとらわれず必要に応じた訓練を導入する．

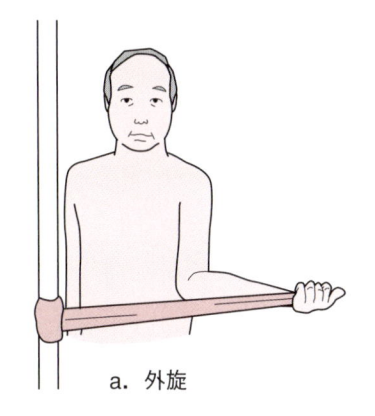

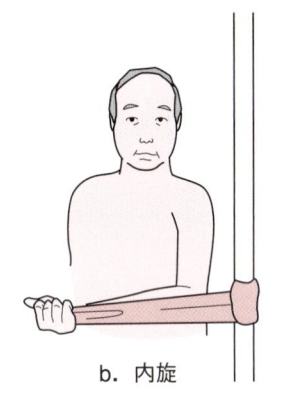

a. 外旋

b. 内旋

図10 ゴムバンドを用いた訓練

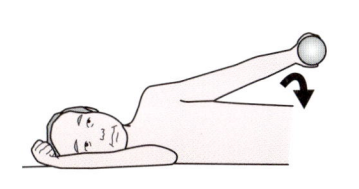

a. 棘上筋
側臥位で約30°までの外転運動を行う

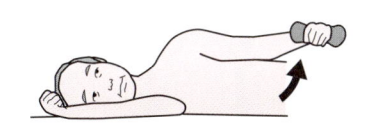

b. 外旋筋（棘下筋，小円筋）
側臥位で，肘関節90°屈曲位，肩関節内旋位から外旋運動を行う

c. 肩甲下筋
前屈または四つ這いで，肘関節90°屈曲位，肩関節回旋中間位から，内旋運動を行う

※重りは0.5～1kg程度を用い，20～50回を1日3セット程度行う
　重り，回数，1日のセット数は，状態に合わせて調整する

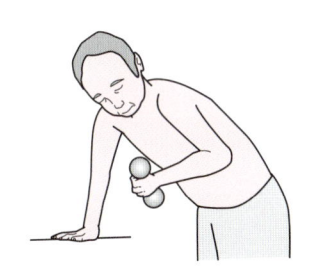

図11 カフエクササイズ

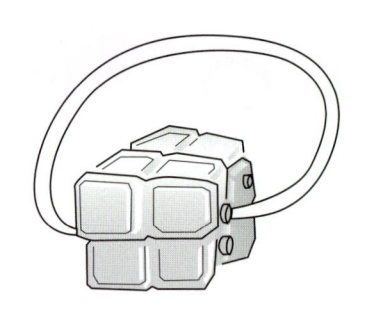

図12　固定期間中の入浴時の工夫
ペットボトルを用いた入浴用アームレスト．

5 患者への指導をどのように行うか？

- 固定期間，固定除去後の各時期に留意しなければいけないことを理解してもらうことが必要である．

☐ 固定期間は腱縫合部へ過度な緊張を与えないことが重要であることを説明する．
☐ 固定除去後は各訓練の目的を説明し理解を得る．

- セラピーは訓練室でだけ行われるものではないということを理解してもらう．

☐ 作業療法士は機能回復への手助けをするが，訓練などに対して主体的にかかわるのは患者自身であることを伝える．
☐ 日々の生活動作の反復や自主トレーニングなどへの取り組みが予後に重要な影響を与えることを理解してもらう．

6 まとめ

☐ 肩腱板損傷の程度や修復方法はさまざまなので，患者1人ひとりに対しての後療法については術者への確認作業が必要不可欠となる．
☐ 機能回復には肩関節および腱板機能の理解が不可欠である．
☐ 可動域制限の原因も一様ではないため，各患者ごとに原因を追究し，原因に見合ったセラピーの展開が要求される．
☐ 機能訓練が日常生活や仕事上でどのように反映されるのか，患者への具体的な説明により訓練の目的の理解や訓練意欲の向上がみられる．
☐ 制限された生活をより快適にするための工夫や疼痛，反復動作の回避方法の指導なども行う．

（片平詠子）

26 手根管症候群に対する作業療法

> **View Point　手根管症候群**
> - 手根管症候群は，手根管における正中神経の絞扼性末梢神経障害で上肢の絞扼性末梢神経障害の中でもっとも頻発する．
> - 手のしびれ感や疼痛（特に夜間痛）を主訴とする疾患であり，進行例では母指球筋の萎縮が出現し，つまみ動作や巧緻動作が低下する．
> - 軽症例ではスプリント療法や運動療法の適応がある．重症例では手術が必要であり，術後のリハビリテーションがポイントとなる．

1 はじめにおさえておくべきこと

- 絞扼性末梢神経障害について．

☐ 末梢神経とその周りの構造物（骨，筋，筋膜，腱鞘など）が接する個所やトンネル状の個所で発症する．反復した関節運動や，全身的，局所的な原因でそのトンネルが狭小化することにより神経が障害される．

手根管は横手根靱帯と手根骨に囲まれた管であり，その中を正中神経，4本の浅指屈筋腱，4本の深指屈筋腱，長母指屈筋腱が通る

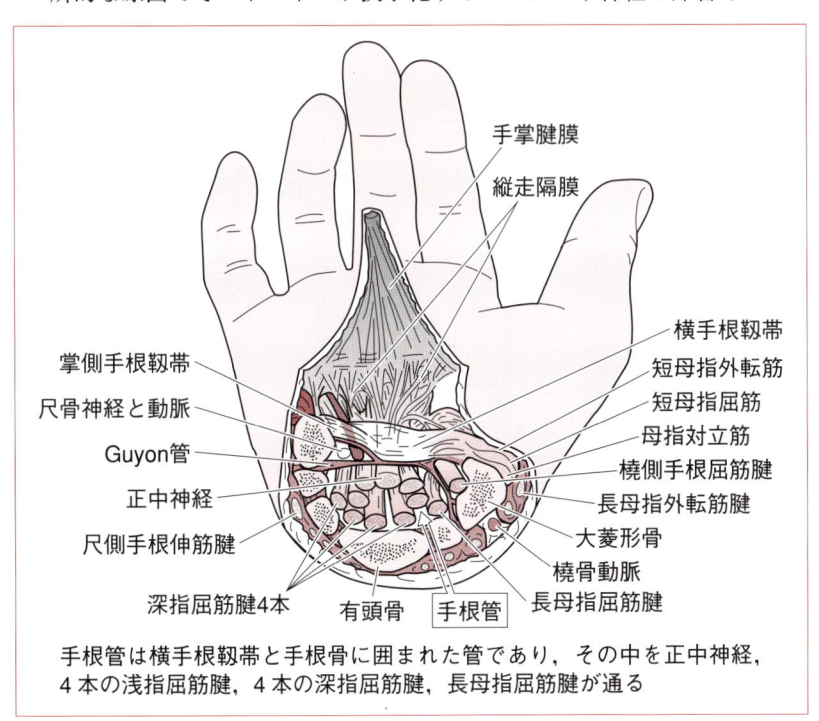

図1　手根管の解剖（上羽康夫 著，金谷文則 編，岩本幸英 監：整形外科 Knack & Pitfalls 手の外科の要点と盲点，文光堂，p5, 2007 より引用，一部改変）

表1　手根管症候群の原因

職業性	手を多く使う職業，振動や寒冷曝露などの労働環境
内分泌性	更年期障害，妊娠，糖尿病
外傷性	骨折，注射事故
血液透析	10年以上の透析例では効率に発症
特発性	上記以外

☐ 上肢の絞扼性末梢神経障害では手根管症候群，肘部管症候群，尺骨管症候群，円回内筋症候群，前骨間神経麻痺などがある．

- 手根管の解剖（図1）．

☐ 手根管は横手根靱帯と手根骨に囲まれた管であり，その中を正中神経，4本の浅指屈筋腱，4本の深指屈筋腱，長母指屈筋腱が通る．横手根靱帯は指屈筋腱の bowstringing を抑制し，手根横アーチを保持している．横手根靱帯は橈側は舟状骨結節〜大菱形骨掌側面に付着，尺側では豆状骨〜有鈎骨鈎に付着する．正中神経は横手根靱帯の直下にある[1]．

- 手根管症候群の概念と臨床症状．

1. 手根管症候群の原因（表1）

☐ 手根管症候群は手根部における正中神経の圧迫により発症する．職業上の反復する筋収縮と不良姿勢（特に手屈曲位での手指の握り）や振動，気温などの労働環境が手根管症候群の原因となることがある．また，更年期障害，妊娠，慢性リウマチ，糖尿病などの疾患や，手部外傷，手根管内の感染，動脈血栓や正中神経への注射事故，長期間の血液透析が原因となる場合もある（表2）．

2. 臨床症状

☐ 特徴的なのは夜間のつらい疼痛と異常知覚である．これは就寝中の不

表2　手根管症候群の病歴・理学所見

症状
- 夜間の手・前腕の痛みを伴った不快感
- 手のしびれ感
- 手の筋力低下，巧緻性低下

症状を誘発する因子
- 手を下垂位におく
- 指や手関節を繰り返し使う

症状を改善する因子
- 手の肢位をかえる
- 手を振る

理学所見
- 手関節部での正中神経の叩打，圧迫（Tinel's sign）や手関節の屈曲・伸展強制（Phalen's sign），正中神経圧迫テスト（compression test）で誘発される
- 正中神経支配の知覚低下
- 母指球筋の萎縮や筋力低下
- 母指・示指・中指の皮膚の乾燥

動によって神経滑走が制限されることや手関節屈曲位におくことによる神経圧迫が関連するといわれている．患者はこれらの症状を軽減しようとするために，手を振ったりする．これは waking numbness といわれる．

☐ また進行例では母指球筋の萎縮によるつまみ動作の制限や巧緻動作の低下がみられる．

2 介入前評価のポイントと実際

- 誘発テストによって症状の出現または増強がないか評価する．
- 知覚テストによって正中神経支配領域の知覚を評価する．
- 筋萎縮の有無を評価し，徒手筋力テストで手内筋の筋力低下を評価する．
- 皮膚や爪の状態を評価し，自律神経症状を評価する．
- 臨床評価．

1. 誘発テスト

1）Phalen テスト（手屈曲テスト；図2）

☐ 机に肘をついて前腕を垂直に保持する．両手関節を60秒完全屈曲させ，手指や母指は力を抜く．この姿勢を60秒保持ししびれ，異常知覚がでれば陽性とする．

☐ この際，肘は完全屈曲させないようにする．肘屈曲は尺骨神経の肘部での誘発肢位であり，混乱を防ぐためである[2]．

2）逆 Phalen テスト

☐ 手屈曲テストが陰性の場合，逆 Phalen テストを施行する．両手掌肘をあげた位置でつけ，手関節伸展位を60秒保持する．異常知覚が起これば陽性とする．

3）正中神経圧迫テスト（図3）

☐ 手根管部を掌側より20秒圧迫する．しびれ感の出現・増強が起これば陽性とする．

4）Tinel 徴候（図4）

☐ 手関節部で正中神経の走行に沿って軽くタッピングしていく．放散するしびれが起こると陽性とする．

メモ　Tinel 徴候

- 末梢神経損傷の修復後，神経幹を軽く叩くと神経の固有知覚域に蟻走感を生じる．これは神経再生の前兆とされており，神経回復の有無やそのすすみ具合を評価するのに役だつ．
- Tinel 徴候は末梢神経絞扼障害の診断にも利用できる．これは絞扼部には再

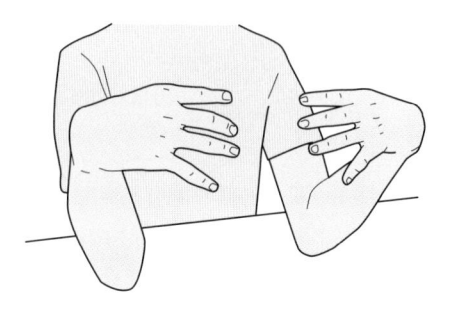

図2　Phalen テスト

机に肘をついて前腕を垂直時保持し，両手関節を完全屈曲させ60秒保持する．肘は完全屈曲させないようにする．

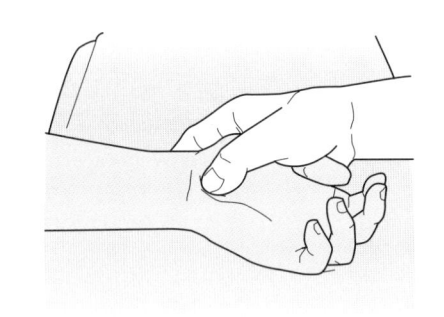

図3　正中神経圧迫テスト

手根管部を掌側より20秒圧迫する．

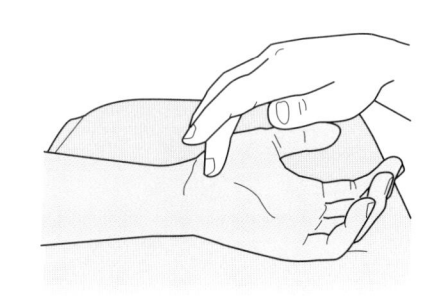

図4　Tinel's sign テスト

手関節部で正中神経の走行に沿って軽くタッピングしていく．

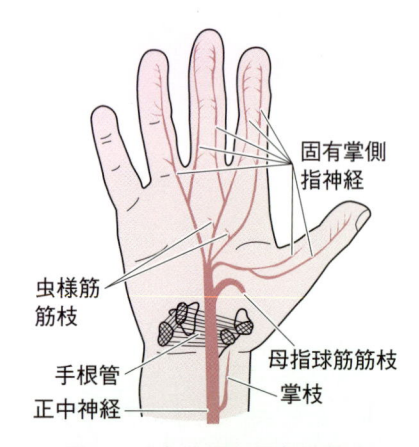

図5 正中神経の固有知覚域

正中神経は母指，示指，中指，環指の橈側，および手掌の橈側の知覚を支配する．筋は短母指外転筋，短母指屈筋，示指・中指の虫様筋を支配する．

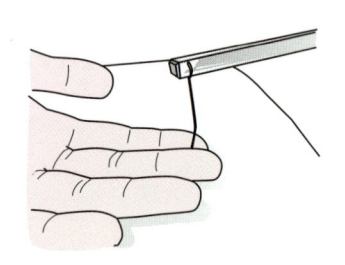

図6 Semmes-Weinstein テスト

被検者の手を安定した机の上におき，検者はフィラメントを皮膚に垂直に1.5秒かけてたわませ，また1.5秒かけ元の位置にもどす．

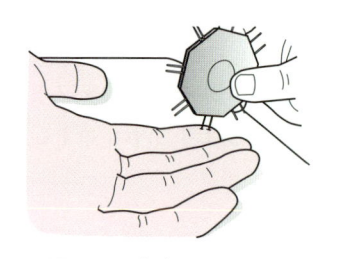

図7 2点弁別テスト1

静的2点式別では指の長軸に沿ってあてる．

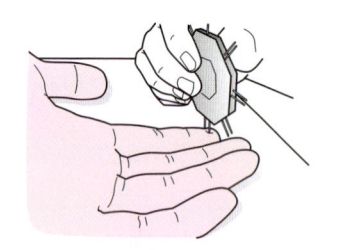

図8 2点弁別テスト2（つづき）

動的2点式別では指の長軸に垂直にあてる．

生軸索が共存しているからである．実際には正中神経の走行に従って遠位から近位に検者の指先で軽く叩いていく．その際，ムズムズする感じがする（蟻走感）と陽性とする[3]．

2. 知覚評価

- □ 正中神経の固有知覚域は図5のとおりである．
- □ 知覚障害の程度と範囲を評価し，記載することは経過を観察する上で必要である．作業療法で一般的な知覚の評価はSemmes-Weinstein テスト，2点式別テストがある．

1) Semmes-Weinstein テスト（図6）

- □ 20段階のフィラメントあるいは5本のフィラメントがセットになったものを用いる．
- □ 被検者の手を安定した机の上におき，検者はフィラメントを皮膚に垂直に1.5秒かけてたわませ，また1.5秒かけ元の位置にもどす．4.01までの細いフィラメントは同じ場所を3回刺激し，1回でも応答できれば感知できたとする．4.17以上のフィラメントでは1回のみの刺激で感知できなければ次の段階にすすむ．検査部位ごとに色とフィラメント番号を記録する．3.61では触覚低下，4.31では防御知覚低下，4.56では防御知覚脱失，6.65では測定不能とする．

2) 2点識別テスト

- □ 分布している知覚受容器の密度を評価する．

静的2点識別

- □ 指の長軸に平行（図7）に皮膚が白くならない程度の圧で2点刺激，1点刺激を加える．1点と識別できる最小の2点の距離を測定する．18～70歳では3～5mmで正常，10mm以内であれば実用的な知覚を有する．

動的2点識別

- □ 指の長軸に垂直（図8）に，約2秒かけて動かす．1点と識別できる最小の2点の距離を測定する．45歳以下では3mm以内，46歳以上では4mm以内，6mm以内では物体の式別は良好である[4]．

3. 運動機能評価

- □ 母指球筋，特に短母指外転筋の筋力低下を徒手筋力テストで評価する．また母指と環指の力強い指尖つまみができるかどうかを観察する．中指の虫様筋筋力低下もよくみられる（図9）．

4. 自律神経症状

- □ 正中神経は手の交感神経のほとんどを支配しているため，皮膚の色調変化，手や指の発汗異常，爪の易損性などの自律神経症状の異常がみ

られることがある．

3 作業療法介入のすすめかた

A. 軽症例

☐ しびれや異常知覚の症状は間欠的である．これらの患者には保存的治療（表3）に対してよい反応がみられる．

表3　保存的治療のポイント

1. 手関節の中間位または軽度伸展位でのスプリント固定（手根管はこれらの肢位でもっとも容積が大きくなるため）
2. 手根管内へのステロイド注射（神経周囲の炎症性浮腫を軽減させる）
3. 神経滑走運動
4. 労働環境や趣味活動の際の姿勢評価，改善

1. スプリント（図10）

☐ 日中に症状がなければ，夜間就寝時のみスプリントを装着する．日中も症状がある場合は，スプリントを間欠的に装着する（ステロイド注射による治療を受けた場合は2週間手関節安静にする）．

メモ　スプリント療法の効果

・背側型スプリントを終日6週間装着した例では知覚障害の改善について，58％で十分な効果があり，その効果は2年以上継続していたとしている[5]．

2. 神経滑走運動（図11）

☐ 腕神経叢や手根部で，神経と腱の癒着を防止する目的で神経を滑走させる．正中神経の神経滑走運動は手根管症候群の保存療法にも術後にも適用できる．

☐ 運動は座位または臥位でおこなう．頭部を正中位に，肩内転位，肘90°屈曲位で行う．運動はゆっくりと丁寧に1〜2時間ごとに5〜10回行う．

　　①前腕中間位　手関節中間位　全指屈曲位
　　②前腕中間位　手関節中間位　指伸展位　母指伸展位
　　③前腕中間位　手関節伸展位　指伸展位　母指中間位
　　④前腕中間位　手関節伸展位　指伸展位　母指伸展位
　　⑤前腕回外位　手関節伸展位　指伸展位　母指伸展位
　　⑥前腕回外位　手関節伸展位　指伸展位　母指他動伸展位

☐ 手技は患者のつっぱり感や知覚の変化を観察しながら，神経のすこし緊張する程度でとめる．適度な緊張の程度を探索し，ポイントまで達したら元の肢位までゆっくりともどす．過度な負荷で神経を伸張し症

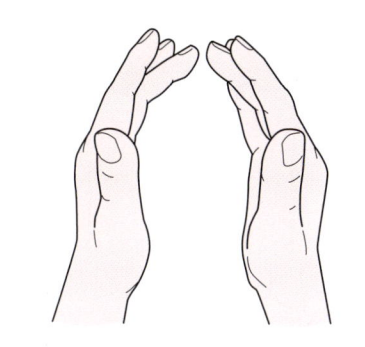

図9　母指球筋の萎縮

重症例では母指球筋の萎縮を生じる．両手とも評価する．

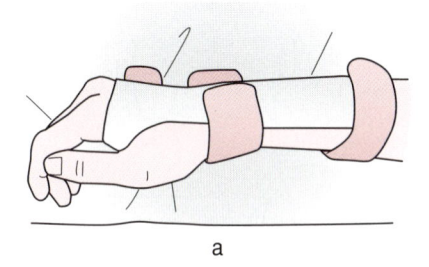

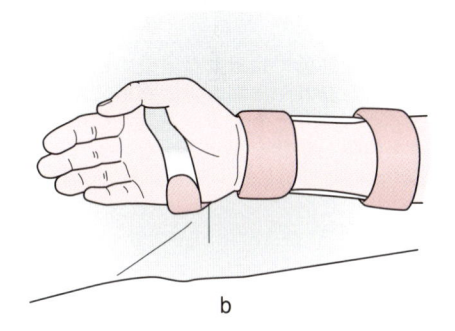

図10　カックアップスプリント

手関節を軽度伸展位に保つためのカックアップスプリント．背側型カックアップスプリントでは掌側型よりも手指の運動がしやすい．

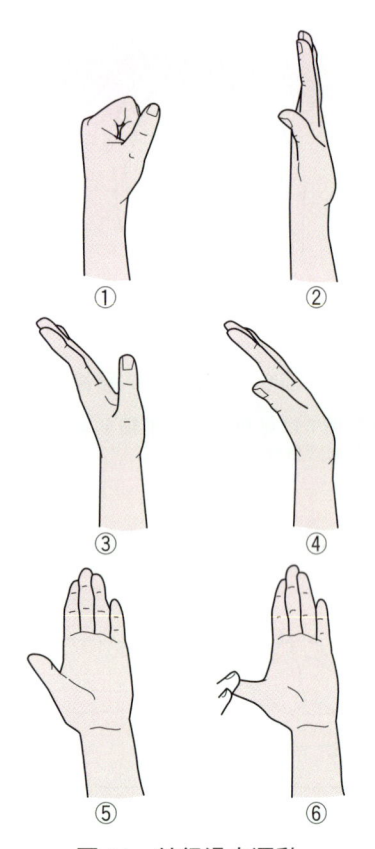

図11 神経滑走運動

神経滑走運動では適切な緊張の程度を探索し，しびれや疼痛を訴えたら元の肢位までゆっくりともどす．過度の負荷で神経を伸張し症状を悪化させないようにする．

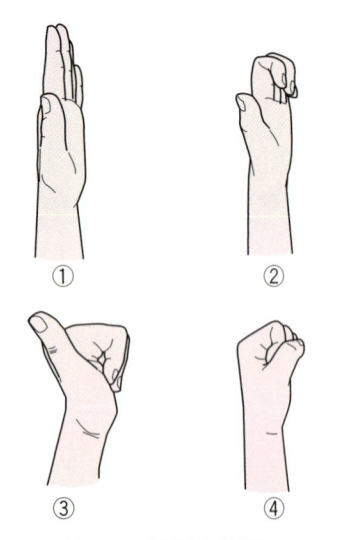

図12 腱滑走運動

腱滑走運動は屈筋腱（特に浅指屈筋腱）の運動によって，手根管内の浮腫の軽減，屈筋腱と正中神経の癒着防止を促す．

状を悪化させないように，控えめに行うように指導する．しびれや疼痛が起きた場合は，症状が消失するまで数時間は運動を休止する[6〜9]．

メモ　腱滑走運動と神経滑走運動

- 絞扼性末梢神経障害に対する運動療法の代表的なものとして腱滑走運動（tendon gliding exercise）と神経滑走運動（nerve gliding exercise）がある．腱滑走運動は手根管内で正中神経と屈筋腱鞘が近接する特徴を利用し，屈筋腱（特に浅指屈筋腱）の運動によって，正中神経の滑走を期待する運動である（図12）．
- 神経滑走運動は米国の作業療法士 Totten によって紹介された運動療法[6]であり，その臨床的な有効性が示されている．その目的は横手根靱帯の長軸方向の接触面の拡大，腱周囲滑膜の浮腫の軽減，神経血管の静脈還流の促進，手根管内圧の減少である．

メモ　手・指運動時の神経滑走距離

- 遺体をもちいたバイオメカの実験では 60°手関節伸展すると正中神経は 9.2mm 遠位に滑走するとしている[14]．生体における滑走距離（前腕近位部）では手と指の他動伸展で約 3mm 遠位に移動し，手指自動屈曲では約 1.3mm 近位に滑走するとしている[15]．

3. 労働環境と作業

☐ 手関節を中間位から頻繁に偏位させることや力・振動・機械的刺激が手根管症候群を悪化させるといわれている．職業上の反復運動，力，低温曝露は危険因子である．

B. 重症例

☐ 手根管を除圧する手術は保存的治療によって症状改善がみられない場合行われる．除圧術を行ったあとでも知覚障害が残存したり，母指球筋萎縮の改善がみられない場合がある．この場合は pinch 動作獲得のために対立機能再建を同時に行う．

☐ 対立機能再建術については，**18** 末梢神経損傷の項を参照されたい．

1. 観血的手根管開放術

☐ 手根管を除圧する手術は保存的治療によって症状改善がみられない場合行われる．

☐ 観血的手根管開放術の目的は屈筋支帯と筋膜（図1）を切離し，手根管の体積を拡大することである．正中神経絞扼部にくびれがある場合は屈筋腱の滑膜切除や，神経剥離術が必要となる．屈筋支帯を切離した後は，手根管の形状は長円型から円型に変化し 24％体積が増加するといわれている．また，切離後も手術瘢痕によって創がおおわれ腱の

浮き上がり現象は起こらない．

2. 鏡視下手根管開放術

鏡視下手根管開放術の有利な点は，より早期に活動復帰が可能であることと握力回復がはやいことである．しかし，術中に正中神経を直接観察できないため手術時のリスクが高い．また，pillar pain は観血的手根管開放でも鏡視下手根管開放術でも起こりうる．

4 術後療法のポイント（表4）

表4 術後療法のポイント

1. 手術創の管理
2. スプリント療法
3. 腱滑走運動，神経滑走運動
4. 手の使用方法の指導

- 手術創の管理．

術後は創部を包帯にて軽く圧迫する．通常は術後10〜14日で抜糸する．創部の管理は抜糸後開始する．クリームや軟膏を用いて1日4〜6回マッサージを行う．ほとんどの場合は術後4〜6週で術創は治癒する．肥厚したり，創部の圧痛が治癒しない場合はシリコンゲルを使用する．創付近は清潔に，乾燥させたのちシリコンゲルを貼付する．シリコンゲル（図13）がはがれないようにストッキネットなどで保護するとよい．

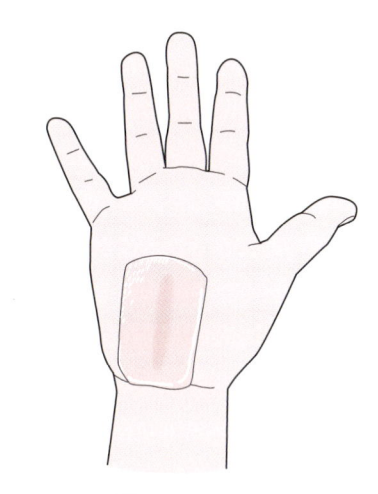

図13 シカケア

瘢痕の軟化と保護の効果を目的に創部に貼付する．はがれないようにストッキネットなどで保護する．

メモ シリコンゲルシート

・シリコンゲルシート（シカケア）は主成分が polydimethylsiloxane で厚さ約4mm の透明なシートであり，肥厚性瘢痕やケロイドにたいして使用する．瘢痕全体が隠れるサイズに切って直接皮膚に密着するように貼付する．瘢痕の軟化と保護の効果があり，その症状をやわらげることができる．

・その作用機序は明確ではないが，シリコンゲルによる創面の保湿効果により，創治癒に適した環境を保持するのではないかといわれている[10]．

- 術後の手関節の肢位管理と運動療法．

術後1〜2日，手はシーネまたはスプリントにて手関節中間位を保持する．頸部，肩，肘の運動は術後直ちに許可し，正中神経の長軸運動を維持する．手術後の腱滑走訓練は正中神経の癒着防止，浮腫の軽減を目的とし，術後翌日より開始する．手根管内で正中神経と深指屈筋腱，浅指屈筋腱の腱膜が隣接するため，正中神経は腱の滑走によって他動的に移動する．

3〜4日より愛護的な手関節の運動を開始する．運動は愛護的にゆっくり2時間ごとに行う．bowstringing を防ぐために手関節や手指の同時屈曲は行わないように注意する．手関節屈曲位での完全指屈曲は屈

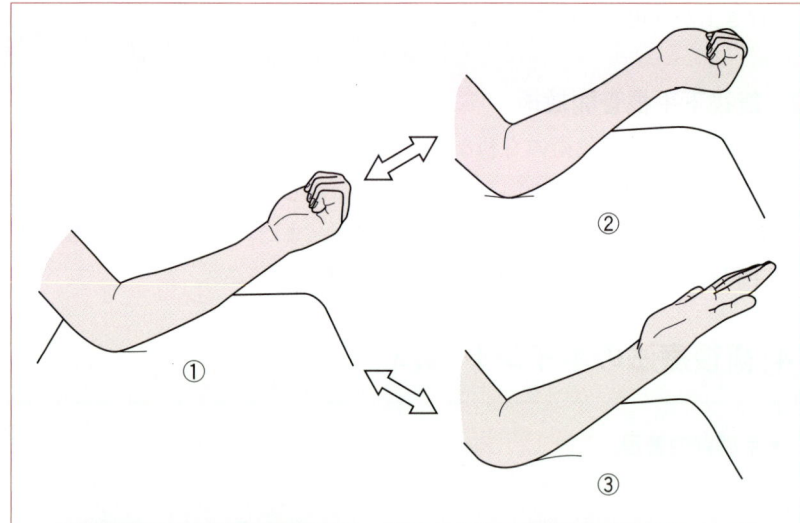

手術後早期の神経滑走運動では，図のような正中神経の伸張が少ない肢位で運動を行う．手指屈曲運動では近位方向に神経が滑走するため，癒着防止に効果的である

図14　愛護的な神経滑走運動

筋支帯の炎症やpillar painの原因となるため，治癒がすすむ術後6週まではさける．

☐ 神経滑走運動は，術後5，6日後より開始する．術中の神経への侵襲を考慮し，愛護的に行うべきである．特に術後早期の神経滑走運動を行う際には，手関節と指を同時に伸展することを避け，**図14**のような正中神経の伸張が少ない肢位で運動を行う．また，手指屈曲運動では近位方向に神経が滑走するため，癒着防止に効果的である．

　①手関節中間位　手指屈曲位
　②手関節伸展位　手指屈曲位
　③手関節中間位　手指伸展位

表5　Pillar painの原因とアプローチ[11]

Pillar painの原因
1．靱帯性，筋膜性
2．術後の手根アーチの構造変化
3．神経性
4．浮腫
アプローチ
1．スプリントによる固定（腱のボウストリングの軽減，正中神経の創部での絞扼防止，創の裂開防止）
2．手の使用の制限
3．シカケアなどの弾力性ラッピング材の使用
4．物理療法
5．瘢痕マッサージ

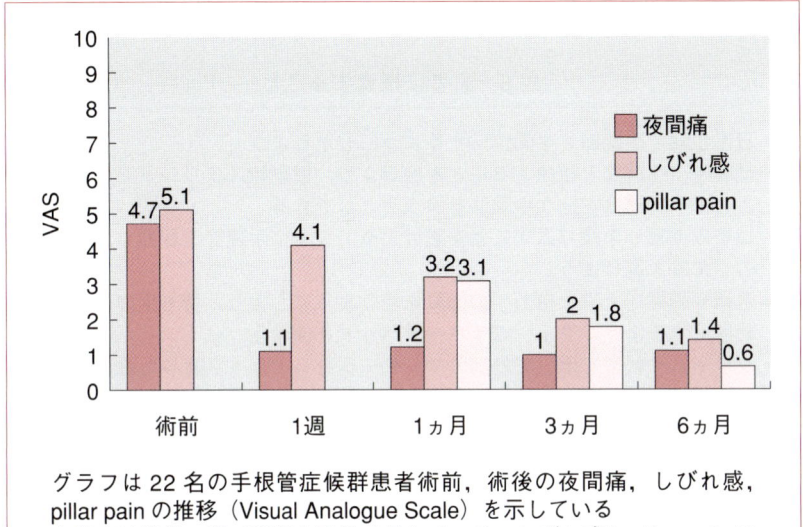

図15　夜間痛・しびれ感・pillar pain の推移

グラフは22名の手根管症候群患者術前，術後の夜間痛，しびれ感，pillar pain の推移（Visual Analogue Scale）を示している
夜間痛は術後1週で顕著な改善を示している．しびれ感と pillar pain はゆるやかな改善を示す
術後6ヵ月では夜間痛は1.1，しびれ感は1.4，pillar pain は0.6といずれも改善している

- □ 術後2～3週よりスプリントは夜間のみの装着とする．腱滑走運動や神経滑走運動を十分に行う．この時期の神経滑走運動は基本的には保存療法時と同様であり，関節運動に伴う神経の運動関節への滑走（遠位方向）を目的とする．
- □ 術後4週より筋力強化を開始する．スプリントは症状が残存している場合のみ装着とする．

- 術後の知覚回復について（表5）．

- □ 夜間痛は術後ただちに消失する[12, 13]．しかししびれ感や筋力低下の回復はゆっくりで完全に回復しないこともある（図15）．神経伝導の回復には1～2年かかることもある．

メモ　Pillar Pain

・Pillar pain は手根管開放術後に起こり，その原因は切離された靱帯や筋膜，屈筋支帯切離後の手根骨のアーチの変形，切断された皮神経枝，浮腫などといわれている．Pillar pain は握り動作や手のひらをついて荷重する動作時に起こり，職業復帰の妨げとなることもある．手根管開放術後，1ヵ月スプリントを装着した群では Pillar pain の発生が約20％であったとする報告がある．患者が Pillar pain を訴える場合は，スプリントによる固定，手の使用制限，シリコンゲルシート，物理療法，瘢痕マッサージなどを行う[11]．

5 患者・家族をどう指導するか？（表6）

表6 患者に指導すること

- 日常生活で手関節を中間位にするように心がけよう
- 就寝時，手関節を屈曲することを避けよう．就寝時スプリントを装着することで手関節は安全な中間位を保つことができる
- つまみや握りを繰り返すことを避けよう．とくに手関節を屈曲した位置でのつまみを避けよう
- 台所や職場で大きな持ち手の道具を使うようにしよう．持ち手の直径をおおきくするようにフォームラバーやパッドを使おう
- クリームや軟膏を用いて創部のマッサージをしよう（手術した患者へ）

☐ 手根管症候群患者への指導のポイントは，肢位療法（手関節屈曲位を回避する），反復運動の回避，道具使用の際の強い握りや手根部への物理的な圧迫の回避，手術した患者に対しては創部のマッサージなどである．

6 まとめ

☐ 手根管症候群は上肢の絞扼性末梢神経障害でもっとも頻発し，作業療法の対象となることが多い．

☐ 保存療法や手術後の作業療法の役割は大きく，きめ細やかな対応や指導が好成績のポイントとなる．

☐ 保存療法ではスプリント療法，神経滑走運動，良肢位の指導などが大切であり，手術例では，これらに加えて手術創の管理や pillar pain に対する対応が必要である．

☐ 多くの場合，症状は改善するが，合併症（遷延化した異常知覚や pillar pain，CRPS など）をともなうこともあり，注意を要する．

文献

1) 上羽康夫：手の外科に必要な解剖．手の外科の要点と盲点，文光堂，p4，2007
2) Cynthia Cooper Fundamentals of Hand Therapy, Mosby, p228, 2006
3) 廣谷速人：しびれと痛み．末梢神経絞扼障害，金原出版，13-14，1997
4) 中田眞由美，大山峰生：ハンドセラピー入門，三輪書店，43-46，1996
5) 山本博司，渡辺好博：手根管症候群の保存治療，全日本病院出版会，MB Orthop.8：43-48，1995
6) Totten P.A., Hunter J.M. : Therapeutic techniques to enhance nerve gliding in thoracic outlet syndrome and carpal tunnel syndrome. Hand Clinics 7：505-520, 1991
7) Rozmaryn L.M., Dovelle S., Rothman E.R., et al. : Nerve and tendon gliding

exercise and conservative management of carpal tunnel syndrome. J Hand Ther. Jul-Sep：171-179, 1998

8) Akalin E., El O., Peker O., et al.：Treatment of carpal tunnel syndrome with nerve and tendon gliding exercises. Am J Phys Med Rehab.81：108-13, 2002

9) Prosser.R of hand and upper limb extremity. Elsevier, p294, 2006

10) 奥田美有生：肥厚性瘢痕に対するシリコンゲルシート「シカケア」の効果. 砂川市立病院医学雑誌 15（1）：49-53, 1998

11) Ludlow KS, Merla JL, Cox JA, Hurst LN. Pillarpain as a postoperative complication of carpal tunnel syndrome. J Hand Ther.10：277-282, 1997

12) 越後　歩，櫛辺　勇，谷村浩子，藤原英子，山口　淳，阿部宗昭：手根管症候群の術前後における知覚障害の評価―SWT, VAS をもちいて. 作業療法, 19：293, 2000

13) 越後　歩，櫛辺　勇，谷村浩子，藤原英子，山口　淳，島田恭光，阿部宗昭：手根管症候群の知覚異常と ADL. 日本ハンドセラピィ学会誌, 13：26-27, 2001

14) Wright T.W., Glowczewskie F., Wheeler D., et al.：Excursion and strain of median nerve. J Bone Joint Surg 78A：1897-1903, 1996

15) Echigo A, Aoki M, Ishiai S, Yamaguchi M, Nakamura M, Sawada Y：The Excursion of the median nerve during nerve gliding exercise：An observation with high resolution ultrasonography.
J Hand Ther. 2008.（In Press）

（越後　歩）

27 腱鞘炎に対する作業療法

> **View Point　腱鞘炎のリハビリテーションで大切なのは何か？**
> - 早期に炎症症状を軽減させ，重症化させないことが重要である．
> - 腱鞘炎は蓄積性外傷症候群であるため，患者に日常での適切な手の使い方を再認識させることが大切である．
> - 保存療法の効果をあげるためには患者の理解と協力が不可欠であり，患者教育・指導は最重要課題である．
> - 対象患者が小児の場合は，保護者への教育を徹底させることが，保存療法の成功の鍵を握る．

1 はじめにおさえておくべきこと

- 腱鞘とは．

☐ 腱鞘は腱部を包むように存在する組織である．
☐ 腱鞘には滑膜性腱鞘と靱帯性腱鞘がある．
☐ 滑膜性腱鞘は，滑液鞘ともよばれ，手関節・手指関節の屈伸運動時に，腱の滑動性を高めると同時に腱を保護している．また，腱鞘内の腱を栄養する働きを担っている．
☐ 靱帯性腱鞘は，線維鞘ともよばれ，滑膜性腱鞘の外側を包んでいる線維性の組織で，十字部（cruciformis：C1～C3）と輪状部（annularis：A1～A4）に分かれている．靱帯性腱鞘は，指屈曲時の腱の浮き上がりを防止し，腱の力が指関節に有効に作用させる役割を担っており，滑車（pulley）ともよばれ，屈筋腱にのみ存在する．
☐ 手掌側では，総指屈筋腱腱鞘，指屈筋腱腱鞘，長母指屈筋腱腱鞘が存在する（図1）．
☐ 手背側についてみると，伸筋腱は手根部背側で滑膜性腱鞘におおわれており，背側手根靱帯によって6つの区画（コンパートメント）に分けられている（図2）．

- 腱鞘炎の種類．

☐ 狭窄性腱鞘炎，リウマチ性腱鞘炎，結核性腱鞘炎，化膿性腱鞘炎など

27. 腱鞘炎に対する作業療法

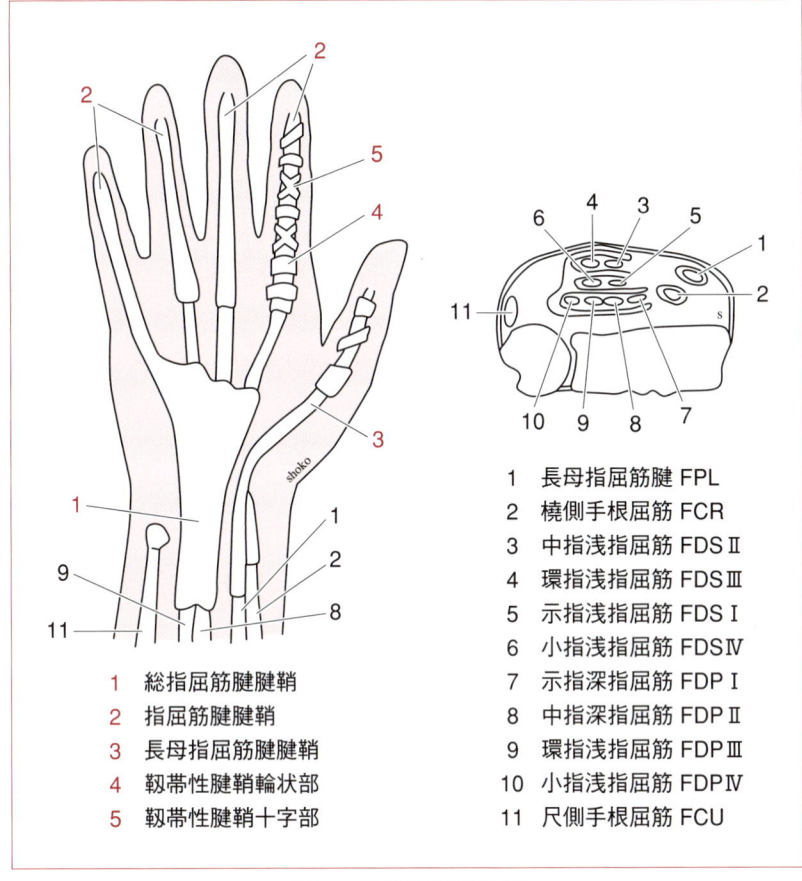

1 総指屈筋腱腱鞘	1 長母指屈筋腱 FPL
2 指屈筋腱腱鞘	2 橈側手根屈筋 FCR
3 長母指屈筋腱腱鞘	3 中指浅指屈筋 FDS Ⅱ
4 靱帯性腱鞘輪状部	4 環指浅指屈筋 FDS Ⅲ
5 靱帯性腱鞘十字部	5 示指浅指屈筋 FDS Ⅰ
	6 小指浅指屈筋 FDS Ⅳ
	7 示指深指屈筋 FDP Ⅰ
	8 中指深指屈筋 FDP Ⅱ
	9 環指浅指屈筋 FDP Ⅲ
	10 小指浅指屈筋 FDP Ⅳ
	11 尺側手根屈筋 FCU

図1 手指屈筋腱腱鞘

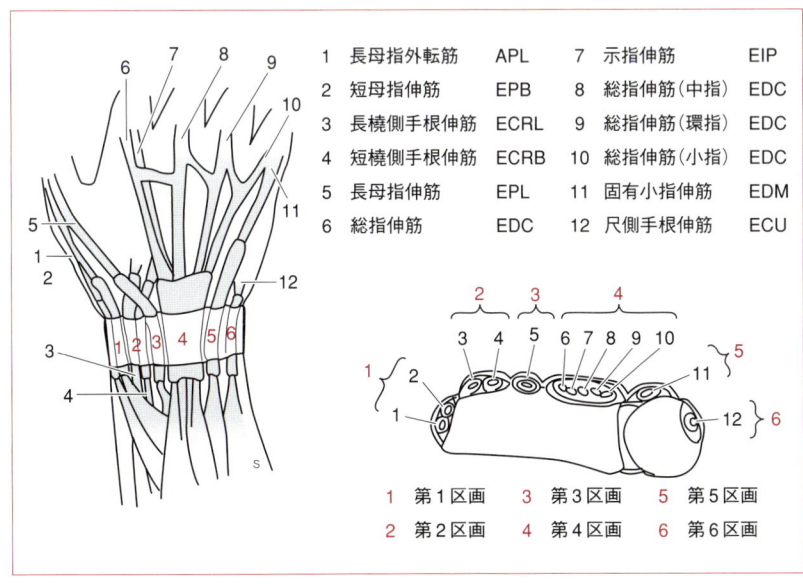

1 長母指外転筋	APL	7 示指伸筋	EIP
2 短母指伸筋	EPB	8 総指伸筋(中指)	EDC
3 長橈側手根伸筋	ECRL	9 総指伸筋(環指)	EDC
4 短橈側手根伸筋	ECRB	10 総指伸筋(小指)	EDC
5 長母指伸筋	EPL	11 固有小指伸筋	EDM
6 総指伸筋	EDC	12 尺側手根伸筋	ECU

1 第1区画　3 第3区画　5 第5区画
2 第2区画　4 第4区画　6 第6区画

図2 手指伸筋腱腱鞘

は腱鞘の炎症であり，その原因によって治療法が異なる．本項では狭窄性腱鞘炎（以下腱鞘炎）について述べる．

> • 狭窄性腱鞘炎とは．

- 狭窄性腱鞘炎とは，同じ動作の繰り返しや手の酷使で発生する蓄積性外傷疾患（cumulative trauma disorder：CTD）である．
- 機械的な反復刺激が腱の周囲に加わると腱鞘が炎症を起こして肥厚する．その結果，腱鞘内膜の狭小化や腱の肥大硬化がひき起こされ，腱の滑走障害が生じる．

> • 腱鞘炎の好発部位．

- 腱鞘炎は腱鞘を有するどの部位にも発生する（図1，2）．

A. 屈筋腱区画での腱鞘炎

1. 指屈筋腱腱鞘，長母指屈筋腱滑膜鞘での腱鞘炎（ばね指）

- 指や母指の腱鞘炎では，MP関節近位に存在する靱帯性腱鞘炎の輪状靱帯部（A1）での痛みや有痛性の弾発現象（スナッピング）・伸展不能（ロッキング）などの現象を伴う．これは母指，中指，環指に発生する場合が多く，母指罹患例では，IP伸展制限のため長母指伸筋腱（EPL）への負荷が過大となりIP背側に痛みを生じることもある．
- 小児では母指に発生する場合が多く，原因や病態が成人とは異なるため「小児ばね指」として区別され，特に母指に発生した場合は強直母指ともいう．

2. 総指屈筋腱腱鞘での腱鞘炎

- 手指屈曲や手関節の屈曲運動の際，手関節掌側の手首掌側皮線近位に痛みを生じ，腫脹やときに軋音（クリプション）を認める．

3. 橈側手根屈筋腱の腱鞘炎

- 手首掌側皮線橈側部に位置する橈側手根屈筋腱（FCR）に限局した圧痛や腫脹があり，さらに手関節自動屈曲で痛みが生じる．症状が進行すると，手指屈曲や手関節の屈曲運動によって，手根管をこえて第1中手骨底部（FCR付着部）まで圧痛が生じる．

4. 尺側手根屈筋腱の腱炎

- 手関節屈曲時に，手首掌側皮線尺側部にある尺側手根屈筋腱（FCU）に限局した痛みがある．豆状骨部での圧痛や腫脹もみられ，特に尺屈

で痛みは増強する．尺側手根屈筋腱の炎症は，この腱が滑液包や支帯におおわれていないことから，単に「腱炎」とよばれる．

B．伸筋腱区画での腱鞘炎

1．第1区画での腱鞘炎
- [ ] 長母指外転筋腱（APL）および短母指伸筋腱（EPB）の腱鞘炎で，ドケルバン（de Quervain）腱鞘炎とよばれており，発生頻度が高い．
- [ ] 主訴は母指伸展，橈側外転時の橈骨茎状突起上の痛みと腫脹であり，痛みのために母指の自動運動が阻害されることからADL（activities of daily living；日常生活活動）への支障をきたす．また，母指を内転屈曲し，さらに手関節を尺屈することで痛みが誘発，増強される（Finkelstein test）．

2．第2区画での腱鞘炎
- [ ] この区画では，長短橈側手根伸筋腱（ECRL,B）の炎症であり，手首背側皮線の橈側で同腱の圧痛と手関節伸展時に痛みを生じる．また，ECR腱はAPL，EPB腱の上層を交叉するように走行するが，この交叉部に生ずる腱鞘炎のことを腱交叉症候群（intersection syndrome）という．
- [ ] ドケルバン腱鞘炎と類似の症状を示すが，痛みの部位が異なり，Lister結節より数cm近位の前腕橈背側に痛みや腫脹，軋音を認める．
- [ ] 原因はこのECRとAPL，EPBの交叉部に生じる摩擦刺激にあるとされるが，第2区画でのECR腱鞘炎による原因が主体との考え方もある．

3．第3区画での腱鞘炎
- [ ] 長母指伸筋腱（EPL）の腱鞘炎で，母指屈曲障害と伸展時の痛みや腫脹，lister結節部での軋音が生じるが，リウマチ疾患以外ではまれとされる[1]．

4．第4区画での腱鞘炎
- [ ] 示指固有伸筋腱の腱鞘炎（Extensor Indicis Proprius syndrome）で，自動運動や手関節屈曲位で示指を抵抗に抗して伸展させたときなどに痛みが誘発される[1]．

5．第5区画での腱鞘炎
- [ ] 小指固有指伸筋腱（EDM）の腱鞘炎であるが，臨床で遭遇することはあまりない．

6. 第6区画での腱鞘炎

☐ 尺側手根伸筋腱（ECU）の腱鞘の炎症で，痛みは尺側茎状突起部に生じ，腱の亜脱臼を伴うことがある．尺骨頭の背側亜脱臼などの不安定性や，尺骨のプラスバリアントなどの解剖学的異常が発症に関与することが指摘されている．

> **メモ　ばね指**
> ・屈筋腱腱鞘炎では，腱部と腱鞘間での太さの不適合が生じ，屈伸時に腱が腱鞘に一時的にひっかかった後，「ばね」のように弾発（スナッピング）して通過するという現象がみられる．このため屈筋腱の腱鞘炎をばね指とよぶ．

> **メモ　強直母指**
> ・小児のばね指は母指に多発し，しかも弾発現象よりもIP関節の屈曲拘縮を主症状とする場合が多いことから強直母指といわれる．

> **メモ　尺骨のプラスバリアント**
> ・尺骨と橈骨の相対的な長さは，解剖学的には，橈骨よりも尺骨の方が短いが，尺骨の方が長い場合には，手根骨や靱帯などに悪影響を及ぼすことがあり，手関節部の痛みの原因となる．この状態を尺骨のプラスバリアントという．

2 介入前評価のポイントと実際

A. 成人の場合

1. 情報の収集

- 社会背景（発症前の手の機能やADL，職業や生活様式）．
- 既往歴，合併症．
- 治療方針・処置など．
- 禁忌事項．

☐ 外傷，骨折，糖尿病などの既往は腱鞘炎の発生に影響する．傷害を受けた組織は脆弱性があるためストレスを受けやすい．

2. 問診

- 痛みの部位，程度（腱鞘炎の好発部位の項参照）．
- 日常生活での手の使い方．
- 仕事や楽器演奏，スポーツでの手の使い方．

☐ 治療のためにも，また再発予防の意味からも，原因となる日常生活や

仕事について，スポーツ，楽器演奏などの余暇活動も含め，手の使い方について具体的に聴取しておく．

3. 理学所見

- 痛みの出る運動（誘発テスト）や肢位．
- 局部の腫脹．
- 腱の状態（腫瘤，ロッキング現象，スナッピング現象など），運動障害分類度．
- 関節可動域．
- 筋力．
- ADL．

- ☐ 十分に視診・触診を行い，腱滑走の状態を把握しておく．
- ☐ 症状が誘発され悪化する肢位や動作を把握することは，治療計画をたてる上で重要である．
- ☐ ばね指は後述する障害分類の評価を用いることが可能（小児ばね指の項参照）．
- ☐ 腱の状態を把握することで治癒の段階を推測できる（小児ばね指の項参照）．
- ☐ 痛みによる関節可動域の制限がある場合には，必ずその旨を記載しておく．
- ☐ 関節可動域は他動と自動の両方を測定し，関節拘縮の有無を確認しておく．
- ☐ 筋力は痛みのため測定できないことがほとんどであるが，その場合には痛みによる低下である旨を記載しておく．

4. その他

- 患者のコンプライアンス．

- ☐ 保存療法が選択される場合が多いため，患者の理解と協力は不可欠である．このため評価を通して患者のコンプライアンスを把握しておく．
- ☐ 腱鞘炎は蓄積性外傷症候群であるため，患者に日常での適切な手の使い方を再認識させることが大切である．

B. 小児の場合

- 成人と同様の評価．

運動障害の分類

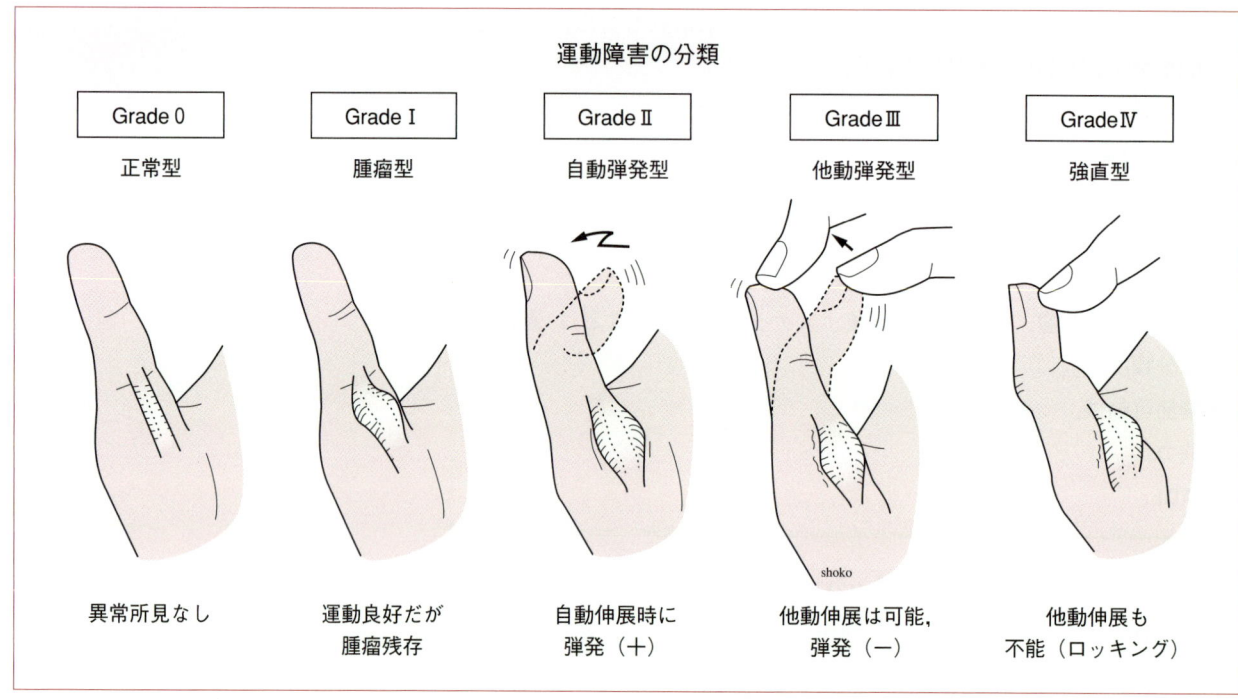

Grade 0	Grade I	Grade II	Grade III	Grade IV
正常型	腫瘤型	自動弾発型	他動弾発型	強直型
異常所見なし	運動良好だが腫瘤残存	自動伸展時に弾発（＋）	他動伸展は可能，弾発（−）	他動伸展も不能（ロッキング）

図3　母指ばね指の運動障害の分類

- □ 小児の場合，痛みよりも母指IP関節が伸展できないことに保護者が気づき，来院することが多い．そのため，発症の時期は明確でない場合がほとんどである．
- □ 小児ばね指の発症の成因は明らかになっていないが，蓄積性外傷疾患ではないため，手の使い方は問題視しない．
- □ 腱鞘の狭小化というよりも腱の腫瘤による腱滑走障害であるとされる．
- □ 症状は運動障害によって分類できる（図3）[2]．
- □ 小児母指ばね指では自然治癒例もみられるとされている．
- □ 小児母指ばね指の場合は，保護者のコンプライアンスを把握しておく．

3 作業療法介入のすすめかた

A. 成人の腱鞘炎

1. 炎症期

1）目的

- 炎症症状を早期に軽減させることが目的である．

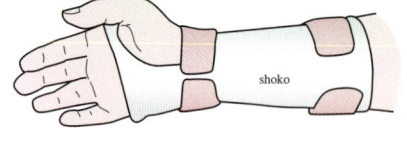

a. 掌側型手関節伸展位スプリント

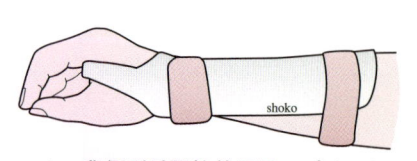

b. 背側型手関節伸展用スプリント

図4　手関節に作用する筋（FCU，FCR，ECU，ECR）の腱鞘炎用スプリント

2）薬物療法

- ステロイド剤の局所注射．

- 鎮痛・消炎剤の服用.
- 消炎剤の外用貼布薬.

☐ 上記が組み合わされて施行される.

3）セラピーの実際

☐ 薬物療法と併行される場合がほとんどである.

- スプリンティング.

☐ スプリントは，安静保持を目的として使用する.
☐ 安静を保つために用いるスプリントは罹患腱の緊張をゆるめる肢位で作製するのが原則である（図4, 5）.
☐ スプリント装着は可能な限り終日装着する.
☐ ドケルバン腱鞘炎では，母指を外転対立位に保持するスパイカスプリントや，手の使用を制限しないで第1区画へのストレスを抑制する目的からバンド式のスプリントも用いられる（図6）．このバンドは皮膚上からAPLとEPBの筋腹部のみをパッド部で圧迫することで筋の伸縮を抑制し，腱の滑走を低下させる方法である[3]．
☐ 指の屈筋腱腱鞘炎では，該当指全体を軽度屈曲位保持する方法とMP関節のみを近位靱帯性腱鞘に圧がかからない0°伸展位に固定し，IP関節の運動を許可する方法がある（図7）．後者の場合にはこのスプリントを装着して2時間ごとに20回のフック握りをさせ，さらにスプリントを除去して他動的に全可動域屈曲を行うとされている[4]．
☐ 指や母指の屈筋腱腱鞘炎では，上記の理由からMP関節に圧がかから

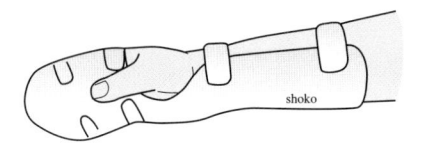

a．指伸筋腱腱鞘炎用スプリント

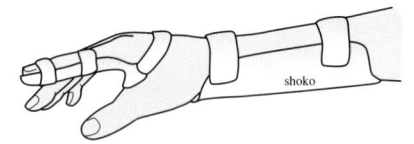

b．示指伸筋腱腱鞘用スプリント

図5　指伸筋腱腱鞘炎用スプリント

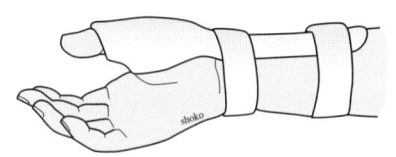

a．スパイカスプリント

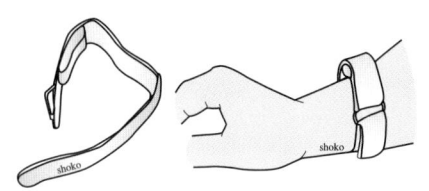

b．バンド型スプリント

図6　ドケルバン腱鞘炎スプリント

a．夜間用スプリント　　b．昼間用スプリント

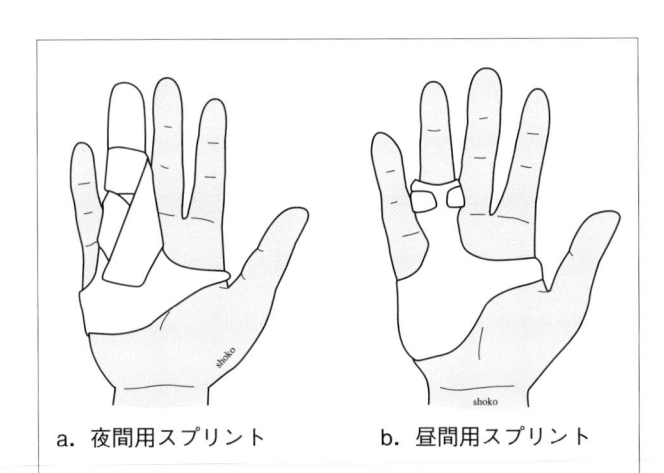

図7　ばね指用スプリント

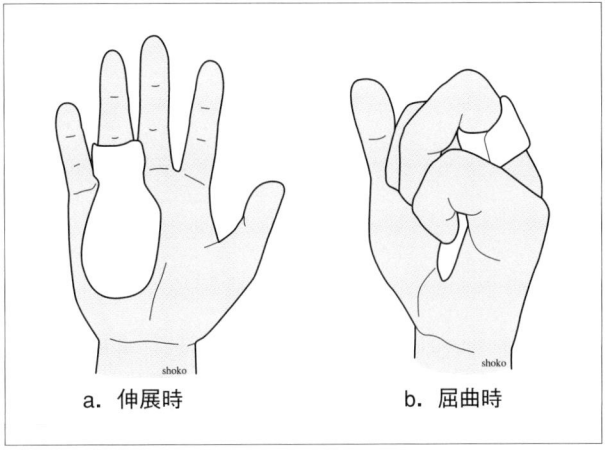

a．伸展時　　b．屈曲時

図8　へら型スプリント

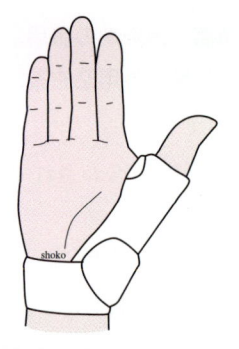

a. 夜間用スプリント（小児，成人用）　　b. 昼間用スプリント（成人用）

図9　母指ばね指スプリント

ずに手の使用を可能とする「へら型」のスプリントも紹介されており[5]，臨床での受け入れがよい（**図8**）．
☐ 著者らの場合，指全体を固定するタイプのスプリントは，炎症を生じている腱の安静のために夜間使用し，MP関節だけを固定するタイプのスプリントや「へら型」スプリントは日中に用いるようにしている．
☐ 母指ばね指に対しても夜間用と昼間用のスプリントの使い分けを行う（**図9**）．

- 筋力維持のための運動．

☐ スプリントで固定されていない関節の自動運動を促す．
☐ 中年以降では特に肩の運動を習慣づける．

- 関節可動域の維持．

☐ スプリントを除去して，痛みの出ない範囲での他動運動を施行する．

- 超音波[6]．

☐ ストローク法や回転法など簡便な直接法が適応される．
☐ 炎症期には，照射強度は低く（$0.5w/cm^2$）設定する．
☐ 1日1回の頻度で1週間施行し，改善傾向が認められた場合は10〜15回継続する．
☐ 10回程度照射しても改善がなければ終了とする．

> **メモ** ステロイド剤の注射
> ・ステロイド剤の局所注入は，腱を脆弱させるため2，3回が限度とされている．

2. 消炎期
1）目的

- 正常な腱の滑走回復．
- 再発の予防．

2）セラピーの実際

- 罹患腱の自動運動．
- 罹患腱のストレッチ．

- ☐ 痛みや炎症が治まってきたら，スプリントを外している時間を利用して，固定していた部分の穏やかな自動運動を開始する．
- ☐ スプリント除去後のストレッチは慎重に徐々に行う．
- ☐ 必要に応じて筋力強化も実施する．

- 超音波．

- ☐ 1クール終了後，状況に応じて2週間程度の間隔をおき，再度施行する．

- 罹患部へのストレスの回避方法の指導．

- ☐ 再発予防のために，生活習慣や仕事，趣味での手の使い方の見直しを行ったり，動作中の休息や道具の提案などの指導を行う．
- ☐ 患者に5つのリスク因子（動作時の肢位，腱への力の負荷，振動刺激，腱へのストレス持続時間，動作の反復）を確認させ，個々の社会背景に応じて回避方法の指導を行う[6]．

3. 手術後のセラピー

薬物療法とスプリントを用いた保存療法を数週間施行しても効果があらわれなかった場合は手術の適応となる．

- 数日〜1週間程度の安静固定．
- 瘢痕の管理．

- 腱癒着の予防.
- 癒着の確認.

☐ 手術後の炎症が治まったら,創の痛みに耐えられる範囲での自動および他動による可動域練習を行う.
☐ 創の瘢痕予防にはテープ貼付が有効である.
☐ 術早期から罹患腱の自動運動を行って動かすことにより,腱の癒着を防ぐことができる.

B. 小児バネ指の場合

☐ 薬物療法は行われず,スプリント療法が主体となる.

- スプリンティング.

☐ 自然治療の促進を目的に,夜間にのみスプリントを用いる(**図9**).
☐ スプリント療法と定期的な経過観察は,弾発現象を伴うことなく自動伸展が可能となるまで必要である.
☐ スプリント装着期間は障害度が重い程長期にわたるが,平均すると6ヵ月～9ヵ月間の装着で80～90％弱が改善する[2].
☐ 治癒過程からみると,運動障害分類上,重い型から軽い型へと段階的に移行していく傾向が認められる[2].
☐ 患児の親は長期にわたるスプリント療法の過程で,ともすればジレンマに陥りやすい.こうした傾向を把握しておくことで,「治癒の兆し」の目安となり,親に対する装着指導上大いに役だつ[2].

4 介入後評価のポイント実際

- 痛みの有無.
- 腱の状態(腫瘤,ロッキング現象,スナッピング現象など),運動障害分類度.
- 腱滑走の状態.
- 関節可動域.
- 筋力.
- 日常生活,仕事,スポーツや芸術活動での手の使い勝手などの問題.

☐ 介入前の評価結果と比較する.

5 患者，家族をどう指導するか？

- 保存療法が選択される場合が多いため，患者の理解と協力は不可欠である．
- 再発予防のために，生活習慣や仕事，趣味での手の使い方の見直しを行ない，症状が誘発，悪化する肢位や動作を避けるように指導することは重要である．また，動作中の休息や道具の提案などの指導も行う．
- 患者に5つのリスク因子（動作時の肢位，腱への力の負荷，振動刺激，腱へのストレス持続時間，動作の反復）を確認させ，個々の社会背景に応じて回避方法の指導を行う[6]．
- 小児の場合には，長時間にわたるスプリント療法が必要となることが多く，患児の親はともすればジレンマに陥りやすいため，「治癒の兆し」の目安を示しながら，親に対するスプリント装着指導を行う．

6 まとめ

- 成人の腱鞘炎では，炎症期に炎症症状を早期に軽減させることが目的となり，このために薬物療法やスプリント療法，物理療法を組み合わせて施行する．消炎期には，正常な腱の滑走回復をはかり，蓄積性外傷疾患であることを前提とした手の使用方法に留意して再発の防止に努める．
- 小児の場合には，原因や病態が成人とは異なるため「小児ばね指」として区別され，薬物療法は適応とならず，スプリント療法が主体となる．

文献

1) 藤　哲：腱鞘炎・ばね指．MB Orthop. 6：83-89, 1993
2) 對馬祥子 他：強直母指の装具療法．作業療法，8：610-616, 1989
3) 佐々木賀一： de Quuervain 病の装具療法．整・災外．1119-1121, 1991
4) Evans R.B., et al. : Conservative management of the trigger finger : A new approach. J Hand Therapy. 1：59-68, 1988
5) Susan L.T., et al. : An alternative splint design for trigger finger. J Hand Therapy. 11：206-208, 1998
6) 中田眞由美 他：手の蓄積外傷疾患のハンドセラピー．作業療法士のためのハンドセラピー入門，三輪書店，211-219, 2006
7) 柳澤　健：超音波療法．物理療法マニュアル，医歯薬出版，27-38, 1996

（對馬祥子）

28 手の熱傷に対する作業療法

> **View Point　手の熱傷のリハビリテーションで大切なことは何か？**
> - 傷治癒後に発生する瘢痕は，熱傷の深達度によって異なることを理解する．
> - 傷が治癒するまでは，全身状態・傷部の状態を把握し，感染症の予防と患者の精神状態に留意しながら浮腫の軽減と関節拘縮の予防に努める．
> - 傷が治癒してからは，瘢痕の管理を行うことにより，瘢痕によって生じてくる可能性のある関節の変形や拘縮を予防する．
> - 不可抗力的に関節拘縮が生じてしまった場合には，全力をあげて改善をはかるべきである．
> - どのような場合でも拘縮の予防や改善のみならず，手の機能の再獲得を目指すべきである．

1 はじめにおさえておくべきこと

- 熱傷とは．

☐ 高温の気体・液体・固体や火炎を原因とする熱作用による皮膚組織の傷害であり，広範囲の熱傷では，皮膚機能の消失による全身臓器の障害を生じる．
☐ 火炎が原因であっても，熱による傷害であり火傷とはいわない．
☐ 45℃前後の低温で長時間作用した場合でも皮膚の損傷をきたす（低温熱傷）．
☐ 熱傷の重傷度は深さや面積によって決定される．

- 手掌と手背の解剖学的特徴[1]．

☐ 手掌の皮膚は厚く，毛包および脂腺がない．皮下にある手掌腱膜と密に連結されており，可動性が比較的少ない．指の基節部に張っている薄い皮膚部を「（指間）みずかき」とよぶ．
☐ 手背の皮膚は薄く腱膜はないため皮膚に可動性があり，弾力性に富んでいる．手掌皮膚とは異なり毛包，脂腺を有する．皮下には伸展機

構・伸筋腱や関節包が位置する．

> ・手掌熱傷と手背熱傷の特徴．

- [ ] 手には細かな関節が多いため変形や拘縮をきたしやすく，重篤な機能障害を呈するため，部位重症度では重症度が高い（特殊領域）．
- [ ] 手背部の熱傷は，受傷時に顔面を手でかばうことによって発生することが多い（exposure burn）．
- [ ] 手背熱傷では，皮膚の直下にある伸展機構や関節が容易に損傷され，変形拘縮が生じやすい．
- [ ] 手掌部の熱傷は，加熱された物体に手を触れることによって生じ（contact burn），小児に多い．
- [ ] 手掌熱傷では，皮膚が厚いため腱や関節まで損傷することは少なく，比較的機能予後はよいが，肥厚性瘢痕拘縮による屈曲拘縮が問題となりやすい．
- [ ] 小児は手掌の皮膚が薄いため深い熱傷を受けやすく，成長に伴って変形が生じることがある．

> ・熱傷の深度（図1）．

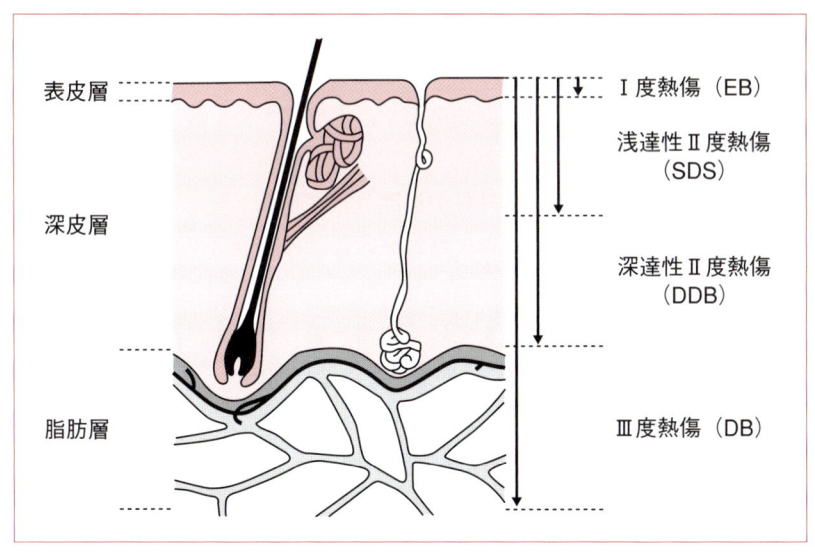

図1　熱傷深度

- [ ] 日本熱傷学会では，熱傷による皮膚損傷の深さでⅠ度からⅢ度までに分類している．
- [ ] Ⅱ度の熱傷では損傷の深さで治癒過程が異なるため，これはさらに浅達性と深達性に分類される．

1) Ⅰ度熱傷（表皮熱傷　epidermal burn：EB）
表皮までの熱傷で疼痛を伴う発赤を生じ，数日で瘢痕を残さず治癒する．

2) Ⅱ度熱傷
   a．Ⅱ度浅達性熱傷（superficial dermal burn：SDB）
      真皮浅層までの傷害で浮腫，疼痛，発赤や水疱を生じ，色素沈着を遺すことはあるが皮膚の上皮化により瘢痕を残さず治癒する．
   b．Ⅱ度深達性熱傷（deep dermal burn：DDB）
      真皮層までの深さの傷害で，通常水疱を形成し知覚鈍麻を生じる．また，瘢痕を残し機能障害を生じやすい．

3) Ⅲ度熱傷（深部熱傷　deep burn：DB）
真皮全層より深く皮下組織にまで傷害がおよび，皮膚は壊死し，知覚受容器や神経終末まで傷害されるため痛みを生じない．植皮術により治療するが，肥厚性瘢痕となりやすい．

● 熱傷の局所治療．

☐ 表皮熱傷，浅達性熱傷では流水や冷水に浸したタオルを用いた冷却療法と外用薬で瘢痕を残さずに治癒する．

☐ 深達性熱傷でも，消炎・鎮痛や深達化抑制を目的として受傷早期の冷却療法，薬浴療法が施行される．一般的に保存療法で上皮化するが，長時間を必要とし，治療後に肥厚性瘢痕を形成する可能性が高い．手足，四肢の関節部で広範囲の熱傷や，上皮化が得られない場合は，植皮術が施行される．

☐ 深部熱傷では壊死組織の外科的切除（デブリドマン）と感染の管理が重要となる．小範囲の熱傷の場合を除き，保存療法では治癒せず，植皮術が施行される．

☐ 熱傷が深い場合や傷治癒までに長期間を要した場合は，治癒後に瘢痕や肥厚性瘢痕を生じやすく，関節部では瘢痕拘縮をきたす．

☐ 熱傷の深さにより治療や傷治癒の経過が異なり，深い熱傷の場合は治癒後の肥厚性瘢痕により生じる運動制限が作業療法の適応となる．

メモ　瘢痕，肥厚性瘢痕，ケロイドの相違
・瘢痕は色調や質感が正常皮膚とは異なってみえるが，基本的には盛り上がりはない．3〜6ヵ月で成熟して柔化することが多い．一方，瘢痕が成熟瘢痕とならずに炎症が持続するものを肥厚性瘢痕という．さらにケロイドは，周囲運動組織への発赤，浸潤をみとめ，全方向へ増殖拡大していくものをさす．ケロイドも肥厚性瘢痕も色調は赤褐色でかたく盛り上がっているが，肥厚性瘢痕は創面の範囲内での隆起で，周囲健常組織への発赤浸潤は認めない．また拘縮に

関しては，ケロイドでは軽度にとまるのに反して肥厚性瘢痕では高度となりうる[2].

2 介入前評価のポイントと実際

A. 受傷から創治癒まで
1. 情報の収集

- 社会背景（受傷前の手の機能やADL：activities of daily living；日常生活活動，職業や生活様式）．
- 既往歴，合併症．
- 受傷原因，全身状態．
- 熱傷の部位，面積，深さ．
- 治療方針・処置など．
- 禁忌事項．

2. 理学所見

- 痛み．
- 浮腫．
- 関節可動域．
- 筋力．
- ADLの状況．

☐ 詳細な評価は必要なく，また定量的な検査・測定は不可能な場合が多い．

B. 創治癒後

- 傷の治癒状態．

☐ 治癒した傷は，上皮化した皮膚なのか植皮弁なのか，混在しているのかなどを記載する．
☐ 生じてくるかも知れない肥厚性瘢痕や変形拘縮の見通しを立てるために，上皮化部や皮弁の部位と大きさを手のシェーマに記録しておく（可能であれば写真で記録する）．
☐ 傷の治癒状態を把握することは，作業療法プログラムを立てる上で必要不可欠である．

- 痛みと浮腫の変化．

- [ ] 痛みはVAS（visual analogue scale；視覚的アナログ目盛り）やフェイス・スケールを用いる．
- [ ] 浮腫はメジャー測定（8の字測定法，任意の部位の周経測定法）が適しているが，包帯や感染予防の意味から傷に触れることは避けるため，実際には測定困難な場合が多い．
- [ ] このような場合には，観察による浮腫の部位や状態を記載する．可能であれば，画像による記録ができれば，変化がわかりやすい．

- 関節可動域．

- [ ] 関節可動域は他動での測定だけでなく，自動運動での測定も行う．両方を測定することで，その差から可動域制限の原因が推測できる．他動での測定値の方が大きい場合は，筋力の低下や腱の滑走障害を示唆し，両方の測定値が同じように小さい場合には，関節の周囲組織あるいは関節そのものに障害が生じていることを示している．ちなみに，自動での測定値の方が大きい場合は，測定ミスであるといえる．
- [ ] 外来筋腱の短縮や癒着の有無を確認するために，個々の関節可動域だけでなく，動的腱固定効果 Dynamic tenodesis effect や TAM と TPM（[20]屈筋腱損傷の項参照）の測定も施行する．

- 筋力．

- [ ] 手関節と手指の運動に関与する筋の力は，個々に測定し，熱傷側の肘関節，肩関節に作用する筋の力も筋群で測定する．
- [ ] 握力とつまみ力はいつも同じ器具を用いて測定する．

- 手の機能．

- [ ] 機能評価は，つまみ・握り動作の観察，上肢簡易機能テスト（STEF），手指機能指数テスト（FQ），パデューペグテストやオコナーペグテストを用いて行う．

- 知覚の状態．

- [ ] 詳細な評価は困難なことが多く，知覚脱出，過敏，鈍麻，問題なしのいずれかの状態を確認する．

- ADL と QOL（quality of life；生活の質）．

- ☐ DASH（disability of shoulders, arms and hands；上肢障害評価表）は，症状に関する30項目とスポーツ・芸術4項目，仕事4項目からなる質問誌法による患者自身による能力の評価であるが，症状に関する質問項目が11項に減じられたQDASHの方が，評価時間がかからず，臨床で頻用される．
- ☐ DASHだけでは不十分なため，評価者からみた能力評価も併せて施行する．

- 精神状態やコンプライアンス．

メモ　動的腱固定効果
・健の短縮や健癒着が原因の関節可動域制限では，拘縮関節の近位関節の肢位を他動的に変化させると，拘縮している関節の可動域に変化を認める状態をいう[3]．この現象がみられる場合を動的腱固定効果陽性と記載する．

3 作業療法介入のすすめかた
A. 受傷から創治癒まで
1. 目的

- 浮腫の軽減．
- 関節拘縮の予防．

- ☐ 局所の炎症や血管透過性の亢進により生じる浮腫を増悪させないことが大切である．
- ☐ 不動や浮腫によってひき起こされる関節拘縮を予防する．

2. リスク管理

- 全身状態の把握．
- 感染症の予防．
- 傷部の状態．
- 患者の精神状態．

- ☐ 全身状態が低下している場合は，積極的な訓練は行わない．
- ☐ セラピストは，手洗い，手袋を装着して患者にかかわる．
- ☐ 必要に応じてガウンテクニック（ガウン，マスク，帽子，グローブ）や滅菌テクニック（手洗い，滅菌グローブ，滅菌布）を行う．
- ☐ 包交時，デブリドマン中に創部の部位，範囲を観察する．
- ☐ 特に自殺企図による受傷機転の場合は，対応や環境に注意を払う．

3. セラピーの実際

> • 手挙上位保持.

- ☐ 手を心臓より高く挙上保持し,浮腫を軽減させる.
- ☐ 点滴スタンドやクッションを用いてポジショニングする.
- ☐ 浮腫を消退させるために十分に筋肉を収縮させ,ポンプ作用による静脈血やリンパ液の環流を促す.

> • 関節可動域訓練.
> • 筋力維持のための運動.

- ☐ 滲出液を認める場合には,感染を予防するためにセラピストは手袋を使用し,場合によっては滅菌テクニックを用いる.
- ☐ 関節可動域と筋力を維持するために,可能な限り自動運動,自動介助運動を行う.
- ☐ 自動運動,自動介助運動を行うことで,腱の滑走を促し癒着を防ぐ.
- ☐ 痛みに注意しながら愛護的に行う.
- ☐ 腱板機能や筋力の維持のために,特に肩は積極的に運動する.
- ☐ 関節や腱が露出している場合には,可動域訓練は行わない.
- ☐ セラピストは植皮部や肉芽組織部でなく,痂皮になっている部分を支えるようにする.
- ☐ 植皮術直後は,植皮部以外の関節のみの運動を行い,植皮片が生着した後に自動,自動介助による運動を開始する.

> • スプリンティング.

- ☐ 疼痛逃避のため手関節,手指とも屈曲位をとりやすくなる.
- ☐ スプリントは肢位固定を目的として用い,基本的に罹患側を伸張できる肢位に作製する(図2).
- ☐ スプリントが密着することによって生じる局所の循環障害や浮腫の増悪を防ぐために,スプリントはルーズフィットに作製する[4].
- ☐ 局部の圧迫を避け,また損傷した伸筋腱や手指伸展機構を保護するために,スプリントは弾性包帯を使って装着する.
- ☐ 保存療法におけるスプリントの装着期間は,痛みが消失したら日中は外し,上皮化するまでは夜間装具として使用する.
- ☐ 植皮術を施行した場合は,植皮片が生着するまで終日装着する.
- ☐ 滲出液や上皮化促進のために塗布する軟膏などでスプリントが汚れやすくなるので,感染を予防するために清潔に努める.

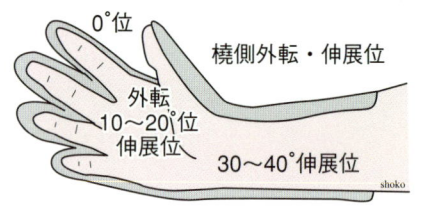

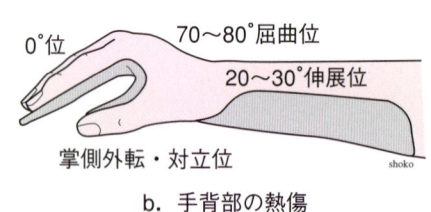

a. 手掌部の熱傷
0°位 / 橈側外転・伸展位 / 外転10〜20°位伸展位 / 30〜40°伸展位

b. 手背部の熱傷
0°位 / 70〜80°屈曲位 / 20〜30°伸展位 / 掌側外転・対立位

図2 急性期の肢位固定に用いるスプリント

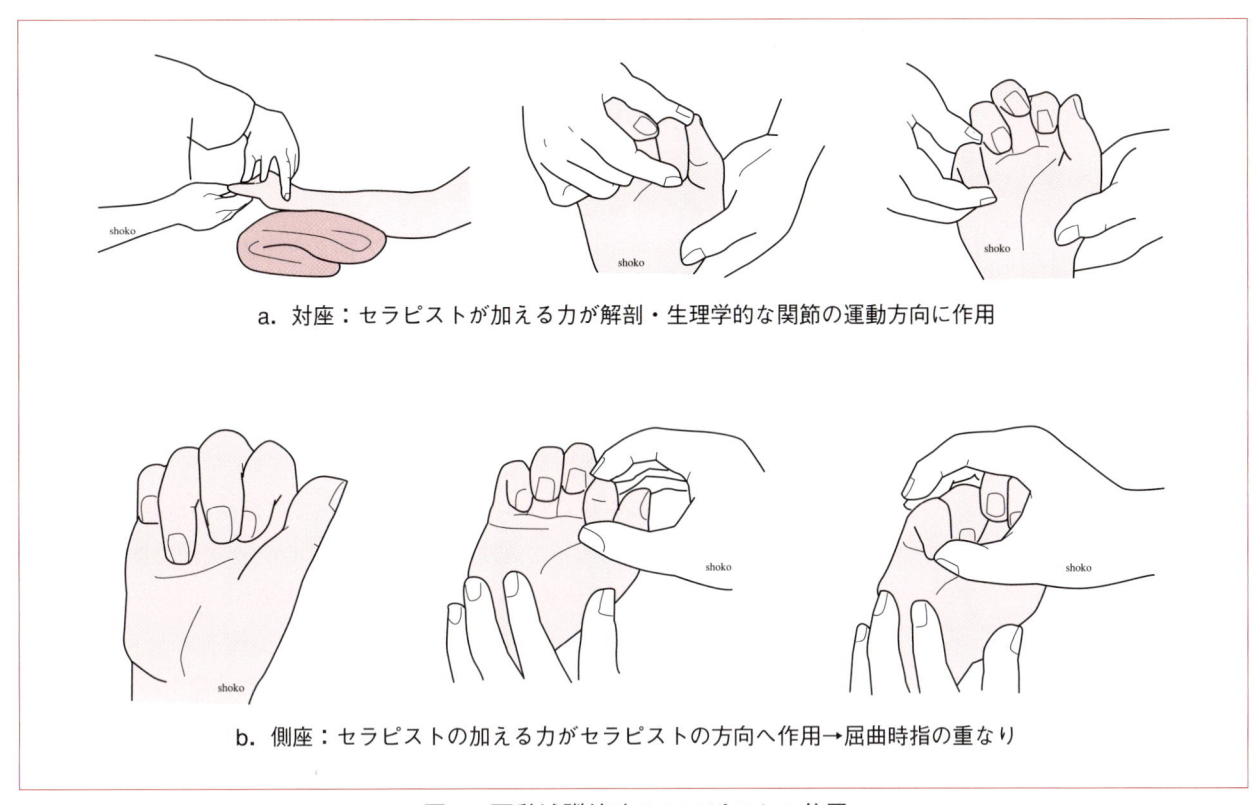

a. 対座：セラピストが加える力が解剖・生理学的な関節の運動方向に作用

b. 側座：セラピストの加える力がセラピストの方向へ作用→屈曲時指の重なり

図3 可動域訓練時のセラピストの位置

☐ 場合によっては，スプリント材に応じた滅菌消毒が必要になる．

- ADL訓練．

☐ 自助具の活用や道具の改善を促す．
☐ 両側の熱傷では，頭頸部や呼気，声で操作できるようにナースコールの工夫をする．
☐ 手軽に手に入るさまざまな大きさの発砲スチロールボールやスポンジチューブなどの軽い素材を用いて，スプーンやフォークなどの柄の太さを握りやすく調整する．

B. 創治癒後
1. 目的

- 瘢痕のコントロール．
- 関節拘縮の予防と改善．
- 手の機能改善．

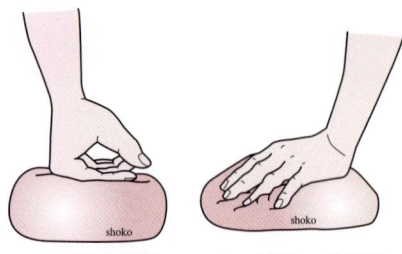

a. MP屈曲運動　b. 手指・手関節伸展運動

図4　治療用粘土を用いた可動域練習

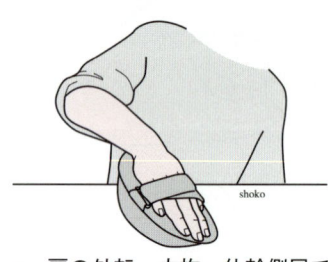

a. 肩の外転，内旋，体幹側屈で手関節屈曲の代償

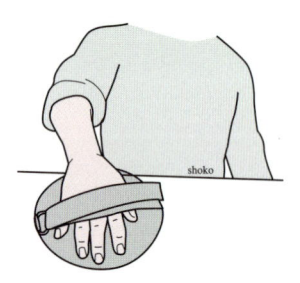

b. 正しい運動方向

図5　リストラウンダーを用いた手関節可動域練習

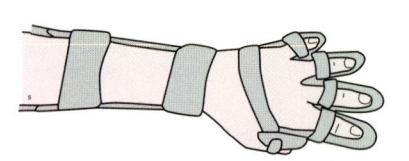

a. 持続的な圧迫を目的としたスプリント

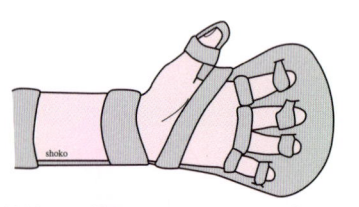

b. 持続的な伸張を目的としたスプリント

図6　瘢痕の抑制のためのスプリント

2. セラピーの実際

- 局所の関節可動域訓練．

☐ 他動運動を積極的に取り入れる．
☐ 手指の訓練時にはセラピストは患者と向き合うように対座し，他動的な力が生理学的な関節の運動方向に正確に作用するようにする（図3）[5]．
☐ 外来筋腱の短縮を予防し，皮膚を十分伸張させるために，個々の関節の可動運動だけではなく，手指の3つの関節を同時に屈曲して拳をつくったり，同時に伸展して手を平らにする運動を，手関節の屈伸運動と組み合わせて施行する．
☐ 内在筋の短縮を防ぐために，MPを過伸展位に保持し他動的にPIPとDIPを同時に屈曲する運動を行う．PIPとDIPを屈曲位に保持して，MPを他動的に過伸展しても同じ効果が得られる．
☐ 治療用粘土や工夫した器具を積極的に利用する（図4）．
☐ 器具を用いる場合は，肩関節，肘関節や体幹での代償を防ぎ，目的とする動作が確実に行われるように注意する（図5）．

- 弾性グローブ．

☐ 圧迫力を付加することが可能なため，肥厚性瘢痕の平偏化をはかるために使用される．
☐ スプリントのように関節が固定されることがなく，装着していても手を使用することができる．
☐ 本邦では，瘢痕圧迫手袋（Jobst）は入手しにくいため一般的ではないが，浮腫用サポーターとして市販されているリンパ浮腫用のグローブが代用できる．
☐ 装着時に治癒した局部を損傷しやすいため，導入する時期には細心の注意を払う．

- スプリンティング．

☐ この時期のスプリントは肥厚性瘢痕の抑制と関節拘縮の改善の2つの目的に使用される．
☐ 肥厚性瘢痕の抑制を目的に用いる場合は，局部に持続的な圧迫と伸張を供給できるように作製する（図6）．
☐ 傷の大きさ，部位，軟部組織の状態などによりスプリントのデザインを決める（図7，8）．
☐ 圧迫を均一にするために，凹んだ部分に適合するようにシリコン・エ

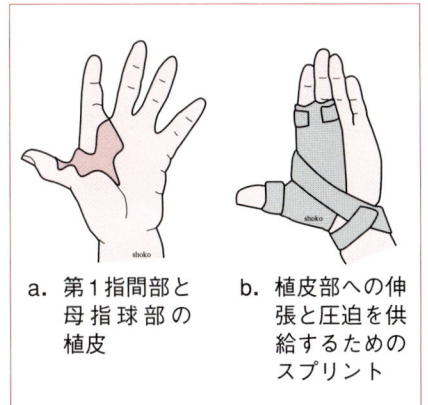

図7 植皮部と対応スプリント（1）
　a. 第1指間部と母指球部の植皮
　b. 植皮部への伸張と圧迫を供給するためのスプリント

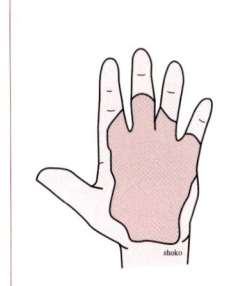

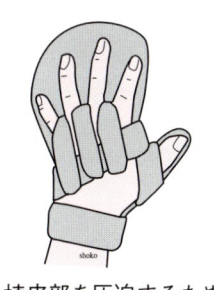

図8 植皮部と対応スプリント（2）
　a. 指間部に及ぶ植皮
　b. 植皮部を圧迫するためのスプリント（スポンジ製web spacer付）
　c. ゴムを用いたweb spacer

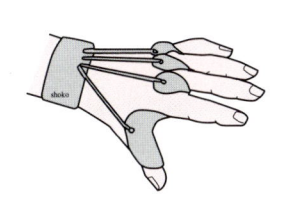

ラストマ®やエラストマパテ®などで作製したパッドをスプリントと手の間に入れる場合もある．

- 乳幼児の熱傷では，軟部組織がやわらかく可動性に富んでおり，スプリントの固定性を得ることが困難なため，掌背側からスプリントによってはさみ込むサンドイッチタイプが適している[6]（図9）．

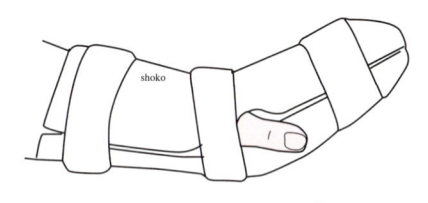

図9 サンドイッチ型スプリント

- 肥厚性瘢痕により生ずる関節拘縮を予防するために，夜間スプリントとして最低3〜6ヵ月は装着する．
- 手掌側，手背側どちらか一側の熱傷では，瘢痕の辺縁 scar margin が関節軸の掌側に位置するのか，あるいは背側へ位置するのかで生じてくる変形のおおまかな予測は可能である．
- 手掌手背の全周にわたる熱傷では，生じてくる変形は予測不可能な場合も多く，変形は多様な様相を呈する．
- 生じてしまった関節拘縮には矯正を目的としたスプリントを用いる（図10，11）．

- 把持訓練．

- 大きさ，重さ，形状などを変化させる（図12）．

- 筋力強化．

- 手指に作用する筋の強化は，開始時にはゴムの張力や治療用粘土などを用い，徐々に抵抗の強い器具による方法へ移行する（図13）．
- 肘や肩関節に作用する筋群にも低下が生じている場合には，これらの筋の強化も行う．

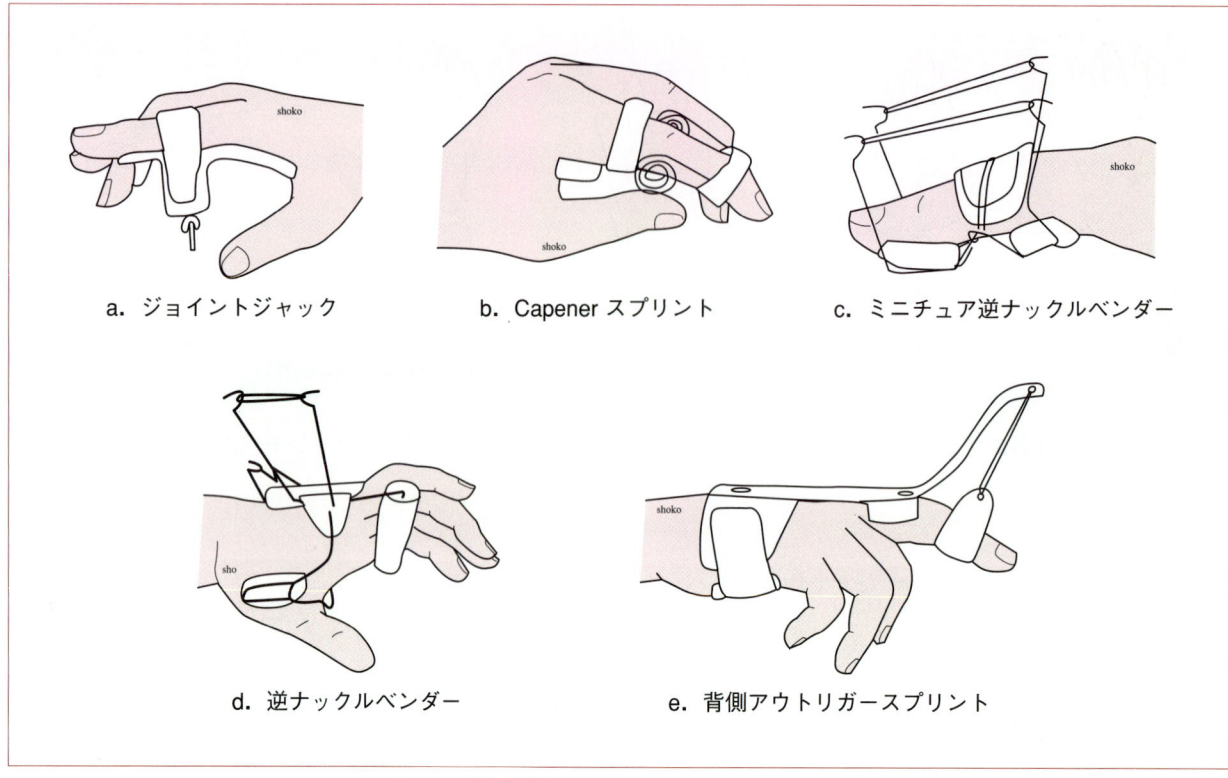

a. ジョイントジャック　　b. Capener スプリント　　c. ミニチュア逆ナックルベンダー

d. 逆ナックルベンダー　　e. 背側アウトリガースプリント

図10　指屈曲拘縮矯正に用いるスプリント

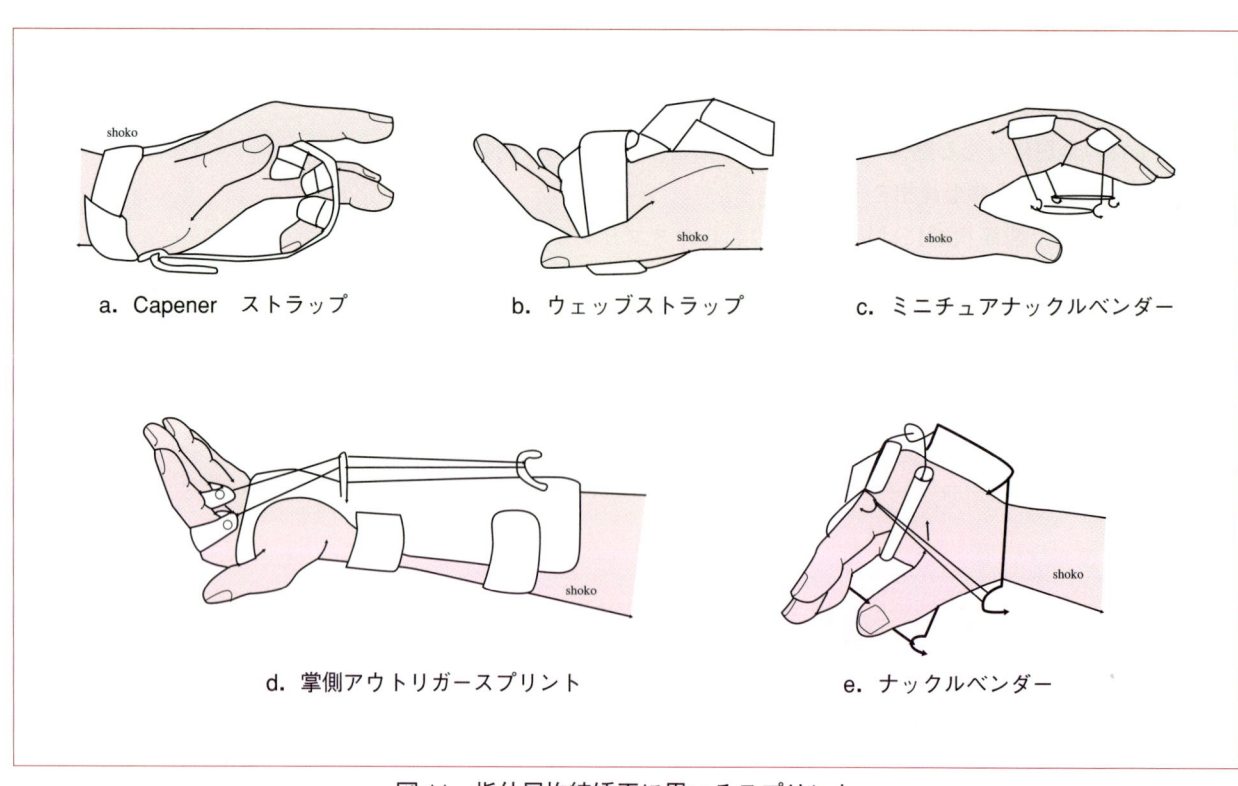

a. Capener ストラップ　　b. ウェッブストラップ　　c. ミニチュアナックルベンダー

d. 掌側アウトリガースプリント　　e. ナックルベンダー

図11　指伸展拘縮矯正に用いるスプリント

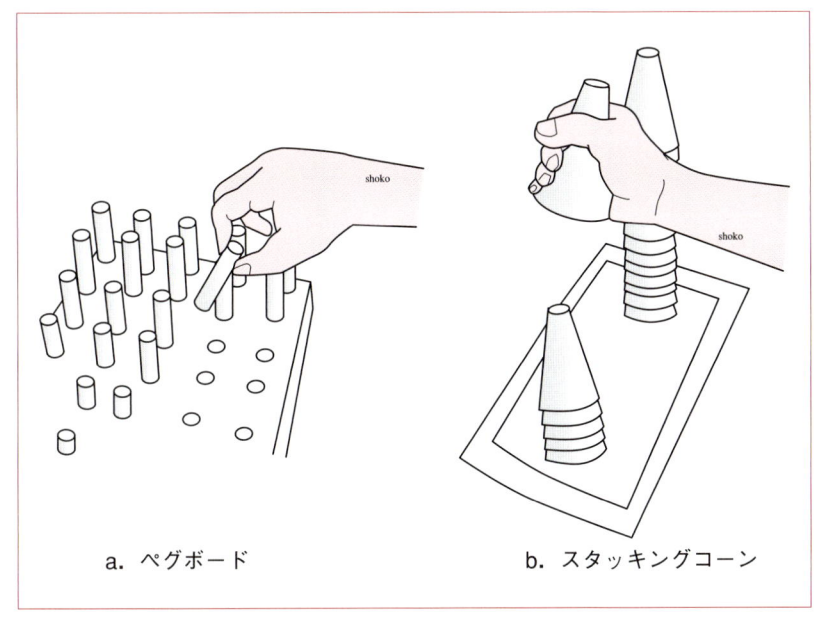

| a. ペグボード | b. スタッキングコーン |

図 12　把持訓練

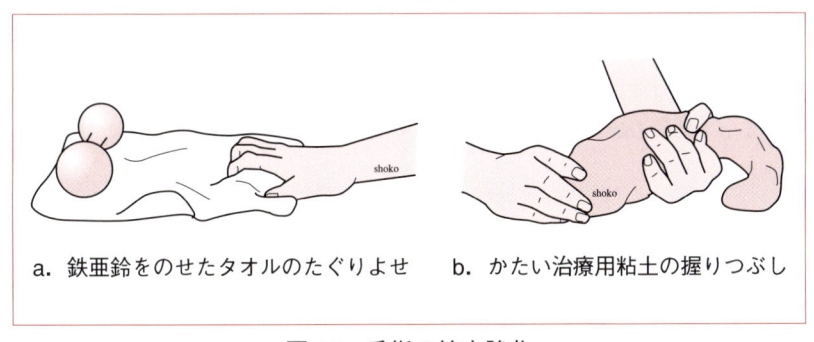

| a. 鉄亜鈴をのせたタオルのたぐりよせ | b. かたい治療用粘土の握りつぶし |

図 13　手指の筋力強化

- 温熱療法．

☐ 傷が完全に治癒してから導入するが，皮膚がもろい場合や知覚鈍麻のある場合には禁忌である．
☐ 痛みの緩和や瘢痕組織，軟部組織の柔軟性の向上を目的として施行する．
☐ パラフィン浴，渦流浴やホットパックなどを用いる．
☐ 変形拘縮が強い場合には，ホットパックは突出部だけが強くゆるめられるので適さない．
☐ 知覚が過敏な場合には，温度の設定が容易な渦流浴が適している．

- 肥厚性瘢痕の管理指導．

☐ 直射日光を受けることによって，色素沈着を生じることもあるので避けるようにする．
☐ 上皮化部はびらんや水疱ができやすく，また皮膚が薄く容易に傷つくため，湿度を保ち機械的刺激を避ける．
☐ かゆみがある場合には，強く皮膚を摩擦して傷つけないよう注意する．
☐ 瘢痕の抑制，リモデリングには持続的な圧迫と伸張が効果的であり，このためにスプリントが用いられる（スプリントの項を参照）．
☐ 非圧迫療法として出現した粘着性のあるシリコンジェルシート（Fシート®，シカケア®，原沢®）も有効性があるとされ，これは洗うことによって繰り返し使用できる．ケロイドや肥厚性瘢痕は絶えず力のかかる部位にできる傾向が強く，シートを貼ることで傷を安静に保つ意味もある[7]．
☐ このシートとスプリントを組み合わせて使用してもよい．

メモ 瘢痕のリモデリング
・圧迫により瘢痕が平らになることを瘢痕のリモデリングといい，圧迫や伸張によって局所の酸素量が少なくなって線維芽細胞にさまざまな影響を与えるとされる．

- 知覚訓練．

☐ 知覚過敏に対しては弱い刺激から強い刺激へと閾値を高めていく脱感作訓練を行う．
☐ 知覚を有さない植皮部には，二次的な外傷を受けないよう，視覚での代償や保護する方法を指導し，患者自身で1日1回は局所の状態をチェックさせる．

- 作業活動．

☐ 陶芸や紙粘土工芸など手を汚す作業は導入しない．
☐ 実際の作業を行う中で，さまざまに手を使うことを通して手の機能を再獲得する．
☐ 作業活動で手を使用することによって，治癒した皮膚への不安を解消させる．

4 介入後評価のポイントと実際
☐ 介入前評価のポイントと実際の傷治癒後の評価と同じ評価を施行し，それぞれの変化を確認する．

5 患者，家族をどう指導するか？
☐ Ⅱ度深達性熱傷やⅢ度熱傷では瘢痕を残し機能障害を生じやすいため，瘢痕の管理や頻回にわたる手術が必要になるなど，治療に長い時間を要することが少なくない．このため，作業療法プログラムから脱落しないように，日頃からコミュニケーションを十分にはかる．
☐ 手の正常な外観の喪失や醜形に対して配慮を怠らないようにし，受容に関するサポートをする．
☐ 瘢痕によって生じてくる可能性のある関節の変形や拘縮を十分に説明し，瘢痕の管理を行うためのスプリント療法でのスプリントの装着に関して具体的に指導する．
☐ 傷治癒後の傷部の管理指導を行う（文中参照）．
☐ 熱傷を負った手を使いたがらない傾向がある患者には，手を使用する機会を多く設定する．

6 まとめ
☐ 傷治癒までの間は，浮腫の軽減と関節拘縮の予防に主体をおく．
☐ 傷治癒後は，瘢痕のコントロールと関節変形，拘縮の管理を目的とした作業療法を施行する．
☐ どのような場合でも，手の機能の再構築を視点におき，患者が自然に「使う手」を獲得できるように援助する．

文献
1) 上羽康夫：手 その機能と解剖．金芳堂，37-43，2006
2) 小川 令：ケロイドと肥厚性瘢痕，きずのきれいな治し方．全日本病院協会，17-132，2006
3) 對馬祥子：手指拘縮のリハビリテーション．MB Med Reha, No67：27-39, 2006
4) 松本順子 他：熱傷，OT臨床ハンドブック．三輪書店，336-354，1999
5) 對馬祥子 他：部位別，主要整形外科疾患の理学療法 手・手指，骨・関節疾患の理学療法．メジカルビュー社，72-111，2005
6) Ward R.S. et al.：Have you tried the sandwich splint ?. J Born care Rehabi.10：83-85, 1989

（對馬祥子）

29 上肢の反射性交感神経性ジストロフィーに対する作業療法

> **View Point　RSDに対する治療原則は何か？**
> - 主症状である激しい疼痛は知覚の異常によるものだけではなく、交感神経活動異常も関与している.
> - 交感神経活動は感覚入力によって変化させることが可能である.
> - 適切な感覚刺激を入力できるような方法、環境を設定し、活動・参加を改善させることが作業療法の目標となる. そのためには除痛や機能訓練だけではなく「痛くてもなんとかできる」といった行動変容を促すような心理学的アプローチも必要である.

1 はじめにおさえておくべきこと

- CRPS Type ⅠとⅡ、カウザルギーとRSDの違いを理解する.

☐ カウザルギー causalgia：正中神経などの混合神経の不全損傷に起因した疼痛疾患.

☐ 反射性交感神経性ジストロフィー Reflex sympathetic dystrophy（RSD）：カウザルギー以外で交感神経が関与する疼痛疾患.

☐ Complex Regional Pain Syndrome（CRPS）：国際疼痛学会が提唱した慢性難治性疼痛の総称で、Type ⅠをRSD、Type Ⅱをカウザルギーと分類している. よってRSDはCRPS Type Ⅰと同義であり、明らかな神経損傷を伴わない難治性疼痛のことをいう（図1）.

- RSDの症状：疼痛、知覚異常、交感神経活動異常、栄養障害がある.

☐ 疼痛：灼熱痛（焼けるような痛み）が特徴的である. 末梢神経損傷がある場合、その神経支配領域と痛みの部位が一致しない.

☐ 知覚異常：アロディニア（非侵害刺激が侵害刺激として知覚されてしまう）が特徴的である. 知覚過敏を呈する場合も多い.

☐ 血管運動障害：交感神経活動が亢進し、末梢の動脈が持続収縮を起こすことにより動静脈吻合による動静脈コントロールが異常となり、手

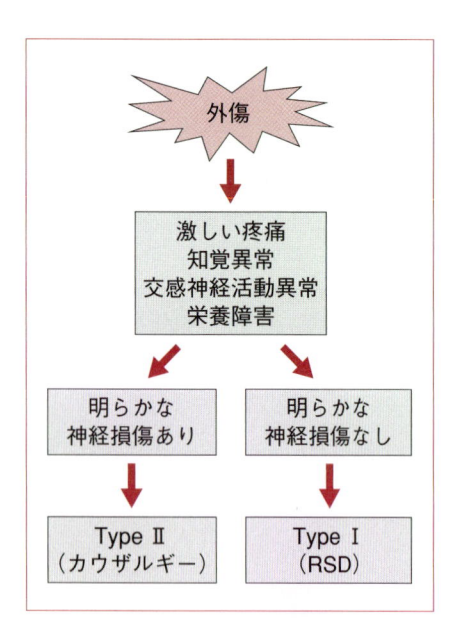

図1　CRPSの分類

表1 痛みについての聴取内容

1.	痛みの強さ	痛みの表現はさまざまであるが，日常生活や仕事での障害の程度が参考となる
2.	痛みの性質	ズキズキ，ピリピリ，脈を打つ，火傷をしたようななどの痛みの表現
3.	痛みの部位・方向	体性感覚を介した痛みであれば，多くは片側性でその神経に沿った放散痛や圧痛が存在する
4.	痛みの範囲	広範囲に痛む場合，RA（関節リウマチ）などの全身疾患がないのであれば心理的側面を持つ患者が多い
5.	痛み発生の誘因	誘因があるかないか
6.	痛みの持続時間	持続するのか，間欠的に生じるのか
7.	痛みの発生時間	痛みによる睡眠障害がないか
8.	痛みの軽減因子	入浴すると軽減するかなど

指末梢血流量が増加または減少する．

☐ 浮腫：炎症性浮腫とは異なり，外傷後創部が治癒したにもかかわらず，広範囲で長期間存在するのが特徴である．

☐ 発汗障害：多くは発汗増加を認めるが，長期間経過すると減少する場合もある．

☐ 栄養障害：栄養血流の低下により皮膚，爪，骨の萎縮が生じる．

メモ　浮腫の成因

・①毛細血管内圧の上昇（心不全，血管運動神経麻痺など），②毛細血管壁の透過性亢進（炎症，外傷など），③血液膠質浸透圧の低下（腎不全，低アルブミン血症など），④組織内Na＋貯留（腎不全など），リンパ液潴流障害（乳癌術後など）に大別される．RSDにみられる浮腫は①であることが多い．

- 評価を行う前に必要な情報収集を行う．

☐ 上肢のRSDでは麻酔科で星状神経節ブロックを行うことが多い．この副作用として眼瞼下垂や縮瞳（ホルネル徴候），血圧低下，めまいなどがあるため，作業療法をすすめる上で注意が必要となる．よって事前に薬物療法について確認しておく．

2 介入前評価のポイントと実際

- 介入前に以下の評価を行う．ただし疼痛を誘発する場合は無理に行わない．
  1) 疼痛評価：痛みについて聴取（表1），VAS（visual analogue scale）など

2) 自律神経機能評価（浮腫計測，皮膚温・色・つや・発汗量の視診と触診）
3) 運動機能評価（関節可動域検査，徒手筋力検査など）
4) 知覚評価
5) ADL評価：DASH（Disabilities of Arm, Shoulder and Hand；上肢障害評価表）など
6) 心理的状態の評価

☐ 疼痛評価では，痛みの強さよりも痛みを増悪・軽減させる知覚モダリティ（例えばお風呂には入れるが，水仕事はできない，など）を聞き出すことが重要である．

☐ RSDでは交感神経の活動が亢進している場合が多い．これを確認するためには発汗量を健側と比較し，明らかに患側の方が多ければ亢進状態にある．

☐ 知覚評価では痛覚や温冷覚は侵害刺激となるため検査する必要はない．アロディニアについてはフィラメントを使用し，どれ位の圧から痛覚として知覚されるかを検査する．

3 作業療法介入のすすめかた

A. 基本原則

- 痛みを増強するような，あるいは我慢させるような治療は行わない．
- 種々の体性感覚刺激を治療に用いるが，場合によってはそれが侵害刺激になることを考慮する．
- 痛みの訴えに対し傾聴する姿勢が大切である．ただし評価時以外は自分から痛みについては触れない．
- 除痛のみにとらわれず，活動制限，参加制約にも介入の重点をおく．

B. 機能・形態異常に対するアプローチ

- 使用できる体性感覚刺激から，以下のプログラムを選択する（図2）．
  1) 交代浴
  2) stress loading program（scrub，carry）
  3) compression exercise
- 自動（介助）関節可動域訓練を行う．
- 必要に応じて筋力増強訓練を行う．

☐ 耐えられる体性感覚刺激を使用する．

図2 感覚刺激の選択方法

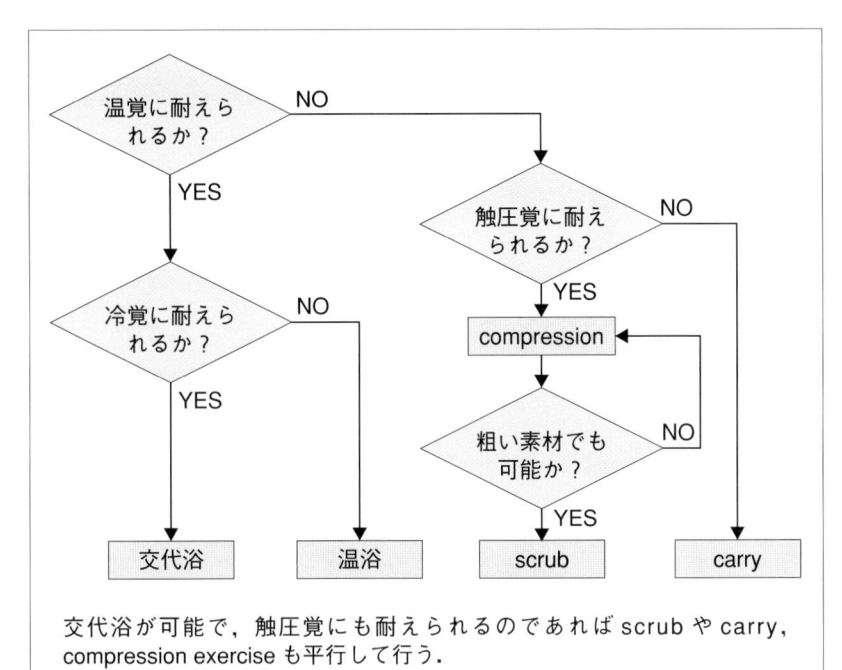

交代浴が可能で，触圧覚にも耐えられるのであればscrubやcarry，compression exerciseも平行して行う．

図3 混合栓付き洗面台を使用した交代浴

冷水時には保冷剤などを入れ，温度計で必ず水温を確認する．

- □ 交代浴：温浴（38〜41℃）を4分間，次に冷浴（13〜18℃）を1分間交互に行い，最後は必ず温浴で終わる[1]．冷水は冷たすぎると侵害刺激になり，ぬるすぎると効果がないため，必ず温度を確認する．一般的に病院の水道水は20℃前後であるため，保冷剤や氷を入れるなど調節が必要である（図3）．
- □ scrub：患手でブラシやスポンジ，サンドペーパーなどを持ち，痛みをひき起こさない程度に体重を負荷しながら3分間板などを擦る．負荷をかけにくい座位からはじめ，立位→四つ這い位と段階づける（図4）．患手との接触面を粗い素材にすることで痛みをひき起こさない範囲でより多くの触覚刺激を入力できるよう工夫する．
- □ carry：患手で重量のある物を持ち運ぶ．持ち手の面積が狭いと圧が集中してかかってしまうため痛みを助長することがある．このため持ち手にタオルを巻くなど工夫が必要である（図5a）．また手指の関節拘縮が強いため握ることが困難な場合には重錘バンドを手関節部に巻くだけでもよい（図5b）．立位や歩行時は常に持つようにする．
- □ compression exercise：セラピーパテなどを患手に体重をかけながら押しつぶす（図6a）．痛みが強く体重を負荷できなければ机上においたタオルの上に患手を耐えられる時間までおいておくようにする（図6b）．
- □ 関節可動域訓練：自動運動を中心に行い，痛みが生じない範囲で行う．痛みにより屈筋優位の疼痛逃避肢位（肩甲骨挙上＋肩内転・内旋＋肘

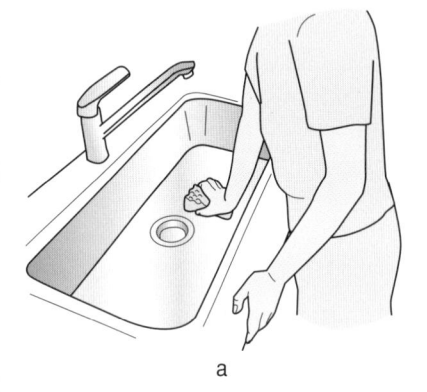

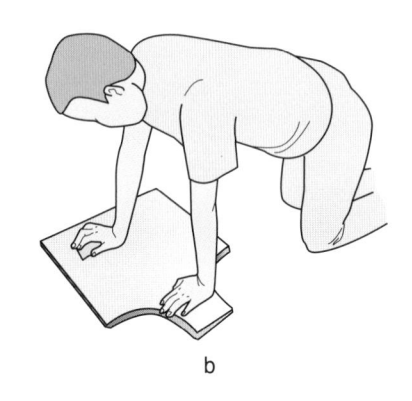

図4 Stress loading program（scrub）の例

a. スポンジタワシで流しを磨く（立位）．
b. サンドペーパーでヤスリをかける（四つ這い位）．

図5 Stress loading program（carry）の例

a. 袋におもりを入れ、持ち手にタオルを巻き圧を分散させている
b. aが困難な場合は、重錘バンドを患側手関節部に巻く

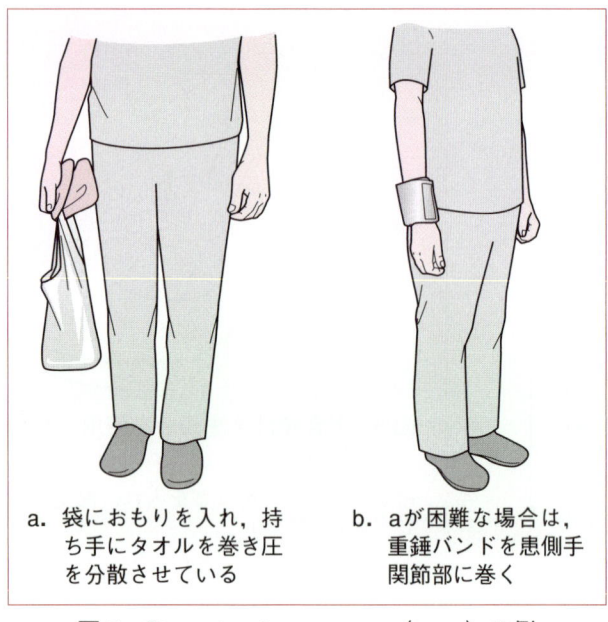

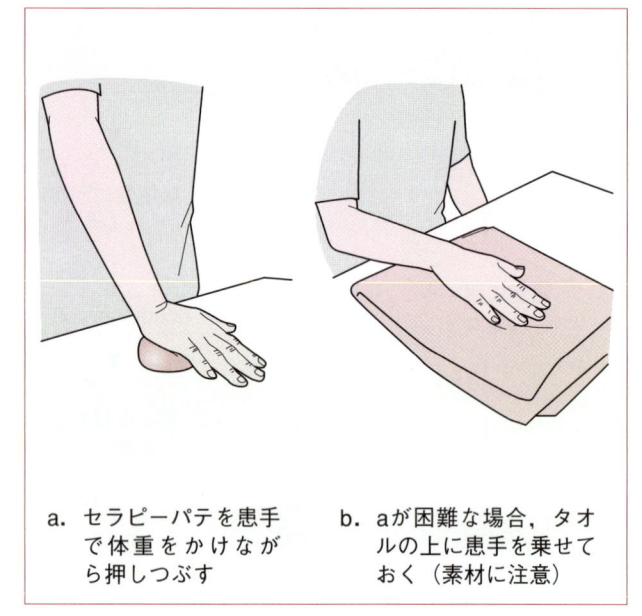

図6 Compression exercise の例

a. セラピーパテを患手で体重をかけながら押しつぶす
b. aが困難な場合、タオルの上に患手を乗せておく（素材に注意）

屈曲位など）でいることが多いため、筋のストレッチ、リラクゼーションの指導も必要である．

☐ 筋力増強訓練：強い筋収縮は交感神経活動を亢進させるため、軽負荷で行う．無負荷の抗重力運動で痛みが増強するようであれば、抵抗運動は避ける．

☐ 香り、音楽、照明の明るさなど、種類や程度によっては交感神経活動を亢進させてしまうため、対象者の居心地のよい環境設定も重要である．

メモ　SMP と SIP

・CRPS の分類とは別に難治性疼痛の分類として、交感神経依存性疼痛（Sympathetically Maintained Pain：SMP）と交感神経非依存型疼痛（Sympathetically Independent Pain：SIP）がある．交感神経ブロックにより症状が軽減するものが SMP で、まったく反応しないものが SIP である．SIP では上述したプログラムではまったく改善がみられない可能性がある．SMP か SIP かは、麻酔科で診断的ブロックを行えば明らかであるが、していない場合は RSD と診断されても、どちらのタイプかは不明のまま OT を行わざるを得ない．

C. 活動制限，参加制約に対するアプローチ

> - 必要に応じて利き手交換，自助具の処方を行う．
> - 症状が慢性化している場合は認知行動療法的アプローチを行う．

☐ 冷水や振動は交感神経活動を亢進させるため，患手の使用が可能になってもこのような感覚の入力はできるだけ避ける．例えば，水仕事をするときはゴム手袋をはめる，振動が生じるドライヤーや電動歯ブラシは患手では使用しない，などの指導を行う．

☐ 対象者の「痛みがあるから○○できない」という否定的な考え方を「痛みはあるけれども○○ならできる」という肯定的な考え的に修正し（認知の修正），疼痛行動を軽減させる（行動変容）[2]．

4 介入後評価のポイントと実際

> - 介入前と同じ評価を行う．
> - 今できないこと（マイナス面）を評価するのではなく，今までにできるようになったこと（プラス面）を評価する．

☐ 痛みの評価は主観であり，VAS 上では変化がない場合も多い．しかし閾値があがり活動面でできることが増えている場合もあるので，必ずしも痛みの評価だけで改善の有無を判断しない．

☐ アロディニアが改善すると手の使用頻度を向上させることが可能である．よってアロディニアの評価は最低でも 1 回／月は行う．

☐ 改善が認められなかった場合「心理的な問題が主たる要因」と安易に判断しない．経過の中で交感神経の活動が亢進状態から低下し機能不全に陥る場合もありうる．この場合は違う治療方法を検討すべきである．

5 患者および家族への指導・援助

> - 詐病でないことを周囲に理解してもらう．

☐ 受傷から長期間経過し，機能障害が軽度でかつ痛みが残存する例では詐病と周囲（職場の上司，学校の教員など）から疑われることがある．よって疾病そのものを理解してもらうようパンフレットなどを作成し活用する．

☐ 痛みが増強する場合，痛みが和らぐ場合を周囲に具体的に伝える．「人肌程度の温度のものは持てるが，冷たいものは痛みが強くなる」など．

- □「痛みに耐えられないのは根性がないからだ」という根性論で痛みへの我慢を強いられる場合もあるため，痛みを我慢しても何もよい結果をもたらさないことを本人と周囲に伝える．

6 まとめ

- □ 反射性交感神経性ジストロフィーの痛みは知覚異常だけではなく，交感神経活動異常も関与していることを念頭におきながら評価をすすめることが必要である．
- □ 機能障害に対しては適切な感覚刺激を入力することが重要となる．このためどのような刺激が交感神経活動を亢進させたり抑制させたりするのかを知っておく必要がある．常に対象者にとって快となる刺激・環境を設定することが大原則である．
- □ 除痛や機能障害の改善ばかりに目を向けず，その人ができることを増やすようなかかわりが大切である．そのためには心理学的アプローチも必要である．

文献

1) 中田眞由美，大山峰生：作業療法士のためのハンドセラピー入門．第2版，鎌倉，山根，二木（編），三輪書店，東京，p248，2006
2) 柴田政彦：慢性疼痛に対する認知行動療法．JOURNAL OF CLINICAL REHABILITATION 16：759-761，2007

（三崎一彦）

和文索引

あ

アイシング　321
アイソメトリック　121
朝のこわばり　104
亜脱臼　231
新しい ALS 観　128
誤りなし学習　98
アロディニア　372, 374, 377

い

意識レベル　26
意思伝達装置　184
移乗動作　35
意味記憶　98

う

ウエクスラー記憶検査　41
運動消去現象　76
運動ニューロン疾患（MND）　128
運動無視　75

え

エアバッグ　223, 233, 239
エアプレーン装具　222
遠位橈尺関節　321

お

オンスクリーンキーボード　184
音読　72

か

下位型麻痺　221, 222
外固定期　297
介護保険制度　53
介護老人保健施設　59
外側支持機構　313
外反母趾　108
回復期リハビリテーション病棟　39
かぎ爪手変形　261
かぎ爪指変形　261
拡散強調画像 DWI（diffusion weighted image）　8
学習性無力感　162
カスタネット型のはさみ　113
カックアップスプリント　243
活動量　62
合併症　10
滑膜性腱鞘　346
金森式スリング　221, 230, 233, 237, 239
カフエクササイズ　331, 333
カペナー・スプリント　288
仮義手訓練　190
簡易上肢機能検査（STEF）　34
間隔伸張法　98
感覚の分類　25
環境因子　23, 62
環境設定　65, 94
環境調整　48, 49, 78
喚語困難　97
関節可動域（ROM）　23
関節拘縮　320
関節固定術　219
間接的介入　77
関節破壊　117
関節保護法　111, 119
関節リウマチ（rheumatoid arthritis：RA）　103

き

記憶障害　97
キーガード　183
気管切開　127
　──下陽圧換気（TPPV）　129
義肢　185
　──装具士　186
基節骨骨折　306

拮抗筋　326
機能代償　78
機能的自立度評価法（FIM）　57
逆説動作（矛盾運動）　147
ギャッチアップ　19
求心性収縮　224
狭窄性腱鞘炎　348
強直母指　348
筋萎縮　161
──性側索硬化症　127
近位橈尺関節　312, 321
筋緊張　23
筋腱移行術　219
筋再教育　231, 232
筋ジストロフィー　161
筋電（電動）義手　202
筋電図　231
──バイオフィードバック装置（EBF 装置）　224

く

区画（コンパートメント）　346
屈筋腱縫合後の作業療法　274
屈曲パターン　33
クライナート変法　275
訓練用仮義手　191

け

ケアプラン　60
携帯用会話補助装置　130
経皮内視鏡的胃瘻造設術（PEG）　129
血圧管理基準　7
ゲルストマン Gerstmann 症候群　74
ケロイドの相違　360
腱滑走訓練　279
腱交差　276
腱交叉症候群　349
幻肢　190
──痛　190
健側第 7 頸神経根移行　231
原発性側索硬化症（PLS）　127
腱板機能評価　330
腱反射　23

腱板断裂　328, 330

こ

抗炎症薬　105
高次脳機能　49
──障害　41, 46, 48
交代浴　322, 374, 375
喉頭気管分離術　129
行動性無視検査（BIT）　41
絞扼性末梢神経障害　335
抗リウマチ薬　105
呼吸状態　10
心語り　138
固縮（rigidity）　147
骨萎縮　294
骨棘切除形成術　320
骨癒合状態　294
ごまかし運動　253
コミュニケーションの種類　140
コントロールケーブルの効率　194

さ

座位姿勢　62
在宅支援サービス　53
作業用義手　187
左右障害　74

し

支援機器　165
視覚イメージ法　98
視覚失語　71
視覚失調　74
視覚失認　70
視覚性運動失調　75
視覚性認知障害　70
軸索再生速度　251
支持機能　45
自助具を適用　121
姿勢反射障害　147
肢節運動失行　83
持続矯正訓練　322

失算　74
失書　74
質的評価　49, 50
実用可動域　323
自動調節能（auto-regulation）　7
自発描画　72
しびれ感　326
社会資源　53, 67
尺骨神経グライディング訓練　317
尺骨神経溝　323
尺側偏位　108
若年性リウマチ（JRA）　103
重度障害者用意思伝達装置　130
周辺症状　91
手関節形成術・固定術　120
手関節固定術　243
手関節掌背屈器　299
手芸用自助具　67
手根管開放術　341
手根管症候群　335
手根骨骨折　301
手指MP関節関節包縫縮術　245
手指失認　74
手指手関節安静装具　114
手部の知覚支配領域　265
上位型麻痺　221
上肢切断　185
掌側亜脱臼　108
象徴的信号動作　81
情動機能　97
小脳運動失調症　177
情報・通信支援用具　131, 141
情報収集　21
食事動作　26, 121
シリコンゲルシート　341
伸筋腱修復後（zone5, 6）　290
　──のハンドセラピー　285
伸筋腱損傷区分　286
伸筋腱断裂の修復術（腱移行・腱移植）　120
神経移行術　219
神経移植術　219
神経滑走運動　339
人工肩関節置換術〔TSA〕　120
進行性球麻痺（PBP）　127

人工肘関節置換術〔TEA〕　120, 320
人工指関節置換術　120
振戦（tremor）　146
靱帯性腱鞘　346
伸展固定位　288
心電図（ECG）　11
伸展パターン　33
伸展不能（ロッキング）　348

す

遂行機能障害（BADS）　41
錐体外路系障害　177
錐体路障害　177
スイッチ操作　134
　──部位　137
スイッチ入出力制御機器　143
スイッチの選択　137
スイッチの適合　137
すくみ現象　147
ステップスキャン方式　184
ステロイド　105
スパイダースプリント　258
スパズム　8
スプリント　113, 228, 339
スワンネック変形　108

せ

精神性注視麻痺　74
生物学的製剤　105
脊髄小脳変性症（SCD）　175
脊髄性進行性筋萎縮症（SPMA）　127
背抜き　16
セーフティーピン　114
全型麻痺　221
前骨間神経麻痺　258
潜在記憶　97
前頭葉機能検査（FAB）　93
前頭葉評価バッテリー（FAB）　41
前頭連合野　97
線分二等分課題　72
線分抹消課題　72
洗面動作　27

そ

早期運動療法　274
装具療法　323
総合運動機能評価法　314
操作機能　45
装飾用義手　187
相貌失認　72
ソックスエイド　113
損傷部位　24
　──の分類　276

た

多系統萎縮症（MSA）　176
多数筋腱移行術（Harmon法）　222
脱過敏療法　258
他動的腱滑走訓練　241
単式コントロールケーブルシステム　188
弾性グローブ　366
断端ケア　190
弾発現象（スナッピング）　348
弾力包帯　190

ち

チェックアウト　192
知覚再教育　258
知覚受容器の回復順　266
知覚評価　338
蓄積性外傷症候群　346
チームアプローチ　69, 185
着衣障害　87
中核症状　91
肘屈曲テスト　316
中手骨骨折　302
中節骨骨折　307
肘部管症候群　313
超音波療法　317
直接的介入　77

つ

槌指　108
津下法　227

て

定型的パターンの固定化　13
手首の尺側偏位　108
手首の掌側脱臼　108
手すり　56
手続き記憶　97
テノデーシス　209
デュシェンヌ型筋ジストロフィー（DMD）　161
転位方向　294
伝の心　132

と

道具の強迫的使用　85
橈骨遠位端骨折　295
動作観察　178
同時失認　72, 74
同時収縮　324
等尺性収縮　223
到達機能（リーチ機能）　45
動的腱固定効果　253, 362
動的伸展スプリント（Dynamic Extension splint）　288
透明文字盤　130
トーキングエイド　183
ドケルバン（de Quervain）腱鞘炎　349
トップダウン的介入　39
トーマス型懸垂スプリント　258
ドリル型訓練　98
ドレナージ　12

な

内在筋の短縮　366
内側支持機構　313
長柄ブラシ　113

に

2重水平マットレス縫合　289
2点識別覚検査　269
日本整形外科学会肘機能評価法　325
入浴動作　31
ニューロンポンプ説　266

ぬ

塗り絵　72

ね

熱傷の深度　359

の

脳卒中後うつ症状　44
脳卒中治療ガイドライン 2004　85
能動義手　187
能力喪失　162

は

廃用症候群　20
パーキンソン病（PD）　146
――重症度分類（Yahr の分類）　149
バスリフト　56
長谷川式簡易知能検査（HDS-R）　93
パソコンスタンド　142
パソコン操作支援ソフト　130
ばね指　348
バリント Bálint 症候群　74
瘢痕　360
半側空間無視　49, 71
半側身体失認　46

ひ

肥厚性瘢痕　360
非侵襲的陽圧換気（NPPV）　129
評価法　21

標準高次視知覚検査（VPTA）　41, 76
標準高次注意・意欲検査（CAT・CAS）　41
標準高次動作性検査（SPTA）　41, 83, 84
病態動作　178
比例制御　202
ピンタッチスイッチ　135

ふ

フォローアップ　203
複式コントロールケーブルシステム　188
福祉用具　53, 55
浮腫　373
プラスバリアント　350
不良姿勢　62
プレーシング　121
ブロッキングエクササイズ　279, 280, 282
フロマン徴候　316
文章の書き写し　72

へ

米国脊髄損傷協会（ASIA）　207
ペットボトルオープナー　113
扁平足　108

ほ

ポインティングデバイス　184
防御的筋収縮　323, 324
棒体操　154
歩行補助用具　64
拇指 IP 固定スプリント　114
母指伸筋腱（zone1, 2）　291
――修復後（zone3～5）　292
ポジショニング　16
ポータブルスプリングバランサー　213
ボタンホール変形　108
ボトムアップ的介入　39
本能性把握反応　85

ま

マクトス　138

街並失認　73
末節骨骨折　309
マーレット骨折　287

み

道順障害　73
ミルキングエクササイズ　280

む

無髄神経　248
ムチランス　121
無動（akinesia）　147

め

目薬エイド　113
免疫調整剤　105
免疫抑制剤　105

も

文字抹消課題　72
模写課題　72
モビライゼーション　221, 239

ゆ

有髄神経　248
誘発テスト　337, 351
遊離筋肉移植術　219
指交差試験　316
指の尺側偏位　108

よ

予後予測　25

呼び出しチャイム　139

ら

ライトクリックスイッチ　135
らくらくマウス　184

り

離床の開始基準と中止基準　18
離床の準備　18
リスク管理　57
リストサポーター　114
リストラウンダー　299
リーチパターン　118
リーチャー　113
リバーミード行動記憶検査　41
リモデリング　370
領域特異的訓練　99
良肢位保持用スプリント　222
量的な評価　49
量的評価　50
両手動作訓練　198
リラクセーション　324
臨床像の観察　23

ろ

6週間プロトコル（Chow法）　275
肋間神経移行　233

わ

腕尺関節　312
腕神経叢損傷　247
腕神経叢麻痺（機能再建術前後）　219
腕橈関節　312

欧文索引

A

ADL　46, 48, 60
ALS　127
arm trunk prehension　242
axonotmesis　250

B

Barthel Index　77
BCIs　138
BFO　213
BI（Barthel index；バーセル指数）　44
BIT 行動性無視検査日本版　77
body part as object　82
Book open 現象　326

C

CC7 移行術　219
Clinical dementia rating（CDR）　93
Coban　243, 244
coban（3M 社製，自着性テープ）　228
Complex Regional Pain Syndrome（CRPS）　372
contact burn　359
contact particles　270
CPM（continuous passive motion）　321
CRP（C 反応性蛋白）　104

D

DASH　225, 231, 241, 243, 244, 245, 363
DFMT（Double free muscle transfer）法　220, 238, 240, 242
donor muscle　219
donor nerve　219
dorsal blocking splint（DBS）　278
Dowel texture　269
Duran 法　274

E

EBF 装置　230, 232, 236, 240, 242
Egawa 徴候　261
elongation　225
EMG（electromyogram；筋電図）　231, 317
ESR（血沈）　104
exposure burn　359

F

face scale　269
FIM（Functional Independence Measure；機能的自立度評価法）　44, 77
Finkelstein test　349
FLAIR（fluid-attenuated inversion recovery）法　8
Frankel の分類　207
Froment 徴候　261

G, H

Glasgow coma scale（GCS）　10
hold-relax（保持―リラックス）　324

I

IADL　46, 48, 60
　――の評価　54
initial delay（初期遅延）　250
interlacing suture　238, 241
intrinsic minus hand　220

J, L

Japan coma scale（JCS）　10
Larsen の分類　105

M

Mini-Mental Examination（MMSE）　93

misdirection　252
MMSE　41
MP 尺側偏位防止（矯正）スプリント　114
MP 伸展制限付きスプリント　244
myostatic contracture　239

N

Nalebuff の分類　108
neurapraxia　249
neurotmesis　250
NSAIDs　105
N 式老年者用精神状態評価尺度（NM スケール）　93
N 式老年者用日常生活動作能力評価尺度（N-ADL）　93

O

Oberlin 法（部分尺骨神経移行術）　219, 237, 238
on-off 現象　149
ON/OFF 制御　202
Outerbrige-柏木法（O-K 法）　320
O ベルト　299

P

PD の四大徴候　146
Pillar pain　342
PIP 関節固定スプリント　288
place and hold 法　276, 278
PPS スイッチ　135
PQRST 法　98

Q, R

QDASH　363
RF（リウマトイド因子）　104

S

SCD　175
Seddon の分類　249
Semmes-Weinstein monofilament test　269
silent aspiration　66

splint 療法　307
S_PO_2（経皮的動脈血酸素飽和度）　10
squeeze test　233, 236, 241, 243
Steinbrocker　108
Steindler 変法　225
stress loading program　374
Sunderland の分類　249
SW テスト　314

T

T1 強調像　8
T2 強調像　8
TAM（total active motion）　276, 287
target muscle　229
TENS　220
terminal delay　251
Tinel 徴候　251, 337
TLS（totally locked-in state）　129
TPD　239
TPM（total passive motion）　287

U

UPDRS　149

V

VAS（Visual analogue scale）　220, 269, 276, 286, 314, 362
VF　27

W

Waller 変性　250
Wartenberg 徴候　261
Western Aphasia Battery（WAB）失語症検査　84

X, Z

X 線評価　294
Zancolli の分類　207

検印省略

身体作業療法クイックリファレンス

定価（本体 6,500 円 + 税）

2008年6月22日　第1版　第1刷発行
2016年12月5日　　同　　第4刷発行

編　集　坪田 貞子
　　　　（つぼた　さだこ）
発行者　浅井 麻紀
発行所　株式会社 文光堂
　　　　〒113-0033　東京都文京区本郷7-2-7
　　　　TEL（03）3813-5478（営業）
　　　　　　（03）3813-5411（編集）

ⓒ坪田貞子, 2008　　　　　　　　　印刷・製本：広研印刷

乱丁，落丁の際はお取り替えいたします．

ISBN978-4-8306-4363-7　　　　　　　　　Printed in Japan

・本書の複製権，翻訳権・翻案権，上映権，譲渡権，公衆送信権（送信可能化権を含む），二次的著作物の利用に関する原著作者の権利は，株式会社文光堂が保有します．
・本書を無断で複製する行為（コピー，スキャン，デジタルデータ化など）は，私的使用のための複製など著作権法上の限られた例外を除き禁じられています．大学，病院，企業などにおいて，業務上使用する目的で上記の行為を行うことは，使用範囲が内部に限られるものであっても私的使用には該当せず，違法です．また私的使用に該当する場合であっても，代行業者等の第三者に依頼して上記の行為を行うことは違法となります．
・JCOPY〈出版者著作権管理機構 委託出版物〉
本書を複製される場合は，そのつど事前に出版者著作権管理機構（電話03-3513-6969, FAX 03-3513-6979, e-mail：info@jcopy.or.jp）の許諾を得てください．